한의사 신재용 · (사)동의난달 의료위원들이 알려주는
효과 만점 건강 비결!!

[개정판]
놀라운 가정요법

신재용 · (사)동의난달 의료위원회 지음

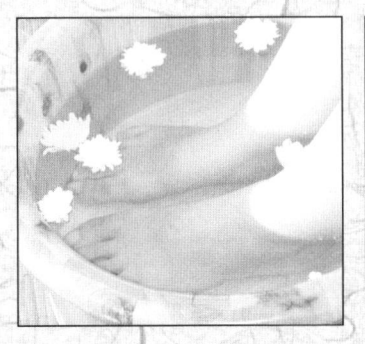
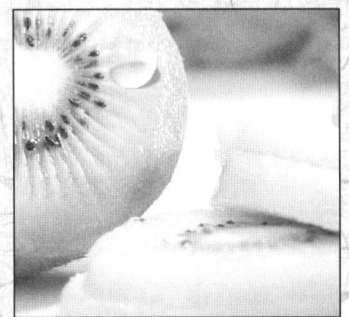
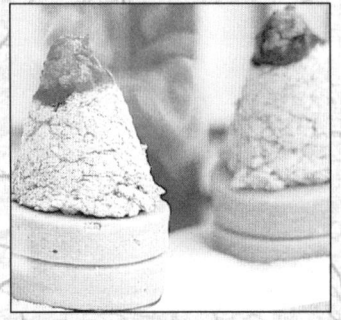

도서출판 이유

놀라운 가정요법

ⓒ 신재용, 2011

지은이 | 신재용 외
펴낸이 | 김래수

초판 발행 | 2008년 11월 20일
개정판 1쇄 발행 | 2011년 9월 26일

기획·편집 책임 | 정숙미
디자인 | 이애정
마케팅 | 김남용

펴낸 곳 | 도서출판 이유

주소 | 서울특별시 동작구 상도1동 780-2 종현빌딩 3층
전화 | 02-812-7217   **팩스** | 02-812-7218
E-mail | verna21@chol.com
출판등록 | 2000. 1. 4 제20-358호

ISBN 978-89-89703-96-9 03510

이 책에 실린 글과 사진의 저작권은
「도서출판 이유」에 있습니다.

저작권법에 보호받는 저작물이므로 저작권자인
「도서출판 이유」의 서면동의가 없이
무단 전재나 복제를 금합니다.

놀라운 가정요법

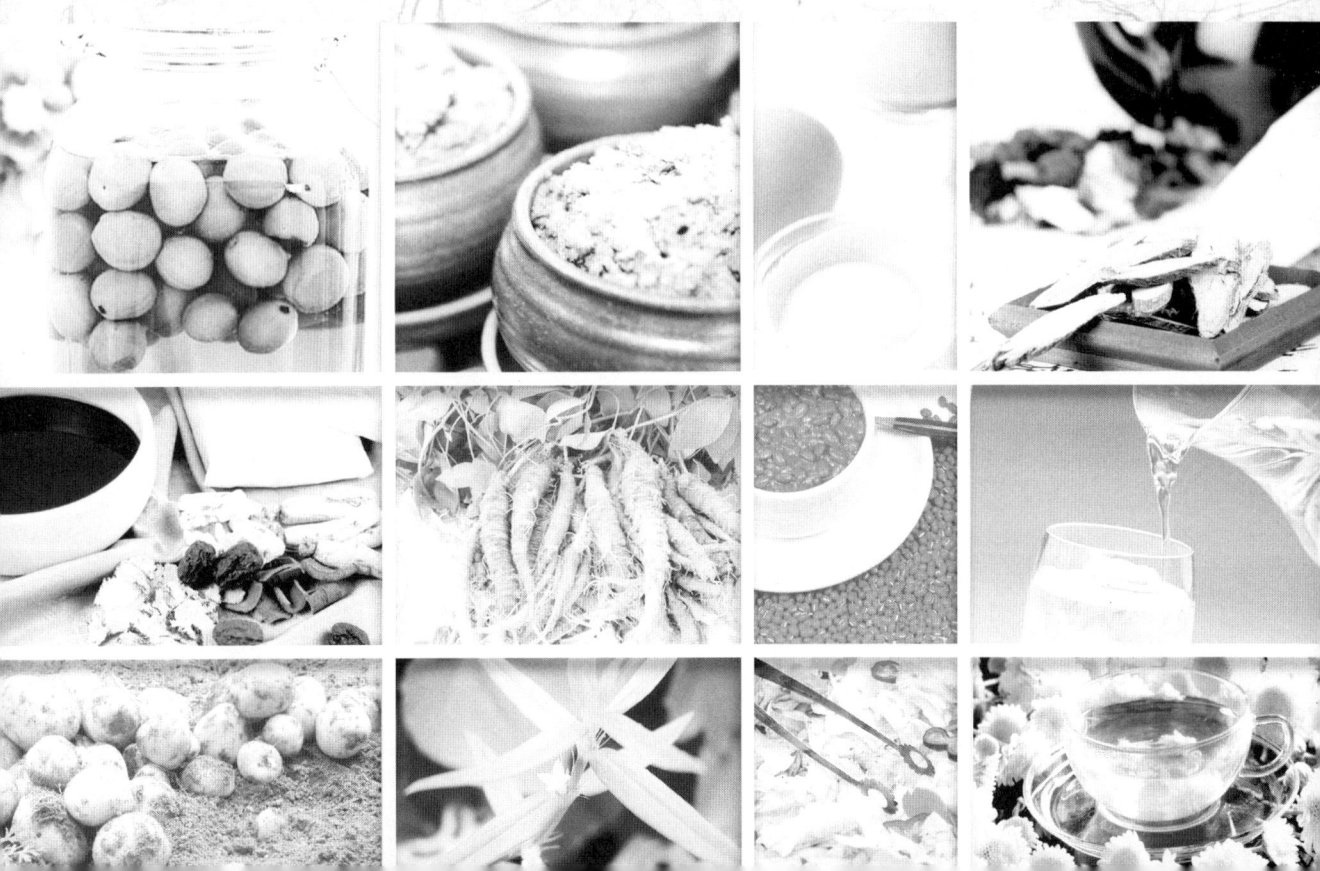

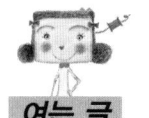

여는 글

건강할 때 건강을 더 다질 수 있는 생활요법……

  의사 중에 심의(心醫)와 식의(食醫)를 예로부터 귀하게 여겨왔고 존경해 왔으며, 인술을 추구하는 뭇의사들이 닮고 싶어했으며 걷고 싶어했던 이상이었습니다.
  심의(心醫)는 마음으로 환자를 대하고 환자의 마음까지 아우르는 의사이며, 식의(食醫)는 음식으로 질병을 예방하고 치료하며 "의약동원(醫藥同源)"의 기본으로 약을 음식처럼 귀히 여겨 쓸 줄 아는 의사입니다.
  조선의 세조는 친히 《팔의론(八醫論)》이라는 글을 지어 심의(心醫)를 의사 중 으뜸으로 꼽았으며, 중국의 주나라 때부터는 식의(食醫)를 의사 중 가장 격이 높게 받들었습니다.
  허준의 《동의보감》에는 '병만 고치려 할 뿐 마음을 다스리려 아니하는 것은 끝을 쫓고 근본을 잃는 것과 다름없는 어리석은 일'이라 하였고, 또 '병이 났을 때 약보다 우선 음식으로 다스리려 함이 마땅하다'고 하면서 올바른 의도(醫道)가 곧 심의와 식의가 되는 길임을 분명히 밝히고 있습니다.

  이 책은 『(사단법인) 동의난달』의 의료위원들인 심의들이 무릇 질고(疾苦)를 예방하고 질고에서 빠르고 바르게 벗어날 수 있는 첩경을 식의로서의 자세로 집필하여 엮은 귀한 지침서입니다.
  『(사단법인) 동의난달』은 심의를 지향하며 의료봉사를 목적으로 1992년에 창립된 단체로, 2004년부터 사단법인으로 활동하고 있습니다.
  〈사랑의 실천 · 진리의 추구 · 동의의 전통계승〉을 이념으로 삼고, '사명자로서 사랑과 진리와 소망에 기초한 생명관 · 봉사관을 갖고 인간적 우월성을 함양하고 인간의 건강한 행복을 달성하려고 노력' 하고 있습니다. 아울러 '의학의 본질적 창조성을 우주적 신념으로 구현하며, 동의학의 전통계승 및 일반화 실현을 추구' 하고 있습니다.

따라서 이번에 출간하는 《놀라운 가정요법》 역시 『(사단법인) 동의난달』의 이러한 이념과 헌장을 바탕으로 인간적 우월성을 함양하고 인간의 건강한 행복을 달성하면서 동의학의 전통계승과 일반화 실현을 추구하려고 엮은 것입니다.

일상생활에서 흔히 마주치는 각종 병증을 가정에서 쉽게 식이요법으로 이겨내고, 아울러 건강할 때 건강을 더 다질 수 있는 생활요법을 중심으로 이 책은 서술되었습니다. 식이요법뿐 아니라 지압요법과 욕치(목욕요법)까지 상세히 다룬 것도 이런 까닭입니다.

물론 『(사단법인) 동의난달』의 의료위원뿐 아니라 자문위원과 고문까지 집필에 응해 주시어 보다 더 전문적이고, 보다 더 다양한 실용적 정보가 될 수 있게 된 점은 감사하면서도 자랑이 아닐 수 없습니다.

『(사단법인) 동의난달』의 캐치프레이즈는 '모두가 하나에게, 하나가 모두에게' 입니다.
"모두가 하나를 사랑하면 그 하나는 존귀해지고, 하나가 모두를 사랑하면 그 모두는 커진다"는 뜻입니다. 그리고 "모두는 하나하나의 존엄성을 지켜주고 하나하나는 모두와 조화를 이루며, 모두는 하나하나에게 감사하고 하나하나는 모두에게 감사하자"는 뜻입니다.
이 책이 이러한 캐치프레이즈에 부응하여 많은 분들의 존엄성을 지켜줄 것으로 믿어마지 않습니다.

2008년 11월 첫날

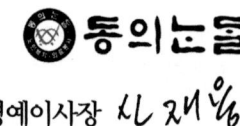

명예이사장 신재용

contents

Chapter I
가족 건강을 위한 가정요법

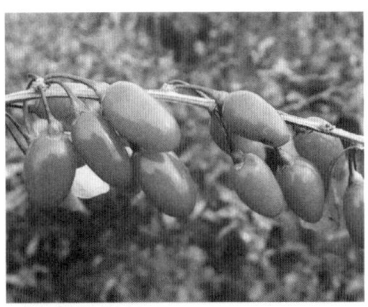

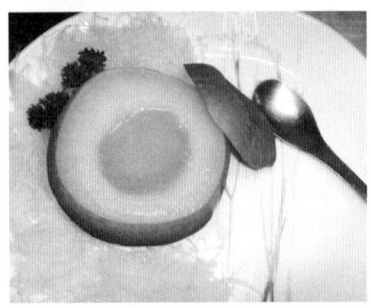

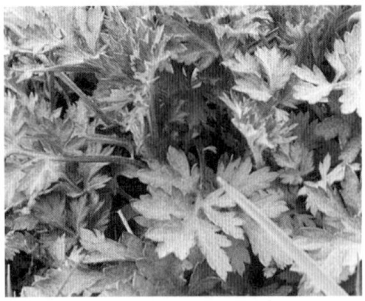

여는 글 | 건강할 때 건강을 더 다질 수 있는 생활요법……

Part 1.
흔한 증세를 다스리는 가정요법

소화가 안된다	14
복부가 편하지 않다	19
과민성대장증후군	24
설사가 잦다	27
변비가 심하다	29
소화성궤양으로 고생한다	32
치질이 있다	36
혈압이 높다	39
혈압이 낮다	45
심장이 약하다	49
동맥경화가 걱정된다	52
중풍을 예방하고 싶다	56
중풍 후유증에 시달린다	60
당뇨가 있다	63
소변을 보기가 힘들다	66
소변이 자주 마렵다	70
숙취를 빨리 풀고 싶다	71
감기가 잘 걸린다	75
간이 안 좋다	78
가래가 많다	83
천식으로 고생한다	85
정력감퇴가 고민이다	88
신경통·관절염으로 힘들다	97
두통으로 고생한다	102
밤이면 잠을 못 이룬다	109
쉽게 피곤하다	116
눈이 아프고 침침하다	119
머리카락이 자꾸 빠진다	125

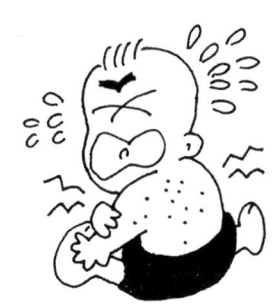

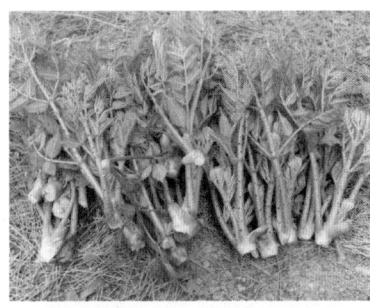

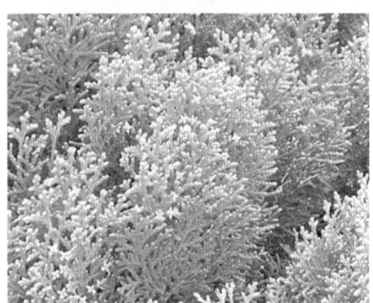

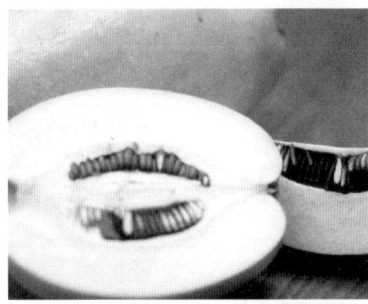

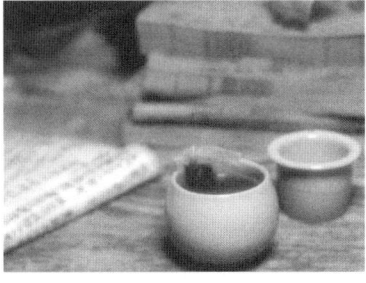

Part 2.
여성·어린이 건강을 위한 가정요법

주부습진이 심하다	130
여드름으로 고민이다	133
기미가 심하다	136
비만으로 고민이다	140
생리통이 심하다	144
월경이 불규칙하다	148
냉·대하로 고민이다	152
방광염이 잦다	154
허리가 아프다	156
골다공증이 걱정된다	162
가슴이 뛰고 불안하다	166
입덧이 심하다	171
모유가 부족하다	175
출산 후 허약하다	177
갱년기 장애로 고생이다	180
아이가 밥을 잘 안 먹는다	187
아이의 체질이 허약하다	189
축농증이 있다	191
편도선이 잘 붓는다	195
야뇨증으로 고민이다	197
밤에 자주 울고 짜증을 낸다	200
경기를 한다	202
습진이 심하다	206
아토피가 안타깝다	208
총명한 아이로 키우고 싶다	211
키가 큰 아이로 키우고 싶다	217
수험생 건강을 챙기고 싶다	219

contents

Chapter II
손쉽고 효과 좋은 특수요법

Part 1.
꼭꼭 눌러주면 기가 살아나는 손쉬운 지압요법

머리 질환	228
소화기 질환	237
생식기 질환	243
동통 질환	253
심·순환계 질환	258
부인과 질환	268
신경정신계 질환	270
대사 질환	276

Part 2.
내 몸을 살리는 목욕요법

피부를 위한 목욕법	284
근골격계 질환에 좋은 목욕법	289
여성에게 도움이 되는 목욕법	290
질환을 치료하는 목욕법	291
몸 상태에 따른 피로회복 목욕법	293
약초를 이용한 치료 목욕	295

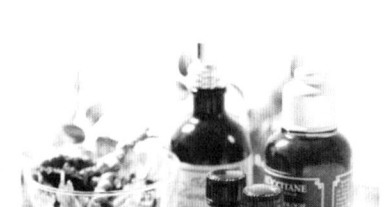

알아두세요~

– 신경성 소화 장애	18
– 어떤 상태를 '변비'라고 하는가?	31
– 소화성궤양의 실체	35
– 치질도 여러 가지!	38
– 고혈압 치료, 체질에 따라 달라야 한다!	42
– 저혈압의 정체!	48
– 동맥경화의 정체!	54
– 중풍의 예고 증세	59
– 만성기관지염	84
– 천식	87
– 어떤 자세로 자야 건강해질까?	113
– 한국형 여드름의 진단 기준	135
– 기미를 악화시키는 원인	138
– 생리통을 줄이는 생활요법	146
– 생리전 증후군	151
(PMS : Premenstrual Syndrome)	
– 방광염 환자의 생활수칙	155
– 골다공증, 어떤 경우에 잘 올까?	164
– 산후풍	179
– 이런 사람이 갱년기증후군 위험이 높다	186
– 이럴 땐 어떻게 할까요?	188
– 야뇨증의 여러 원인	199
– 급경풍과 만경풍	205
– 눈을 강화하는 비법	234
– 성기능 장애를 해소하는 특수비법	250
– 저혈압의 눈 피로와 어지럼증 해소 비법	259
– 구안와사의 외용법	265
– 봄을 타고, 더위를 타서 피로할 때의 지압	275
– 고혈압·동맥경화증·심장병 등이 있을 때의 목욕법	294

플러스팁+

부정맥과 협심증	51
중풍 후유증의 여러 가지 형태	62
소갈증과 당뇨병	65
전립선에 대한 이해	69
알코올중독	73
독감	77
간 기능을 스스로 체크해 보세요!	82
정력 이야기	95
신경통과 관절염의 여러 가지	101
한의학에서 보는 탈모의 원인	128
홧병 극복을 위한 제안	170
갱년기 호르몬 보충요법의 허와 실	185
「총명탕」이란?	216
임신 초기의 고온 목욕, 유산 위험을 증가시킨다	296

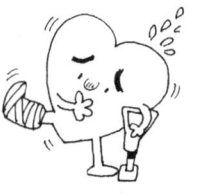

Part 3.
활력을 높이는 족욕요법

족욕요법	298
이런 증세엔 이런 족욕!	301
족욕의 천연 재료	306

Part 4.
맞춤 건강을 위한 특선요법

알로에 요법	310
프로폴리스 요법	312
버섯요법과 암 치료	315
식초요법	319
홍국요법	322
홍삼요법	324
구기자요법	327
산수유요법	329
약술	331
'대장금'의 궁중요리 따라하기	340
물의 효능과 '갈증과 비만'	343

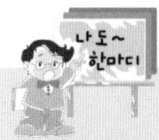

- '과민성대장증후군' 이야기	25	- '복부 비만'	143
(표지희 : 동의난달 의료위원)		(박태근 : 동의난달 자문위원, 박내과의원장)	
- '생활 습관병'	43	- '자궁근종 한방치료'	147
(윤덕경 : 동의난달 의료위원, 윤덕경내과의원장)		(이태재 : 동의난달 의료위원, 태백우성한의원장)	
- '고지혈증 Q&A'	55	- '골다공증'	165
(박태근 : 동의난달 자문위원, 박내과의원장)		(왕소진 : 동의난달 의료위원, 덕창한의원장)	
- '두통을 앓았던 역사 속의 인물들'	106	- '입덧' 이야기	174
(박태근 : 동의난달 의료위원, 박내과의원장)		(박영환 : 동의난달 의료위원, 신단수한의원장)	
- '잠이 보약, 숙면을 위한 비법'	114	- '한방에서 본 알레르기 비염'	194
(김영훈 : 동의난달 의료위원, 고성한의원장)		(곽필근 : 동의난달 의료위원, 경동한의원장)	
- '습진' (조한님 : 동의난달 의료위원)	132	- '아토피' 이야기	210
- '외모지상주의와 선풍기 아줌마'	139	(왕충조 : 동의난달 의료위원, 해성한의원장)	
(장재식 : 동의난달 의료위원, 동원미즈한의원장)		- '젊음을 유지하게 하는 건강 도인법'	266
		(최형일 : 동의난달 의료위원)	

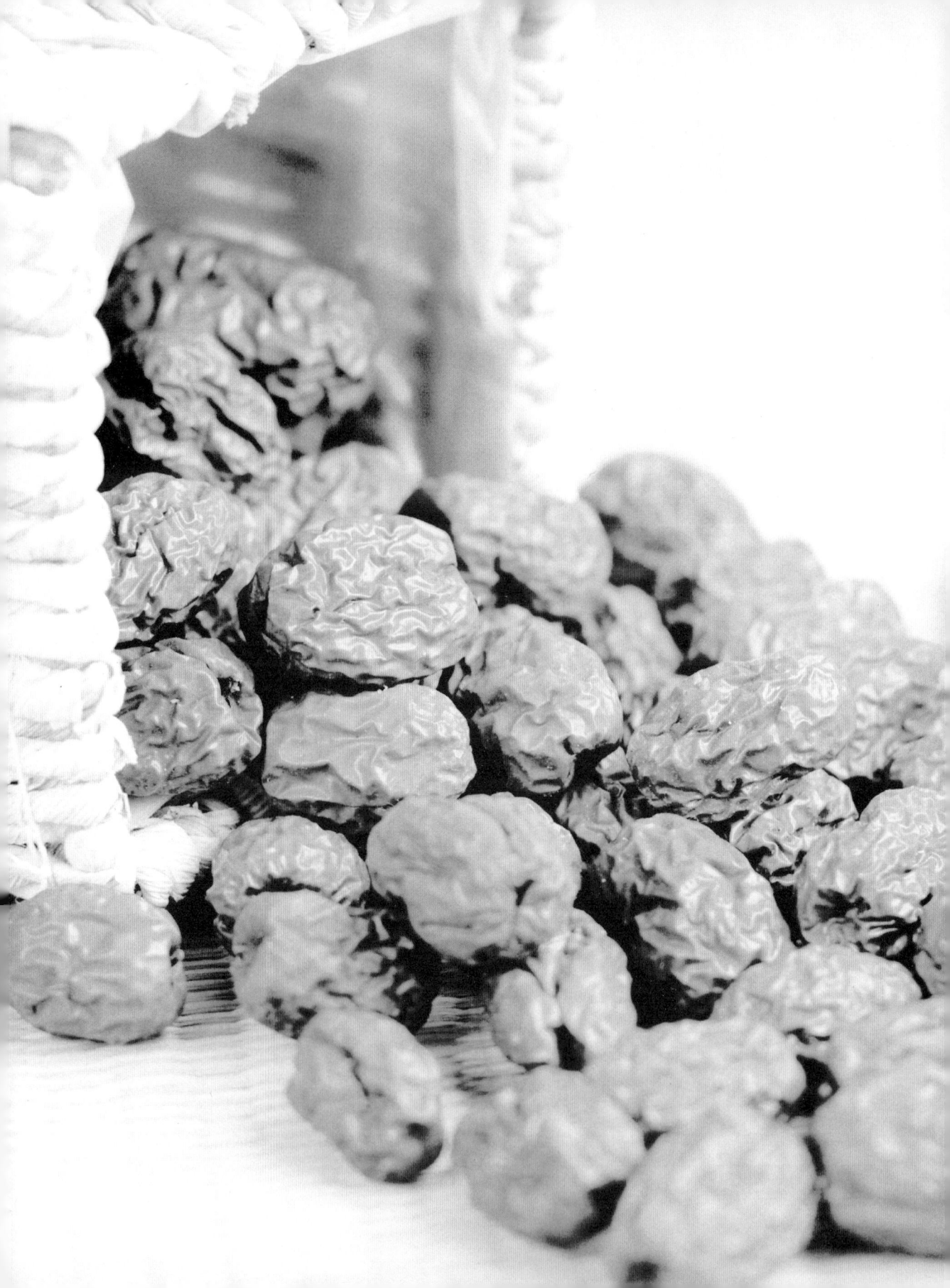

Chapter I
가족 건강을 위한 가정요법

Part 1
흔한 증세를 다스리는 가정요법

Part 2
여성·어린이 건강을 위한 가정요법

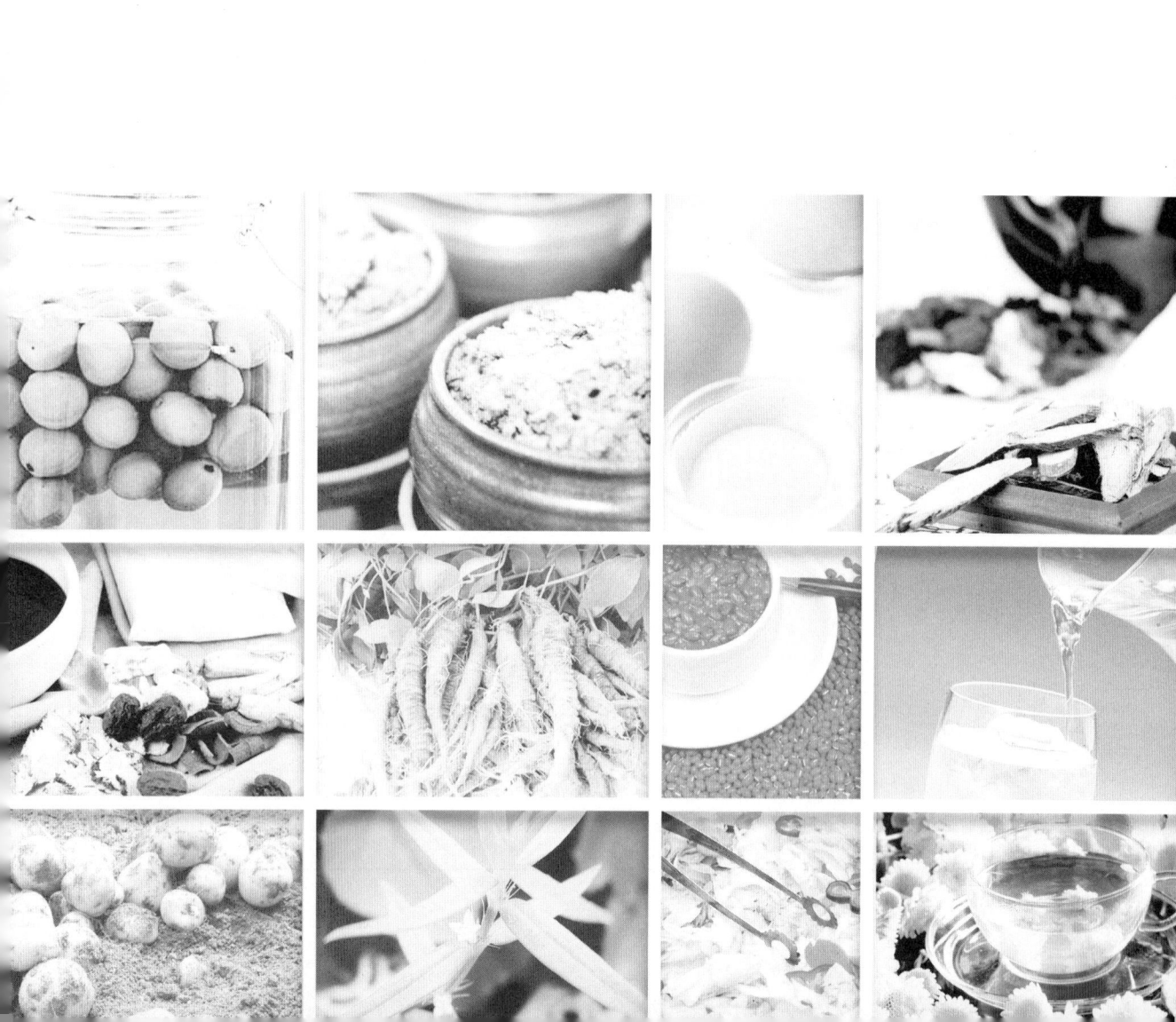

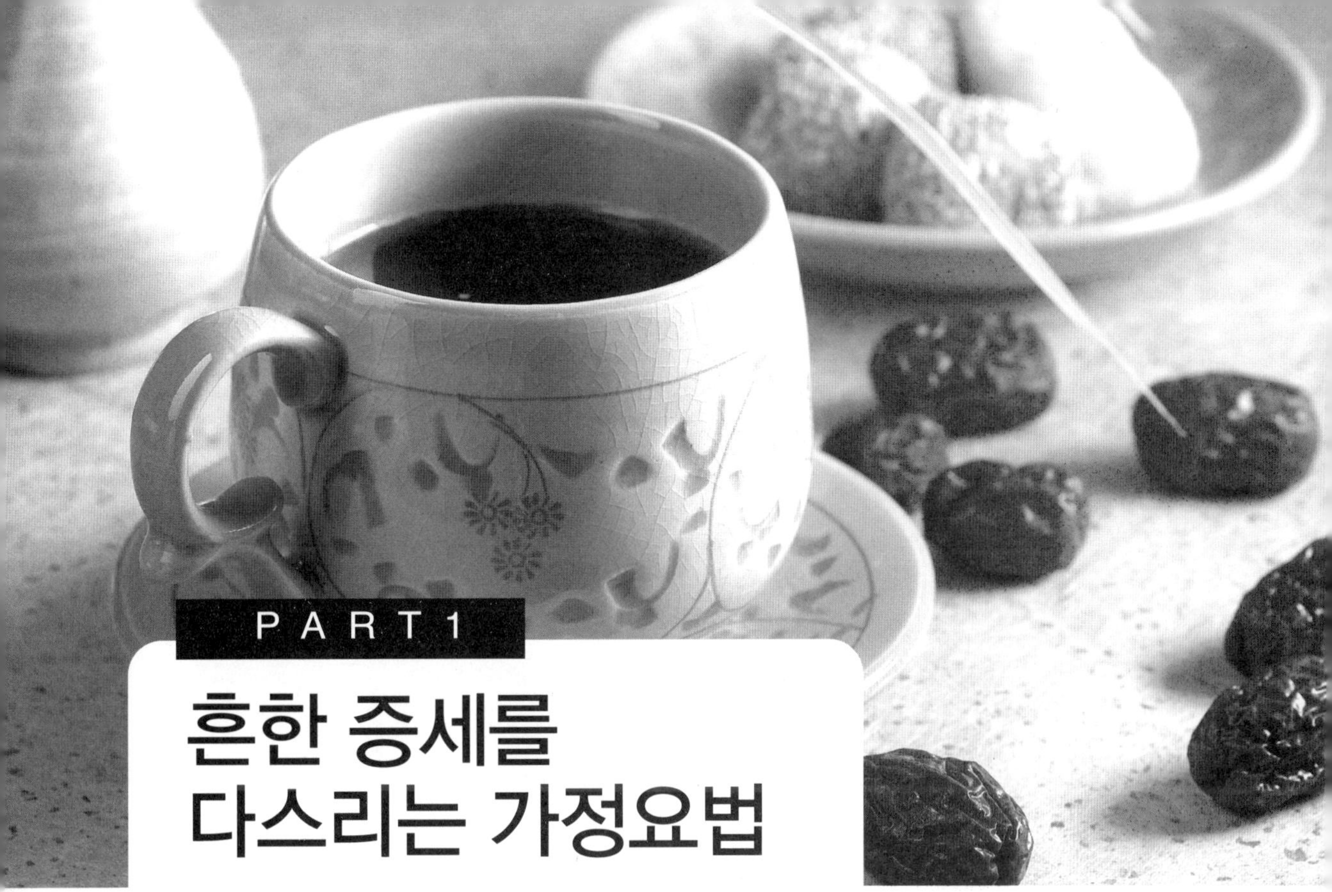

PART 1
흔한 증세를 다스리는 가정요법

- 소화가 안된다
- 과민성대장증후군
- 변비가 심하다
- 치질이 있다
- 혈압이 낮다
- 동맥경화가 걱정된다
- 중풍 후유증에 시달린다
- 소변을 보기가 힘들다
- 숙취를 빨리 풀고 싶다
- 간이 안 좋다
- 천식으로 고생한다
- 신경통 · 관절염으로 힘들다
- 밤이면 잠을 못 이룬다
- 눈이 아프고 침침하다
- 복부가 편하지 않다
- 설사가 잦다
- 소화성궤양으로 고생한다
- 혈압이 높다
- 심장이 약하다
- 중풍을 예방하고 싶다
- 당뇨가 있다
- 소변이 자주 마렵다
- 감기가 잘 걸린다
- 가래가 많다
- 정력감퇴가 고민이다
- 두통으로 고생한다
- 쉽게 피곤하다
- 머리카락이 자꾸 빠진다

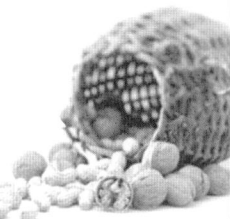

Part 1. 흔한 증세를 다스리는 가정요법

소화가 안된다

급성위염

급성위염 중 가장 흔히 볼 수 있는 것이 '식이성 위염' 이다.

식후에 윗배가 몹시 아프고, 명치 밑을 누르면 더 아프며, 메스꺼움을 느끼거나 토하고 설사를 한다. 썩은 달걀 냄새 같은 구취와 함께 혀에 흰 태가 낀다. 위장의 점막이 벌겋게 붓는다. 보통 2~3일이면 치료가 되지만, 증세가 개선되어도 일정 기간 동안 위벽의 염증은 남을 수 있다.

응급의 경우

무를 강판에 갈아서 마시면 무 속의 녹말 분해 효소인 디아스타제의 작용에 의해 소화를 돕고 염증도 가라앉히는 효과를 볼 수 있다.

육류에 체했을 때

육류를 먹고 체했을 때는 육류의 종류에 관계

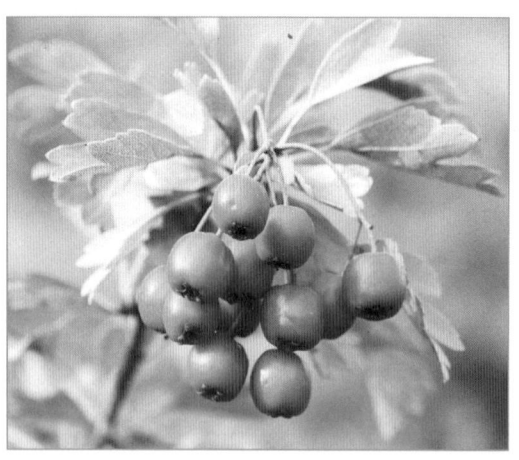

없이 아가위차를 끓여 먹는다. 아가위는 산사나무의 열매로, 약재의 이름을 '산사육' 이라고 한다. 육류를 소화시키는 데 뚜렷한 효과가 있다. 혈액순환을 촉진하며 혈압을 조절하고 특히 혈중 콜레스테롤의 감소에도 효과가 있다.

1일 8~12g을 물 300~500cc로 끓여 반으로 줄면 차처럼 하루 동안 여러 차례로 나누어 마신다.

육류 중에서도 돼지고기에 체했을 때는 아가위차 외에도 새우젓을 태운 가루 2~4g을 온수에 1일 2~3회 복용하고, 개고기에 체했을 때는 아가위차 외에 살구 씨, 해바라기 줄기와 잎을 달여 마신다.

미역에 체했을 때

오동잎을 차처럼 달여 마신다.

생선·게에 체했을 때

생선을 먹고 체했을 때는 차조기의 잎을 달여 마신다. 1일 8~12g을 물 300~500cc로 끓여 반으로 줄면 차처럼 마신다.

물고기와 게를 지나치게 먹어서 생긴 적체를 '어해적' 이라고 하는데, 이때는 『향소산』에 흔히 생강과 목향을 넣어서 달여 마신다.

과일에 체했을 때

과일을 먹고 체했을 때는 참외 껍질을 끓여 마시거나 건강(말린 생강)차를 마시거나, 혹은 청피 끓인 물을 마신다.

'청피'는 선탱자의 파란 껍질인데, 소화력이 좋고 명치 밑이 그득한 증세를 빨리 없애주며 알레르기성 위염에도 효과가 좋다.

떡·밥에 체했을 때

떡을 먹고 체했을 때는 설탕에 물을 부어 묽은 꿀처럼 될 때까지 끓여서 먹는다.

밥에 체했을 때는 엿기름 혹은 곽향차가 좋다. 곽향은 그 약물을 밥알에 떨어뜨리면 밥알의 색이 변하면서 삭을 정도로, 밥을 삭히는 효과가 크므로, 1일 8~12g을 물 300~500cc로 끓여 반으로 줄면 여러 차례로 나누어 마신다.

국수, 밀가루 음식을 먹고 체했을 때

국수를 먹고 체했을 때는 약누룩이나 엿기름을 먹는다. 엿기름은 곡물을 소화시키는 약효가 뛰어나므로 엿기름을 우려낸 물을 먹어도 좋고 엿기름을 가루로 만들어 4g을 온수에 먹거나 혹은 식혜로 만들어 먹어도 좋다.

과산성으로 속이 쓰릴 때

굴조개 껍질을 '모려'라고 하는데 건재약국에서 구입하여 잘 씻어 말린 후 가루를 내어 1회 2~4g씩, 1일 3회 공복에 온수로 복용한다.

또 오적골이 좋다. 오적골은 갑오징어의 머리에 있는 실패 모양의 하얀 뼈인데, 일명 '해표초'라고 하며 건재약국에서 구입할 수 있다.

가루내어 1회 6g씩, 1일 3회 식간 공복에 온수로 복용한다.

손상된 위벽을 보호하는 데는 양배추가 좋다.

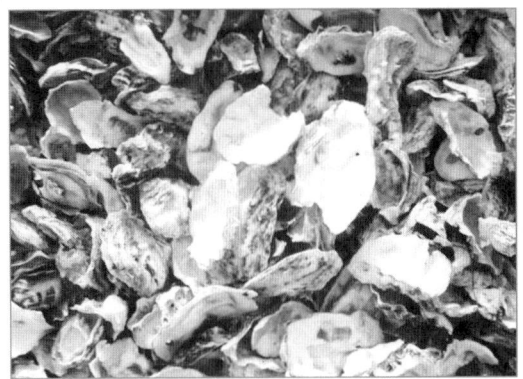

양배추의 비타민 U가 단백질과 결합해서 손상된 위벽을 보호해 주는 역할을 하기 때문인데, 양배추를 익히면 비타민 U가 파괴되므로, 가능하면 날것으로 먹도록 한다.

생감자와 당근을 함께 갈아 마셔도 좋다. 감자 속의 칼륨 성분은 위 속의 산과 염기의 균형을 조절해서 위산의 양을 맞춰주고, 당근 속의 비타민 A는 위벽의 조직을 보호하는 역할을 하기 때문이다.

만성위염

만성위염에는 표층성 위염·비후성 위염·위축성 위염이 있다.

표층성 위염은 비교적 가벼운 염증이 점막에만 한정되어 있는 것이며, 비후성 위염은 반응적으로 점막이 비후된 위염이다. 위산 분비가 과다하기 때문에 이 둘을 '과산성 위염'이라고 부르기도 한다.

윗배가 항상 무겁게 눌리는 듯한 불쾌감과 함께 포만감, 구역감 등을 호소하며 가슴이 답답하다고 한다. 때로는 윗배에 일시적으로 통증이 올 수 있고, 신물을 토하거나 자주 트림을 하기도 한다. 트림을 하고 나면 다소 속이 편해지기 때문에 일부러 트림을 하려고 노력하기도 한다.

이에 비해 위축성 위염은 위선(胃腺) 조직이 위축된 상태에까지 이른 것이며, '저산(혹은 무산)성 위염'이라고 부르기도 한다. 위암의 전 단계로 보는 경향이 있다. 특히 과식 후 윗배에 불쾌감과 압박감 및 통증을 느낀다. 식욕이 떨어져 입이 깔깔하며, 메스껍고 구토나 설사가 나타나 온몸이 나른하고 권태로워져 만사가 귀찮아지며, 체중이 줄거나 빈혈을 초래하기도 한다.

저산성으로 속이 답답할 때

귤이나 오렌지처럼 신맛이 강한 과일을 그냥 먹거나 즙으로 만들어 마시면 좋다.

또 유자가 좋다. 유자를 껍질째 저며 꿀에 재워 두었다가 뜨거운 물에 타서 차처럼 수시로 마셔도 좋고 잼을 만들어 먹어도 효과를 볼 수 있다.

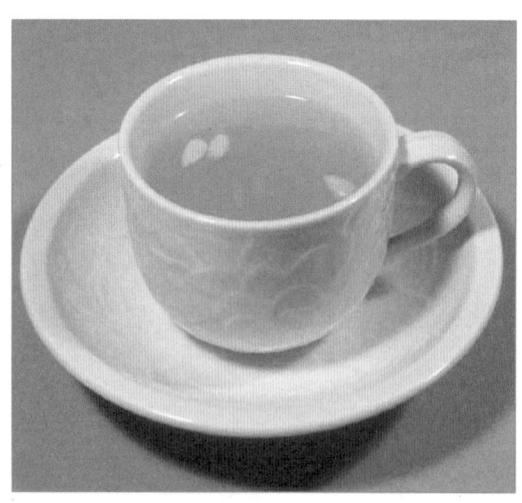

아가위도 저산성 위염을 치료하는 데 효과가 뛰어나므로 아가위 10g을 달여 설탕을 넣어 마시면 좋다. 새콤달콤한 맛을 내는 아가위차는 육류를 소화시키거나 식중독을 푸는 데 뛰어난 효능을 가지고 있다.

소화 기능이 만성적으로 약해졌을 때

소회향차가 좋다. 헛배가 부르고 가스가 차며, 뱃속이 꼬르륵거리며 항상 불편할 때는 회향차를 마신다. 회향은 위장의 연동운동을 강화해서 복부를 편안하게 해주며, 식욕도 돋우고 소화도 잘 되게 해준다.

건재약국에서 구입한 회향을 흐르는 물에 잘 씻어 말려 보관했다가, 1~2g씩을 찻잔에 넣고 더운물을 부어 10여 분 동안 우러나게 한 후, 약물만 마시면 된다.

또 백출이 좋다. 백출은 삽주 뿌리인데, 깨끗이 씻어서 잘 말린 후 가루내어 1회 4g씩 온수로 1일 2~3회 복용한다. 비위가 강화되며, 위장관에 고여 있는 잉여 수분 때문에 뱃속이 항상 꾸르륵거리고 출렁거릴 때 먹으면 효과가 좋다.

인삼이 좋다. 특히 비위가 약하면서 복부가 냉하고 손발도 차디차며 설사가 잦고 잘 붓고 메스꺼울 때 좋은데, 인삼 6g과 생강 3쪽에 물 300cc를 붓고 끓여 반으로 줄면 하루 동안 여러 차례로 나누어 마신다.

위하수

위하수란 위장이 배꼽 아래까지 처져 있는 상

태를 가리키는 것으로, 음식을 잘 소화시키지 못해 항상 속이 더부룩하고 답답하면서 신물이 넘어온다. 뱃속이 출렁거리면서 꼬르륵거리는 소리가 자주 들린다. 또 가슴이 답답하고 아랫배는 가스가 찬 듯 항상 팽팽하게 부풀어 오른다.

두통이나 불면증, 노이로제, 저혈압 등의 증세가 동반될 수도 있으며 항상 힘이 없고 나른한 전신무력증에 빠지기도 한다.

생강

생강차를 자주 마시는 것도 위하수로 인한 각종 증세를 완화시킬 수 있다.

생강의 성질이 따뜻하기 때문에 복부를 편하게 해주며, 자극성과 방향성이 있기 때문에 위장관의 연동운동을 촉진시킬 수 있다.

참마

참마 속에는 무의 3배나 되는 디아스타제가 함유되어 있으며, 단백질과 비타민 B·C도 풍부하다. 참마 100g을 강판에 갈아 꿀 2큰술과 우유 1컵을 넣어 약한 불 위에서 끓여 푹 익힌 다음, 쌀죽 한 사발에 넣어 잘 섞어서 먹는다.

혹은 참마에 호두를 섞어 죽을 끓여 먹어도 효과를 볼 수 있다. 식욕도 늘고, 피로도 가시며 강장 효과까지 볼 수 있다.

당근

당근을 매일 한 컵씩 갈아 마셔도 좋다. 그러나 날것은 성질이 차므로 속이 냉한 경우에는 너무 많은 양을 마시지 않도록 하거나, 혹은 당근을 구워 매일 일정량을 씹어 먹는 것도 좋다.

산초

산초라는 열매를 막걸리에 버무려서 3~4시간 찐 후 잘 말리고, 이것을 가루로 만들어 양념통에 넣어 식탁 위에 항상 올려놓고 요리마다 향신료로 뿌려서 자주 먹는다.

식욕을 증진시키는 효과가 크다.

쑥조청

묵은 쑥을 구입해서 차로 끓여 마셔도 좋지만, 쑥조청을 만들어 마시면 더 좋다.

즉 말린 쑥을 끓인 쑥물에 찹쌀을 넣고 죽을 쑨 후 엿기름을 넣어 죽을 삭힌 다음, 삭은 죽을 베수건으로 꼭 짜서 건더기는 버리고 약물만 받아 졸여서 조청으로 만든다.

쑥만 끓여 마시는 것보다 마시기가 한결 수월하고, 쓴맛도 있지만 약간 달달한 맛도 있다. 하루 세 번, 공복일 때 온수에 타서 마신다.

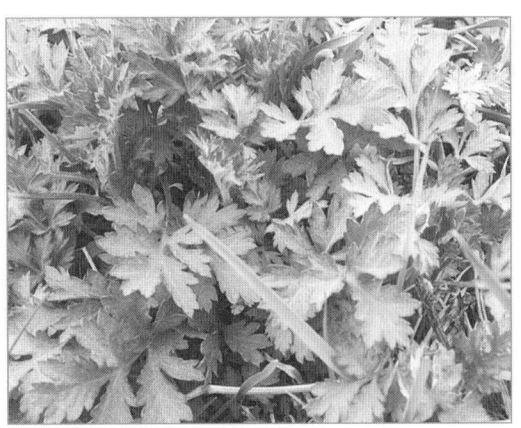

알아두세요~ 신경성 소화 장애

만성적이고 반복적인 위장 장애를 호소하는데도 불구하고 위장관 내시경 검사상 명백한 기질적, 대사성 질환이 발견되지 않을 때 이를 '신경성 위장 장애'라고 하며, 기능성 소화불량증으로 불린다. 또한 비궤양성 소화불량, 원인불명의 소화불량, 디스펩시아 등의 용어로 혼용되고 있으며, 정신성 위염이라고도 부른다.

1991년에 정의된 로마기준에 의하면, "상복부에 주로 국한된 만성적이고 반복적인 통증이나 불쾌감으로서, 증세가 최소한 1개월 이상 경과되고, 이 기간 동안에 환자의 25% 정도에서 나타나며, 상부 위장관과 관련될 것으로 추정되는 증세"로 정의되어 일반적으로 널리 알려져 있다.

국내에서는 1997년 「대한소화관운동학회」에서 정의한 바에 따르면, "상복부 불쾌감이나 식후 만복감, 상복부 팽만감, 조기 만복감, 구역, 구토, 역류, 상복부 이물감, 속쓰림, 공복통, 식후 상복부 통증, 가슴쓰림, 트림, 식욕부진 등 13개 상부 위장관 증세 중 적어도 2가지 이상을 호소하며, 그 증세가 발현된 지 4주 이상 된 환자"로 규정하였고, 3대 주증세는 상복부 불쾌감·식후 만복감·상복부 팽만감 등이다.

한의학적으로는 항상 얹힌 느낌이 들며 윗배가 그득하고 더부룩한 느낌이 있으며, 누워서 손바닥으로 눌러 보면 복벽 아래에 판지를 깔아 놓은 듯 딱딱한 느낌이 들고, 목에 무엇이 걸린 것 같은데 잘 뱉어지지 않고 잘 삼켜지지 않으며, 헛배가 부른 것 같아 트림이나 가스를 일부러 도출하려 하지만 도출이 잘 안되며, 설령 도출된다 해도 완전 해소가 어렵기 때문에 항상 갑갑하며 때론 통증이 올 수도 있다고 본다.

그러나 다른 소화기 질환에 의한 위통처럼 쓰린 아픔, 잡아 뜯는 아픔, 경련성 아픔, 참을 수 없는 아픔이 오는 경우는 드물고, 또한 24시간 계속 아픈 경우도 드물다. 그리고 스트레스를 받으면 골치가 아프면서 위장도 아프고, 가슴이 뛰거나 어지럽기도 하며, 대소변이 고르지 못하고, 체중이 잘 늘지 않지만 그렇다고 체중 감소는 별로 없는 것이 특징인 것으로 보고 있다.

Part 1. 흔한 증세를 다스리는 가정요법

복부가 편하지 않다

위와 장이 약해서 복부가 편치 않을 때

🌀 배가 차고 설사가 잦을 때

부추는 배가 항상 냉하고, 설사를 잘 하는 경우에 도움이 된다. 장복하면 정력이 증강되고 허리가 튼튼해지며 숙면을 취할 수 있고, 야간 빈뇨증을 개선시킬 수 있다.

신선한 부추 30g을 깨끗이 씻어 물기를 뺀 다음 분마기로 갈아 즙을 짜서 청주를 조금 섞어 취침 전에 20~30ml씩 마신다.

🌀 복부가 더부룩할 때

헛배가 불러 더부룩하고 항상 소화가 안되고 손발과 복부가 찰 때는 회향차를 1일 2회, 1회 1잔씩 마시는 것이 좋다. 회향을 소쿠리에 담고 흐르는 물에 살짝 씻어 잘 말려 보관했다가, 1회에 2g을 거름통 있는 찻잔에 넣고 뜨거운 물을 붓고 뚜껑을 덮어 5분 정도 우려내어 마신다.

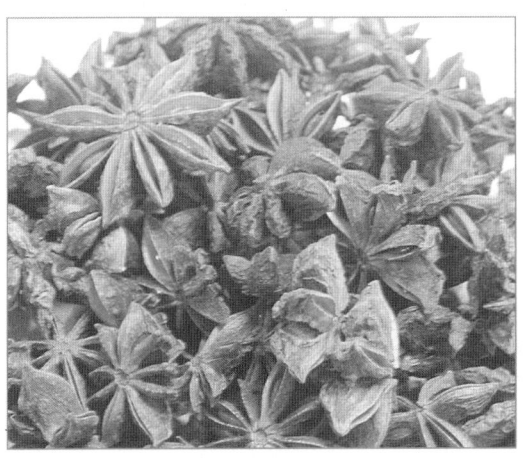

🌀 변이 고르지 않을 때

대추감초차는 때로 변비로 고생하고, 때로 설사하는 등 대변이 고르지 못할 때 도움이 된다.

강정·강장, 보정·보양의 효과가 뛰어나며, 신경안정제 역할도 한다.

감초 5g, 대추 6g, 통밀 20g을 물 500cc로 끓여 반으로 줄면 하루 동안 나누어 마신다.

🌀 밥맛이 없을 때

산수유차는 입맛이 없어 밥을 잘 안 먹는 경우에 좋다. 물론 식욕만 증진시키는 것이 아니고 감기를 달고 살 때에도 좋다. 또 심신이 피로하고 무기력하며, 기억력이 떨어졌을 때도 좋다.

산수유 12g을 물 500cc로 끓여 반으로 줄면 하루 동안 여러 차례로 나누어 마신다. 유정·몽정·조루증에도 좋은데, 반드시 씨를 빼고 쓴다.

🌀 대변의 양이 적을 때

모과차는 대변의 양이 적거나 하루에도 몇 차례씩 배변을 할 때, 잔변감이 있을 때, 혹은 변은 안 나오고 가스만 나올 때, 변이 항상 흩어지고 가늘고 물에 둥둥 뜰 때에 좋다.

모과 12g을 물 500~700cc로 끓여 반으로 줄면 하루 동안 여러 차례로 나누어 마셔도 좋고, 거칠게 가루내어 1일 2~3회, 1회에 4~6g씩 공복에 온수로 복용한다.

🌀 속이 쓰리고 아플 때

소화성궤양으로 속이 쓰리고 아플 때, 혹은 신물이 올라올 때에 율무차가 좋다. 진통, 소염 작용을 하면서도 칼로리가 무척 높기 때문에 궤양 환자의 영양식으로도 대용할 수 있다.

율무를 잘 볶아 하루 20g씩 차로 끓여 마신다.

단, 궤양에 의한 통증이 심할 때나 출혈이 있을 때는 전문의의 지시에 따라야 한다.

스트레스로 배가 아플 때

🌀 비타민 C와 칼슘

아스코르빅산(ascorbic acid)의 정식 명칭인 비타민 C는 스트레스에 대항하는 능력을 키워준다. 또한 칼슘도 스트레스가 쌓인 데 좋다. 따라서 다시마나 미역, 또는 뼈째 먹는 생선이나 우거지, 우유 등이 좋으며, 새우·멸치가 좋다.

새우의 살은 살대로 먹고 난 후에 새우의 등껍질을 약한 불에 굽고 치자 열매도 같은 방법으로 구운 다음 곱게 가루내어 섞어 그 가루를 1회에 4g씩 온수에 타서 하루에 3번 정도 복용한다.

또 멸치 가루도 신경안정에 효과가 뛰어나므로, 조리를 할 때 건멸치로 국물을 내거나 멸치 가루를 넣고 된장찌개를 자주 끓여 먹으면 좋다.

🌀 백복령

백복령이란 소나무 뿌리에 생기는 일종의 균체이다. 장수의 신비로운 물질인 소나무의 피톤치드가 다량 함유되어 있고, 항스트레스 작용 물질이 있어서 스트레스 해소에 좋다.

백복령을 곱게 가루내어 꿀에 반죽해서 4~8g씩 1일 2회, 공복에 복용하면 된다. 혹은 백복령이 함유된 『경옥고』를 구입하여 복용한다.

🌀 토란 줄기

말린 토란 줄기를 흐르는 물에 잘 씻은 후 바싹 말린 다음 가루내고, 참깨와 소금도 같은 양으로 섞어 볶은 후 역시 가루로 낸다. 그리고 깨소금과 토란 가루를 3:1이나 2:1의 비율로 섞은 후 그냥 복용하거나 음식에 넣어 먹는다. 토란 가루와 깨

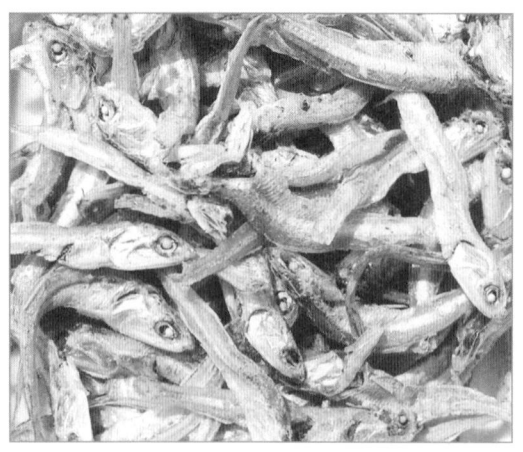
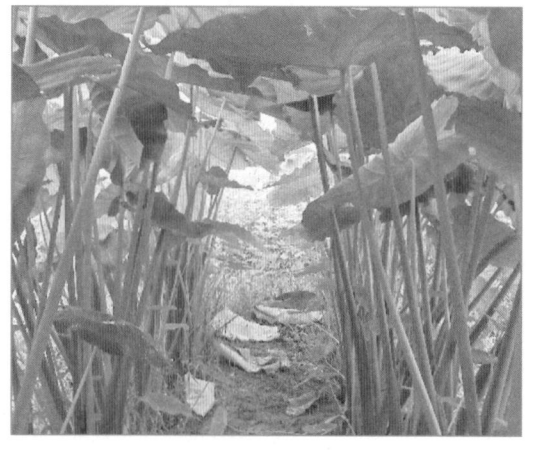

소금을 섞으면 칼슘과 인, 칼륨, 비타민 E, 당질, 단백질 등을 고루 섭취할 수 있다.

까치콩

까치콩도 신경을 안정시키는 데 탁월한 효과를 지니고 있다. 불가(佛家)에서는 금식 후 몸에 무리가 가지 않도록 첫 식사로 까치콩을 먹을 정도로 강장 효과가 뛰어난 약용식물로 여기고 있으며, 불안과 초조를 달래주는 신경안정의 묘약으로도 꼽히고 있다.

까치콩은 진하게 차로 달여 마시거나, 데쳐서 으깨어 떡으로 만들어 먹어도 좋다.

오미자

오미자를 살짝 흔들어 씻어 체에 밭쳐 물기를 뺀 후, 티스푼 4개 분량에 물 4컵을 붓고 적당히 끓인 후 꿀을 조금 타서 마신다. 너무 오래 끓이면 신맛이 강해져서 마시기 어렵다.

간 기능을 강화해 주며, 풍부한 유기산 성분에 의해 피로 독소인 젖산을 해독시켜 준다.

위암으로 복부가 아플 때

율무

율무 가루와 현미 가루, 소맥분을 각각 100g씩 섞은 후 여기에 흑설탕과 소금 약간, 식초 1큰술을 넣어 찐빵이나 케이크 등을 만들어 먹으면 맛도 있을 뿐 아니라 항암 효과도 기대할 수 있다.

또는 율무와 구기자를 함께 달여 차로 장기 복용해도 좋으며, 마름 열매 5개와 물 200cc를 함께 넣어 반으로 졸아들 때까지 달인 후 하루에 세 번, 식전에 마셔도 효과가 있다.

양파

특히 항암 효과가 뛰어난 것으로 알려진 양파는 하루에 1/2개 이상 먹는 것이 좋다.

양파 속의 효소를 온전히 섭취하기 위해서는 날것으로 먹어야 하는데, 생양파를 그대로 씹어 먹거나 강판에 갈아 즙을 내어 마시면 된다.

현미

주식을 현미밥으로 하거나 현미에 콩, 팥, 수수 등을 섞어 잡곡밥으로 하고 비타민 A · C, 카로틴, 섬유소가 다량 함유된 녹황색 채소 위주로 식사를 하면 암을 예방할 수 있을 뿐만 아니라, 이미 암세포가 자라고 있는 경우라도 암세포의 성장을 억제하고 종양 덩어리를 축소시키는 효과가 있다.

실제로 말기 위암 판정을 받았던 환자들 가운데에는 현미와 채식 위주의 식단으로 암을 치료한 사례가 보고될 만큼, 암 환자들에게 식이요법은 중요한 치료수단이 된다.

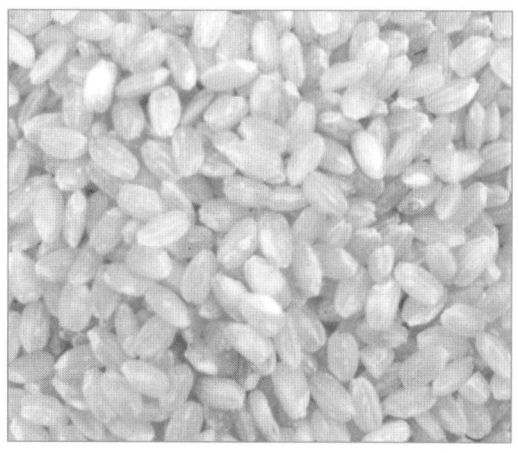

생강

생강도 암, 특히 위암에 도움이 될 수 있다고 한다. 미국 《캔서 리서치》라는 암 전문지에 하산 묵타르 박사가 기고한 글에 의하면, 실험동물에 막 자른 생강에서 추출한 기름을 투여한 후 발암물질에 노출시키고 종양 형성 과정에서 나타나는 특정 요소를 피부 검사를 통해 측정한 결과, 생강 기름이 암을 차단하는 효과가 있었다는 것이다. 일본에서도 비슷한 실험 결과를 밝힌 바 있다.

생강은 혈중 콜레스테롤을 억제하며 혈전도 예방한다. 이는 생강 속의 매운맛을 내는 진저론 성분 때문이라고 한다. 이 성분은 강력한 항혈전 화합물로 아스피린과 비슷한 화학 구조를 갖고 있고 또한 입맛을 돋우고 위산과 위액의 분비도 활발하게 촉진시킨다.

백화사설초

백화사설초는 각종 암 질환에 효과적이라고 한다. 대만 「사회행위연구사」에 의하면, '백화사설초와 백모근을 황색 설탕에 침수하여 5시간 정도 약한 불로 달여 3개월 정도 복용하면 위암을 치료할 수 있다' 고 했다.

당근

비타민 A는 암세포의 성장을 억제하는 효과가 뛰어나므로 당근과 피망, 브로콜리 등을 이용한 요리를 자주 만들어 먹도록 한다.

단, 당근은 날것으로 먹는 것보다는 살짝 데치거나 식물성 기름을 약간 두르고 살짝 볶는 것이 비타민 A를 제대로 흡수하는 데 더욱더 효과적이다.

마늘

마늘도 날것으로 먹는 것이 가장 좋지만, 먹기 힘들면 프라이팬에 살짝 구워 먹어도 상관없다. 마늘은 하루에 3쪽 이상은 꼭 먹는 것이 좋다. 또 통마늘을 까서 껍질을 벗기고 50g을 대강 썰어 차가운 물 300cc에 10시간 정도 담근 후, 이 물을 걸러 내어 꿀 3큰술을 넣는다.

매일 저녁 이렇게 마늘을 물에 담갔다가 아침부터 매시간마다 30cc씩 마신다.

위장에 강한 자극을 느끼게 되면 복용량을 조절하고, 물을 타서 희석시켜 마셔도 된다.

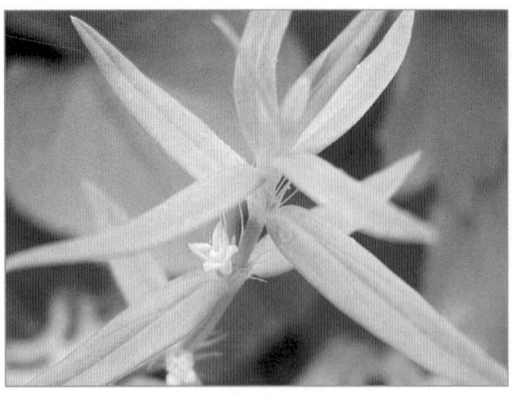

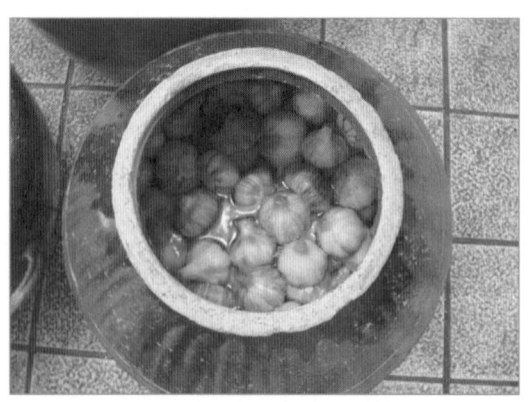

상황버섯

상황버섯은 오래된 뽕나무 줄기에서 자생하는 버섯으로 옛 책에 "늙은 뽕나무에 달린 황색버섯은 죽은 사람을 살리는 불로초"라고 했다.

상황버섯 자실체로부터 다당체, 단백질을 추출하여 상황버섯 성분을 분리, 정제한 분말을 체중 kg당 40~50mg을 투여한 결과, 거의 모든 암에 96.7%의 효과가 있는 것으로 알려져 있다.

번행초

번행초는 '법국파채'라고도 하는데, 위암에 특효라는 말이 있다. 번행과에 들어가는 여러해살이풀로 제주도 남부 지방이나 해안 바닷가, 다도해 모래땅에서 많이 난다.

우리나라에서는 오래 전부터 부드러운 잎을 채취하여 살짝 삶은 뒤 찬물에 담가 떫은맛을 없애고 나물로 만들어 먹었으며, 위장병 등을 예방하기 위해 된장국에 넣어 끓이기도 했다.

번행초를 약으로 쓸 때는 이른 봄에서 여름에 걸쳐 채취하여 깨끗이 씻은 다음 그늘에 말려 두면 된다. 1일 20g씩을 물 500cc로 끓여 반으로 줄인 후 하루 동안 여러 차례로 나누어 마시면 된다.

느릅나무 껍질

건재약국에서 말린 느릅나무 껍질을 구입해서 1일 8~12g을 물 500cc로 끓여 반으로 줄면 하루 동안 여러 차례로 나누어 마신다.

인삼

인삼 6g을 물 300~500cc로 끓여 반으로 줄면 하루 동안 여러 차례로 나누어 마신다. 수삼보다는 말린 건삼이 좋으며, 건삼 중에서도 백삼보다는 홍삼이 더 효과가 있다.

옻

옻나무의 나무껍질에 상처를 내면 진이 나오는데, 이것을 '옻'이라고 한다. 이것을 특별한 방법으로 말린 것이 '건칠'이다.

최근 여러 연구에 의하면, 옻의 진액에서 엄청난 항암 효과를 가진 물질(MU2)을 추출했는데, 이것은 기존 항암 치료제인 테트라 폴리틴보다 훨씬 효과가 뛰어나 암세포 증식을 억제한다고 한다. 또 머틸칼레이르라는 항암물질도 검출했는데, 이것은 노화 방지에도 효과가 있다고 한다. 다만, 10명 중 1명꼴로 일으키는 옻알레르기가 문제이다.

엉겅퀴

건재약국에서 말린 엉겅퀴(약 이름은 '대계')를 구입해서 1일 12~20g을 물 500cc로 끓여 반으로 줄면 하루 동안 여러 차례로 나누어 마신다.

완치된 후에도 매년 봄이면 여린 잎을 채취하여 샐러드로 먹는다.

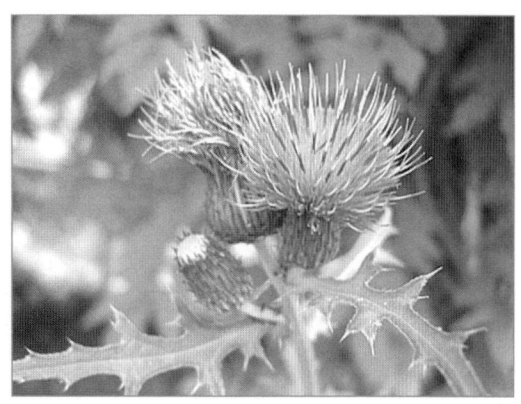

Part 1. 흔한 증세를 다스리는 가정요법

과민성대장증후군

과민성대장증후군의 예방·치료에 좋은 식품과 약재

연씨

연꽃의 씨껍질을 벗기고 싹을 제거한 후, 믹서로 갈아 죽을 쑤어 매일 아침마다 식사대용으로 먹는 것이 좋다. 약간의 찹쌀과 소금, 산초 가루를 섞은 이 죽은 정력 증진에도 효과가 좋다.

무즙

소화를 돕는 디아스타제 효소가 많이 들어 있는 무를 껍질째 강판에 갈아 즙을 내어 꿀을 조금 타서 공복에 매일 마시면 소화가 촉진되고 식욕이 증진되며 헛배 부른 증세가 내린다. 속쓰림도 없어진다.

그러나 속이 너무 냉한 사람은 무의 생즙보다는 무를 익혀 먹는 것이 좋다.

회향

특히 헛배가 심하며 더부룩하고 항상 소화가 안되고 손발과 복부가 차디찰 때는 회향차를 한 잔씩, 1일 2회 정도 마시는 것이 좋다.

회향은 목련과에 속하는 대회향(팔각회향)과 미나리과에 속하는 소회향, 2종류가 있다. 2종류 모두 매우면서도 단맛이 나고 독특한 풍미가 있어 음식의 향신료로 많이 쓰이므로, 식품재료 판매점이나 건재약국에서도 구할 수 있다.

▶ 회향차 만드는 법

① 회향을 구입하여 소쿠리에 담고 흐르는 물에 살짝 흔들어 씻는다. 오래 씻지 않도록 한다. 잘 말려 보관해 둔다.

② 복용 때마다 회향 2g씩을 거름통 있는 찻잔에 넣어 뜨거운 물을 붓고 뚜껑을 덮어 5분 정도 우려낸다.

③ 우려낸 후 거름통을 건져내고 물만 복용한다. 식사시간과 관계없이 마시도록 하고, 1일 2회 정도 마신다.

부추

부추의 독특한 냄새는 유화알릴 성분 때문인데, 이것이 몸에 흡수되면 자율신경을 자극하여 에너지 대사를 활발하게 해준다.

부추 생즙에 청주 한 잔을 타서 마셔도 좋다. 이 술을 마시고 아무리 냉하게 자도 절대 배앓이를 하지 않을 정도로 몸을 따뜻하게 해준다.

▶ 부추청주 만드는 법

① 신선한 부추 30g을 깨끗이 다듬어 씻어서 물기를 뺀 다음 잘게 썬다.

② 잘게 썬 부추를 분마기에 넣고 곱게 간다.

③ 즙이 생기면 거즈로 싸서 꼭 짠다. 이렇게 만들어진 부추즙에 청주를 조금 섞어서 취침 전에 20~30ml씩 마신다.

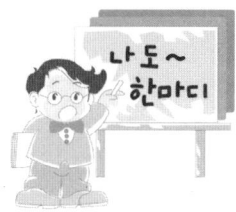

p.o.i.n.t
'과민성대장증후군' 이야기
(표지희 : 동의난달 의료위원)

● 해우소 – 당신은 근심을 잘 풀고 계십니까?

함박눈이 소복이 쌓인 한 산사의 새벽 풍경을 담담한 수채화처럼 담아 냈던 광고 한 편을 아직도 기억하시는 분들이 계십니까? 풍경 소리, 까치 울음소리, 나뭇가지 위에 소복소복 쌓였던 눈더미가 툭 떨어지는 소리마저도 크게 울리는 고요한 산사를 배경으로, 해맑은 동자승의 얼굴과 함께 '解憂所'라는 글자가 또렷하게 인상에 남는 광고였는데, 이 해우소라는 말을 곰곰이 음미해 볼수록 그 맛이 새로운 것 같습니다.

해우소(解憂所)는 말 그대로 '근심이 풀리는 곳'이란 뜻을 갖고 있습니다. 그러므로 해우소에서 볼일을 잘 보면 근심이 잘 풀리고 아침이 편안하겠지만, 볼일을 잘 해결하지 못하면 하루하루 쌓이는 근심에, 온갖 번뇌에 몸과 마음이 편할 날이 없겠다는 생각이 듭니다.

● 마음이 편치 않으면, 장도 편치 않습니다.

하루는 20대 초반의 아가씨가 내원했습니다. 평소 예민한 성격으로 몇 년 전부터 설사를 하고, 밥만 먹으면 바로 변의를 느껴 하루에도 몇 차례씩 화장실에 가곤 했지만, 소화도 잘 되는 편이고 별다른 증세가 없어서 치료를 하지 않고 지내왔다고 합니다. 그러나 최근 취업 준비로 긴장을 많이 하고 스트레스가 증가하면서 설사의 횟수가 증가하고, 변을 보고 나서도 시원하지 않고 아랫배가 무지근하면서 배에 가스가 찬 것 같은 느낌이 지속되어 대장내시경 검사까지 했지만, 검사 결과 특별한 이상소견이 없는 과민성대장증후군으로 진단을 받고 내원하게 되었다고 했습니다.

이처럼 과민성대장증후군(IBS : Irritable Bowel Syndrome)은 정서적인 긴장이나 스트레스로 소화기관에 장애가 발생하여 생기는 질환입니다. 대장내시경 검사나 컴퓨터단층촬영 등의 검사를 해도 별다른 이상 소견이 없으면서 복통, 변비, 설사, 복부 팽만감 등의 증세가 지속적으로 반복되는 만성 질환입니다. 소화기 질환 중 가장 발병 빈도가 높아 50~70%를 차지하며, 남성보다는 여성에게서 더 많이 나타납니다.

과민성대장증후군의 정확한 원인은 아직 밝혀져 있지 않지만, 흔히 장운동의 이상, 내장과 장 체벽의 감각 기능 이상, 스트레스, 자극적인 식사 등이 원인으로 알려져 있습니다. 그리고 가족 내에서 잘 발생하는 것으로 보아 유전적인 영향이 있을 것으로 보이며, 신경질적이거나 예민한 사람들에게 잘 발생하는 편입니다.

우리 몸의 장은 특히 스트레스와 밀접한 관계가 있어서 위의 사례에서처럼 만성적으로 스트레스를 받게 되면 증세가 더욱 악화됩니다. 정서적 긴장이나 스트레스와 같은 자극에 대해 장이 과민하게 반응함으로써 장의 경련이나 수축이 유발될 수 있고, 그에 따라 심한 복통이 일어나고 설사나 변비를 되풀이하게 됩니다.

● 어떻게 진단할까요?

대장에 병변이 없으면서 적어도 3개월 이상 배변 후 완화되거나 배변 횟수 및 경도와 연관된 복통이 지속적으로 혹은 간헐적으로 나타나고, 다음과 같은 배변 장애가 최소 2가지 이상 있을 경우로 정의합니다.

① **배변 횟수의 변화** 하루 3회 이상 혹은 일주일에 3회 이하일 때.
② **대변의 형태 변화** 굳은 변, 설사, 묽은 변일 때.

Chapter I 가족 건강을 위한 가정요법

③ **배변의 이상** 배변시 과도한 힘을 주거나 급박감, 잔변감이 있을 때.
④ **점액변** 대변에 하얀 색의 점액질이 나올 때.
⑤ **복부 팽만감** 배가 항상 더부룩하고 가스가 찰 때.

그러나 빈혈, 발열, 지속적인 설사, 중증 변비, 체중 감소, 야간 통증, 결장암이나 염증성 장 질환의 가족력 등이 있거나, 50세 이상의 환자에게서 징후가 나타날 때는 주의를 기울여야 합니다.

● 어떤 증세가 나타날까요?

복통(Abdominal pain), 복부 팽만(Bloating), 변비(Constipation), 설사(Diarrhea)의 머리글자를 딴 ABCD를 알고 있다면 과민성대장증후군의 특징적인 증세는 다 알고 있는 셈입니다. 이외에도 잦은 트림, 오심, 구토, 빠른 포만감, 식욕부진, 소화불량, 속쓰림, 방귀, 전신피로, 두통, 요통, 불면, 어깨결림, 성생활 장애, 배뇨 이상 등의 증세가 나타나기도 하며 불안, 긴장, 심계항진, 우울증 등이 동반되기도 합니다. 여성의 경우 성교통이 있거나, 월경 전 혹은 월경 기간에 증세가 더 심해지기도 합니다.

● 치료하지 않아도 될까요?

과민성대장증후군 자체가 생명에 위협적인 심각한 질환은 아니지만, 위의 사례에서처럼 환자로서는 무척 고통을 겪게 됩니다. 실제로 미국에서 직장인들의 결근 사유 중 감기몸살 다음으로 2위를 차지할 정도로 흔하며, 우리나라에서도 전체 인구의 15~30%가 이 질환으로 고생하고 있지만, 증세가 간헐적으로 나타나는 경우가 많기 때문에 상당수의 환자들이 치료를 하지 않는 실정입니다.

그러나 일시적으로 증세가 완화되었다고 해도 스트레스와 같은 자극이 있을 경우 다시 재발하고 악화될 가능성이 높으므로, 자신의 생활 습관을 개선하고 스트레스를 이겨낼 수 있도록 노력하는 것이 무엇보다 중요합니다.

● 어떻게 치료하나요?

정신적인 스트레스가 원인일 때는, 신경을 안정시키고 심·간과 비·위를 편안하게 만들어 주는 한약을 복용하면서 기혈이 막힘없이 잘 순행할 수 있도록 해주는 침 치료를 받는 것이 좋습니다.

평소 식습관이 좋지 않거나 자극적인 음식을 좋아하는 경우라면 뱃속에 정체되어 있는 음식물의 탁한 기운을 소통시켜 주는 치료를 통해 증세가 호전될 수 있습니다.

추위를 많이 타는 허약 체질인 경우에는 몸을 따뜻하게 해주는 뜸 치료와 한약 복용을 병행하는 근본적인 치료를 받으면 몸도 따뜻해지고, 속도 편안해지는 것을 느낄 수 있습니다. 이와는 반대로 습열로 인해 설사를 하거나 잔변감을 느끼는 경우에는, 먼저 몸속에 쌓인 습열을 몸 밖으로 빼내는 치료를 받고 나면 훨씬 몸이 개운해지고 설사나 잔변감도 없어지게 됩니다.

● 상쾌한 아침을 위하여……

식이요법과 생활 습관을 조절하는 것이 중요합니다. 섬유질이 풍부한 채식 위주의 식사를 하고, 짜거나 매운 자극적인 음식은 삼가야 합니다. 튀긴 음식, 기름진 음식, 과당, 유제품, 커피, 차, 콜라, 맥주의 섭취도 피하는 것이 좋습니다. 그리고 식사는 정해진 시간에 하고, 과식을 하지 않도록 합니다.

식사 일기를 쓰고 점검함으로써 과민성대장증후군 증세의 원인으로 보이는 음식이나 음료수의 섭취를 삼갑니다.

규칙적인 배변 습관을 길러주고, 충분한 수면과 휴식을 취하고 적당한 운동을 하는 것이 또한 증세의 완화 및 예방에 도움을 줄 수 있습니다. 배를 따뜻하게 해주는 것도 좋습니다.

심리적인 긴장이나 스트레스가 누적될 때 증세가 악화되기 쉬우므로 사람들과의 대화나 취미 생활을 통해 스트레스를 그때그때 풀어 버리는 것이 가장 중요합니다.

Part 1. 흔한 증세를 다스리는 가정요법

설사가 잦다

설사를 다스리는 식품

녹차
녹차에는 카로틴, 엽록소, 타닌 등이 풍부해서 위장의 염증을 가라앉히고, 점막을 아물게 해서 설사를 멎게 하는 지사작용을 한다.

특히 녹차는 항균 작용이 있어 직접 세균의 활력을 떨어뜨리는 기능을 하므로 세균감염으로 설사를 할 때 녹차를 자주 마셔주면 좋다.

매실차
매실차에는 강한 살균 · 해독 작용이 있으므로 식중독을 예방하고 치료하는 효과가 있고, 정장 작용이 뛰어나서 설사와 변비를 모두 치료하는 데 효과가 높다.

매실차를 담글 때는 차조기잎을 함께 사용하면 훨씬 좋은 효과를 기대할 수 있다.

담그는 방법은 깨끗이 씻어 물기를 뺀 매실에 굵은 소금을 뿌려 하루쯤 재워 두었다가 소금물을 뺀 후 일주일 정도 말린다. 차조기잎도 잘게 찢은 후 씻어서 물기를 빼둔다.

매실과 차조기잎을 교대로 한 켜씩 깔고 물 2컵과 소금 2컵을 섞어 1개월 정도 재워 두었다가, 마실 때마다 매실 2개를 꺼내 뜨거운 물을 부어 10분 정도 우려낸 다음 꿀을 섞어 마신다.

감
감이나 곶감을 달여 즙을 내어 마셔도 좋고, 감의 껍질을 태워 가루를 내거나, 감꽃을 말려 가루 내어 먹어도 좋다. 곶감과 함께 삶은 밤과 고구마를 먹으면 더욱 강한 효과를 기대할 수 있다.

사과
사과의 펙틴 성분은 장내에서 유산균 같은 유익한 세균이 번식하는 것을 도와 장을 튼튼하게 해준다. 펙틴은 껍질에 많기 때문에 껍질째 강판에 갈아 그 즙을 마신다.

도토리
도토리에도 타닌 성분이 다량 들어 있어서 묽은 설사를 멎게 하는 효과가 있다. 도토리 가루를 하루에 20g씩 복용하면 좋다. 복용법은 20g을 하루에 세 번으로 나눠 온수에 타서 마신다.

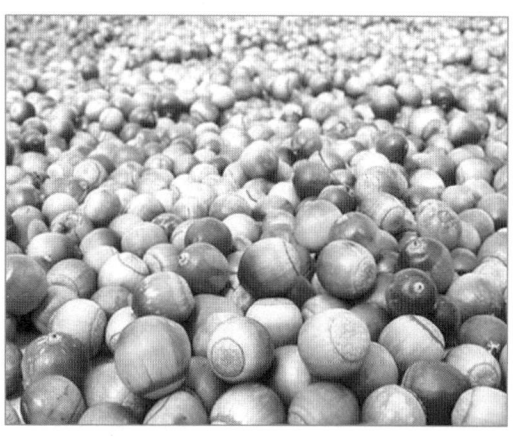

부추

부추는 설사에 효과가 좋은데, 특히 여름철 장염에 좋다. 쌀 1/2컵을 씻어 2시간 정도 불린 다음 물 3컵을 붓고 죽을 끓여, 죽이 다 끓으면 불을 끄기 직전에 부추 100g을 잘게 썰어 넣고 한 번 더 살짝 끓여 뜨거울 때 먹는다.

혹은 부추된장죽을 먹는다. 된장국물에 밥 한 공기를 넣어 죽을 쒀서 부추를 썰어 넣고 한 번만 더 끓이면 된다. 뱃속이 냉하면서 설사할 때 좋다.

설사를 다스리는 약재

오이풀

설사 증세가 심하면서 배가 부글부글 끓는 증세가 동반될 때는 오이풀의 뿌리가 효과적이다. 오이풀의 뿌리에는 타닌 성분이 다량 들어 있어 수렴 작용이 있을 뿐 아니라 적리균을 비롯한 여러 가지 균을 살균하고 장의 연동운동을 억제하는 작용을 한다. 따라서 오이풀 뿌리 12g을 물 500cc에 달여 하루 3번에 나누어 마시면 좋다.

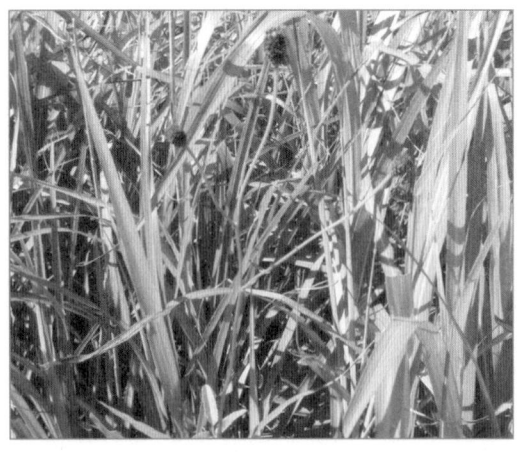

산약

산약을 '마'라고 한다. 몸이 차고 소화기 기능이 약해서 일어난 설사에 좋다. 마를 씻어 껍질을 벗기고 강판으로 곱게 갈아 밥과 함께 냄비에 넣고 물을 붓고 끓여 밥알이 푹 퍼지면 뜨거울 때 먹는다.

이질풀

이질풀은 '현초' 또는 '현지초'라 불리는 한약재이다. 급성설사나 만성설사에 잘 듣는다.

현초는 신선한 것은 한 줌 정도, 마른 것은 30~40g에 물 400cc를 붓고 달여 하루에 3번, 식전에 마시면 효과를 볼 수 있다.

칡차

칡은 몸을 따뜻하게 해주는 지사제 역할을 한다. 그러므로 배가 차고 아프면서 설사할 때는 칡의 전분(갈분)에 뜨거운 물 한 컵을 부어 잘 저어 먹거나 건재약국에서 말린 칡을 구해서 1일 12g을 물 500cc로 끓여 반으로 줄면 여러 차례로 나누어 마신다.

물푸레나무 껍질

급성대장염에 걸렸거나 발열과 복통, 설사를 동반하는 적리균에 감염되었을 때는 물푸레나무의 껍질이 유용하게 쓰인다. 물푸레나무 껍질을 하루에 10~15g씩 물에 달여 2번에 나누어 마시면 장의 연동운동을 억제해 설사를 멎게 하는 효과가 있을 뿐 아니라, 대장균과 적리균을 억제시켜 설사의 근본 원인을 제거할 수 있다.

Part 1. 흔한 증세를 다스리는 가정요법

변비가 심하다

변비 치료에 효과가 좋은 식품

찬 음료

아침 공복에 찬물 한 잔을 마시는 것도 변비를 해소할 수 있는 방법이다. 그러나 체질이 허약하거나 몸이 찬 사람에게는 아침 공복에 마시는 냉수가 해로울 수 있으므로 주의해야 한다.

이런 체질의 변비 환자는 잠자리에 들기 전, 찬 우유 한 잔을 마시는 것이 훨씬 효과적인데, 찬 우유를 그대로 마셔도 좋지만 식초와 꿀을 타서 요구르트처럼 걸쭉하게 만든 후 마시면 더욱 좋다.

섬유질이 많은 식품

변의 양이 늘게 되고 이로써 장의 운동을 활발하게 해주기 때문에 좋다. 예를 들어 야채, 해조류, 버섯, 과일 등이 좋다.

비만한 데에도 좋고 성인병을 예방하는 데에도 효과적이므로, 노인의 경우에는 특히 섬유질이 많은 채소의 섭취량을 늘릴 필요가 있다.

고구마

고구마를 썰 때 나오는 하얀 점액은 장 속을 깨끗이 해주는 작용을 한다. 고구마의 주성분은 세라핀인데, 예로부터 변통을 부드럽게 해주는 것으로 알려져 있다. 섬유소도 풍부해서 변비에 좋다. 식이섬유나 세라핀이 껍질 부분에 많고, 또 껍질에 들어 있는 미네랄이 당분의 이상발효를 억제해 주기 때문에 껍질째 쪄서 많이 먹도록 한다. 껍질째 많이 먹어도 가슴쓰림 증세가 없다.

사과

펙틴 성분이 있어 장의 운동을 자극해 준다. 또 이 성분은 설사 때는 장에 젤리 모양의 벽을 만들어 장벽을 보호해 주면서 유독성 물질의 흡수를 막고 장내 이상발효를 막아주고, 변비일 때는 수분을 함유하여 변을 부드럽게 해준다.

사과 2개 분량을 껍질째 갈아 매일 아침 공복에 차게 먹는다.

당근

당근즙을 만들어 마시면 좋다. 당근은 식물성 섬유가 풍부할 뿐 아니라 비피더스균을 활성화하는 성분도 들어 있기 때문이다.

비피더스균이 활성화되면 장의 기능도 정상화되고 장운동이 활발해져 변비도 해소된다.

무

무에 들어 있는 리그닌이라는 식이섬유는 소화관의 기능을 활발하게 하고 소화물의 장내 통과 시간을 단축시켜 유해물질을 빨리 배설시켜 주기 때문에 변비를 막는다. 이 리그닌은 자른 면이 크면 클수록 증가하므로 잘게 썰어 무말랭이를 만들어 먹으면 변비에 더 좋다.

결명자
볶은 것을 적당량 넣고 달여서 식후에 복용한다. 장 점막을 자극하여 연동운동을 항진시켜서 장의 내용물이 빨리 배설되도록 한다.

땅콩
마른 땅콩을 볶아서 가루내어 하루에 3, 4회 먹는다.

잣
껍질을 벗긴 것을 20~30g씩 하루에 3~4회 먹는다. 소아변비, 노인변비에 좋다.

죽순
죽순은 식물성 섬유가 풍부하여 유산균 같은 유익한 세균이 번식하는 것을 도와 장을 튼튼하게 해주므로 정장 작용에 뚜렷한 효과가 있다.

쌀뜨물에 담가 죽순 속의 수산이 잘 녹아 나오게 한다. 이렇게 하면 죽순에 들어 있는 여러 성분이 산화되는 것을 막을 수 있으며, 쌀겨 안에 있는 효소의 작용으로 죽순이 부드럽게 되어 훨씬 맛이 좋다.

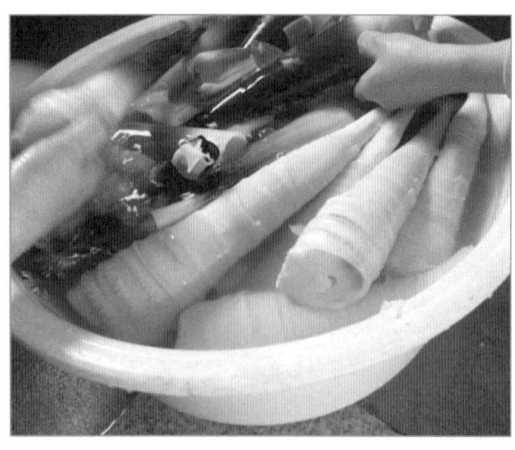

얇게 썰어 냄비에 넣고 설탕, 소금, 물을 넣고 뚜껑을 연 채로 끓이다가 거품이 생기면 불을 줄인다. 물이 1/3 정도로 줄었을 때 꿀을 넣어 노릇하게 졸여 1일 2회, 1회에 1~2티스푼 정도로 먹는다.

변비 치료에 효과가 좋은 약재

육종용
'사막의 인삼' 이라고 불릴 정도로 생체 에너지를 강화시키는 이 약재는 성기능도 개선하여 불임증, 불감증, 정액 감소증 등에도 효과가 있으므로 성기능이 현저히 저하되는 연령층에 특히 권할 만하다. 물 500cc에 1일 20g씩을 넣어 차처럼 끓여 마시면 된다.

알로에
한방에서 일찍이 '노회' 라는 약명으로 이용되던 것이 알로에인데, 장의 연동운동을 항진시키고 식욕을 증진시키는 효과가 있다.

생잎의 껍질을 씹어 먹거나 짜서 즙을 내어 먹는데, 처음에는 1~2티스푼씩 시작해서 점차 자신에게 맞는 적절한 양을 정하는 것이 좋다.

단, 위궤양 등으로 출혈이 있는 노인의 경우에는 금해야 한다.

동규자차
아욱의 씨가 동규자이다. 1일 8~12g을 물 300cc로 끓여 200cc로 달여 하루 2회로 나누어 공복에 마시면 된다.

혹은 가루내어 1회 3g씩 온수에 복용해도 변비를 해소하는 데 많은 도움을 받을 수 있다.

살구 씨·복숭아 씨

《동의보감》에는 "옛날에 대변을 통하게 하는 처방에는 다 기를 내려가게 하는 약을 썼다. 폐기가 내려가지 못하면 대변을 누기가 힘들게 되는데, 이때는 살구 씨(행인)를 비롯해서 기를 순행시키는 약재(예를 들어 지각, 침향, 가자 등)를 써야 한다.

살구 씨(행인)뿐 아니라 복숭아 씨(도인)도 변비에 쓰는데, 반드시 기와 혈을 구별해서 써야 한다. 낮에 대변을 보기가 힘들면 양기를 잘 돌게 해야 하므로 살구 씨(행인)를 쓰고, 밤에 대변을 보기가 힘들면 음혈을 잘 돌게 해야 하므로 복숭아 씨(도인)를 쓴다.

노약자는 대변이 마르면서 변비가 생기는데, 맥이 들떠 있는 것은 기에 병이 있는 것이므로 살구 씨(행인)와 귤 껍질(진피)을 쓴다. 맥이 가라앉아 있는 것은 혈에 병이 있는 것이므로 복숭아 씨(도인)와 귤 껍질(진피)을 쓴다."고 했다.

알아두세요~ 어떤 상태를 '변비'라고 하는가?

변비는 생리학적으로 배변 횟수가 주 2회 이하이거나 35g 미만의 적은 양이거나, 4번의 배변 중 1번 이상 과도한 힘을 주는 경우 등으로 정의할 수 있다.

그러나 변비에 대한 개념은 개인에 따라 다르기 때문에 대변이 단단한 것, 대변을 보는 횟수가 줄어드는 것, 배변 후 잔변감 외에도 여러 증세들이 관련되어 나타날 수 있다.

변비일 때는 몸속의 독소가 원활하게 배출되지 못해 간 기능이 저하된다. 또 식욕부진과 함께 복부 여기저기가 찌르는 듯하거나 둔한 통증이 계속 뒤따르고 속이 답답하며 항상 더부룩하고 복부가 팽만해지며 구취가 심해진다. 머리가 무겁거나 아프고, 집중력과 의욕이 저하되며, 초조·우울 감정이 심화되며, 불면증이나 숙면을 이루지 못한다. 만성피로에 시달리며, 어깨나 등의 근육이 뭉치고 아프며, 기미나 여드름, 또는 피부 거칠어짐 등 피부 트러블이 쉽게 오며, 천식 등 알레르기 질환이 일어나기 쉽다. 또 어혈을 악화시키기 때문에 그 결과 질염이나 부정기적 자궁출혈이 일어날 수 있으며 대하증이 악화되어 탁하고 냄새나는 냉이 흘러내리게 된다.

변비 중에는 장의 연동운동이 약해져서 일어나는 이완성 변비가 있는가 하면, 일명 결장성 변비라는 것도 있다. 혹은 대변을 보고 싶다는 느낌 즉, 변의를 느껴야 할 신경이 둔해져서 일어나는 직장성 변비도 있고, 장의 연동운동이 너무 강해 경련을 일으키기 때문에 일어나는 경련성 변비도 있다.

변비를 그저 가벼운 질병쯤으로 여겨 소홀히 취급하는 것은 자칫 큰 병을 키우는 결과를 초래할 수도 있다. 그러므로 변비가 있을 경우에는 일단 적극적으로 증세를 개선시키려고 노력해 보고 그래도 호전되지 않으면 반드시 원인치료를 받아야 한다.

Part 1. 흔한 증세를 다스리는 가정요법

소화성궤양으로 고생한다

소화성궤양으로 통증이 있을 때

율무

율무차에는 진통 작용과 소염 작용도 있지만 칼로리도 높아서 궤양 환자의 영양식으로도 제격이다. 율무를 잘 볶아 하루에 20g씩 끓여 차로 마시거나 볶은 율무를 가루로 만든 다음 미숫가루처럼 물에 타서 마셔도 된다.

다시마차

다시마차는 다시마를 손바닥 크기로 잘라 따뜻한 물에 1~2시간 우려낸 다음 그 물을 그대로 마신다.

감자 전분

감자 전분에는 항궤양 작용이 있을 뿐 아니라 알레르기 체질을 개선하는 효과도 뛰어나므로 소화성궤양 환자나 알레르기 체질인 사람에게 적당하다.

껍질을 벗긴 생감자를 강판에 곱게 간 다음 그대로 놓아두면 그릇 밑에 앙금이 가라앉는데, 이 때 위에 고인 물은 버리고 앙금으로 가라앉은 전분만 복용하면 된다. 하루에 한 번, 한 개 분량의 감자 전분이면 충분하다.

결명자

결명자차는 볶은 결명자 20g을 끓여 붉은색이 우러나오면 공복에 수시로 마신다.

굴조개 껍질

굴조개 껍질을 한방에서는 '모려'라고 하는데 항궤양 작용과 함께 제산 작용, 식욕 증진 효과가 뛰어난 것으로 유명하다.

굴조개 껍질은 건재약국에서 쉽게 구입할 수 있으므로 잘 씻어 말린 다음 곱게 가루내어 한번에 4g씩, 하루 3~4번 따뜻한 물에 녹여 공복에 복용한다.

소화성궤양으로 구토할 때

부추

부추에는 비타민 A·B·C와 카로틴, 철분 등이 풍부해서 혈액순환을 왕성하게 하고 소화기관을 튼튼하게 해주는 효과가 있다.

생즙을 내어 먹거나 혹은 된장을 풀어 넣고 죽을 끓이다가 거의 다 되어갈 때 부추를 썰어 넣고 한번 더 끓여 먹으면 된다.

귤껍질차

귤껍질을 '진피'라고 부른다. 귤껍질을 소금물에 하룻밤 담근 후, 맹물에 또 하룻밤 담갔다가 건져 잘 말린 후 오래 보관해 두었다가 약으로 쓴다.

1일 12g을 물 500cc로 끓여 반으로 줄인 후 하루 동안 나누어 마신다.

🌀 양배추

양배추에는 위장과 십이지장의 헐은 점막을 재생시켜 주는 효과가 있는 비타민 K·U가 풍부한데, 즙을 짠 후 따뜻하게 데워 식전에 복용하면 더욱 좋은 효과를 기대할 수 있다.

🌀 맥아

맥아는 보리길금이다. 보리를 싹트게 한 것인데, 소화작용을 한다.

따라서 맥아로 차를 끓여 마시거나 혹은 맥아가 들어간 식혜를 자주 마시도록 한다.

소화성궤양으로 출혈이 있을 때

출혈이 있을 경우에는 증세가 심각하므로, 민간요법에만 의존해서 근본적인 치료를 소홀히 하는 것은 위험하다.

🌀 오징어 뼈

다만 오징어 뼈가 효과적이라는 임상발표가 있었으므로 전문적인 치료와 병행하는 것은 가능하다. 오징어 뼈에는 탄산칼슘이 다량 함유되어 있어 제산 작용을 하며 지혈 작용도 뛰어난 것으로 알려져 있다.

오징어 뼈를 햇볕에 바짝 말리거나 노랗게 될 때까지 볶은 후 가운데 볼록한 부분을 칼로 긁어내어 그 가루를 하루에 3~4번, 한번에 4g씩 더운 물에 녹여 공복에 복용하면 된다.

보통 오징어 한 마리 분의 뼈를 5일 정도 복용하면 궤양으로 인한 출혈을 멈추게 할 수 있다.

또는 오징어 뼈 85%에 패모 15%를 혼합해 가루로 만든 후 한번에 2~5g씩, 하루에 세 번, 식전에 복용하면 식욕이 증진되고 트림, 통증 등이 줄어들며 검던 대변의 색깔도 정상으로 돌아왔다는 임상사례가 발표된 바 있다.

이 처방을 《동의보감》에서는 『오패산』이라고 한다.

🌀 오배자

오배자를 계내금과 함께 가루내어 복용하는 것도 소화성궤양으로 인한 출혈에 효과적이다. 오배자는 진딧물의 일종인 오배자 벌레의 집을 벌레가 나가기 전인 9~10월중에 따서 말린 것으로 진통 효과와 항궤양 효과가 뛰어나다.

오배자를 살짝 볶아 계내금과 같은 양으로 배합한 후 가루로 만들어 하루에 세 번, 한번에 4g씩 따뜻한 물과 함께 공복에 복용하면 된다.

소화성궤양으로 속쓰림이 심할 때

🌀 『오패산』

궤양 때문에 속이 심하게 쓰릴 때는 앞서 말한 『오패산』을 하루에 세 번, 한번에 3g씩, 따뜻한 물과 함께 공복에 복용하면 속쓰림을 다스릴 수 있다. 이때 백급을 배합하면 더욱 효과가 좋다.

🌀 백모근

통증이 심할 때는 백모근차로 다스릴 수 있는데, 삐삐꽃이라고도 하는 백모근 12g에 500cc의 물을 붓고 반으로 줄 때까지 달여 하루 동안 나누어 마시면 된다. 백모근차는 지혈 효과가 뛰어나므로 궤양으로 인한 출혈이 있을 때도 좋다.

또한 신선한 백모근을 구할 수 있다면 그대로 생즙을 내서 마셔도 효과는 동일하다.

🌀 계내금

'기허' 한 까닭에 심한 피로를 느끼면서 식욕이 떨어졌을 때는 닭의 모이주머니 안쪽의 노란 막인 '계내금'을 깨끗이 씻어 말린 후 프라이팬에서 잘 볶아 용기에 넣어 보관해 두고 1회 4g씩, 1일 3회 온수로 복용한다. 끓이는 것보다는 가루로 복용하는 것이 더 효과가 있다.

계내금은 위액의 분비를 늘리고 소화력을 좋게 하며 위장의 연동운동을 강하게 해주며 위장 내용물의 배출 속도를 빠르게 해준다. 계내금이 소화 흡수되어 혈액중에 들어가서 체액 성분을 통해 위벽의 신경근을 흥분시키기 때문이다.

초기 위궤양으로 가슴이 답답할 때

🌀 연뿌리

위궤양 초기에는 배가 고픈 듯도 하고 아픈 듯도 하면서 가슴이 답답하고 트림이 자주 나오는 증세를 보인다. 이를 '조잡증'이라고 하는데, 연뿌리가 가장 좋다. 연뿌리를 강판에 갈아 생즙으로 마시거나 연근조림으로 만들어 먹는다.

🌀 박하

박하는 방향성이 대단한 약재이다.

박하 4g을 거름통 있는 찻잔에 넣고 뜨거운 물을 붓고 뚜껑을 닫은 채 5분 동안 우려낸 후 약물만 마시면 된다. 1일 2~3회 마신다.

🌀 새우 껍질과 치자

새우의 빈 껍질과 치자 열매를 햇볕에 바짝 말린 후, 질그릇 냄비에 볶아 먹어도 초기 위궤양을 다스리는 데 효과적이다.

🌀 소엽

소엽은 깻잎 향을 지니고 있다. 잎의 뒷면이 붉은 것이 효과가 크다. 1일 12g을 500cc의 물에 넣고 끓여 반으로 줄면 하루 동안 여러 차례로 나누어 마신다.

신경안정제로 효과가 뚜렷하며 소화 작용이 있고, 또한 감기 예방에도 좋다.

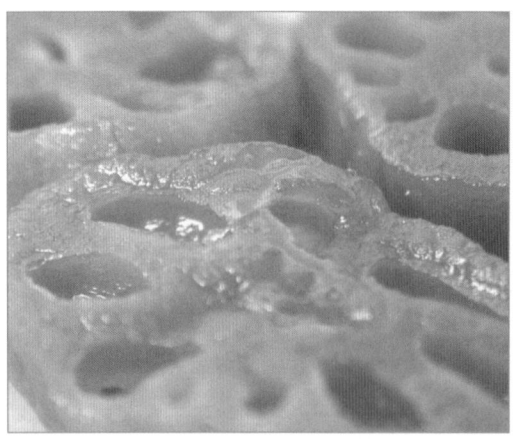
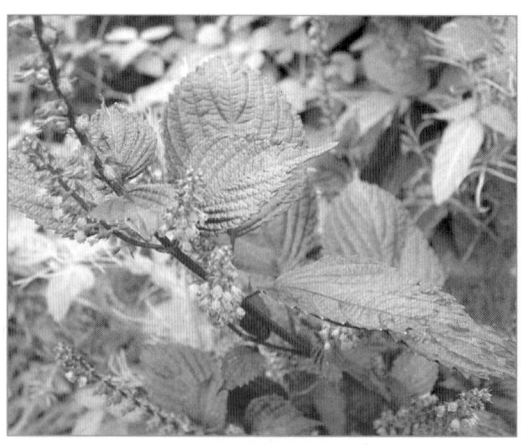

알아두세요~ 소화성궤양의 실체

소화성궤양이 있을 경우, 위경련과 속쓰림, 통증 등의 증세가 나타날 수 있다. 궤양은 흔히 헐었다는 말로 표현되곤 하는데 위나 십이지장의 점막이 손상되어 점막 아래의 조직이 드러나 있는 상태를 가리킨다.

위궤양 초기의 가장 특징적인 증세로는 명치 또는 오목가슴이라고 부르는 윗배나 배꼽 주위에 통증이 나타나는 것이다. 또 입맛이 없고 속이 메슥거리는 증세가 있기 때문에 음식을 잘 먹지 못해 체중이 줄기도 한다. 공복시보다는 음식을 먹고 난 후 통증이 나타나거나 더 심해지는 것이 일반적이지만 통증을 전혀 느끼지 못하는 경우도 있으므로 아무런 이상이 없다고 해서 궤양으로부터 전적으로 자유롭다고 말할 수는 없다.

위궤양이 심해져서 위벽에 구멍이 뚫리는 천공 상태가 되면 위장에서 출혈을 일으켜 피를 토하기도 하고 구토와 하혈을 하기도 한다. 출혈이 일어날 정도가 되면 얼굴이 창백해지고 기운이 없어지면서 어지럽고 가슴이 심하게 뛰는 증세가 나타나며 대변도 까맣게 변한다. 또 궤양으로 인해 위장의 아랫부분이 좁아지거나 막히는 합병증도 동반될 수 있는데, 이 상태가 되면 음식이 순조롭게 내려가지 못해 음식을 먹을 때마다 토하는 증세가 반복되기도 한다.

위궤양은 위장의 소만(小彎)과 유문전구(幽門前區)에서, 십이지장궤양은 십이지장 구부(球部)에서 다발한다. 여하간 이 두 궤양 증세를 합쳐 '소화성궤양' 이라고 한다. 위궤양과 십이지장궤양의 증세는 거의 비슷하지만 위궤양일 때는 명치에서 배꼽으로 이어지는 한가운데에 있는 중완(中脘) 경혈에서 약간 왼쪽 아랫부분에서 통증이 느껴지고, 십이지장궤양일 때는 중완 경혈에서 약간 오른쪽 윗부분과 7~11번 흉추 양쪽을 손으로 누르면 통증이 느껴진다는 데에 차이점이 있다. 또 위궤양은 식후 30분부터 2시간 사이에 통증이 나타나는 반면, 십이지장궤양은 식후 2시간 이후인 공복시나 새벽에 통증이 나타난다는 차이도 있다.

이들 소화성궤양은 주로 40대 이후에 발병하기 쉽고 여성보다는 남성에게 발병률이 높으며 두뇌를 많이 쓰면서 늘 스트레스와 긴장에 시달리는 사람들이 잘 걸리는 것으로 알려져 있다. 그밖에 자극적인 음식이나 특정 약물, 카페인, 음주, 흡연, 스트레스 등도 궤양의 원인으로 작용한다.

한의학에서는 정신적인 요인을 소화성궤양의 가장 큰 원인으로 보는 것이 일반적이다. 슬픔, 분노, 공포, 걱정, 기쁨 등 7가지 정서를 '칠정' 이라고 하는데 이 칠정이 '간기' 를 울혈시켜 궤양을 일으킨다고 해석하는 것이다. 소화성궤양 환자들을 진료해 보면 대부분 융통성이 없고 고지식하며 강박관념에 사로잡혀 있을 만큼 빈틈없이 꼼꼼한 사람, 지나치게 도덕적이며 책임감이 강한 사람, 자기 능력 이상의 것을 성취하고자 안달하는 성격의 소유자들이 많은 것이 사실이다.

Part 1. 흔한 증세를 다스리는 가정요법

치질이 있다

치질 예방과 치료에 좋은 음식

감잎차

감잎차는 이뇨, 해열, 지혈 등에 효과가 있고 치질에 의한 출혈에도 효과가 있다.

물에 잘 씻은 어린 감잎을 2~3분 가량 찜통에 찐 후 식혀서 잘게 썬다. 썰어 놓은 감잎을 햇빛에 바싹 말린 다음 밀폐 용기에 보관한다.

시금치

시금치는 식물성 섬유가 풍부하고 장의 운동을 활발하게 해주는 작용이 있어 변비에 효과적이다. 또한 장의 열을 내려주는 약효가 있어 치질에 먹으면 좋다.

민들레

변비가 심한 치질 환자에게는 민들레가 좋다. 꽃이 피기 전의 민들레를 달여 마시면 치질의 염증과 멍울을 가라앉힐 수 있다.

또 변비 해소에도 좋고 비타민 B12가 풍부해서 치질 출혈로 인한 빈혈도 다스릴 수 있다.

홰나무

홰나무 꽃봉오리에는 루틴 성분이 함유되어 있어 혈관계 질환에 특효약으로 꼽힌다.

루틴은 노쇠한 혈관을 회복시키기 때문에 치질로 인한 출혈, 혈변, 혈뇨, 자궁출혈, 중풍 등을 예방하고 치료하는 데에 효과가 뛰어나다.

치질로 인한 출혈이 있을 때 홰나무 꽃봉오리를 하루에 8~12g씩 물 500cc와 함께 반으로 줄 때까지 끓여서 마시면 출혈을 멎게 할 수 있다.

기타

현미, 미역, 버섯류, 배추, 당근, 사과, 귤 등과 가스 발생을 쉽게 해주는 고구마, 늙은 호박, 밤, 바나나, 메주콩 등을 자주 섭취하면 변비를 예방함으로써 치질을 호전시킬 수 있다.

치질 예방과 치료에 좋은 외용법

마늘구이찜질

치질로 통증이 있을 때 마늘을 구워 항문 주위를 찜질한다. 마늘은 속껍질째 한 쪽씩 알루미늄 호일에 싸서 굽는다. 부드럽게 익으면 속껍질은 벗기고 거즈에 싸서 환부에 찜질하는데 자기 전에 하면 더 효과적이다.

쑥 가루

딱딱한 변을 본 후 출혈이 생기면 쑥을 갈아 항문에 바른다. 혹은 쑥잎 20g, 묵은 생강 5g을 함께 달여 마신다.

무화과

무화과는 대장의 벽을 자극해 변을 잘 나오게 하고 단백질을 분해하는 효소가 있어 근육을 부드럽게 해준다. 잘 익은 무화과를 하루에 4~5개 정도 먹거나, 과육과 잎에서 나오는 흰 즙을 짜서 항문에 바른다. 혹은 무화과 잎을 삶아서 그 물에 소금을 풀어 좌욕한다.

🌀 삼백초
삼백초 잎을 갈아서 거즈에 발라 항문 부위를 찜질하거나, 잎을 물에 넣고 끓여 그 김을 쐰다.

🌀 소금찜질
설사가 잦아도 치질이 생길 수 있으므로 설사가 잦고 복부가 냉하며 속이 부글부글 끓으면서 출렁거리는 물소리가 들릴 때 소금찜질을 해주도록 한다. 굵고 검은 천연소금을 볶아 천에 싸서 배꼽 밑 한 뼘 정도 되는 부위와 엉치뼈 주위에 대주면 된다. 설사가 날 때마다 소금찜질을 해주면 지사제를 쓰지 않고도 쉽게 설사가 멎는다.

🌀 우렁이
우렁이는 영양실조, 각기병, 신장병 등의 치료식으로 약효가 널리 알려져 있지만 치질에도 뛰어난 효능이 있다.

우렁이를 치질에 사용할 때는 생것을 껍질째 부추와 함께 갈아 거즈에 두껍게 바른 후 환부에 붙이면 된다. 또는 우렁이를 참기름에 재워 냉장고에 보관했다가 일주일 정도 지난 후부터 그 기름을 환부에 자주 덧발라 주어도 효과가 있다.

🌀 맨드라미꽃과 삼백초
자꾸 재발하는 치질에는 맨드라미꽃과 삼백초를 동시에 쓰면 좋다. 맨드라미꽃을 따서 잘게 썬 후 참기름에 재웠다가 자기 전이나 목욕 후 환부에 바르면 되는데 되도록 두껍게 바르는 것이 효과적이다. 맨드라미꽃 한 송이가 5일 분량이므로 꽃을 따서 냉장보관해 두고 이용한다.

삼백초를 쓸 때는 생잎을 가볍게 문지른 후 환부에 붙이거나 갈아서 붙인다. 삼백초의 잎과 줄기를 말려 끓여 마셔도 치료 효과가 좋다.

치질이 있을 때 삼가야 할 식품과 주의 사항

《동의보감》에는 치질에 대한 주의사항이 기록되어 있다. "술에 취하여 성관계를 하는 것은 나쁘다. 본래 냉으로부터 시작되는 것이니 찬 음식을 삼가고 성관계의 지나침과 닭고기, 메밀국수 등이 나쁘니 피하도록 한다."

술, 찬 음식, 닭고기, 기름진 음식, 메밀국수만 나쁜 것이 아니라, 담배, 커피, 초콜릿, 새우, 게 등도 좋지 않고, 자극성 향신료 따위도 좋지 않다. 예를 들면 고추, 후추, 카레 같은 것이다.

또 지나친 성관계도 안 좋지만 특히 음주 후 성관계는 아주 안 좋다. 또 몸을 냉하게 하면 할수록 치질은 악화되기 쉬우므로 보온에 유의해야 한다.

그리고 오랜 시간 앉아만 있거나 서 있을 때, 임신중 자궁이 직장항문 부위를 압박했을 때, 또는 화장실을 독서실마냥 이용하여 대변 시간이 길어졌을 때, 하루에도 몇 번씩 배변하는 습관이 있을 때도 모두 안 좋다. 대변은 될수록 빠른 시간에, 짧게, 힘을 덜 들여 보도록 해야 하며, 적은 양을 가늘게, 자주 보는 것은 나쁘다.

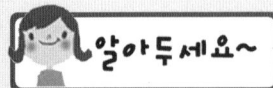
치질도 여러 가지!

1. 치핵
항문 주위의 정맥총이라고 하는 혈관에 피가 뭉쳐서 혹이 된 것이다. 전면을 시계 문자판의 12시, 뒤쪽을 6시로 가정하고 볼 때 3시, 7시, 11시 부위에 잘 발생하지만 진행되면 항문 주위를 온통 에워싸게 된다.

암치질, 수치질이라는 의미로 '모치', '빈치' 및 '맥치', '혈치'로 분류하거나 단순히 '외치'와 '내치'로 분류하기도 하는데, 제1기 치핵은 통증이나 치핵 탈출이 없이 다만 출혈만 있는 단계요, 제2기 치핵은 치핵이 뚜렷이 융기되고 항문 밖으로 돌출되지만 자연히 회복되는 단계요, 제3기 치핵은 치핵이 항상 돌출되어 있는 상태이다.

① 피가 물총 쏘듯 분사하는 경우는 '풍화'를 원인으로 본다.
② 치핵이 탈출하여 피가 점점이 떨어지고 항문에 작열감이나 가려움증이 있으면서 무지근한 경우는 '습열'을 원인으로 본다.
③ 치핵이 빠져 출혈량이 많고 항문 통증이 있으며 치핵이 감염되어 혈전성 정맥염을 일으킨 경우는 '기체'와 '어혈'을 원인으로 본다.
④ 치핵이 빠져 손으로 밀어 넣지 않으면 안되고 오랜 동안의 출혈로 고도의 빈혈 상태까지 보이는 경우는 '기허'를 원인으로 본다.

2. 치열
항문 주위의 피부나 점막에 상처가 생기는 것으로 열항, 또는 항문열창이라고 한다. 작열감과 배변 장애가 오며, 특히 항문 전면보다 후면에 생겼을 때는 지각신경이 많이 분포되어 있기 때문에 통증이 심하며, 그래서 통증이 두려워 충분한 배변을 하지 못해 더욱 악화시킨다.

3. 치루
항문 주위의 농양이 터져서 난치성의 터널을 이루고 있는 것이다. 뻘겋게 붓고 통증이 오며 고름이나 삼출물이 흐른다. 《동의보감》에는 '루치'라고 했다. 반복 재발하는 악성이며, 심하면 여러 개의 터널을 형성하거나 질 또는 요도를 천공하여 질이나 요도에서 농 같은 오물이 흘러내리기도 하고, 드물게는 암으로 발전하기도 한다.

4. 치옹
항문 및 직장 주위 농양을 말한다. 농양이 터지면 터널을 형성하는데, 그 발병과 화농이 신속히 왔다가 빠르게 없어지는 경우를 '실열'로 보고, 발병이 완만하고 경과가 장기간에 걸치는 경우를 '허열'로 보아 한의학에서는 대책을 세우고 있다.

5. 탈항
항문의 괄약근이 이완되었거나 항문관 점막의 확장 등이 원인이다. 붓고 화끈거리면서 아프고 출혈이 있을 때는 '실증'으로 보고, 부기나 열기, 통증 등이 없이 항문만 빠져서 손으로 마무리해야 들어가는 때를 '허증'으로 본다.

Part 1. 흔한 증세를 다스리는 가정요법

혈압이 높다

고혈압 예방·치료에 좋은 식품

다시마

다시마를 비롯한 미역·톳 등 해조류는 요오드 성분이 풍부하기 때문에 고혈압에 도움이 된다. 다시마를 적당히 잘라서 염분을 뺀 다음 물에 담가 하룻밤 재운 다음 아침 식전에 우러난 물을 마신다. 불린 다시마는 씹어서 먹거나 음식으로 응용한다.

혹은 다시마를 손바닥 크기로 잘라서 물에 불려 염분을 뺀 후 프라이팬에 구워 알갱이가 지도록 가루로 만들어 양념통에 넣고, 식사 때마다 조미료처럼 각종 음식에 넣어 먹는다.

은행의 열매와 잎

은행에는 베타시토스테롤이 함유되어 있다. 이 성분은 콜레스테롤의 흡수와 혈관 벽 침착을 방지해서 동맥경화를 예방하는 성분이다.

따라서 껍질을 벗긴 은행을 프라이팬에 볶아 1일 7~10알씩을 2~3회로 나누어 먹어도 좋고, 참기름에 담가 1개월 정도 숙성시킨 후 꺼내어 볶은 후 복용해도 좋다.

한편 은행의 잎에는 혈관을 확장시키고 혈관의 경련을 막아주며 혈액의 응고를 지연시키는 성분이 함유되어 있으므로 시판되는 은행잎 약재를 구입해서 복용해도 좋다.

감잎

감잎차는 혈관 벽을 튼튼하게 만들어 주며 혈액을 깨끗하게 정화시켜 혈압을 내려준다. 봄에 연한 잎을 따서 가늘게 채썬 다음 증기로 쪄서 그늘에 말리는 과정을 9번 반복해서 만든다.

이렇게 만든 차는 밀봉된 용기에 보관해 두고 매번 6g 정도의 감잎을 뜨거운 물에 담갔다가 우려내서 마신다.

양파

양파의 흰 알맹이를 날로 자주 먹도록 하고, 양파의 붉은 겉껍질은 모아서 말려 차로 끓여 자주 마신다.

특히 양파의 갈색 껍질로 달이는 양파차에는 루틴 성분과 유사한 물질이 함유되어 있어 모세혈관의 저항성을 강화시키는 역할을 하므로 고혈압에 효과적이다.

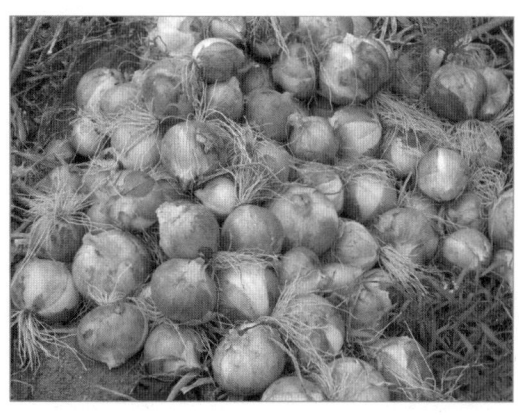

솔잎

솔잎차도 고혈압을 다스리는 데 뛰어난 효능이 있다. 솔잎을 꿀에 버무려 용기에 넣고 다시 물과 꿀을 1:1의 비율로 섞어 시럽을 만든 다음 꿀과 버무린 솔잎에 붓고 약 7일 정도 보관한다. 7일 후 솔잎은 건져내고 시럽만 냉장고에 보관해 두고 생수 1컵에 1큰술씩 타서 마시면 된다.

솔잎차는 반드시 냉장고에 보관하지 않으면 초나 술이 되므로 주의해야 한다.

쑥갓

섬유질이 많은 쑥갓은 모세혈관을 넓히고 혈압을 내려주는 마그네슘 성분이 풍부하고 심장의 기능도 강화시킨다.

그러므로 쑥갓을 생즙을 내어 하루에 한 컵씩 공복에 마시도록 한다.

표고버섯

표고버섯의 구아닐산은 콜레스테롤을 감소시켜 고혈압을 예방하는 효과가 있다.

따라서 표고버섯을 반찬으로 만들어 자주 먹거나 끓여서 차로 마셔도 좋고, 혹은 표고버섯을 꿀물에 담갔다가 잘 말린 후 프라이팬에 볶아 거칠게 가루내어 양념통에 넣어 식탁에 올려놓고 공복에 1큰술씩 온수에 먹으면 아주 좋다.

고혈압 예방·치료에 좋은 약재

음양곽

갱년기성 고혈압에 음양곽이 좋다. 뿌리와 뿌리줄기에는 에티피딘 성분이, 잎에는 플라보노이드 배당체인 이카리인과 비타민 E, 팔미틴산, 리놀렌산 등이 함유되어 있다.

1일 20g을 물 500cc로 10분 정도만 끓여 하루 동안 차처럼 나누어 마시면 된다. 특히 음양곽과 선모를 배합해서 달인 『이선탕』은 고혈압 치료제인 레설핀만큼이나 뛰어난 효능을 발휘하는 것으로 증명되었다.

단, 음양곽을 복용할 때는 반드시 용량을 지켜야 한다.

하루에 10g 정도를 끓여 꾸준히 복용하면 혈중 콜레스테롤 수치를 낮추는 효능이 있지만, 이보다 많은 양을 복용하면 오히려 혈중 콜레스테롤

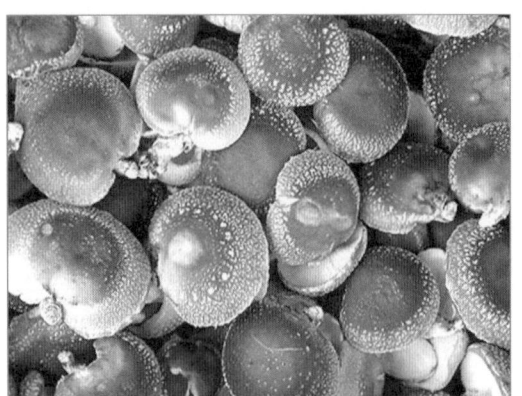
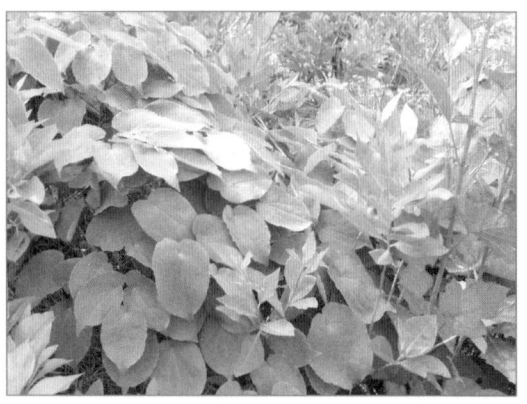

을 증가시키는 부작용이 있기 때문이다.

또 10분 이상 끓이면 약효가 없어지므로 주의해야한다.

🌀 결명자

결명자에는 혈압강하 작용이 있으므로 결명자를 프라이팬에 볶은 뒤 홍갈색을 띨 때까지 달여 하루 20g씩 차로 복용하도록 한다.

🌀 진득찰

진득찰은 약재명으로 '희첨'이다. 술에 담가서 찌고 말리기를 9번 반복한다. 이것을 잘 말려 보관해 두고 1일 12g을 물 500cc로 끓여 반으로 줄면 하루 동안 차처럼 나누어 마신다.

혹은 이렇게 만든 희첨 300g에 방풍·강활 각 60g을 배합해서 가루내어 꿀로 반죽해서 0.3g 크기의 알약으로 만들어 1회에 30알씩 1일 2~3회 공복에 온수로 복용한다.

방풍은 '풍을 예방한다.' 고 해서 '방풍(防風)' 이라는 이름을 붙인 약재로 '36가지 풍을 다스린다.' 고 알려져 있으며, 강활은 인체 상부의 풍을 제거하는 묘약으로 알려져 있는 약재이다.

🌀 아가위

아가위는 '산사육' 이라는 이름으로 불리는 약재이다. 혈압강하 작용과 함께 육식을 잘 소화시키고, 콜레스테롤을 저하시키며 심장을 강화하고, 탁한 혈액인 어혈을 푸는 작용이 뛰어나므로 1일 8~12g을 물 500cc로 끓여 반으로 줄면 하루 동안 여러 차례로 나누어 마신다.

🌀 괴화

회화나무 꽃봉오리를 '괴화' 라고 한다. 이 약재의 루틴 성분은 혈관의 저항성을 높이는 역할을 한다.

그러므로 고혈압 환자가 상복하면 아주 좋다. 1일 8~12g을 물 500cc로 끓여 반으로 줄면 하루 동안 여러 차례로 나누어 마시면 좋다.

🌀 구기자

구기자는 동맥경화의 예방과 치료 효과뿐만 아니라 노화방지, 자양강장의 효능까지 두루 갖추고 있다.

하루 15~20g씩을 끓여 마시면 되는데 잎이나 뿌리를 함께 달여도 상관없다.

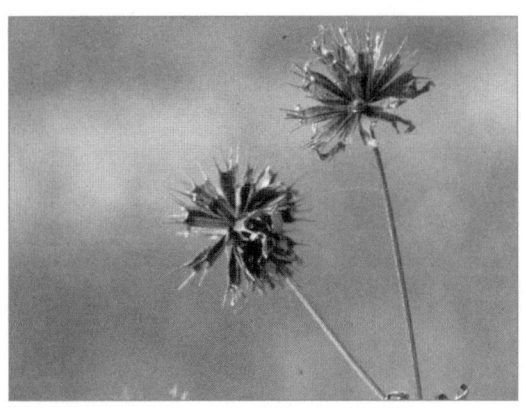

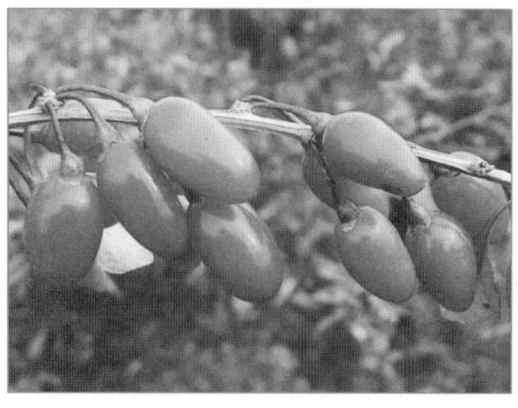

알아두세요~ 고혈압 치료, 체질에 따라 달라야 한다!

● 태양인의 고혈압

감즙에 무즙을 섞은 것이 좋다. 생감의 껍질을 벗긴 후 적당한 크기로 잘라 거즈에 싸서 힘껏 눌러 즙을 낸 감즙 2큰술에 껍질째 강판에 간 무즙 2큰술을 섞어 1회 양으로 먹되, 하루 2~3회 공복에 마시는 것이 좋다. 감의 타닌은 고혈압과 중풍에 효과가 있고, 신경도 진정시키는 작용을 한다. 그리고 무는 껍질째 즙을 짜면 세포활성효소가 풍부해서 세포와 혈관을 튼튼하게 하므로 고혈압과 뇌출혈을 예방할 수 있다. 혹은 여린 감잎을 따서 깨끗이 씻고 물기를 없앤 다음 찜통에 넣어 센불에서 2분 정도 찐 다음 바짝 말린 후 채썰어 용기에 담아 보관했다가, 감잎 1큰술을 거름통 있는 찻잔에 넣고 뜨거운 물을 부은 다음 뚜껑을 덮어 5분 정도 지난 후 충분히 우러나면 1일 2~3회 공복에 마신다. 감잎에는 다량의 비타민 C와 혈압강하 작용을 하는 루틴이 들어 있어 고혈압, 뇌일혈, 심장병에 두루 유효하다.

● 태음인의 고혈압

태음인은 고혈압, 심장 질환, 순환계 질환 등으로 고생하기 쉬운 체질이므로 과식에 의한 과잉 칼로리 섭취를 차단하고, 포화지방산이 많은 동물성 지방을 피하며, 당분과 소금의 섭취를 줄여야 하며, 단백질은 동물보다는 식물성, 그 중에서 콩이나 콩가공품을 많이 섭취하고, 신선한 야채와 과일도 많이 섭취하는 것이 좋다. 결명자차나 혹은 칡차, 두충차 등을 매일 공복에 마신다. 또 조구등 20g을 500cc의 물로 5~10분 정도 살짝 끓여 하루 동안 나누어 복용한다. 오래 끓이면 유효 성분이 소실되므로 살짝 끓여야 한다. 특히 국화와 뽕잎을 섞어 함께 끓여 마셔도 좋고, 국화와 하고초를 섞어 함께 끓여 마셔도 좋다.

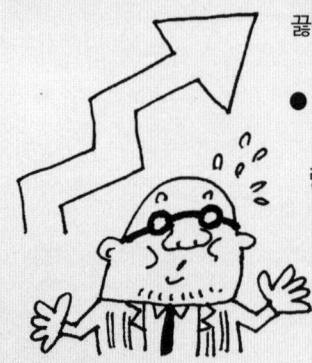

● 소양인의 고혈압

팥이 좋다. 팥에는 혈액을 증가시키는 철분과 함께 비타민 B1이 다량 함유되어 있으며, 혈압강하 작용뿐만 아니라 이뇨, 배변 촉진 작용이 있다. 혹은 산수유 8g을 물 500cc로 끓여 반으로 줄면 하루 동안 나누어 상복하거나, 구기자나 구기자나무 뿌리 8~12g을 물 500cc로 끓여 반으로 줄면 하루 동안 차처럼 상복하고, 생지황 12~20g을 생즙 내어 하루 동안 나누어 상복한다.

● 소음인의 고혈압

쑥이 효과적이다. 쑥은 혈압을 떨어뜨리면서 소화기 기능도 강화하므로 쑥을 갈아서 즙을 낸 다음 아침·저녁으로 식전에 1큰술씩 먹거나, 그늘에 말린 쑥 8~12g씩을 물 500~700cc로 달여 반으로 줄면 하루에 3회 정도 차처럼 나누어 꾸준히 마신다. 혹은 차조기잎(소엽) 12g을 물 500~700cc로 끓여 300~400cc로 만들어 하루 동안 나누어 마신다.

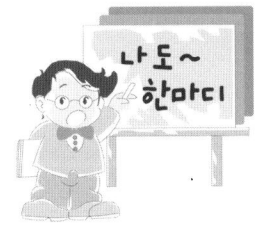

p.o.i.n.t
'생활 습관병'
(윤덕경 : 동의난달 의료위원, 윤덕경내과의원장)

최근 「대한내과학회」에서 그동안 우리에게 '성인병'으로 알려졌던 여러 질환군(고혈압, 당뇨병, 고지혈증, 비만, 심혈관계 질환, 골다공증 등)을 '생활 습관병(lifestyle disease)'으로 바꿔 부르기로 했다는 소식을 접하였다. 아마 이런 개명(改名)의 배경에는 이런 질환들이 근래 들어 성인뿐 아니라 소아에서도 그 발생이 증가한다는 이유도 있겠고, 또 이런 질환들을 관리, 치료하는 데 있어서 생활 습관을 옳게 바꾸는 것이 결정적으로 중요한 역할을 하기 때문에 국민들에게 주의를 환기시키려는 의도도 있을 것으로 생각된다.

실제적으로 임상에 임하다 보면 환자들이 수십 년 동안 몸에 배어 왔던 음식 등 생활 습관을 이상적인 방향으로 고친다는 것이 쉽지 않다는 것을 흔히 경험하게 된다. 특히 이런 질환들은 그 병세가 상당히 진행되기까지는 별다른 자각증세가 없고 일상생활을 하는 것에 큰 불편이 없기 때문에 습관을 교정해야 한다는 조언이 쉽게 피부에 와 닿지 않기 때문일 것이다.

그러나 생활 습관을 올바른 방향으로 바꾸는 것만으로도 이런 질환의 발병을 예방할 수 있고, 이미 발생한 병도 그 병세를 약화시키거나 합병증을 막을 수 있으며, 또 필요로 하는 약물도 줄이거나 끊을 수 있기 때문에 생활 습관의 교정은 매우 중요하다고 하겠다. 그래서 간단히 그 원칙을 살펴보기로 하자.

● 음식

우리 몸은 약 70조 개의 세포로 이루어져 있고, 80일이 지나면 내 몸의 반은 새로운 세포로 대체된다고 한다. 이러한 소멸과 생성의 반복에는 우리가 매일 먹는 음식이 그 주된 재료임은 두말할 나위가 없다.

먼저 자신의 표준체중(Kg)을 구한다(미터로 환산한 자신의 키에 제곱을 한 후 남자는 22, 여자는 21을 곱한 값).

현재 자신의 체중과 비교하여 비만한 경우 감량 여부를 결정한 후 섭취할 열량(Kcal)을 계산한다(보통의 활동을 하는 사람은 자신의 표준체중에 30~35를 곱한 값을 하루 섭취할 칼로리로 한다).

3대 영양소를 적절히 배분한다(당질 55~60%, 단백질 15~20%, 지방 20~25%). 섬유소는 하루 20~30mg 정도로 충분히 섭취한다. 곡류는 흰밥보다는 현미 등 도정이 덜 된 밥과 잡곡을 먹는 것이 좋다. 어·육류는 살코기를 중심으로 먹고 되도록이면 기름 부위는 제거하며 소·돼지고기보다는 생선이 더 좋다. 난류는 흰자는 제한이 없지만 노른자는 주 2회 이하로 한다. 유지류는 버터·마요네즈·쇼트닝·동물성 기름 등 포화지방산은 피하고 되도록 참기름·들기름·옥수수유·견과류와 같은 불포화지방산으로 섭취한다. 유제품은 저지방 우유나 두유 등이 좋다.

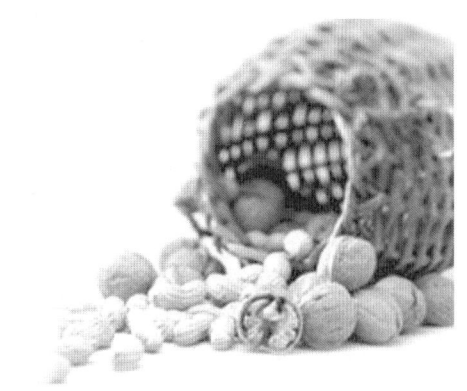

각종 비타민과 섬유질이 풍부한 신선한 야채·과일 등을 충분히 먹는다. 염분은 하루 3mg 이내로 섭취하도록 권유하며, 술은 가능한 한 절제하고 담배는 끊어야 한다.

● 운동

복잡한 사회생활 속에서 여유시간도 없거니와, 생계를 위해 어쩔 수 없이 필요한 활동을 하는 것 이외의 시간은 쉬고 싶은 것이 인지상정인지라 규칙적인 운동을 한다는 것은 어려운 일인 것 같다. 그래서 아무리 권유해도 실제적으로 이것을 실천하는 환자들이 많지 않은 것이 현실이다.

그러나 다음의 올바르고 규칙적인 운동의 여러 이점으로 볼 때 운동은 반드시 해야 할 일이다. 즉 혈액순환을 도움으로써 심폐 기능을 좋게 하고 순환기 질환을 예방하며, 혈당과 체내의 불필요한 지방을 감소시키고, 근력과 관절 유연성이 좋아져서 퇴행성 관절 질환을 예방하거나 호전시킬 수 있다. 또한 생활의 질이 개선되고 스트레스가 줄어든다.

운동강도 및 운동량은 운동시 심박동수가 분당 최대 심박수(220-자신의 나이, 예 : 나이가 만 60세인 경우 220-60=160회/분)의 60~80% 정도 유지하도록 하여 30~60분 정도 한다. 운동의 횟수는 보통 일주일에 4회 이상 해야 하며, 운동의 종류는 유산소 운동을 주로 한다. 그 예로 조깅, 빨리 걷기, 에어로빅, 자전거 타기, 수영, 물속에서 달리기 등이 있다. 처음 하는 사람은 목표를 낮게 잡고 서서히 운동량과 강도를 늘리는 것이 좋다.

● 이완(Relaxation)

현대인에게 있어서 스트레스는 삶의 질을 떨어뜨리는 가장 큰 주범이 아닐까 생각한다. 실제 조사에 의하면, 미국에서 의사를 찾는 외래환자의 60~90%가 스트레스와 관련된 질환 때문이라고 한다.

이런 스트레스를 극복하는 방법에는 각자 나름대로의 여러 가지 방법이 있다. 예를 들면 명상, 요가, 음악 감상, 예술 활동 및 관람, 규칙적인 운동 및 취미 활동, 종교가 있는 사람은 기도 및 종교 활동 등이다. 실제적으로 이런 이완요법들이 고혈압, 심부정맥, 만성통증, 불면증, 불안 장애 및 우울증, 월경전증후군, 불임 등에 효과적이었다는 보고들도 있다.

약 300만 년으로 추정되는 인류의 긴 진화 역사로 볼 때 극히 최근에 인류에게 주어진, 평균 수명 70세 정도의 '장수(長壽)'(100~200년 전까지만 해도 인간의 평균 수명은 35세 이하였다)와 환경 변화로 인해 문제가 된 이런 생활 습관병들은 보다 더 건강하고 오래 사는 것에 대한 인간의 열망에 또 하나의 새로운 도전이라 볼 수 있다.

지금까지 간단히 살펴본 내용들을 생활 속에서 실천하는 것이 이런 도전을 슬기롭게 극복하는 첫걸음이라 생각된다.

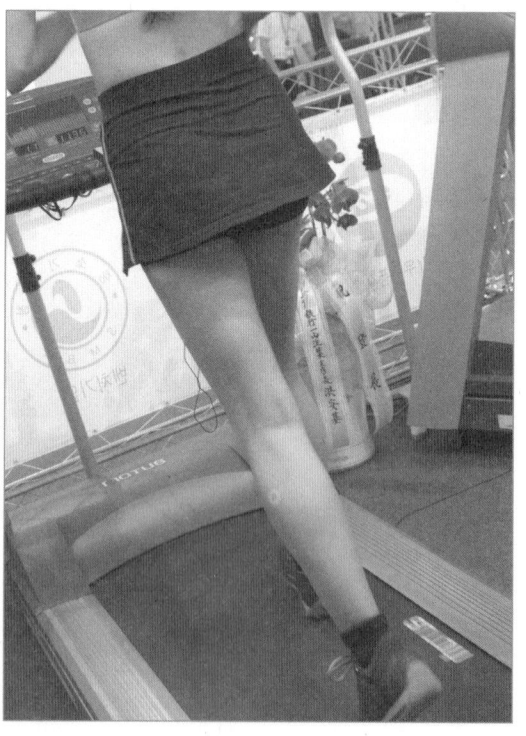

Part 1. 흔한 증세를 다스리는 가정요법

혈압이 낮다

저혈압 예방·치료에 좋은 식품

마늘

마늘 속에는 스코르디닌이라는 생리활성물질이 들어 있어서 몸을 따뜻하게 하고 혈액순환과 신진대사를 원활하게 하는 효과가 있다. 마늘을 껍질째 끓는 물에 삶아 하루에 한 번, 식사 전에 2쪽씩 먹으면 저혈압 증세를 개선시킬 수 있다.

또는 껍질을 깐 생마늘을 곱게 찧은 다음 볶은 검은깨와 2:1의 비율로 섞어 꿀에 재웠다가 하루에 두 번, 1티스푼씩 공복에 온수로 복용하면 더욱 좋은 효과를 얻을 수 있다.

새우

새우를 꾸준히 먹으면 저혈압을 치료하는 데에 효과가 있을 뿐 아니라 치아와 눈, 하반신을 튼튼하게 하는 데도 큰 도움이 된다. 특히 새우의 뇌가 효과가 크므로 작은 새우를 통째로 먹는 것이 가장 좋다. 말린 새우는 저혈압이나 수족 냉증을 치료하는 데에 효과가 뛰어나다.

호박 씨

호박 씨에는 단백질과 지방, 비타민 B1, 칼슘, 인이 풍부하며 특히 혈중 콜레스테롤을 낮추고 혈액순환을 원활하게 하는 효능이 있다.

호박 씨를 잘 말려 두었다가 그대로 껍질을 벗겨 먹어도 되고 살짝 볶거나 데친 후에 말려서 먹어도 된다.

검은콩

검은콩도 혈중 콜레스테롤을 낮추고 혈액순환과 신진대사를 활발하게 하는 역할을 한다.

필수아미노산과 비타민 B1의 함량도 높으므로

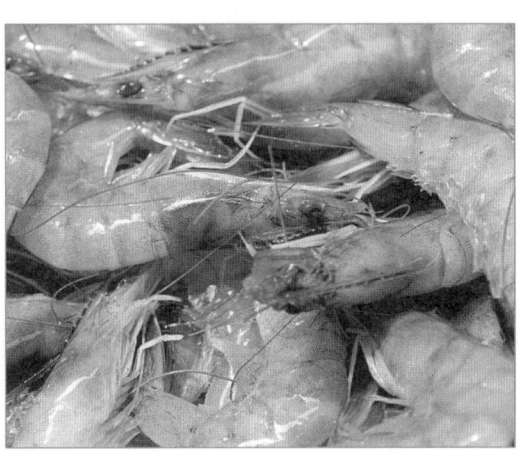
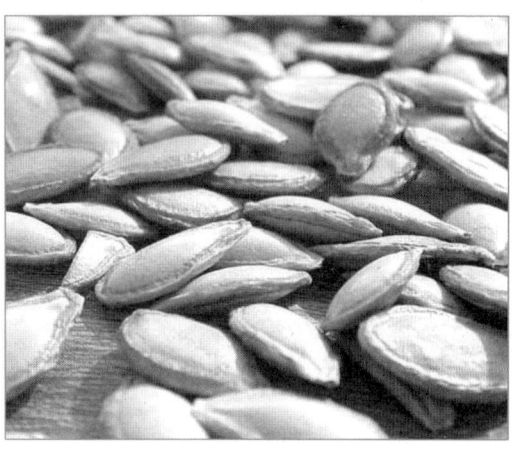

평소에 많이 먹을수록 좋다. 검은콩을 넣어 밥을 지어먹어도 좋지만 술을 담가 마시면 더욱 효과적이다.

검은콩을 볶아 껍질을 벗긴 다음 병에 담고 소주를 콩 분량의 2배가 되도록 부어 2~3개월쯤 보관하면 검은콩술이 만들어진다. 복용할 때는 콩 건더기는 건져내고 술만 따로 보관했다가 소주잔으로 하루에 1~2잔 마시도록 한다.

참깨로 만든 『흑지마환』

참깨에는 불포화지방산이 많고 단백질과 미네랄이 풍부하여 저혈압에 의한 피로를 빨리 회복시키는 좋은 효과가 있다. 평소에 참깨를 음식마다 뿌려 먹고, 참깨무침이나 참깨된장을 만들어서 먹으면 좋다. 특히 참깨로 『흑지마환』을 만들어 먹으면 기혈이 허약해서 생긴 저혈압의 각종 증세들을 다스릴 수 있다.

참깨 1kg을 쪄서 햇볕에 두세 번 말린 다음 가루내어 꿀과 함께 버무린다. 이것을 3g 정도 크기의 알약으로 만들어 두고 하루에 3번, 한번에 3알씩 따끈한 물이나 따끈한 술과 함께 복용한다.

저혈압 예방·치료에 좋은 약재

회향

회향은 음식 재료로 널리 쓰이는 향신료 중 하나이다. 매우 독특한 방향성을 지니고 있으며, 성질이 따뜻하여 냉증을 풀어주는 데 좋다.

따라서 저혈압 중 손발이 쉽게 냉해지고 위장이 냉한 경우에 쓰면 아주 좋다.

소회향 2g을 거름통 있는 찻잔에 넣고 뜨거운 물을 부어 뚜껑을 닫은 채 5분 정도 우려낸 다음 그 물을 마시면 된다.

혹은 소회향 35g, 후박 40g, 생강 25g에 소주 1,000cc와 적은 양의 설탕을 넣고 1개월 동안 숙성시킨 후 1회에 20cc씩 1일 2~3회 복용하면 좋다. 이 술을 『회향후박주』라고 한다.

인삼

인삼은 혈압이 높을 때 쓰면 혈압을 떨어뜨리고 혈압이 낮을 때 쓰면 혈압을 올려준다는 신비의 약재로 잘 알려져 있다. 따라서 인삼 6~8g을 물 300~500cc로 끓여 반으로 줄면 하루 동안 나누어 마셔도 좋고, 인삼을 가루내어 1회 4g씩, 1일 2~3회 온수에 먹어도 좋다.

혹은 『인삼탕』이라는 처방도 저혈압에 아주 좋다. 이 처방은 특히 저혈압 중에서도 위장 상태가 안 좋아 식욕도 없고 손발이 차며, 입 속에 침이 잘 고이거나 혹은 입 속이 바짝바짝 마를 경우에 좋다.

이 처방은 인삼, 감초, 백출, 건강 등의 약재로 구성되어 있다.

구기자술

저혈압에는 취침 전에 약간의 술을 마시는 것

이 효과적이라고 하는데, 특히 구기자술이 좋다. 구기자는 자양강장 효과가 뚜렷하다. 구기자 200g에 소주 1,800cc를 붓고 2개월 동안 숙성시키면 훌륭한 구기자술이 된다.

혹은 구기자·산약 각 40~50g, 녹용 10g에 소주 1,000cc를 붓고, 꿀 50g을 넣어 1개월 이상 숙성시킨 후 여과하여 1회에 20cc씩 1일 1~2회 마신다. 이 술을 『산용주』라고 하는데, 저혈압에 효과적인 구기자 외에 산약, 녹용이 배합되어 아주 좋다.

혹은 하수오 40g, 파고지·복령·구기자 각 20g, 토사자 30g, 당귀·우슬 각 15g에 소주 1,000cc와 설탕을 약간 넣고 1개월 동안 숙성시켜도 좋다. 이 술을 『칠보주』라고 한다.

중국 고대의 명의 소응절(邵應節)의 비방으로 노화를 막고 백발을 예방한다는 처방인데, 특히 황제에게 바치기 위해 만들었다고 하는 명방이다. 고혈압에도 효과가 있고, 저혈압에도 효과가 있다.

당귀차 혹은 당귀 처방

당귀는 대단한 보혈제이며 행혈제이다. 보혈은

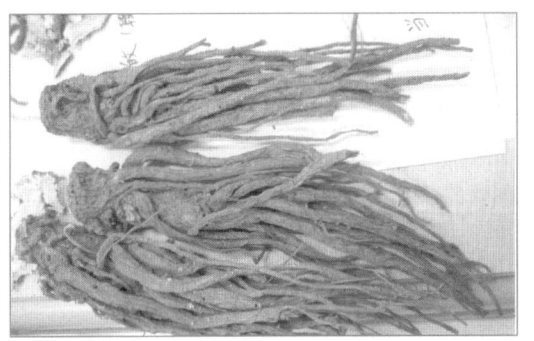

피를 보충시킨다는 뜻이며, 행혈이란 혈액순환을 촉진한다는 뜻이다. 따라서 저혈압에 상당한 효과가 있다.

당귀만 1일 8~12g을 300~500cc의 물에 넣고 끓여 반으로 줄면 하루 동안 나누어 마셔도 좋고, 어린 당귀의 싹을 된장에 박아 두었다가 반찬으로 자주 먹어도 좋다.

황기

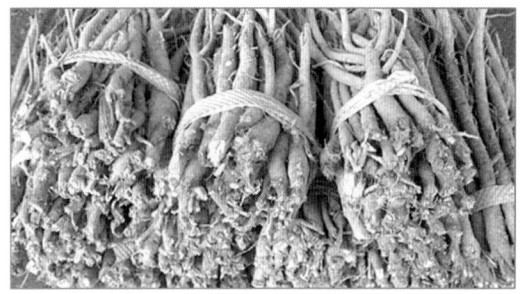

황기는 예로부터 '오보(五補)의 성약(聖藥)'으로 일컬어져 오던 약재로 보기 작용이 탁월한 것으로 알려져 있다.

보기란 기운을 돋운다는 뜻인데, 이외에도 황기는 혈관 확장 작용이 있어 혈액순환을 좋게 해주며, 강심 작용 및 중추신경계를 흥분시키는 작용과 성호르몬과 같은 작용을 갖고 있다. 또 단백뇨를 개선하며, 어혈을 몰아내고 신선한 혈액이 돌게 하며 신진대사를 촉진하여 체액의 유통을 개선시킨다.

황기를 꿀물에 담근 후 프라이팬에서 노릇노릇하게 볶은 후, 1일 20g을 500~700cc의 물에 넣고 끓여 반으로 줄면 하루 동안 여러 차례로 나누어 마신다.

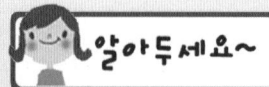 저혈압의 정체!

저혈압이란 동맥의 혈압이 최고 90mmHg, 최저 60mmHg보다 낮은 상태를 말한다. 만성적인 저혈압은 기립성 저혈압, 체질성 저혈압, 본태성 저혈압, 증후성 저혈압으로 구분할 수 있다.

● **기립성 저혈압**

누워 있을 때는 정상이던 혈압이 일어날 때 16~20mmHg 정도 급격히 떨어지는 현상을 말한다. 그래서 일어서는 순간 아찔한 현기증을 느낀다. 대개 안색이 창백하고 심장이 두근거리며 불안한 증세를 보이는데, 활력이 떨어지고 성욕도 감퇴하게 된다.

● **체질성 저혈압**

허약한 사람에게서 주로 나타나는데, 유전적인 요인이 커서 저혈압의 가족력이 있을 때 유발되기 쉽다.

● **본태성 저혈압**

체질성 저혈압과 마찬가지로 선천적으로 저혈압을 타고난 경우에 해당되지만 자각증세를 느끼는 경우라고 정의할 수 있다. 역시 허약하고 마른 체격의 사람에게 주로 나타나는데 피로와 권태감을 심하게 느끼면서 가슴이 답답하고 조여드는 듯한 고통스러운 증세를 호소한다. 또 숙면을 취하지 못하고 식욕이 없으며 귀울림 증세와 변비가 동반되기도 한다.

● **증후성 저혈압**

내분비 기능의 문란이나 만성 소모성 질환, 영양불량 등의 특정 질환이 원인이 되어 발생하는 병적인 저혈압이라고 할 수 있다. 대개 심혈관계 질환이나 내분비 질환, 신경성 식욕부진 등과 함께 나타나는 경우가 많다.

저혈압 중에서 열 에너지가 부족한 타입은 허리와 다리가 허약하고 시큰거리며 머리가 무겁고 어지럽고 무기력증을 호소한다. 대변이 묽고 밤에 소변을 자주 본다.

수분대사가 안되는 타입은 전신에 기운이 없고 손발 끝이 뻐근하고 몸이 붓는다. 입안이 늘 끈적끈적하며 식욕도 없고 소화도 잘 되지 않으면서 가끔 메슥거리는 증세와 함께 구토증이 일어나기도 한다. 대변이 묽고 소변이 붉다.

기혈이 허약한 타입은 어지럽고 피곤한 증세 외에 특히 안화(眼花) 증세를 보이는 것이 특징이다. 안색이 창백하고 늘 가쁜 숨을 쉬는 듯 보이는데 진땀이 나고 가슴이 두근거리며 이명 증세를 주로 호소한다. 또 깊은 잠을 자지 못하고 허리가 시큰거리는가 하면 몸이 잘 붓기도 한다.

Part 1. 흔한 증세를 다스리는 가정요법

심장이 약하다

부정맥에 좋은 식품과 약재

🌀 난유
난유는 계란 기름이다. 계란 노른자 3개를 프라이팬에서 까맣게 태운 후 숟가락 뒷면으로 꾹꾹 누르면 약 6cc의 기름이 나오는데, 이것을 하루 동안 1~2회로 나누어 복용하는 것이 좋다.

🌀 '랏교'라고 불리는 염교
염교는 심장의 통증까지 순간적으로 진통시킬 정도로 효과가 대단한데, 가공하여 시판하는 것을 구입하여 식탁에 올려놓고 수시로 반찬 대신 복용해도 좋고, 건재약국에서 '해백'이라는 이름으로 팔고 있는 염교를 사다가 1일 8g을 물 300cc로 끓여 반으로 줄인 다음 하루 동안 차처럼 나누어 마셔도 좋다.

🌀 백복령
백복령은 소나무 뿌리에 생기는 버섯류인 균핵인데, 항스트레스 작용이 뛰어나고 심장 기능을 강화시킨다. 가루내어 1회 4~6g씩, 1일 3회 온수로 복용해도 좋고, 혹은 백복령 20g, 계지 4g, 감초 2g, 대추 4개를 물 500cc로 끓여 반으로 줄인 후 하루 동안 나누어 마셔도 좋다.

🌀 홍화
'잇꽃'으로 불리는 홍화의 빨간 꽃잎을 건재약국에서 구입하여 흐르는 물에 흔들어 씻은 후 말려 보관해 두었다가, 2g씩을 거름통 있는 찻잔에 넣고 뜨거운 물을 부어 뚜껑을 닫은 채 5분 정도 우려낸 다음 뚜껑을 열고 거름통을 걷어내면 우러난 물만 얻게 되는데, 이것을 한번에 마신다.

1일 2회 복용한다.

심장 기능을 강화하며 셀레늄 성분이 다량 함유되어 있어 치매를 예방하는 효과까지 대단하다. 단, 출혈성 질환이 있을 때나 임신중·생리중일 때는 금기한다.

체질에 따라 심장 기능에 효과적인 식품과 약재

🌀 태양인
태양인은 열성 체질로 음액이 항상 부족한 체질이므로 생지황·목통·죽엽 각 8g을 함께 달여 마신다. 생지황은 심장근육의 수축력을 높이고 신장 혈관을 확장시켜 이뇨 작용을 하고, 목통은 소변의 양을 늘리며 전해질 평형을 유지하는 작용을 하고, 죽엽은 목통과 같은 작용 외에도 심장의 열화를 내리는 작용을 한다.

🌀 태음인
태음인은 신진대사가 잘 되지 못하고 노폐물이 잘 축적되는 체질이므로 죽력(대나무 기름)을 1회 20cc씩, 1일 3회 공복에 마신다. 시판 약재로는 '우황청심환'이 좋다. 그리고 '어혈'에 영향을 받아 흉통까지 일으킬 때는 오령지 6g을 물 200cc로 끓여 반으로 줄인 다음 한번에 다 마시거나, 포황(부들꽃) 6g을 거름통 있는 찻잔에 넣고 뜨거운 물을 부은 후 5분 정도 우려내어 그 물을 마신다.

🌀 소양인

소양인은 신경이 매우 예민한 열성 체질이므로 신장의 물, 즉 '신수(腎水)'를 늘려 심장 기능을 도와주어야 하므로 당귀차를 마시거나 숙지황을 끓여 마신다. 당귀나 숙지황은 자양분이 많은 약재로 소양인에게 잘 어울리는 약재이다.

🌀 소음인

소음인은 기가 약한 체질이므로 심장의 기능을 강화하는 에너지, 즉 '심기(心氣)'를 보충해야 하므로 황기·인삼·자감초·육계 각 8g을 물 500cc로 끓여 반으로 줄면 마신다. 이 처방으로 흰쥐를 사육하면 간세포의 글리코겐 함량이 높아지며 비·위장 기능이 회복되고 열 에너지원이 강화되어 '심기'가 충족된다. 또한 『생맥산』이라는 처방이 좋다.

협심증에 좋은 식품과 약재

🌀 식초계란

일반적으로 위험을 동반하지 않는 흉통에는 계란이 좋다. 《동의보감》에 이렇게 씌어 있다.

"심통에는 계란 한 개를 깨어 좋은 식초 2홉에 타고 따뜻하게 해서 한번에 먹으면 바로 차도가 있다."

🌀 백복령

백복령의 경우에는 향부자와 1:5의 비율로 배합해서 가루내어 1회 4~6g씩, 1일 2~3회 식간에 온수로 복용하거나, 이 가루를 백복령·향부자·감초를 끓인 물로 복용한다.

이 처방을 《동의보감》에서는 『교감단』이라고 했는데, 정신적 충격을 완화시키는 효과가 매우 뛰어나므로 정서적 요인으로 협심증이 반복 재발하는 경우에 특히 도움이 된다.

🌀 부추 생즙

예로부터 심통(心痛)을 완화시키고 복부의 냉증을 개선하는 강력한 강정·강장제로 손꼽히던 식품인데, 《동의보감》에 이렇게 설명되어 있다.

"흉비와 심중 급통과 또는 아픔이 어깨 위까지 연이어 죽을 정도로 아픈 증세를 치료하니, 부추 생것을 즙내어 마신다."

부추는 끓이면 효능이 떨어지므로 생즙을 내어 1회 20cc씩 마시는 것이 좋다. 그러나 다소 역겹기 때문에 '구자'라고 불리는 부추 씨를 끓여 마시는 것도 도움이 된다.

부추 씨 한 줌을 달여 차처럼 나누어 마시는데 그대로 쓰는 것보다 절구에 찧어 껍질을 약간 벗겨 쓰는 것이 더 좋다.

🌀 수세미 생즙

수세미 줄기를 지상 30cm 높이에서 자른 후 그곳에 빈 병을 놓아두면 수세미 줄기에서 말간 즙이 나와 병에 고이는데, 이것을 차게 보관해 두고 수시로 나누어 마신다. 만일 수세미가 성장하는 계절이 아닐 때에는 이 방법을 이용하기 어려우므로, 이때에는 수세미를 말려 보관해 두었다가, 한 개씩을 달여서 조금씩 나누어 마신다.

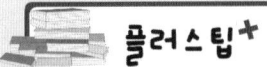 칡차, 골풀의 속살

심장 질환에 의한 흉통에는 심근경색, 심근염, 심막염, 심장신경증 등이 있을 수 있다. 심장신경증은 기질적 병변이 없는데도 협심증과 매우 흡사한 증세를 보이는 경우이다. 정밀검사 후 기질적 병변이 아니라는 것이 확실해지면 자신감을 갖는 것이 우선이다.

이럴 때는 칡차를 많이 마시고 골풀의 속살을 1일 20g씩, 물 700cc로 끓여 반으로 줄면 하루 동안 나누어 마신다.

플러스팁⁺ 부정맥과 협심증

1. 부정맥

1분 동안 60~90회로 규칙적인 수축을 해야 하는 심장 박동이 이상하게 빨라지든지 늦어지든지 불규칙적으로 뛰는 것이 부정맥이다. 부정맥에는 여러 타입이 있다.

① 1~2개의 수축이 예정되는 주기보다 빨리 나타나는 것을 '기외수축'이라 하는데, 적어도 심장판막증·협심증 등이 이전부터 있는 경우를 제외하고는 심장병 때문에 일어나는 경우는 매우 드물다.

② '발작성 빈맥증'은 혈압도 떨어져 식은땀이 나고 어지럽고 손발이 냉해지고 메스꺼워지는데, 심장판막증·협심증 등이 이전부터 있는 경우를 제외하고는 걱정할 필요가 없다.

③ 심장 박동이 불규칙해지고 가슴이 두근거리며 맥박의 대소가 전연 틀리게 만져지며 빨라지는 것을 '심방세동'이라고 한다. 승모판막증, 갑상선기능항진증, 동맥경화성 심장병 등에서 볼 수 있다.

④ '방실전도 장애', 즉 '방실블록'이라는 것도 있다. 피로도 심해지고 어지러우며, 때로는 수 초 이상 심장박동이 중지되어 아찔해지면서 쓰러지든지 의식이 없어질 정도의 발작이 일어날 수도 있다.

2. 협심증

'관상동맥경화증' 등으로 심근의 허혈 상태가 잠시 일어났을 때의 자각적 증세를 '협심증'이라고 한다. 물론 동맥염으로 인한 관상동맥 질환이나 대동맥판막증에도 관상동맥에 흐르는 혈액량이 제한되어 심근 허혈 상태가 일어날 수 있으며, 이때의 자각적 증세 역시 협심증이라고 한다. 자각적 증세는 발작적인 흉통인데, 그 특징은 가슴이 죄어들면서 숨이 막히는 것 같은 고통, 가슴이 강하게 압박 받는 고통, 가슴속이 타는 듯한 뜨거운 고통으로 나타난다. 주로 고통이 나타나는 부위는 오목가슴이지만 좌측 어깨와 팔, 새끼손가락 쪽으로 통증이 방산되기도 한다. 목, 턱, 인후, 식도 아래로도 방산통이 있을 수 있으며 숨이 가쁘거나 피로, 잦은 하품 등을 호소하기도 한다. 이 중에는 심근경색으로 이행되는 타입도 있다.

Part 1. 흔한 증세를 다스리는 가정요법

동맥경화가 걱정된다

동백경화의 예방과 치료에 좋은 식품과 약재

동맥경화를 예방하고 완화시킬 수 있는 성분으로는 단백질과 비타민, 미네랄이므로 이들 성분이 풍부한 식품의 섭취량을 늘리는 것이 좋다. 그리고 단백질이 부족하면 콜레스테롤이 높아지므로 단백질을 적당히 섭취해야 하며, 또 혈중 콜레스테롤 함량을 저하시키는 식물성 유지(대두유 · 해바라기 기름 · 옥수수 기름 등)를 많이 섭취할 필요가 있다.

옥수수

옥수수 속의 리놀레산도 혈중 콜레스테롤 수치를 낮추는 효능이 있다.

옥수수를 쪄서 먹거나 옥수수 기름을 이용해도 좋고, 빵도 다른 곡물류보다는 옥수수 가루로 만든 것을 이용하도록 한다.

땅콩

땅콩은 단백질과 불포화지방산을 다량 함유하고 있고 비타민 E의 함량도 높아 세포를 튼튼하게 하고 적혈구를 증가시키며 철분의 흡수를 돕는다.

그러므로 땅콩을 먹을 때는 붉은 껍질을 벗기지 말고 그대로 식초에 담갔다가 먹는 것이 가장 좋다.

해바라기 씨

해바라기 씨의 풍부한 칼슘과 칼륨, 철분 등은 체내의 지방을 배출시키고 염분에 의한 혈압 상승을 억제하는 역할을 한다. 따라서 해바라기 씨를 그대로 먹거나 기름을 짜서 먹으면 좋다.

또는 프라이팬에 살짝 볶은 뒤 가루로 만들어 1큰술씩 하루 3번 복용해도 좋다.

콩

콩에는 단백질뿐 아니라 불포화지방산인 리놀레산과 레시틴이 풍부해서 혈관 벽에 쌓인 콜레스테롤을 씻어내고 혈관을 부드럽고 탄력 있게 만드는 역할을 한다. 따라서 밥에 섞어 먹거나 다양한 콩 요리를 만들어 먹어도 좋고, 콩으로 만든 다양한 가공식품을 이용하거나 기름을 짜서 먹어도 좋은 효과를 볼 수 있다.

냉이

냉이 속의 콜린 성분이 혈액순환을 원활하게 하므로 많이 섭취하는 것이 좋다. 된장국을 끓이거나 식초무침을 해도 좋고 냉이를 말렸다가 차로 끓여 마셔도 효과적이다.

굴껍질

굴껍질의 헤스페리딘 성분은 모세혈관을 튼튼하게 만들고 테레빈유는 콜레스테롤 수치를 떨

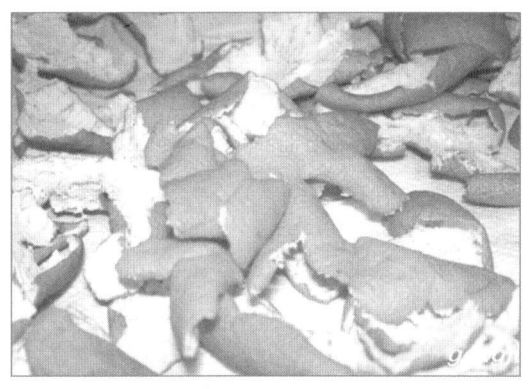

어뜨리는 역할을 한다. 또 비타민 C의 보고라고 할 만큼 비타민 C의 함량도 여느 과일과 비교할 수 없을 만큼 높다.

귤껍질 말린 것을 '진피'라고 하는데 오래 묵힌 것일수록 약효가 좋아지므로 한꺼번에 많이 마련해 두었다가 두고두고 차로 끓여 마시도록 한다.

토마토

토마토에는 모세혈관을 튼튼하게 하고 혈압을 떨어뜨리는 루틴 성분이 다량 함유되어 있으므로 동맥경화와 고혈압을 예방하고 치료하는 효과가 있다.

양파

양파는 심장병과 동맥경화증을 예방한다. 양파 속의 퀘르세틴 성분은 혈관을 튼튼하게 하고 경화된 동맥을 부드럽게 하는 효능이 뛰어나므로 동맥경화와 고혈압 환자에게 상당히 좋다. 양파는 날로 먹는 것이 좋다.

또 양파의 빨간 껍질에는 루틴이라는 성분이 들어 있어 혈관을 강화하여 경화된 동맥을 부드럽게 해주며 아울러 항알레르기 작용을 한다.

따라서 약효가 뛰어난 겉껍질을 말려 가루로 만들어 두고 복용하면 좋고, 혹은 양파의 겉껍질을 흐르는 물에 흔들어 씻은 후 잘 말려 보관해 두었다가 1일 12g씩, 물 300cc로 끓여 200cc 정도로 줄인 다음 하루 동안 차처럼 나누어 마셔도 좋다.

다시마와 검은콩

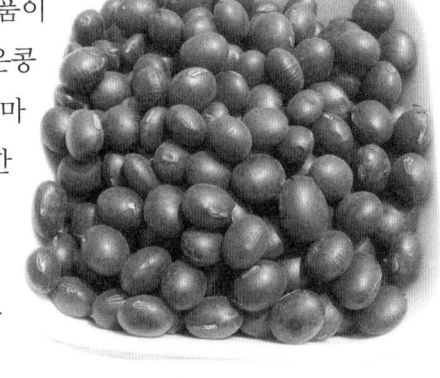

고콜레스테롤혈증, 고혈압, 당뇨병, 비만 등 동맥경화를 일으키기 쉬운 위험인자들에 의해 동맥경화가 일어나는 것을 예방하는 식품이 다시마와 검은콩이다. 다시마 20g, 검은콩 한 줌을 함께 끓여 차처럼 자주 마시면 도움이 된다.

강낭콩

생강낭콩에는 글루코스의 완전 이용을 저지하는 파세올아민이라는 물질이 있다고 발표된 바 있다.

다시 말해서 전분을 글루코스로 전환하는 효소인 알파아밀라아제의 작용을 저해하여 흡수되는 칼로리의 양을 감소시키는 효능이 생강낭콩에 들어 있다는 것이다. 따라서 비만을 개선하고 동맥경화를 예방한다는 것이다.

그러므로 식사 때마다 강낭콩을 어떤 방법으로든 요리해서 많이, 자주 먹도록 한다.

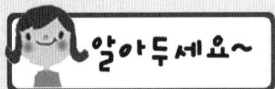 금귤

동맥경화증이 있으면 수족이 차고 저리며 바들바들 떨리거나 무기력해진다.

근육에도 통증이 생기거나 두통, 어지럼증, 기억력 감퇴를 비롯해서 귀울림, 불면증, 심장 부위의 통증이나 심장 박동의 이상 등을 자각할 수 있다.

이럴 때 좋은 것이 금귤이다. 금귤을 썰어 설탕에 켜켜이 재웠다가 한 달 뒤부터 1큰술씩 떠서 온수에 타서 먹는다.

알아두세요~ 동맥경화의 정체!

동맥경화증은 동맥의 벽이 안쪽으로 단단하게 굳어지고 두꺼워져서 탄력이 떨어지고 헐어서 내막이 파괴되어 궤양이 생기든지, 피가 엉겨 붙어서 혈전이 생기든지 해서 동맥 속 구멍이 좁아지거나 막힌 상태를 말한다.

동맥경화는 거의 모든 동맥에서 일어날 수 있으며, 경화증이 동맥 어느 부위에 생기는가에 따라 증세는 달리 나타난다.

● **대동맥경화**
대동맥에 경화증이 생기면 동맥류가 나타날 수 있고 터질 수 있으며 심각한 출혈로 이어질 수 있다.

● **관상동맥경화**
협심증이나 심근경색, 심부전, 부정맥 등의 원인이 된다. 특히 심근경색은 급성 심장마비로 사망할 확률이 상당히 높은 동맥경화증의 합병증이다.

● **뇌동맥경화**
뇌동맥경화증, 뇌경색(뇌연화증), 뇌출혈 등을 일으킬 수 있다.
그런데 뇌경색과 뇌출혈은 흔히 '중풍'이라고 부르는 뇌졸중과 같은 말이다.

● **신동맥경화**
신장 기능에 영향을 미치기 때문에 신위축증(신경화증)의 원인이 된다. 악성 고혈압을 일으킬 수도 있고, 심해지면 요독증을 일으키기도 한다.

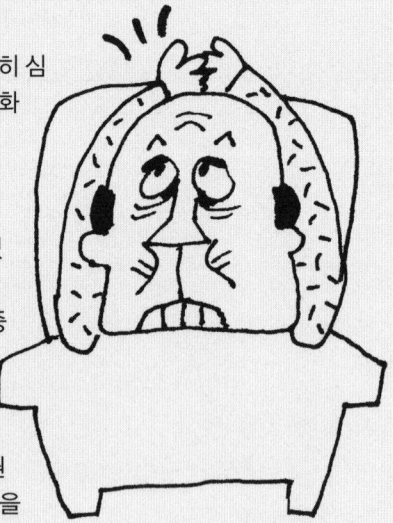

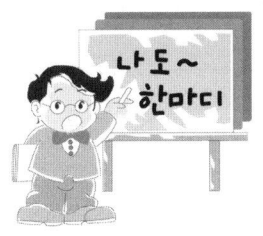

p.o.i.n.t
'고지혈증 Q & A'
(박태근 : 동의난달 자문위원, 박내과의원장)

Q : 콜레스테롤이 그렇게 나쁜 것인가요?
A : 콜레스테롤은 인간의 몸을 구성하는 기본 단위인 세포의 막을 구성하는 주된 성분이며, 성호르몬을 비롯한 여러 호르몬을 생성하는 주성분이기도 하다.
이렇게 매우 중요한 영양소이지만 지나치게 많을 때는 건강에 문제가 된다.

Q : 기름기 있는 음식을 전혀 먹지 않는데, 왜 콜레스테롤이 높은가요?
A : 대개 비만, 당뇨, 또는 유전적 원인에 의해 혈중 콜레스테롤이 올라가는 많은 환자들은 기름기 많은 음식의 과다섭취에 의한 외부 회로보다는 내부 회로의 이상으로 인한 대사 장애로 보아야 한다. 따라서 이런 분들이 평균적인 지방질 섭취를 하는 경우나 또는 극도로 지방질 섭취를 줄인다 해도 혈중 콜레스테롤 수치를 낮추는 데에 한계가 있기 마련이다.

Q : 고지혈증이라고 하면 혈액 중에 지방질이 높은 경우를 말한다고 보면 되는데, 그렇다면 음식의 지방질이란 곧 콜레스테롤을 의미하나요?
A : 지방산은 동물성 식품과 식물성 식품에서 얻을 수 있으며 동물성 지방에는 주로 포화지방산이 많고 식물성 식품 및 생선류에서는 불포화지방산을 얻을 수 있다.
흔히 동물성 지방은 안 좋고 식물성 지방은 좋다는 것은 바로 동물성 지방에 주로 존재하는 포화지방산이 혈중 콜레스테롤 및 LDL-콜레스테롤을 높여서 동맥경화를 유발할 수 있으며, 식물성 지방에 많은 불포화지방산은 혈중 콜레스테롤을 떨어뜨려서 동맥경화로 인한 질환을 예방할 수 있기 때문이다.

Q : 콜레스테롤과 지방산에 대해서는 조금 알 듯도 한데, LDL-콜레스테롤이나 HDL-콜레스테롤이라는 것은 무엇인가요?
A : 음식을 통해 얻거나 간에서 생성된 콜레스테롤은 혈액을 통해 이동하여 우리 몸의 필요한 조직과 세포에 가서 이용되어야 하는데, 이때 홀로 다니지 못하고 아포지단백이라고 하는 단백질과 결합하여 이동하게 된다. 이때 결합된 아포지단백의 종류나 그 양 등에 따라 결합한 지단백의 밀도가 달라지며 그 밀도에 따라 VLDL-콜레스테롤, LDL-콜레스테롤, HDL-콜레스테롤 등으로 나뉜다.
LDL-콜레스테롤은 콜레스테롤을 조직과 혈관벽에 운반하는 지단백이므로 이것이 지나치게 많으면 동맥경화의 원인이 되며, HDL-콜레스테롤은 조직이나 혈관 벽으로부터 콜레스테롤을 수거하여 간으로 보내는 역할을 하므로 동맥경화를 예방하는 지단백이라고 생각하면 쉽다. LDL-콜레스테롤은 포화지방산이 많은 음식을 먹으면 상승하여 동맥경화를 유발하고, HDL-콜레스테롤은 꾸준한 운동을 하는 경우 상승하여 동맥경화를 예방할 수 있다.

Part 1. 흔한 증세를 다스리는 가정요법

중풍을 예방하고 싶다

중풍 예방에 좋은 식품

무즙
무는 혈액의 산소 양을 증가시켜 뇌에 산소 공급을 도와주기 때문에 뇌세포 파괴를 지연시키는 효능이 있다. 따라서 노인들 또한 뇌졸중이나 치매를 예방하기 위해 매일 무즙이나 동치미 국물을 마시는 것이 좋다. 뇌졸중 전조증세가 있을 때는 무즙을 많이 먹는 것이 예방하는 데 좋다.

조개와 가지
조개에는 혈관을 강화하고 콜레스테롤을 제거하는 작용이 있고, 가지에는 모세혈관의 출혈을 방지하는 작용이 있다. 따라서 조개와 가지를 함께 조리해 먹으면 뇌졸중을 예방하는 효과를 기대할 수 있다.

또 참깨와 식초에는 혈액정화 효과와 강장 기능이 있으므로 조개와 가지를 참기름이나 식초로 조리하면 더욱 좋다. 특히 뇌졸중이 일어나기 쉬운 겨울철을 무사히 넘기는 데 도움이 된다.

양파
양파의 독특한 냄새의 근원인 '유화알릴'은 비타민 B1의 흡수를 도와 뇌세포에 활력을 준다. 특히 양파의 겉껍질이 뇌졸중 예방에 특효를 발휘한다. 양파 껍질의 황색 색소 성분인 '퀘르세틴'은 강력한 항산화 작용으로 혈관 벽의 손상을 막아주고, 혈관 속에 낀 나쁜 콜레스테롤을 녹여주기 때문에 고혈압과 동맥경화, 고지혈증, 심장병을 예방하고 그 결과 뇌졸중 예방 효과도 기대할 수 있다. 그리고 껍질에는 항산화 작용이 강한 '프로토카테큐산'도 함유되어 있어서 치매와 뇌졸중, 암까지 예방할 수 있다.

특히 이 성분은 물에 끓일수록 양이 증가하므로 양파의 갈색 껍질을 차처럼 끓여 마시면 뇌졸중을 효과적으로 예방할 수 있다.

하루에 한 개의 양파 껍질을 30분 정도 달여 그 물을 꾸준히 마시도록 하며, 꿀을 타서 마시면 꿀의 당분이 몸에 흡수되는 시간을 양파가 단축시켜 주므로 피로회복과 자양강장제로도 그만이다.

사과
사과를 매일 3개씩 먹으면 고혈압이 될 확률이 적어진다는 보고가 있다. 사과 속의 펙틴이나 칼륨의 효능이 아닐까 생각된다. 물론 동맥경화나 뇌출혈도 적어지므로 중풍 예방 차원에서 사과를 많이 먹는 것이 좋다.

사과 껍질에 함유된 펙틴은 대장의 연동운동을 촉진시켜 변비 해소에 도움이 되는데, 뇌졸중 예방에 있어 쾌변은 필수 조건이다.

또한 사과에는 이뇨 작용이 강한 칼륨이 함유되어 있어 혈압을 낮춰주고, 비타민 C는 혈관 벽의 탄력을 강화시켜 주기 때문에 심장병과 뇌출혈 예방에도 도움이 된다.

율무

태음인 체질은 체내의 불필요한 습기 제거를 목표로 한다. 그래서 율무 20~40g을 700cc의 물에 넣고 끓여 반으로 줄면 하루 동안 여러 차례로 나누어 마신다.

해바라기

잣, 해바라기 씨, 호두 등 견과류에는 혈액정화 작용이 있는 불포화지방산이 함유되어 있어 뇌졸중을 예방할 수 있으며, 또한 뇌세포 구성 성분인 레시틴이 풍부하여 치매 예방에도 효과가 있다. 특히 해바라기는 씨뿐 아니라 해바라기의 꽃받침과 줄기를 끓여 차처럼 마셔도 좋다.

검은콩

검은콩을 삶을 때 생기는 거품 속에는 사포닌이라는 물질이 들어 있는데, 사포닌은 자양강장 작용을 할 뿐만 아니라 몸에 해로운 콜레스테롤과 중성지방, 활성산소를 제거해 주기 때문에 동맥경화나 심장병, 뇌졸중을 예방해 준다.

따라서 콩을 삶을 때나 불렸을 때 생긴 거품을 걷지 말고 모두 섭취하는 것이 포인트다.

또한 검은콩에 들어 있는 불포화지방산은 혈관에 나쁜 콜레스테롤이 쌓이는 것을 막아주며, 혈관벽의 탄력을 높여주고 뇌세포의 구성 성분이 되므로 노인들의 뇌 건강을 위한 필수 식품이라 할 수 있다. 그 외 대두, 완두콩, 강낭콩도 모두 이롭다.

해조류

미역·다시마·김 등 해조류는 혈관을 맑게 해 주는데, 다만 해조류를 먹기 전에 소금기를 제거해야 혈압이 올라가는 것을 막을 수 있다.

버섯류

아가리쿠스·영지버섯·송이버섯 등 버섯류에 함유된 단백다당류는 혈관 청소 작용이 아주 강하다. 특히 버섯은 혈전 생성을 억제하고, 혈전을 녹이는 작용이 있어서 뇌경색 예방에 도움이 된다. 말린 버섯에 꿀물을 살짝 뿌려 프라이팬에 노릇하게 볶은 후, 분쇄기에 갈아서 병에 넣어두고 하루에 2~3스푼씩 먹거나 요리에 얹어 먹어도 좋다.

녹황색 채소와 과일

시금치·양배추·쑥갓·호박·당근등 녹황색 채소는 비타민과 무기질이 풍부하여 혈관을 강화하고 빈혈을 예방한다.

또 과일로는 특히 감귤, 곶감, 바나나, 참외, 토마토, 멜론, 복숭아등이 좋다. 이 과일에는 혈압을 내려주는 칼륨이 함유되어 있어서 뇌출혈 예방에 도움이 된다.

과일별로 하루에 필요한 칼륨 섭취량은 감귤 5개, 참외 2개, 토마토 7개, 복숭아 7개, 바나나 4개 정도이다.

중풍 예방에 좋은 약재

🌀 아가위

아가위는 혈압을 조절하면서 피를 맑게 해주는 약재이다. 건재약국에서 '산사육'이라는 이름으로 파는데, 매일 아가위 12g에 물 500cc를 붓고 끓여 반으로 줄면 여러 차례로 나누어 마시도록 한다.

🌀 갯방풍

바닷가에서 자생하는 갯방풍을 한의학에서는 '방풍(防風)'이라고 부른다. 이는 중풍을 막는 약초라는 뜻으로, 이것을 꾸준히 복용하면 중풍에 걸리지 않는다. 갯방풍의 뿌리를 여름에 캐서 말려 두었다가 달여 마시면 좋고, 된장절임으로 만들어 먹으면 맛도 뛰어나다. 그밖에 입욕제로도 이용할 수 있는데 말린 뿌리만 사용하거나 꽃, 줄기, 잎을 함께 사용할 수도 있다.

🌀 연꽃 씨와 무, 율무와 밤

태음인의 중풍 중 심장 기능이 허할 때는 연꽃의 씨와 말린 무 각 8g을 물 500cc로 끓여 반으로 줄인 후 하루 동안 나누어 마시고, 비장 기능이 허할 때는 율무와 말린 밤 각 12g을 물 500cc로 끓여 반으로 줄면 하루 동안 나누어 마시며, 눈이 충혈되고 입이 마를 때는 칡 12g을 물 500cc로 끓여 반으로 줄면 하루 동안 나누어 마신다.

🌀 소 쓸개즙과 무 씨

태음인의 중풍에는 이외에도 소의 쓸개즙을 푹 끓이다가 무 씨 가루를 넣어 반죽해서 0.3g 크기의 알약으로 만들어 1회 10~20알씩, 1일 2회 온수로 복용한다. 단, 과용하면 설사를 할 수 있으므로 주의하도록 한다.

🌀 산수유, 구기자, 인동덩굴

소양인의 중풍에는 통용으로 산수유 8g을 물 500cc로 끓여 반으로 줄면 하루 동안 나누어 상복한다.

혹은 구기자나 구기자나무 뿌리 8~12g을 물 500cc로 끓여 반으로 줄면 하루 동안 차처럼 여러 차례로 마신다. 혹은 인동덩굴 8g을 물 500cc로 끓여 반으로 줄면 하루 동안 나누어 상복한다.

🌀 두릅, 방풍, 형개, 질경이

소양인의 중풍 중 음액이 허하여 음액을 보충해야 할 때는 두릅을 상복하며, 방풍을 쌀과 함께 물에 불렸다가 믹서에 갈아 죽을 쒀서 먹는다.

혹은 형개 4~6g을 물 500cc로 끓여 반으로 줄면 하루 동안 나누어 상복한다. 이외에도 질경이 전초를 끓여 마시거나 질경이의 씨 4~6g을 물 500cc로 끓여 하루 동안 나누어 상복한다.

🌀 차조기 잎, 삽주 뿌리, 귤껍질

소음인의 중풍에는 기의 순환을 원활하게 해주기 위해 차조기 잎(소엽) 12g을 물 500~700cc로 끓여 300~400cc로 만들어 하루 동안 나누어 마시고, 소화 장애가 있을 때는 삽주 뿌리(백출)를 가루내어 4g씩을 1일 3회 온수로 복용하거나 혹은 8~12g을 물 500cc로 끓여 반으로 줄면 하루 동안 나누어 상복한다. 또 묵은 귤껍질 8~12g을 물 500cc로 끓여 차처럼 상복해도 좋다.

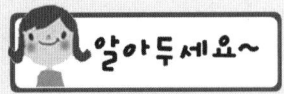

중풍의 예고 증세

'중풍'은 말 그대로 '바람을 맞는다'는 것으로 뇌졸중이라고도 하며, 뇌혈관이 좁아지거나 막혀서 생기는 뇌경색과 뇌혈관이 터져서 생기는 뇌출혈로 구분된다.

뇌경색은 다시 뇌혈전증과 뇌색전증으로 나뉘고, 뇌출혈은 고혈압으로 인한 뇌실질내 출혈과 동맥류 파열에 의한 지주막하출혈로 구분된다.

중풍 예방은 중풍의 발병 원인을 파악하고 예방수칙을 잘 실천하는 데 있다.

중풍은 고혈압·당뇨병·심장 질환 등 선행 질환의 합병증의 기반 위에 소인(素因)에 유인(誘因)이 더해질 때 발병된다.

'소인'이란 선천적 요인으로 선천적으로 화(火)가 많은 체질, 습담(濕痰)이 많은 체질, 어혈(瘀血)이 많은 체질, 기(氣)가 부족한 체질 등 태어날 때부터 '중풍체질적인 가계' 및 중풍의 선행 질환으로 알려진 고혈압·당뇨병·심장 질환 등 가족력상의 원인들을 말한다.

'유인'이란 후천적 요인으로 일상생활을 하면서 받는 정신적 스트레스, 육체적 과로, 음식섭생의 부주의나 운동부족으로 인한 비만, 과음, 끽연 등의 모든 환경적 요인을 말한다.

손가락의 감각, 특히 엄지손가락과 집게손가락의 감각이 둔해지는 것은 전형적인 뇌졸중, 즉 중풍의 전조증세이다. 얼굴에 경련이 일어난다는 것은 안면근육이 파들파들 떨리는 증세로, 이것 역시 대표적인 뇌졸중의 전조증세라고 할 수 있다. 이런 전조증이 있으면 3년 안에 반드시 중풍이 생길 수 있다.

이외에도 말이 제대로 안되거나 혀 놀림이 부자유스러워서 오는 언어 장애, 지각 장애, 안면근육이 저절로 바들바들 떨리거나 갑작스런 경련, 심장 박동의 이상, 가슴의 울렁거림, 급격한 두통, 뒷머리가 무겁다거나 뻗치는 느낌, 시력 장애나 눈이 침침해진다던가 하는 눈의 이상, 어지럼증, 메스꺼움, 귀가 멍하거나 귀울림증 또는 낮은 혈압이 상승할 때도 중풍을 예고하는 것이다. 실제 이런 증세를 느낀 환자 가운데 2/3가 5년 이내에 중풍을 일으켰다고 한다.

만약 50세 이상의 중년으로 이와 같은 증세를 최근 돌발적으로 경험했거나 가끔 또는 반복적으로 경험하고 있는 사람이라면 뇌졸중을 일으킬 가능성이 상당히 높다고 봐야 한다. 특히 당뇨병·고혈압·고지혈증 같은 성인병을 앓고 있거나 심장판막증이 있는 경우, 비만하거나 과음·과식하는 경우, 동물성 지방을 과다 섭취하거나 흡연을 하는 경우, 가족력이 있는 경우는 뇌졸중의 위험이 더욱 높아진다.

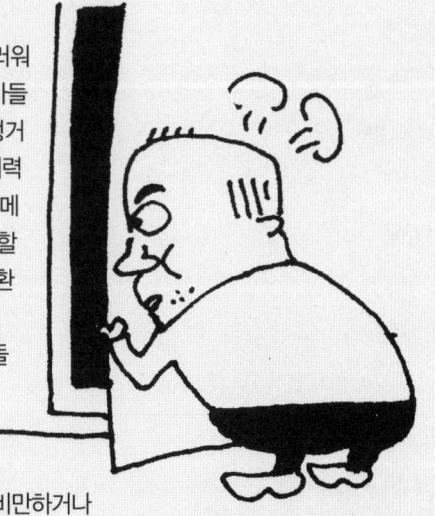

Part 1. 흔한 증세를 다스리는 가정요법

중풍 후유증에 시달린다

중풍 회복에 좋은 식품과 약재

🌀 무

뇌졸중으로 반신마비가 왔을 때는 무를 많이 먹는 것이 회복에 좋다. 무를 잘게 썰어 넣어 밥을 짓는 무밥을 주식으로 상식하거나 즙을 내서 꾸준히 마시도록 한다.

🌀 배

중풍으로 말을 제대로 못하면서 번열할 때 배의 생즙을 1잔씩 마신다. 풍병이 있는 경우 배가 좋기 때문이다.

🌀 오골계

오골계는 중풍으로 말이 분명치 않을 때, 또는 풍한습(風寒濕)에 손상되어 마비가 되었을 때에 효과가 있으므로 국을 끓여 먹는다.

🌀 갯방풍

바닷가에서 자생하는 갯방풍을 한의학에서는 '방풍(防風)'이라고 부른다. 이는 중풍을 막는 약초라는 뜻으로 이것을 꾸준히 복용하면 중풍에 걸리지 않는다.

갯방풍의 뿌리를 여름에 캐서 말려 두었다가 달여 마시면 좋고, 된장절임으로 만들어 먹으면 맛도 뛰어나다. 그밖에 입욕제로도 이용할 수 있는데 말린 뿌리만 사용하거나 꽃, 줄기, 잎을 함께 사용할 수도 있다.

🌀 박하

박하는 중풍으로 말을 못하고 번민할 때 좋다. 생박하 잎을 짓찧어 생즙을 내어 먹거나, 혹은 말린 박하를 건재약국에서 구입하여 1일 4~6g을 물 300cc로 달여 반으로 줄면 하루 동안 여러 차례로 나누어 마신다.

🌀 천마

천마는 반신불수에 큰 효험이 있는 약재다. 천마의 싹을 '정풍초(定風草)', 혹은 '적전(赤箭)'이라고 하는데, 이것은 천마의 싹이 바람에도 흔들리지 않기 때문에 붙여진 이름이다. 그래서 중풍에도 흔들리지 않는 효과가 있다는 뜻이다.

천마 8~12g을 물 500cc로 끓여 반으로 줄면 하루 동안 여러 차례로 나누어 마신다.

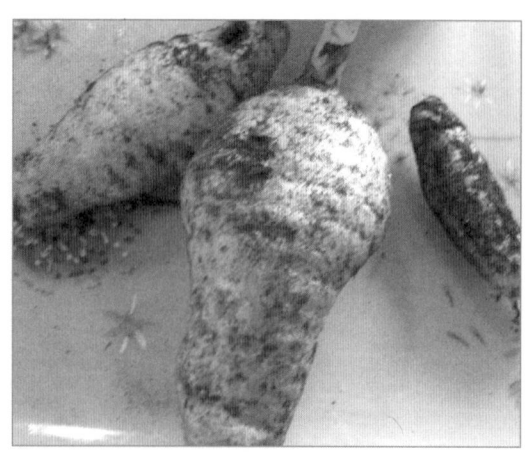

안면신경마비에 효과가 있는 식품과 약재

🌀 석회
중풍으로 입과 눈이 비뚤어진 것을 치료하는데, 《동의보감》에는 "석회 1홉을 식초에 잘 개어 볶아서 오른쪽으로 비뚤어졌으면 왼쪽에, 왼쪽으로 비뚤어졌으면 오른쪽에 바른다. 이와 같이 하여 제대로 되면 곧 씻어야 한다."고 했다.

🌀 피마자(아주까리 씨)
중풍으로 입과 눈이 비뚤어진 것을 치료한다. 아주까리 씨를 껍질을 벗기고 잘 짓찧어 쓰는데 오른쪽이 비뚤어졌으면 왼쪽에, 왼쪽이 비뚤어졌으면 오른쪽에 바른다. 혹은 잘 갈아 손바닥에 놓은 다음 뜨거운 물을 담은 쟁반을 그 위에 올려놓으면 입과 눈이 제대로 돌아서는데 그러면 빨리 씻어 버린다. 왼쪽이 비뚤어졌는가 오른쪽이 비뚤어졌는가에 따라 위와 같이 왼쪽이나 오른쪽 손바닥에 한다. 『어풍고(禦風膏)』라고도 한다.

🌀 검은콩
중풍으로 이를 악물고 말을 하지 못하며 눈과 입이 비뚤어지고 팔다리를 쓰지 못하는 것을 치료한다. 검은콩을 볶아서 뜨거운 채로 술병에 넣고 꼭 덮어두었다가 그 술을 하루 세 번 마신다. 이것을 일명 '두림주(豆淋酒)' 라고 한다.

🌀 솔잎
중풍으로 입이 비뚤어진 것을 치료한다. 푸른 잎 600g을 짓찧어 즙을 내서 청주 1병에 넣어 하룻밤 더운 곳에 두었다가, 처음에는 300g 정도 먹고 점차 양을 늘려 1되까지 먹는다. 그 다음 땀을 내면 비뚤어졌던 것이 곧 바로선다.

🌀 형개
중풍으로 입과 눈이 비뚤어지고 저린 것 등 모든 풍증을 치료한다. 물에 달여 먹는다.

🌀 괴교
괴교는 회화나무의 진이다. 《동의보감》에는 "급풍으로 이를 악물고 팔다리를 쓰지 못하는 것, …… 입과 눈이 비뚤어진 것, 힘줄과 혈맥이 오그라진 것, 허리나 등이 뻣뻣해지는 것을 치료한다."고 했다.

🌀 오가피
풍증을 치료하는데, 허한 것을 보한다. 또한 '풍비' 와 '통풍' 도 치료한다. 술을 빚어 마시는데 이것을 일명 '오갈피술' 이라고 한다. 《동의보감》에는 "눈이 비뚤어진 데 오갈피를 먹으면 눈이 바로선다. 또한 오갈피를 거칠게 가루내어 술에 담갔다가 먹어도 눈이 곧 바로선다."고 했다.

🌀 황송절(소나무 마디)
편풍(偏風)으로 입과 눈이 비뚤어진 것과 독풍으로 힘줄이 켕기고 뼈가 아픈 것을 치료한다. 술에 우려서 먹는다. 이것을 '송절주' 라 한다.

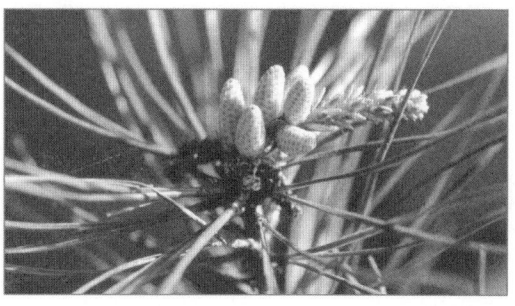

플러스팁 + 중풍 후유증의 여러 가지 형태

중풍의 경증은 곧 회복될 수 있지만, 중증의 경우는 혼수 상태가 계속되다가 사망하는 수가 많으며, 특히 72시간 이상 혼수 상태가 계속될 때는 거의 구제할 수 없다.

다행히 의식이 소생되었다고 해도 여러 가지 후유증에 시달리게 되는데, 이 후유증은 경우에 따라서 서서히 회복되기도 하지만 오랜 시간이 경과되어도 차도가 없거나, 회복 불능의 상태에 빠지거나, 혹은 그러다가 후유증에 시달리는 상태로 사망하는 수도 있다. 특히 발작 후 대소변을 가리지 못하면 회복이 나쁘며 따라서 중풍 후유증이 오래 남게 된다.

후유증으로는 구안와사, 반신불수, 언어 장애, 감정 상실이나 치매 등이 나타난다. 중풍 후유증의 하나인 반신불수를 '편고'라고 하며, 속칭 '탄탄', 또는 '요퇴풍'이라고 한다. 특히 좌측 반신불수를 탄이라고 하는데 혈허가 원인이기 때문에 보혈하면서 거담해야 하고, 우측 반신불수를 탄이라고 하는데 기허가 원인이기 때문에 보기하면서 거담해야 한다. 아무쪼록 마땅히 따뜻하게 누워서 땀을 내는 것이 좋다. 그러나 치료를 해도 보통 다리보다 팔의 회복이 더디며, 그 중에서도 손가락의 움직임이 오래도록 낫지 않는다. 반신불수 중 이완성(마비된 쪽의 팔다리가 힘이 빠져 늘어진 것)은 경성(마비된 쪽의 팔다리가 뻣뻣해진 것)보다 회복이 좋지 않으나, 3~4개월 이내에 기능이 회복되면 이전과 같이 사용할 수 있다. 걸을 수 있는지에 대한 여부의 판단은 다음 2가지 방법으로 알아본다.

첫째, 다리를 편 채 들어올려보게 했을 때 발이 들어올려지면 지팡이 등에 의지해서라도 걸을 수 있다는 증거다.

둘째, 발을 들고 있는 채로 무릎으로 굴신이 될 때는 혼자서 걸을 수 있다는 증거다.

그러나 어느 경우든 6개월이 지나면 회복은 좋지 않으며, 보통 1년까지는 점차로 좋아지지만 1년이 지나도 회복되지 못한 경우에는 더 이상 회복되기 어렵고 그대로 고정되어 버리는 경우가 많다. 단, 저림증은 2년까지도 점차 좋아질 수 있다.

특히 중풍 후유증으로 안면신경이 마비된 경우가 있는데, '구안와사'라고 한다. 마비는 얼굴의 어느 한쪽으로 오기 때문에 마비가 되지 않은 쪽의 얼굴이 마비된 쪽으로 당겨져 얼굴이 전체적으로 뒤틀리는 모양을 띠게 된다. 입술이 당겨올라가면서 콧방울 옆에서 입술 바깥쪽으로 파인 주름이 옅어지거나 없어지기도 한다. 또 눈을 완전히 감을 수 없게 되어 잠을 잘 때나 눈을 깜박거릴 때도 토끼처럼 눈이 완전히 감기지 않는다. 그래서 이것을 '토안'이라고 부른다. 이마의 주름살도 없어진다. 입술이 비뚤어져 있기 때문에 음식물을 씹으면 밖으로 흘러나오고 침도 제대로 삼킬 수 없어 침이 흘러내리기도 한다. 안면신경마비는 마비 증세만 있을 뿐, 특별한 통증은 동반하지 않는 것이 특징이지만 귓바퀴 뒤쪽에 솟아 있는 유양돌기에 통증을 느끼는 경우도 있다.

Part 1. 흔한 증세를 다스리는 가정요법

당뇨가 있다

당뇨병 치료에 효과가 좋은 식품

잡곡밥

당뇨 환자들의 주식은 잡곡밥이 좋다. 백미나 현미와 함께 콩, 팥, 보리, 조, 피, 수수, 율무 등 되도록 다양한 곡식을 섞도록 한다. 섞는 곡식이 다양할수록 배아의 함유량을 높일 가능성이 많기 때문이다.

배아는 곡식의 씨가 발아되는 부분이므로, 생명을 잉태시켜 기르는 귀중한 에너지가 결집되어 있을 뿐 아니라 비타민 E의 함유량도 높다. 또 씨껍질이 붙어 있는 곡류도 섞이기 때문에 식물성 섬유인 셀룰로이드의 섭취량도 늘어나 변비치료와 혈압 안정의 효과도 얻을 수 있다.

콩

당뇨병에 걸리면 간장의 글리코겐이 혈액 속으로 용출되어 극심한 피로가 동반된다. 따라서 글리코겐을 보충해 주어야 하는데 글리코겐의 원료가 되는 것이 바로 콩이다.

콩 속에 함유된 아스파라긴산, 티로신, 로이신과 같은 필수아미노산이 체내에서 글리코겐을 합성하기 때문이다.

콩을 가장 효과적으로 먹는 방법은 날콩을 물에 불렸다가 하루에 10개씩 씹어 먹는 것이다. 풋내가 나서 먹기 힘들면 주서나 믹서에 갈아 두유로 만들어 마셔도 된다. 두유를 살짝 끓여 마실 수도 있지만 가열에 의해 파괴되는 성분이 있으므로 되도록 생으로 마시는 것이 효과적이다.

냉이

야채를 생으로도 먹고 적어도 하루에 한번은 주스를 만들어 아침식사 전에 마시면 좋다. 특히 냉이에는 자율신경을 자극하는 콜린과 아세틸콜린이 다량 함유되어 있어서 좋다.

국을 끓여 먹거나 생으로 무침을 해서 먹어도 좋고, 말렸다가 물과 함께 달여서 복용해도 좋다.

돼지의 췌장

돼지의 췌장에 옥수수 수염을 넣고 달여 먹으면 좋다. 여기에 연전초차를 곁들여 마시면 더 좋다.

호박

호박은 췌장에 작용해 인슐린의 분비를 촉진시키는 역할을 한다.

호박에는 카로틴 형태로 함유된 비타민 A를 비롯해 비타민의 보고라고 할 만큼 다양한 비타민이 들어 있고 섬유소와 무기질, 칼슘도 풍부하므로 당뇨 환자의 건강식으로도 최고로 친다.

호박을 먹을 때는 반드시 씨도 버리지 말고 말려서 함께 먹도록 한다.

🌀 두릅

두릅은 혈당치를 떨어뜨리는 효과가 뛰어나고 고혈압과 신장, 간장 질환에도 좋다.

이른 봄에 뿌리째 채집해서 썰어 그늘에 말렸다가 차로 상복한다. 차로는 두릅 뿌리의 껍질을 이용하는 것이 좋고, 두릅 순으로는 나물이나 튀김요리를 만들어 먹도록 한다.

당뇨병 치료에 효과가 좋은 약재

🌀 엉겅퀴

엉겅퀴는 정(精)을 길러주며 혈(血)을 보하는 효과가 있다. 특히 인슐린 분비를 촉진하는 효과와 함께 관절염과 간장의 피로해소에도 효과가 있으므로 엉겅퀴를 많이 섭취하도록 한다.

엉겅퀴를 이용해 샐러드를 만들거나 햇볕에 말렸다가 차로 마시면 된다.

🌀 연전초

이뇨 효과가 뛰어난 연전초는 당뇨병, 신장병, 임포텐츠 등에 고루 효능을 발휘한다. 특히 당뇨로 인해 갈증이 심할 때는 연전초차를 마시는 것이 좋다. 엷은 박하향이 나기 때문에 입안이 상쾌해지고 갈증을 해소하는 데에 효과가 높다.

🌀 오가피

오가피는 당뇨의 특효약으로 꼽힐 뿐 아니라 신경안정에도 좋고, 또 정자 증식 작용과 최음 효과도 뛰어난 것으로 알려져 있다.

오가피로 담근 오가피주는 건강주의 으뜸으로 유명하며 잎이나 줄기를 차로 달여 마셔도 좋다.

🌀 고삼

고삼을 가루내어 한번에 4g씩, 하루에 3회 공복에 복용하면 당뇨병을 치료하는 데 효과적이다. 또는 고삼 가루 8g을 물 500cc와 함께 반으로 줄어들 때까지 달인 후 하루 동안 여러 차례로 나누어 마셔도 좋다.

🌀 치자

치자 열매를 말려 두었다가 하루에 1개씩 부스러뜨려 가루로 낸 다음 거름망이 있는 찻잔에 넣고 뜨거운 물을 부어 우려 마셔도 좋다. 치자는 하루에 1~2잔을 공복에 마시는 것이 효과적이다.

🌀 숙지황

당뇨로 인한 골증(인체 심층부로부터 허열이 훈증하는 병)이 나타날 때는 숙지황 8g에 물 2컵 반을 부어 반으로 줄어들 때까지 끓인 후 하루 동안 여러 차례로 나누어 마시도록 한다.

🌀 맥문동

맥문동은 혈당을 떨어뜨리는 효과가 있다. 2~5g을 물 200cc와 함께 달여 하루에 2~3번 마시거나 말린 뿌리를 가루내어 복용해도 좋다.

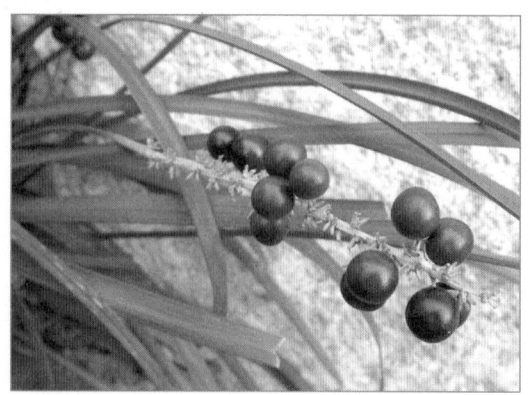

플러스팁+ 소갈증과 당뇨병

한의학의 '소갈증'은 당뇨병을 포괄하는 병증이다.
'소갈'의 소(消)는 소모의 뜻이며, 갈(渴)은 내열에 의해 체액이 감소되어 갈증이 유발되고, 이에 따라 수분 섭취를 갈구하는 증세를 말한다. 따라서 다음, 다식, 다뇨의 3대 주요 증세가 나타난다.

소갈증은 합병증이 무섭다. '골증'과 '해수', '천식'이 동반되고, 시력 장애가 오며, 심장순환기계 장애로 중풍과 유사한 수족의 불수 증세가 나타난다. 피부 질환이나 탈저(당뇨병성 족괴저) 등도 동반된다.

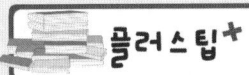

합병증에는 세 가지가 있는데, 신증(腎症 : 신장병변), 신경병증(神經病症 : 신경병변), 망막증(網膜症 : 안병변)이다.

신장병변	모세혈관간사구체경화증, 세동맥신경화증, 신우신염이다.	(1) 고혈압, 단백뇨, 저단백혈증의 3대 증세가 나타난다. (2) 혈뇨, 급성핍뇨성 신부전, 요로감염을 일으킬 수 있다. (3) 수종(水腫), 창만(脹滿), 중만(中滿), 고창(鼓脹) 등이 온다.
신경병변	당뇨 환자의 12%에서 볼 수 있다. 특히 성기능 장애는 비당뇨 환자의 2~5배나 되며, 당뇨 진단 전에 48%에서 성교불능증이 나타난다.	(1) 신경통, 손발 마비, 손발의 냉증, 손발의 반신불수 같은 증세(偏痿) 등이 온다. (2) 뇌동맥경화나 반복된 저혈당으로 기억력이 떨어진다. (3) 쥐가 잘 난다. 지각 이상, 온몸에 개미가 기어가는 듯한 '의주감(蟻走感)'이 있다. (4) 기립성 저혈압증, 심호흡하거나 일어섰을 때 심장 박동이 달라지면서 감소한다. (5) 설사, 음성 변화, 허로와 피로, 두드러기가 잘 난다. (6) 찬 공기를 마셔도 호흡이 빨라지지 않는 호흡반사 감소가 일어난다.
안(眼)병변	망막증, 수정체 굴절 이상, 수정체 두께 조절 신경의 장애, 백내장, 안근마비 등이 온다.	눈동자의 확대와 축소에 시간이 걸린다든가 안면신경마비로 눈꺼풀이 늘어지든가 눈동자가 한쪽으로 몰린다든가 한다.

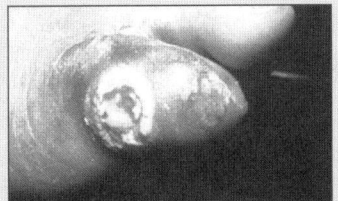 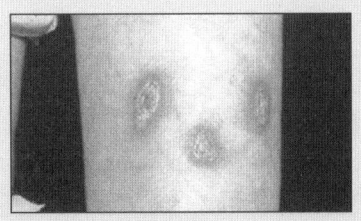

〈당뇨병성 족괴저〉

Part 1. 흔한 증세를 다스리는 가정요법

소변을 보기가 힘들다

소변을 보기가 힘들고, 몸이 자꾸 붓는 경우

🌿 쇠비름

방광염에는 실증과 허증이 있는데, 실증은 방광 부위가 터질 듯 아프고 소변을 볼 때 통증이 심하면서 소변을 보기가 힘든 것이 특징이다. 이때에는 쇠비름 나물을 끓여 차처럼 마신다.

또 소변을 보기가 힘들고 뚜렷한 병이 없는데도 아침이면 얼굴이나 손발이 붓는 '특발성 부종'은 움직이다 보면 오후에 부기가 빠지는 것이 특징이다. 이런 때도 쇠비름이 좋다. 장복하면 장수할 수 있다고 알려져 있기에 '장명채'라고 불리며 약명으로는 '마치현'이라고 한다.

쇠비름 20g을 물 500cc로 끓여 차처럼 마신다. 혈액도 맑아지고 몸 안에 있는 독소도 제거된다.

🌿 달개비꽃

달개비꽃도 소변을 보기가 힘들고, 부기가 있을 때 뛰어난 효과가 있다. 더구나 비만까지 해소할 수 있으므로 이 꽃을 따서 말렸다가 녹차와 함께 우려내어 마신다. 들이나 길가에서 흔히 볼 수 있는 달개비는 '닭의장풀'이라고도 하는데, 여름에 푸른 빛의 꽃이 핀다.

🌿 팥

사포닌 성분을 함유하고 있는 팥도 효과가 뛰어나므로 팥즙을 만들어 먹도록 한다.

팥이 팔팔 끓으면 불을 줄이고 나무주걱으로 저어가면서 은근히 끓인다. 팥이 푹 물러지면 불을 끄고 체에 밭쳐 팥즙만 받아낸다. 여기에 꿀을 섞어 수시로 마신다. 혹은 팥 40g을 깨끗이 씻어 잘 불리고 파 한 뿌리를 잘 볶은 뒤 함께 끓인다. 그런 다음 청주 한 컵을 붓고 한소끔 끓여 걸러낸 후 그 즙을 따뜻할 때 마신다.

🌿 연근

방광염에 의한 배뇨통에는 소염·진통·지혈 작용이 있는 연근즙을 마신다.

연뿌리 생것 200g을 잘 씻고 껍질을 벗겨서 강판에 간 다음 생즙을 내어, 소주잔으로 한 잔씩 하루 3~4번 공복에 마신다.

🌿 택사

신음허증(腎陰虛證)일 때는 어지럽고, 소위 '허번하다'고 호소하면서 깊은 잠을 잘 이루지 못하며, 꿈이 많아 잠을 자도 잔 것 같지 않고 항상 멍하다. 이명, 건망증이 심하고, 허리와 무릎은 새큰거리면서 힘이 없으며, 소변은 농축되어 붉어지고 양이 줄어든다. 심하면 농축뇨가 나오며 배뇨 때 뻐근함을 느끼고 소변을 보기가 힘들고 지린내가 심하다.

이런 경우에는 택사 12g을 물 700cc로 끓여 반으로 줄면 하루 동안 나누어 마시면 좋다. 택사는 소변이 방울방울 떨어지는 것을 멎게 하는 약재이다.

전립선으로 소변을 보기가 힘든 경우

굴

아연은 정자가 전립선을 통과할 때 움직임을 활발하게 만드는 작용을 하며, 정자를 활발하게 만들 뿐만 아니라, 정자의 생산을 늘리고 발기중추의 활동을 왕성하게 만드는 작용을 한다.

아연을 많이 함유한 식품에는 굴이 최고다. 생굴을 많이 먹든지 혹은 '호유'를 만들어 두고 먹는 것이 좋다. 굴을 껍질째 넣고 끓여, 그 물이 반으로 줄 때까지 졸인 것이 호유이다. 각종 요리에 조미료로 넣으면 자연스럽게 복용할 수 있어 여러 모로 좋다.

검은콩식초

검은콩식초는 대소변의 원활한 배설을 도와 전립선비대증을 예방하는 데 좋다. 먼저 검은콩을 깨끗이 씻어 물기를 없앤 후 용기에 담고 콩이 잠길 정도로 현미식초를 붓는다. 그대로 밀봉해서 냉장고에 7일 정도 보관하면 먹을 수 있다.

검은콩을 한번에 10알씩, 하루 2~3회 공복에 씹어 먹거나 밥에 비벼 먹으면 된다. 검은콩을 담갔던 식초도 함께 마시면 효과가 더욱 좋다.

파파야

파파야는 전립선비대증 예방 효과와 함께 장내 가스를 제거하는 효과도 뛰어나다. 특히 파파야 100g 속에 비타민 C가 무려 65mg이나 함유되어 있어 어떤 과일보다 비타민 C가 풍부하다. 파파야는 생것을 그대로 먹는 것이 가장 좋고 주스를 만들어 먹어도 된다.

또는 파파야 씨를 바짝 말린 후 가루로 만들어 보관해 두고 한번에 4g씩, 하루 3회 온수로 복용해도 좋다.

마

마가 좋다. 생마를 갈아 양념을 해서 먹어도 좋고, 말린 마를 건재약국에서 구입하여 1일 12~20g을 물 500~700cc로 끓여 반으로 줄여 마셔도 좋다. 또 전립선 질환 초기에는 『참마탕』을 자주 마셔서 악화되는 것을 가급적 막아야 한다. 『참마탕』은 마, 산수유 각 8g에 숙지황 12g을 배합해서 함께 끓여 마시면 된다.

지황

지황은 전립선비대증으로 인한 발기부전, 스트레스로 인한 발기부전을 해소하는 효력이 탁월하고 당뇨병, 요통, 백내장에도 효험이 있으며, 정력 강화제로도 잘 알려져 있다. 《동의보감》에서는 "지황 뿌리가 혈액을 보충하고 정액을 늘리

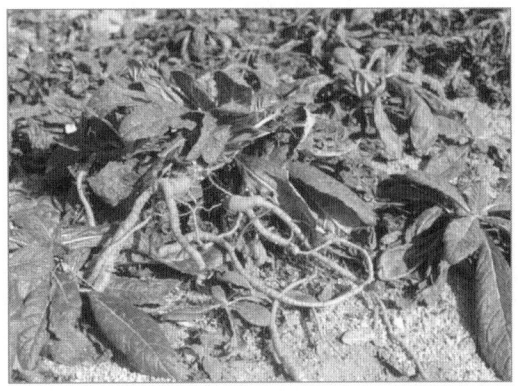

며 골수를 보익하는 효능이 있다"고 했다.

지황 뿌리를 꿀에 졸인 후 식혀 얇게 펴서 햇볕에 말리면 오래 보관할 수 있다. 이것을 하루에 세 번, 한번에 엄지손가락 정도의 크기로 잘라 꼭꼭 씹어 먹으면 된다.

또는 지황을 그대로 생즙을 내어 소주잔으로 한 잔씩 마시거나, 찐 지황을 구해 하루에 8g씩 500cc의 물을 넣고 반으로 줄어들 때까지 끓여서 여러 차례로 나누어 마셔도 좋다.

음양곽

삼지구엽초라고도 하는 음양곽은 대표적인 정력 강화제로 꼽히는데, 전립선암을 예방하는 데도 효과가 높다. 《동의보감》에서는 "음양곽이 허리와 무릎이 약해 힘이 없고 아픈 것을 돕고, 양기가 떨어져 발기부전이 되거나 여성과 남성의 불임, 노인의 노망이나 중년의 건망증 등에 효과가 높다"고 설명하고 있다.

음양곽은 보통 한약을 지을 때 약재 중 하나로 첨가하지만 간단하게 차로 만들어 마셔도 좋다. 음양곽을 하루에 12~20g씩 물 3대접과 함께 10분 정도만 끓여 나눠 마시면 된다. 오래 끓이면 약효가 파괴된다.

해금사(실고사리알 씨)

소변을 잘 나가게 한다. 40g을 좋은 찻가루 20g과 고루 섞어서 한번에 12g씩 생강과 감초를 달인 물에 타 먹는다.

비해

밤에 소변을 많이 누거나 소변이 나오는 줄 모르는 것을 치료한다. 또한 소변이 밤이나 낮이나 시도 때도 없이 자주 나오는 것도 낫게 한다.

썰어서 물에 달여 먹거나 가루내어 술에 쑨 풀에 반죽한 다음 알약을 만들어 끓인 소금물로 한 번에 70알씩 빈 속에 먹는다.

우슬

《동의보감》에 "(우슬은) 소변이 잘 나오지 않고 음경 속이 아파서 죽을 것 같은 데는 술에 달여 빈 속에 먹어야 한다."고 했으며, 또 "우슬고(牛膝膏)는 어혈로 생긴 임병을 치료하는 데 제일 효과가 좋은 약이다. 우슬 40g을 썰어서 물 5잔에 넣고 1잔이 되게 달인 다음 사향을 조금 넣어서 빈 속에 먹는다. 우슬은 임병을 치료하는 데 제일 좋은 약이다."고 했다.

지부초(댑싸리)

《동의보감》에는 "소변을 잘 나가게 하고 소변이 나오지 않는 것을 주로 치료한다. 즙을 내어 먹으면 곧 소변이 나온다. 그러므로 소변을 누지 못하여 죽을 것같이 된 것을 살리는 데 효과가 있다. 씨와 줄기와 잎이 다 효능이 같은데 물에 달여서 먹는다."고 했다.

호장근(범싱아 뿌리)

《동의보감》에는 "5가지 임병을 낫게 하는데, 소변을 잘 나오게 한다. 40g을 물에 달인 다음 사향과 유향 가루를 조금씩 타서 빈 속에 먹으면 곧 낫는다. 민간에서는 두우슬(杜牛膝)이라고 한다."고 했다.

플러스팁+ 전립선에 대한 이해

전립선은 남성에게만 있는 부성기로 방광 아래에 있는데 30~50개의 샘들이 모인 집합체이며, 무게는 대략 20g 가량 되며, 소변과 정액의 통로 역할을 하는 관인 요도를 둘러싸고 있다.

1. 급성전립선염

배뇨통이 있고 소변을 볼 때 타는 듯한 작열감이 느껴지며, 소변이 잦아지는 데다 참을 수 없을 만큼 급해진다. 소변은 탁하며 가끔 소변에 피가 한 두 방울 섞여 나오기도 한다. 회음부에 묵직한 느낌이나 동통이 있을 수 있으며, 정낭에도 염증이 생기는 경우가 많다. 아침에 눈을 떴을 때, 소변을 보기 전인데도 귀두 끝에 맑은 물방울이나 우윳빛이 나는 액이 맺혀 있다면 우선 만성전립선염을 의심해 봐야 한다.
이렇게 맺힌 액체를 '모닝 드롭(morning drop)' 이라고 한다.

2. 만성전립선염

소변이 급해지고, 보기 어려우며, 소변을 보더라도 요도 끝이 화끈거린다. 또 소변줄기가 가늘어지며, 여러 갈래로 갈라지기도 하고, 소변에 혈액이 섞이거나 소변 속에 허연 실 같은 물질이 둥둥 떠다니기도 한다. 전립선 부위는 말할 것도 없고 직장, 음경까지 통증에 시달리고, 허리 아래, 회음부, 치골 등에도 통증이 퍼진다. 그리고 성욕이 줄어들어 조루가 되거나, 사정 때 통증을 느끼거나, 혈액이 섞인 정액을 사출하기도 하고, 꿈속에서 갑자기 통증을 수반하는 몽정을 하는 경우도 있다.

3. 전립성비대증

① 1단계(자극 증세기) : 회음부에 불쾌감이 느껴지고, 소변을 보고 싶어도 막상 소변은 제대로 나오지 않아 쩔쩔매며 고생하는 경우가 잦고, 소변을 보더라도 소변 줄기가 가늘고 힘이 없어서 시원한 감을 느낄 수 없다.
② 2단계(잔뇨 발생기) : 소변을 보기가 힘들고 소변이 나오더라도 양이 상당히 적고 줄기도 가는 것이 특징이다. 배뇨 후에도 방광에 소변이 남아 있늘 묵직하고 불쾌한 느낌이다.
③ 3단계(방광 확장기) : 방광 이뇨근이 위축되면서 방광이 확장되는 단계이다. 요실금 증세가 동반된다.

4. 전립선암

전립선암의 초기에는 자각증세가 거의 없다가 점차 진행되면서 전립선비대증과 유사한 증세를 보인다. 암세포가 전이성을 띠기 시작하면 정낭을 침범해 임파나 혈관을 따라 골반 내의 임파선으로 전이된다.

Part 1. 흔한 증세를 다스리는 가정요법

소변이 자주 마렵다

소변이 잦은 것을 개선하는 식품과 약재

🌀 은행

평소보다 수분을 많이 섭취했거나 정신적으로 긴장하여 소변이 잦으면 은행을 구워 먹도록 한다. 단, 은행을 많이 먹으면 청산 중독을 일으킬 수 있으므로 하루에 7~10알 정도만 먹는다.

🌀 마

소변이 자주 마려우면서 소변의 양이 지나치게 많으면, 당뇨병·요붕증·수신증 등을 의심해 볼 수 있다. 이 경우에 해당하는 한방 증후군을 《동의보감》에서는 '신허증'이라고 했다. 이럴 때는 참마즙을 마신다.

참마 껍질을 벗기고 깨끗이 씻어 강판에 갈아 즙을 내어 마시면 된다. 혹은 참마와 산수유 각 8g에 숙지황 12g을 배합해서 끓인 『참마탕』을 마신다.

또 방광염에는 실증과 허증이 있는데, 허증은 방광 부위를 누르면 오히려 시원한 느낌이 들며 소변이 자주 마렵고, 보아도 또 보고 싶어지는 것이 특징이다. 이때는 참마 생것을 갈아 소금과 참기름으로 간을 해서 마신다.

🌀 합개(뽈도마뱀)

신양허증(腎陽虛證)일 경우에는 소변이 잦고 배뇨 후에도 뒤끝이 무지근하며 찔끔거린다. 심하면 소변을 참지 못해 지리거나 기침할 때 소변이 나오기도 하고, 야간 빈뇨증으로 잠을 설치게 된다. 때로는 부기가 하루 종일 가기도 하는데, 허리 아래가 더 심하게 부으며, 부은 자리를 누르면 손가락이 쑥 들어갈 정도로 함몰한다.

이러한 경우에는 『인삼합개산』을 쓴다. 인삼 9g, 합개(뽈도마뱀) 한 쌍을 가루낸 것으로 1일 2~3회, 1회 1~1.5g씩 복용한다.

🌀 옥수수 수염

소변이 자주 마렵지만 소변을 보기가 어려워 잘 안 나오는 경우로 요도염·요로결석·전립선 비대증 등을 의심해 볼 수 있다.

이때에는 옥수수 수염과 인동꽃 각 20g을 함께 끓여 하루 동안 나누어 마시도록 한다.

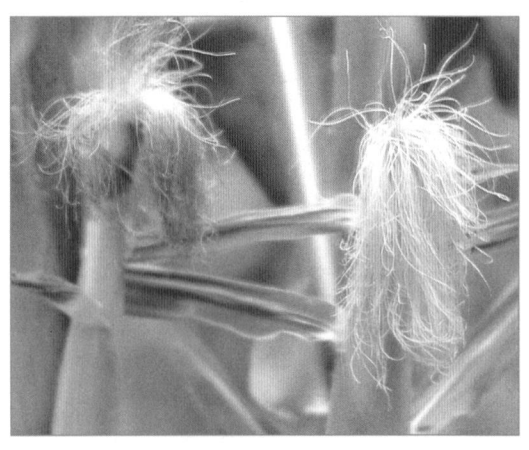

Part 1. 흔한 증세를 다스리는 가정요법

숙취를 빨리 풀고 싶다

숙취 해소에 좋은 식품과 약재

🌀 굴조개

해장국을 비롯해서 미역국·조개국·북어국 등이 좋다. 특히 굴조개는 술을 마신 뒤 번열이 나는 것을 치료하는 데 뛰어나다.

굴조개 살에 생강과 식초를 넣어 날것으로 먹거나 끓여 먹기도 한다. 방합도 술독을 풀고 술에 취한 것을 깨게 한다.

🌀 콩나물

해장 효과가 뛰어날 뿐 아니라 땀을 통해 알코올을 배출시키는 데에 콩나물국이 좋다.

뿌리를 다듬지 말고 국을 끓여 먹는다. 알코올 대사에 도움이 되는 아스파라긴산이 다량 함유되어 있는데, 특히 뿌리에 더 많이 함유되어 있기 때문이다.

🌀 밀감 껍질

오렌지·토마토·당근즙을 마시는 것이 좋다. 또 밀감 껍질(감피)도 술독과 술을 마신 후 생기는 갈증을 없애며 술에 취한 것을 깨게 하는데, 약한 불기운에 말려 가루로 낸 다음 소금을 약간 넣고 끓인 물에 한번에 4g씩 타서 마신다. 일명『독성탕』이라고 한다.

🌀 배추

배추·미나리·시금치 등으로 냉즙을 만들어도 좋다. 특히 배추는 술을 마신 후 생기는 갈증을 없애는 데 뚜렷한 효과가 있다. 냉즙으로 마시거나 배추국으로 끓여 먹는다.

🌀 팥

호박·콩·팥 등이 좋다. 특히 붉은팥꽃(적소두화)은 술독을 풀며 술로 생긴 병을 치료하는 데 뛰어나다. 붉은팥꽃과 칡꽃을 각각 같은 양으로 해서 약한 불기운에 말린 뒤에 가루내어 한번에 4~8g씩 먹으면 술을 먹어도 쉽게 취하지 않는다. 일명『쌍화산』이라고 한다.

🌀 감국

감국은 술에 취해서 깨지 않는 데 좋다. 좋은 감국화를 가루내어 4~8g씩 물로 먹는다.

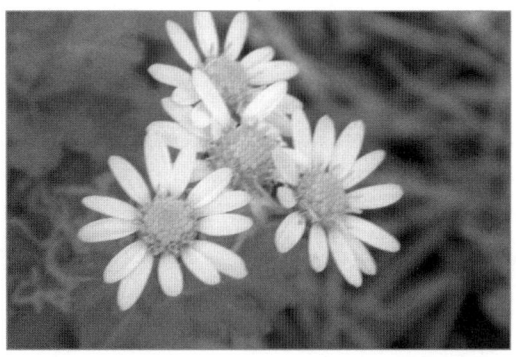

Chapter Ⅰ 가족 건강을 위한 가정요법

칡뿌리

술독을 풀고, 술에 취해서 깨지 않는 것을 치료하는데, 특히 숙취로 갈증이 심하고 설사를 하며 심장이 욱죄어 올 때 좋다. 한방에서는 술을 해독시킬 때 『대금음자』나 『석갈탕』 등의 처방을 자주 쓰는데, 이들 처방의 주재료가 바로 칡뿌리이다. 칡뿌리를 짓찧어 즙을 내어 마시거나, 또는 칡뿌리를 짓찧어 물을 붓고 가라앉힌 가루를 받아 끓는 물에 넣으면 얼마 후에 갓풀(아교)빛이 나는데, 이것을 꿀물에 타 마신다. 여기에 생강을 조금 넣으면 더 좋다.

한편 칡꽃(갈화)도 술 마신 후의 해독제로 아주 효과가 좋은데 차로 끓여 마신다.

인삼

인삼 생것(수삼)을 즙내어 꿀을 타서 마셔도 도움이 된다. 혹은 말린 인삼(건삼) 6g을 물 500cc로 끓여 반으로 줄여 마셔도 도움이 된다. 또한 인삼꽃도 효과가 있으므로 평소에 인삼을 재배하는 곳에 부탁하여 준비해 두는 것이 좋다.

우렁이

우렁이도 술에 취한 것을 깨게 한다. 여러 달 술을 마셔서 입과 혀가 몹시 헌 데는 우렁이 살에 파와 약전국·후추·생강을 넣고 끓여 즙을 마신다.

오이

오이 생즙을 마신다. 또는 오이덩굴을 짓찧어 낸 즙을 마신다. 특히 오이 씨는 소주독을 잘 푸는데 날것으로 먹어야 효과가 더 좋다.

식초

식초나 오미자·모과·매실 등 맛이 새콤한 것들이 간의 크레브스 사이클을 촉진하기 때문에 좋다. 식초는 숙취를 빨리 푸는 데 가장 효과적이다. 식초를 커피잔 1잔의 물에 3~4티스푼을 타서 마신다. 술의 독성을 물과 가스로 분해하여 체외로 배출시키기 때문에 좋다.

오미자는 1일 8g을 물 500cc로 끓여 반으로 줄면 나누어 마시고, 모과는 1일 12~20g을 500~700cc의 물을 넣고 끓여 반으로 줄면 여러 차례로 나누어 마신다.

녹두

술독을 치료하는 데는 녹두가루로 국수를 만들어 먹으면 좋은데, 녹두죽을 끓여 먹어도 좋다.

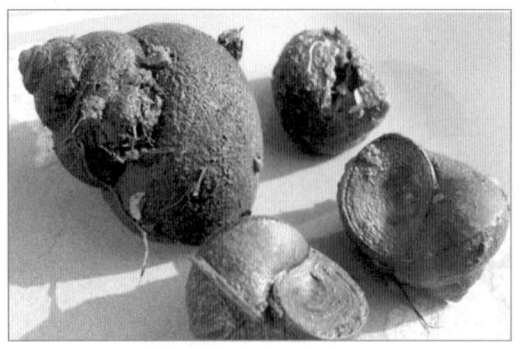
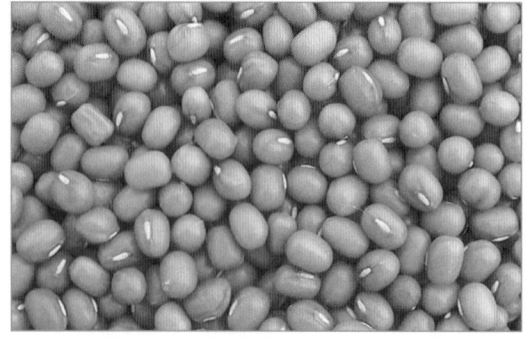

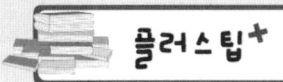 알코올중독

● 알코올중독이란 무엇인가?

　알코올중독은 생리적·환경적 자극에 의해 음주가 시작되고, 이것이 탐닉행동을 유지시켜, 통념적으로 허용되는 영양적·사회적 용도 이상의 술을 지속적, 주기적으로 마시려는 강박행동이 기본 양상이다.

　이렇게 술을 과량으로 계속해서 마심으로써 상당한 기능 장애가 특징적으로 나타나는 만성적, 진행적 그리고 잠재적으로 치명적인 질병이다.

　특징적으로는 내성, 신체적 의존 및 신체기관의 병적인 변화가 발현되는 상태로 생리적, 심리적, 사회적 기능을 해치는 만성적 행동 장애를 일으킨다.

● 알코올중독은 어떤 특징이 있는가?

　미국 존스홉킨즈 대학병원에서는 알코올중독 여부를 판정하기 위해 다음과 같은 테스트를 행하고 있다고 한다.

1. 근무시간에 술을 마신 경험이 있는가?
2. 술로 인해 가정생활이 불행해졌는가?
3. 대인 관계에 있어서 부끄러움을 없애기 위해 술을 마시는가?
4. 술로 인해 명예에 손상을 입었는가?
5. 음주 후 후회한 적이 있는가?
6. 음주 결과로 경제적인 곤란을 받았는가?
7. 자기보다 못한 환경의 사람들을 찾아 같이 마시면서 우월감을 느끼는가?
8. 가정생활을 술 때문에 소홀히 했는가?
9. 술을 시작한 후 의욕이 줄어들었는가?
10. 매일 어느 특정한 시간에 한잔 생각이 간절한가?
11. 해장술을 꼭 해야 하는가?
12. 술 때문에 잠을 잘 못 자는가?
13. 술 때문에 능률이 떨어졌는가?
14. 술 때문에 직장이나 사업에 지장이 있는가?
15. 걱정거리나 문제를 잊기 위해 술을 드는가?
16. 혼자서 술을 드는가?
17. 음주한 결과로 기억 상실을 한 적이 있는가?
18. 술 때문에 병원 치료를 받은 일이 있는가?
19. 자신감을 갖기 위해 한잔 하는가?

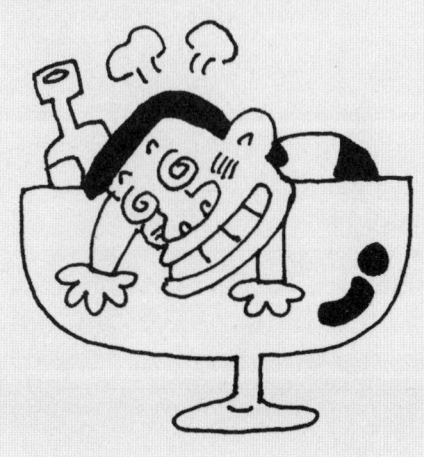

20. 술 때문에 병원이나 요양원에 입원한 적이 있는가?

　　이상의 질문 중 '예'라고 대답한 것이
(1) **1개일 때** 알코올중독일지 모른다는 결정적 경고로 볼 수 있다.
(2) **2개일 때** 알코올중독이다.
(3) **3개 이상일 때** 이미 심각한 상태이다.

● **알코올중독이 되면 어떤 증세가 나타나나?**
　알코올중독이 되면 지속적인 과음에 의한 비타민 결핍 때문에 건망증후군이 생길 수도 있다. 건망증, 지남력 장애, 작화증 및 말초신경 장애를 보일 수도 있다. 혹은 안구진탕이나 주시마비 등 안구운동의 이상, 운동실조, 정신착란 등을 보일 수도 있는데, 이는 매우 나쁜 상태다. 물론 치매에 걸릴 확률도 높다.
　그러나 알코올중독에서 가장 흔히 볼 수 있는 정신 장애는 우울증인데, 이것은 알코올중독에 대한 원인일 수도 있고 그 결과일 수도 있다. 또 불안 장애도 동반한다. 이 우울증의 결과, 자살하는 수도 많다.
　갑자기 음주를 중단하거나 또는 감량했을 때는 손이나 혀 또는 눈꺼풀에 경련이 오고 잇따라 오심구토, 무력감과 나른함, 맥박이 빨라지고 땀이 나며 혈압이 뛰거나 불안과 우울증이 심해진다. 갈증, 두통, 말초의 부종, 수면 장애, 악몽, 환각 등이 올 수도 있다.

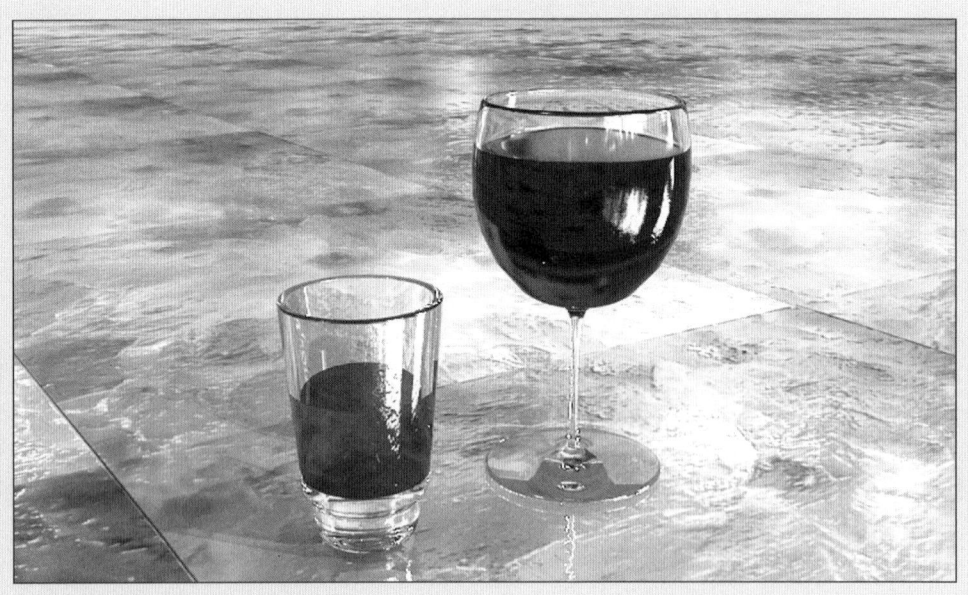

Part 1. 흔한 증세를 다스리는 가정요법

감기가 잘 걸린다

감기를 잘 다스리는 식품과 약재

🌀 오슬오슬 감기 기운이 있을 때 : 파된장국

오슬오슬 감기 기운이 있을 때 파의 흰 뿌리를 두 개쯤 썰어 넣고 된장 1큰술을 넣어 함께 끓여 그 국물만 마신다.

🌀 오한 감기에 콧물이 흐를 때 : 차조기차

오한이 있으면서 콧물이 줄줄 흐르는 감기에는 차조기 잎 20g을 물 1,000cc로 달여 반으로 줄면 하루 동안 여러 차례로 따뜻하게 마신다.

🌀 열이 나고 춥고 어깨와 목이 뻣뻣할 때 : 칡차

발열・오한・두통・콧물이 있으면서 특히 목과 어깨가 뻣뻣하고 아플 때는 칡 말린 것 20g을 물 700cc로 끓여 반으로 줄면 하루 동안 여러 차례로 나누어 마신다.

🌀 열이 심한 감기에 : 댓잎차

열감기에는 대나무 잎 20g을 끓여서 식혀 하루 동안 여러 차례로 나누어 마신다.

🌀 여름 감기에 : 인삼오미자차

여름에 지나친 냉방으로 인해 감기에 걸렸을 때는 인삼・오미자 각 4g에 맥문동 8g을 넣고 물 6컵을 부어서 끓여 4컵 정도로 줄면 차처럼 마신다.

🌀 감기로 인한 두통에 : 백목련차

감기 후 머리가 멍해지거나 두통이 있는 경우, 혹은 재채기를 하거나 코를 풀면 귀까지 멍해지면서 욱씬욱씬 쑤실 때는 백목련 꽃잎 5~10g 정도를 물 300cc로 끓여 반으로 줄면 하루 동안 여러 차례로 나누어 마신다.

단, 백목련차는 자궁을 흥분시키므로 임신중에는 마시지 않는다

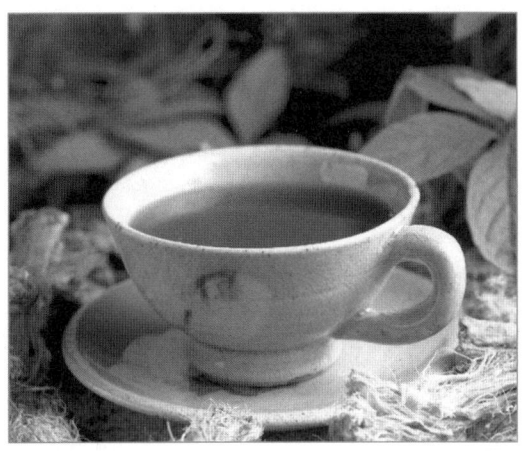
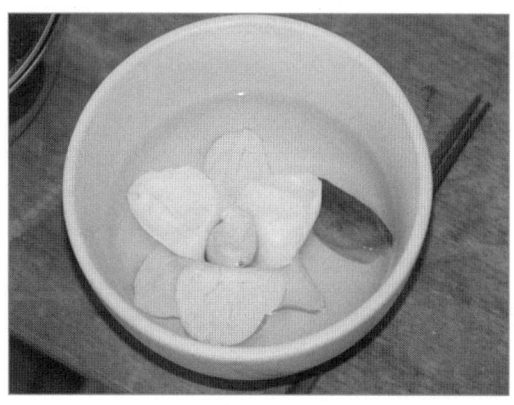

Chapter Ⅰ 가족 건강을 위한 가정요법

🌀 여름 감기에 : 향유차

향유는 특히 한랭한 환경이나 찬 음식을 먹고 일어난 위장 타입의 여름철 감기에 좋다. 신장 사구체에 작용하여 여과압을 증대시켜 이뇨 작용을 한다. 따라서 여름철 감기로 몸이 무겁고 얼굴과 손발이 부으면서 저리고 통증이 있을 때 좋다. 또 입안이 마르면서 구취가 심할 때 좋다.

향유 12g을 1일량으로 해서 끓여 차처럼 마시되, 반드시 식혀 차게 해서 마셔야 한다. 뜨거운 상태로 마시면 구토 증세가 생긴다.

🌀 가래가 끓는 감기 : 무꿀즙

무를 크게 썰어 넣고 꿀을 듬뿍 친 후 중탕하여 그 물을 마신다. 이것은 감기의 열을 떨어뜨리고 기침을 가라앉히며 가래를 삭이기도 한다.

무를 얇게 저며 용기에 황설탕과 함께 켜켜이 재워 2~3일 냉장고에 두면 무가 쪼글쪼글해지고 설탕이 녹아 끈적끈적한 시럽이 되는데, 이것을 3~4티스푼씩 떠서 커피잔 1잔의 생수에 타서 마셔도 좋다.

🌀 가래가 끓고 기침이 심할 때 : 귤껍질

귤껍질 20g을 물 700cc로 끓여 반으로 줄면 따끈한 차로 마신다. 또는 레몬 껍질도 좋다.

레몬 껍질을 20g씩 위와 같은 요령으로 끓여서 차처럼 마신다.

🌀 목이 쉬면서 기침까지 있을 때 : 맥문동차

목이 쉬면서 기침까지 있을 때, 또는 가래가 끈끈해서 잘 떨어지지 않고 목구멍에 착 달라붙어 이를 뱉으려고 하면 기침이 더 심해지고 얼굴이 빨개질 정도로 힘들면 맥문동 12g을 끓여 차처럼 복용한다.

🌀 온몸이 쑤시는 감기 : 계란청주

청주 한 컵에 계란 한 개를 넣고 반숙이 될 때까지 데워 뜨거울 때 마신 후, 이불을 덮고 땀을 내면서 한잠 자고 나면 거뜬해진다. 혹은 '자두술'과 '오공술'이 좋다.

자두로 담은 술은 감기로 식욕이 떨어지고 속이 부글거리며, 설사가 날 때 또는 감기로 관절 마디마디가 모두 쑤셔올 때 좋다.

오공(지네)으로 담근 술(내장을 뺀 닭의 뱃속에 지네를 50여 마리 넣고 소주로 끓여 만든다)은 감기로 온몸이 쑤실 때 효과가 있다.

🌀 열이 있을 때 : 배중탕

열이 있으면서 가래가 끓고 기침이 심하면 배를 제삿상에 올려놓는 것처럼 윗부분을 자르고 그 속을 파낸 뒤 큰 수저 하나 정도의 꿀을 넣고 중탕하여 그 즙을 마신다.

꿀 대신 붕사라는 한약재 4g을 배 속에 넣고 중탕해서 먹어도 같은 효과를 볼 수 있다.

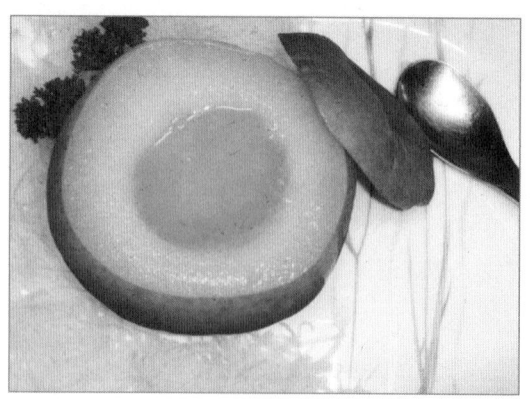

플러스팁+ 독감

독감은 A·B·C형으로 구분하는데, A형은 전염력이 강하고 증세가 가장 심하다. B형은 A형보다, C형은 B형보다 세력이 약한 것이 보통이다. 그러나 변이형이 많아 실제로 그 종류는 셀 수 없을 정도로 많다.

인플루엔자는 주로 코나 인후 등의 상기도전염을 일으키며, 전신에 증세가 나타나지만 합병증이나 혼합 감염 등으로 증세가 일정하지 않다.

잠복기는 1~2일에 불과한데, 초기에는 갑작스럽게 39~40℃ 정도의 열이 나기 시작하고 온몸의 근육이 아프다. 하루에 1℃ 이상씩 체온이 오르면서 약 2~3일 동안 고열이 지속되다가 점차 회복되거나 2차 감염으로 번져 다른 증세가 나타나기도 한다.

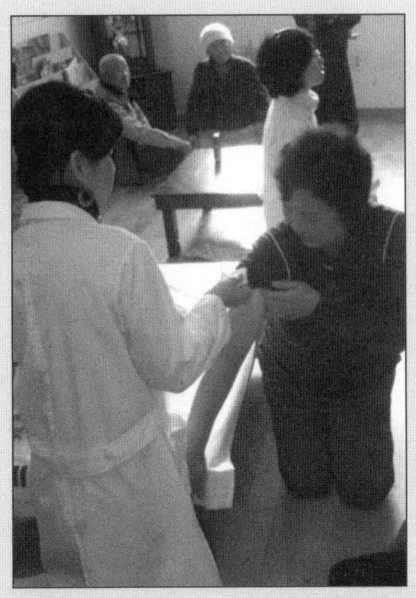

인플루엔자는 특히 전신에 증세가 심한 편으로 코가 막히거나 콧물이 흐르며 양쪽 편도선이 부어 목구멍이 따갑고 기침을 자주 한다. 경우에 따라서는 코피가 나거나 목이 쉬며 가슴이 답답하고 눈도 충혈이 된다. 그밖에 설사나 구토, 오심 등의 증세도 나타난다.

예후는 대체로 좋은 편이나 소화기, 호흡기 계통의 혼합 감염으로 병이 심해질 때도 있다. 치료방법으로는 약물 치료보다 안정과 수분의 보충 및 2차 감염의 예방 등이 더욱 중요하다.

열이 많고 입과 목이 크게 마르는 데는 한약재로 쓰이는 석고 4~8g을 부수어 물로 달여 복용한다. 또 초기에 머리가 아프고 몸에 열이 있을 때는 칡뿌리 40g을 썰어서 물에 달여 복용하고, 생칡뿌리로 즙을 내서 커피잔으로 1잔 정도 마시면 역시 효력이 있다.

그밖에도 산나리 뿌리, 즉 백합이라는 한약재를 달여 그 즙을 마시거나 혹은 치자 10개를 부수어 물로 달여 복용하고 약간의 땀을 내면 좋다.

Part 1. 흔한 증세를 다스리는 가정요법

간이 안 좋다

간 기능을 향상시키는 식품과 약재

쥐참외 뿌리

쥐참외 뿌리를 '왕과근'이라고 하는데, 《동의보감》에는 "주달(알코올성 간염에 의한 황달)이 흑달(만성의 황달로 얼굴색이 검어진 경우)로 변하여 치료하기 어렵게 된 것을 낫게 한다. 뿌리를 짓찧어 즙을 내서 빈 속에 작은 되로 1되씩 단번에 먹으면 반드시 누런 물이 소변으로 나온다. 그래도 낫지 않으면 다시 먹어야 한다."고 했다.

부추

《동의보감》에 부추는 '간의 채소'라 하여 "김치로 만들어 늘 먹으면 좋다."고 했을 정도로 간 기능을 강화시키는 데 뚜렷한 작용을 한다.

부추를 먹을 때는 생즙을 내어 식초 1작은술을 타서 마시거나, 생즙에 사과즙을 섞어 마셔도 좋고 부추로 죽을 쑤어 먹어도 좋다.

단, 부추죽을 쑬 때는 부추에 함유된 유화알릴이 열에 파괴되지 않도록 죽을 다 쑨 다음에 부추를 썰어 넣어 살짝만 익히는 것이 요령이다.

초롱담

《동의보감》에는 초롱담이 "간과 담낭의 기를 보한다. 달여서 먹으면 간의 습열증을 치료한다."고 했다.

굴

굴은 조혈(造血) 작용과 정혈(淨血) 작용이 뛰어나서 간 기능이 훼손되어 GOT, GPT 수치가 높을 때 치료제로 쓰인다.

굴은 주성분인 글리코겐의 함유량이 최고치에 달하는 겨울에 먹는 것이 가장 좋다.

사철쑥

《동의보감》에는 사철쑥이 "황달로 온몸이 누렇게 되고 소변이 붉어진 것을 치료한다. 진하게 달여서 먹는데, 날것으로 먹어도 좋다. 주달(알코올성 간염에 의한 황달)일 때는 40g을 청주에 달여서 먹는데, 이것을 『주자인진탕』이라고 한다."고 했다.

비파 잎

비파 잎은 악성 간염에 특효약으로 꼽힌다. 잎을 적당한 크기로 썰어 햇볕에 말렸다가 프라이팬에서 볶아 차처럼 마시면 된다. 구연산과 사과산, 주석산, 비타민 C가 풍부한 비파의 열매도 말려 두었다가 먹으면 좋다.

지황

지황에는 아미노산과 글리코자민 등 간에 좋은 성분이 풍부하게 함유되어 있다. 그래서 지황차를 마시면 간장의 기능 보호에 탁월한 효과가 있다. 실제로 간염에 걸린 흰 생쥐에게 지황차를 먹였더니 간의 글리코겐이 줄어드는 현상이 멎고 간 기능이 향상되었다는 실험결과도 보고된 바 있다.

지방간에 좋은 식품과 약재

녹즙

특히 베타카로틴을 다량 함유하고 있는 녹황색 채소는 지방간의 악화를 막는 역할을 하므로 녹황색 채소를 이용한 녹즙을 섭취하도록 한다. 당근과 호박, 토마토, 브로콜리, 무청, 시금치, 양배추, 귤, 옥수수 등이 특히 좋은 것으로 알려져 있다.

배식초절임

배식초절임은 간의 크레브스 사이클을 원활하게 만들어 간 기능을 향상시키고 간의 피로를 푸는 역할을 한다.

배의 껍질과 씨 부분을 제거한 후 얇게 썰어 용기에 담고 배가 찰랑찰랑 잠길 정도로 현미식초를 붓는다. 뚜껑을 닫아 밀봉한 후 서늘한 곳에 하루 동안 보관했다가 한번에 20g씩, 하루 3번 공복에 배를 씹어 먹는다.

배를 담가두었던 식촛물은 커피잔 한 잔 정도의 생수에 3~4티스푼씩 타서 마시도록 한다.

냉이

냉이의 콜린 성분이 간에 지방이 축적되는 것을 방지하는 역할을 하기 때문에 냉이가 좋다. 냉이 씨도 좋다. 《동의보감》에는 냉이 씨에 대해 "이것을 석명자라고 한다. 주로 간기가 막힌 것을 치료하고 눈을 밝게 하는데, 가루내어 먹는다. 연한 뿌리를 쌀과 함께 죽을 끓여 먹으면 피를 이끌어 간으로 들어가게 한다."고 했다.

모과

《동의보감》에는 모과가 "간으로 들어가서 힘줄과 피를 보한다. 달여서 먹는다."고 했다. 모과는 씻지 말고 젖은 행주로 닦아내 씨를 뺀 후 얇게 저민다. 저민 모과를 매실과 같은 요령으로 누런 설탕에 재워 30여 일 정도 실온에서 숙성시킨다.

차로 마실 때는 시럽 3~4작은술을 생수에 타서 하루에 1~2잔씩 공복에 마신다. 모과의 건더기도 물을 붓고 끓여 차로 만들어 마시면 좋다.

오미자

오미자에 함유된 유기산은 간 기능을 강화시키는 역할을 하며, 특히 간 기능 저하로 대변이 묽고 가늘 때 변을 정상화시켜 주는 효능이 뛰어나다. 오미자를 단기간만 섭취해도 간의 GOT, GPT 수치가 정상으로 회복되는 효과를 볼 수 있으며 트란스아미나제가 조절되는 효과도 놀라울 정도다.

오미자는 차로 만들어 마시면 되는데, 오미자 8g을 물 500cc와 함께 끓여 반으로 줄인 다음 하루 동안 나눠 마시도록 한다.

간경화증에 좋은 식품과 약재

호박

호박은 인, 칼륨, 카로틴, 칼슘 등을 풍부하게 함유하고 있어서 간 기능을 보호하고 이뇨 효과도 뛰어난 식품이다. 특히 간경화증 말기에도 효과가 있으므로 호박을 되도록 많이 섭취하는 것이 좋다. 조리법은 삶거나 구워도 되고 호박죽을 끓여 먹어도 된다.

복수가 심하게 찼을 때는 늙은 호박의 속을 파내고 미꾸라지를 넣어 중탕한 후 믹서에 갈아 죽으로 끓여 먹으면 효과적이다.

🌀 매실

매실은 간의 크레브스 사이클을 원활하게 만들어 주는 역할을 한다. 특히 매실 속의 구연산은 강한 해독 작용과 함께 묵은 피를 제거하고 간 기능을 활발하게 만들어 주는 효과가 있으므로 차로 만들어 두고 장복하면 좋다.

매실차를 담글 때는 풋매실을 씻어 물기를 뺀 다음 황설탕을 켜켜이 넣어가며 용기에 7할 정도만 담는다. 그대로 밀봉해 실온에서 10여 일 정도 보관하면 매실이 둥둥 떠오르는데 이때 매실은 건져내고 시럽만 냉장고에 보관해 둔다.

차로 마실 때는 매실시럽 3~4작은술을 잔에 담고 생수를 부어 공복에 마시되 하루에 1~2잔 정도면 충분하다.

🌀 모시조개

모시조개 속에는 천연의 타우린과 호박산이 다량 함유되어 있어 담즙 분비를 촉진하고 간 기능을 회복시키는 역할을 한다. 그러므로 모시조개를 이용해 탕을 끓이거나 모든 음식의 국물맛을 내는 데 이용하면 좋다.

모시조개 껍질도 버리지 말고 말려 두었다가 불에 살짝 구운 다음 곱게 가루내어 하루에 3번, 1작은술씩 온수로 복용하도록 한다. 물론 가막조개, 바지락조개도 좋다.

🌀 우렁이

우렁이는 만성 활동성 간염을 비롯해 황달 증세, 간경화증, 간경화증으로 인한 복수 등에 탁월한 효능이 있는 것으로 알려져 있다.

한방에서도 우렁이는 일찍부터 '전라'라고 해서 황달을 동반하는 간 기능 장애성 질환 등을 다스리는 데 사용해 왔다.

간암에 좋은 식품과 약재

🌀 감자

소화에 좋고, 특히 항암치료로 체내·체외로 진액이 소진되어 모두 건조해진 것을 윤택하게 해주며, 갈증을 풀어주는 효능이 있다.

멥쌀 10g에 물 100~200cc를 넣고 죽을 끓인 후에 신선한 감자에서 추출한 20~30cc의 삼출물을 넣고 약간 따뜻할 때 먹는다. 혹은 감자 1/3개와 완두콩 3큰술을 삶아 으깬 후 야채 삶은 국물을 부어 약한 불에서 어느 정도 끓인 다음 우유를 약간 넣고 덩어리지지 않게 섞어 먹는다.

🌀 쑥

쑥 가루를 4g씩 1일 3회 온수로 복용하거나, 혹은 건재약국에서 말린 쑥을 구입해 1일 12g을 물 500cc로 끓여 반으로 줄면 하루 동안 여러 차례로 나누어 마신다.

항암 효과를 기대해 볼 수 있는 식품이다.

🌀 유산균 음료

유산균 음료는 간암에도 아주 좋다. 간암의 경우에는 가스가 많이 차면서 대변을 보려고 해도 대변이 시원하지 않고 가스만 요란하게 나오거나, 변이 나온다 해도 가늘게 또는 끊어지면서 나오거나 물 위에 둥둥 뜨기도 한다. 이럴 때 유산균 음료가 약이 된다.

첫째, 유산균 음료를 그냥 마시도록 한다.

둘째, 녹황색 야채생즙에 유산균 음료를 타서 마신다.

셋째, 무화과나무 열매 15g을 1회분 기준으로 하여 강판에 곱게 갈아 즙을 낸 다음 유산균 음료에 타서 마신다.

넷째, 율무쌀을 깨끗이 씻어 시루에서 찐 다음 말린 후 곱게 가루로 만들어 유산균 음료에 타서 마셔도 좋다.

🌀 황정

시루에 찐 황정을 잘게 썬 뒤 황정의 다섯 배 가량 되는 물을 붓고 약한 불로 하루 종일 달인다. 찌꺼기는 걸러내고 다시 걸쭉해질 때까지 졸여 조청처럼 되면 하루 서너 번에 걸쳐 4~8g씩 따뜻한 물로 복용한다. 항암치료 중에 체력이 급격히 떨어졌을 때 체력을 보강해 주는 식품이다.

황정을 깨끗이 씻은 후 곱게 가루내어 쌀과 함께 떡을 만들어 먹어도 좋다.

🌀 목이버섯

목이버섯은 항암치료 후유증으로 기운이 떨어졌을 때 기운을 돋우어 허한 것을 보충하며, 항암치료 후유증으로 위음(胃陰)이 부족해져서 그 결과 입이 마르고 갈증이 나며 대변이 굳은 경우에 좋다. 목이버섯 3g을 맑은 물에 여러 시간 담근 후 찹쌀 20g, 설탕 적당량과 물 200cc를 넣어 약한 불로 끓여서 익으면 먹는다.

🌀 백화사설초

백화사설초는 청혈·해독약으로 꼽힌다. 치료 효과를 단언하기 어렵지만, 백화사설초 150g을 매일 복용한 말기 간암 환자가 3개월만에 완치되었다는 보고도 있으니 참고해 볼 가치가 있다.

백화사설초 60~100g을 매일 끓여 하루에 2~3번 나누어 마신다.

🌀 민들레

말린 민들레를 1일 12~20g씩 물 500cc로 끓여 반으로 줄면 하루 동안 여러 차례로 나누어 마신다. 암에 의해 야기되는 빈혈, 또는 항암치료 후유증으로 나타날 수 있는 어지럼증 치료에도 매우 효과가 좋다.

🌀 산약

말린 마를 '산약'이라고 한다. 간암으로 소화가 안되거나, 항암치료 끝에 비위가 허약해져서 자꾸 메스껍거나, 식사량이 소량으로 줄거나, 무기력해지고 권태롭거나, 변이 묽어지거나 할 경우에 좋다. 산약(겉껍질을 벗겨서 말린 마) 5g, 찹쌀 10g, 물 100~200cc, 설탕 적당량을 넣고 약한 불로 달여서 표면에 기름이 뜰 때까지 끓여 따뜻하게 해서 먹는다.

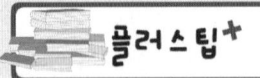 ## 간 기능을 스스로 체크해 보세요!

1. 괜히 나른해지고 식욕이 급격히 저하되면서 체중감소와 함께 배가 팽팽해지거나, 오른쪽 늑골 밑과 명치 아래가 불러오는가?
2. 피부나 구강점막 혹은 눈 흰자위의 색이 누르스름하게 변하지 않았는가?
3. 피부가 까닭 없이 가렵거나 또는 피부에 흰 백반 같은 것이 섞여 있는가?
4. 손톱 자국처럼 피부가 습진 모양을 띠거나 혹은 화농하는 경우가 있는가?
5. 무기력감과 함께 감기에 걸린 듯 발열이 있거나 미열이 계속되는가?
6. 소변의 횟수와 분량이 적어지거나 다리에 양말 고무줄자국이 선명하고 빨리 회복되지 않는 경우가 있는가?
7. 상습적인 두통이나 눈의 충혈이 유달리 심하며 혹은 시력감퇴를 느끼는가?
8. 손가락 끝이 가느스름하지 않고 네모져 있거나 또는 손톱이 부채꼴 혹은 바둑알처럼 동글동글한가?
9. 손톱 끝만 약간 분홍색을 띨 뿐 그 밑은 하얗거나 혹은 손톱이 까칠해지고 푸르스름해지지 않는가?
10. 새끼손가락 밑의 손바닥 쪽이 어둡고 잔주름에 둘러싸여 있는가?
11. 오른손의 검지가 왼손의 검지보다 빛깔이 거무스름하지 않은가?
12. 손바닥의 손금이 쇠사슬 모양으로 꼬인 듯하거나 뭔가 잡선이 교차되어 있지 않은가?
13. 역시 손금들이 구불구불 구부러져 있거나 손바닥 자체가 색맹 검사표를 엷게 한 것처럼 알록달록한 모양을 이루고 있지 않은가?
14. 근육의 힘이 쫙 빠진 듯하고 때로는 근육이 바들바들 떨리는 경련이 일어나거나 혹은 관절통이 자주 일어나지는 않는가?
15. 소변이 탁하면서 붉거나 혹은 대변이 노랗지 못하고 연하거나 회백색을 띤 적은 없는가?
16. 어지럽고 메스껍거나 귀가 윙윙 울리고 입이 쓰며 가슴이 답답한 증세는 없는가? 또 신맛이 유독 당기거나 혹은 신맛을 아예 입에 대기도 싫어질 정도로 혐오감이 있는가?
17. 혀에 오톨도톨하게 솟은 유두가 위축되어 적자색을 띠거나 백태가 두껍게 앉지는 않았는가?
18. 남자인데 유방이 여성의 것처럼 부풀어 오르거나 고환이 당기듯 아프고 정력이 갑자기 감퇴한다고 느끼는가?
19. 얼굴, 가슴, 복부 등에 거미줄 모양으로 확장된 혈관이 보이거나 복통과 복수를 느끼는가?
20. 결핵, 당뇨약 등을 장기 복용했거나 수혈, 황달 환자와 접촉한 기회가 많지 않았는가?

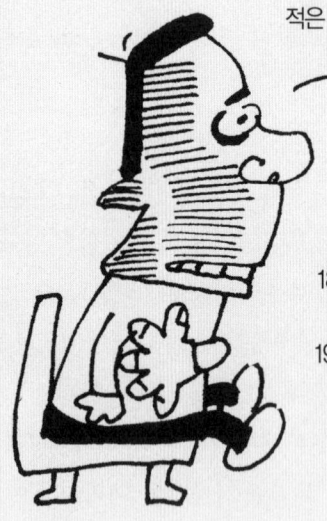

Part 1. 흔한 증세를 다스리는 가정요법

가래가 많다

가래를 삭이는 식품과 약재

무꿀절임
가래가 끊이지 않고 기침이 자주 나올 때는 뚜껑 있는 밀폐 용기에 얇게 저민 무를 넣고 설탕이나 꿀에 재워 맑은 즙이 우러나면 1큰술을 20cc의 물에 타서 마신다.

배꿀즙
감기나 편도선염으로 목이 아프거나 가래가 끓을 때 꿀을 넣어 찐 배즙을 마시거나, 배 1개를 갈아 즙을 낸 다음 꿀을 섞어 마신다.

살구 씨 기름
기침이 북받쳐 호흡곤란을 일으키게 될 때, 혹은 숨이 가쁘고 가래가 끓을 때 살구 씨로 기름을 짜서 1회에 1작은술씩, 1일 3회 식후에 복용하면 효과가 좋다.

머위 꽃
끈끈하고 흰 덩어리의 많은 가래를 뱉어도 가슴이 답답하고 숨이 막히며, 빈번한 또는 계속되는 기침을 하며, 기침 때마다 협통을 느끼고 구역질을 할 때 머위꽃차가 좋다.

머위 꽃을 '관동화'라고 한다. 1일 8g을 물 300cc를 붓고 끓여 반으로 줄면 1일 2~3회로 나누어 마신다.

귤껍질차
감기에 걸렸는데 끈적끈적한 가래가 끓어 목에 딱 달라붙은 상태로 나오지도 않고, 답답하게 느껴져 자꾸 기침을 하는 경우에는 말린 귤껍질 10g을 물 3컵에 끓여 하루 세 차례 마신다.

백합 뿌리
끈적거리는 가래, 기침, 호흡 곤란과 함께 입이 마르며 가슴에 열이 맺힌 듯 번거롭고 답답할 때 백합 뿌리가 좋다. 1일 8~12g을 물 500cc로 끓여 반으로 줄면 하루 동안 차처럼 마신다.

어성초
비린내 나는 끈적한 가래나 농 같고 피가 섞인 듯한 가래를 뱉으며, 흉통이나 가슴속에 열이 있으며, 입이 마르는 경우에 좋다. 1일 12~20g을 물 500~700cc로 끓여 반으로 줄면 하루 동안 여러 차례로 나누어 마신다.

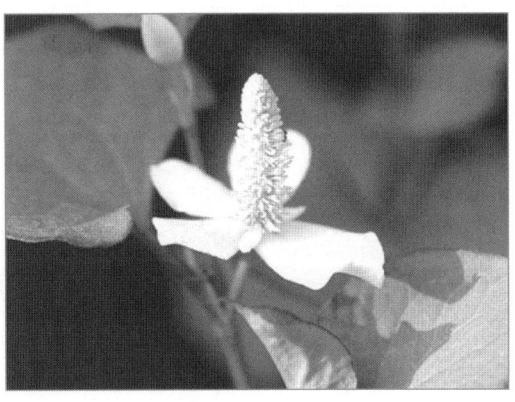

맥문동

얼굴이 벌겋게 상기되거나 호흡이 곤란하면서 옆구리가 아플 정도로 기침을 할 때, 또는 목구멍이 마르며 가래가 걸린 듯한 경색감이 있고 가래가 잘 뱉어지지 않을 때 맥문동차가 좋다.

맥문동 8g을 물 500cc로 멀겋게 끓여 반으로 줄면 하루 동안 여러 차례로 나누어 마신다.

쪽도리풀

추위에 노출되면 발작적으로 기침을 하면서 호흡이 급박해지고 곤란해지며, 목구멍에서 가래 끓는 소리가 나면서 희고 끈적한 가래나 다량의 투명하고 묽은 침 같은 가래를 뱉으며 가슴이 답답한 경우에 좋다.

쪽도리풀을 '세신'이라고 하는데, 1일 8g을 물 500cc로 끓여 반으로 줄면 하루 동안 여러 차례로 나누어 마신다.

하눌타리 씨

황색의 진득한 가래가 목구멍에 달라붙어 잘 떨어지지 않으며, 가래를 뱉어도 가슴이 답답하고 호흡이 촉박하며, 발작적으로 기침을 할 때 하눌타리가 좋다.

하눌타리 씨를 '과루인'이라고 하는데, 1일 8g을 물 300cc로 끓여 반으로 줄면 1일 2~3회로 나누어 마신다.

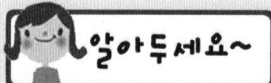 **만성기관지염**

끈적끈적한 가래가 많이 배출되는데, 특히 아침 마다 덩어리져 나오면서 기침과 호흡 곤란이 동반되고 가슴이 답답하거나 흉통을 느껴 고생하는 경우가 있다. 만성폐쇄성 기도 질환에서 흔히 볼 수 있다. 이 질환의 범주에 속하는 대표적인 것이 만성기관지염이다.

임상적 정의에 의하면 만성기관지염은 최소한 2년 동안 계속 또는 한 해에 적어도 3개월 동안은 하루 중 어느 때든지(주로 아침과 야간이지만), 기관지 안에 점액 분비가 증가해서 미주신경과 설인신경의 자극 전달로 호흡중추와 해수중추가 자극되어, 결과적으로 기침을 동반하는 증세가 지속되는 경우를 말한다.

결국 임상적으로 만성기관지염의 필수적인 증세는 다량의 기관지 내 점액분비물의 증가를 동반하는 지속적인 기침이다. 발병 초 수년 동안은 호흡 기능 부전이 없지만 결국은 흉통이나 가슴의 답답함을 겸하거나 활동시 호흡 곤란이 나타나고, 심한 경우 천식과 같은 호흡 기능 불량을 수반한다. 특히 젤라틴 같은 끈적끈적한 가래가 아침에 많이 배출되며 기침, 호흡 기능 불량 등이 때로 경미하게, 때로 중하게 나타나는 시기를 '단순성 만성기관지염'이라고 한다. 가래가 점차 진득진득한 황색의 농 같이 변하면서 때로 심한 해수발작을 일으키고, 발작시에 호흡 곤란이 심해지는 때가 있다. 이를 '재발성 점액성농성기관지염'이라고 한다.

만성폐쇄성 기도 질환이 심해지면 '폐성심'과 '심부전'이 생겨 생명에 위중을 가하는 수도 있으며, 또는 암이 생길 소지를 만들기도 하며, 혹은 간헐적인 속발성 감염으로 호흡 기능이 악화되어 생명에 지장을 초래하기도 한다.

Part 1. 흔한 증세를 다스리는 가정요법

천식으로 고생한다

천식을 잘 다스리는 식품과 약재

머위 꽃

머위는 기침을 내리고 가래를 제거하는 작용이 뛰어날 뿐만 아니라 천식을 완화시켜 주고, 오래 복용하면 체질을 개선시켜 허약 체질이나 알레르기 체질로 인한 기침을 내리는 데 좋다.

머위 꽃의 약재 이름은 '관동화'라고 부르는데 잎보다 먼저 나온 꽃 20g 정도를 하루 양으로 끓여 차처럼 마신다. 혹은 말린 것을 가루내어 밥에 비벼 먹는다.

오과차

이른 아침에 심한 기침을 하다가 오후가 되면 미열이 오르고 피로감을 느끼며 마른 기침을 자주 할 때 오과차가 좋다.

은행 15개, 호도 10개, 대추 7개, 생밤 7개, 생강 1쪽을 함께 넣고 끓여 충분히 우러나도록 한 다음 꿀이나 누런 설탕을 타서 차처럼 마신다.

마늘물엿

노인의 천식처럼 잘 낫지도 않고 오랫동안 고생할 때 마늘물엿이 좋다. 매운맛이 강하고 냄새가 역해 먹기가 어려우면 살짝 삶은 다음 강판에 곱게 갈아 조청이나 물엿을 섞어 먹는다.

마늘 한쪽에 조청 30~100g 정도가 적당하다.

배꿀즙

배는 감기나 편도선염 등으로 목이 아플 때, 또는 기침이나 가래가 있을 때 쓰는데, 특히 어린 아이들의 천식에 도움이 된다.

배에 꿀을 넣고 쪄서 그 즙을 마신다.

모과설탕절임

모과는 평소에 체력이 약하고 조금만 피곤하면 감기에 걸려 천식 발작을 일으키는 아이에게 좋다. 얇게 썰어 설탕에 재웠다가 한두 조각씩 먹는다.

호두

호두는 자양강장제이므로 노화의 정도가 심한 천식에 좋다. 날로 자주 먹거나, 혹은 호두죽을 쒀서 먹는다. 《동의보감》에는 "호두 3알을 겉껍질은 버리고 속껍질은 벗기지 않고, 생강 3쪽을 넣고 잠잘 무렵에 잘 씹어 따뜻한 물로 넘긴다."고 했다.

또는 살구 씨(행인)와 호두를 배합해서 끓여 먹거나, 인삼과 호두를 배합해서 가루내어 1회 4~6g씩, 1일 3회 온수로 먹는다.

이 처방을 『인삼호도산』, 혹은 『삼도탕』이라고 한다.

산초

《동의보감》에는 "모든 천식이 멎지 않는 데는 산초 씨를 매우 곱게 가루내어 쓰는데, 한번에

4~8g씩 생강을 달인 물에 타서 먹으면 낫는다."고 했다.

🌀 오미자

《동의보감》에는 오미자가 "주로 기침이 나고 기가 치밀어 오르며 열이 나는 것을 치료한다. 오미자는 폐기를 수렴하기 때문에 화기와 열기가 있을 때는 반드시 써야 할 약이다."라고 하면서, "인삼·오미자·맥문동을 함께 배합해서 쓰면 폐가 허하여 저절로 땀이 나거나 기가 약하여 숨찬 것을 치료한다"고 했다.

🌀 선인장

선인장의 가시를 빼고 생즙을 내어, 매일 식후 1큰술씩, 1일 3회 복용하거나 이 생즙에 꿀을 재워 잼을 만들어 1일 1~2회 조금씩 먹는다.

선인장꽃을 '백리향' 이라고 하는데, 이 꽃으로 만든 조청 같은 것이 시판되므로 이것을 이용해도 좋다.

🌀 모시 뿌리

모시 뿌리를 '저마근' 이라고 하는데 천식 증세 중에서 특히 '효증' 에 효과가 있다.

'효증' 이란 목구멍에서 물소리가 찍찍 나는 것이 특징이며, 입을 다물고 있어도 가래 소리가 들리는 병증이다.

이때 "모시 뿌리에 설탕을 넣고 푹 달여서 때때로 씹어 먹으면 병의 뿌리가 완전히 없어진다."고 《동의보감》에 설명되어 있지만, 모시 뿌리 한 줌을 설탕 20g과 함께 물 500cc로 끓여 하루 동안 나누어 마셔도 좋다.

🌀 상백피

폐기로 숨이 차고 기침이 나며 피를 토하는 것을 치료하는데, 《동의보감》에는 "상백피 160g을 쌀뜨물에 3일 동안 담갔다가 찹쌀 40g을 넣고 약한 불로 말려 가루낸 후, 한번에 4~8g씩 미음에 타서 먹는다."고 했다.

🌀 차조기 씨

차조기 씨를 '소자' 라고 하는데, 불린 멥쌀과 함께 믹서에 갈아 죽을 쒀서 매일 한 끼를 먹는다.

이때 행인즙을 타서 먹으면 더 좋다. 여하간 차조기 씨는 기가 상역된 것을 하강시키는 작용이 있어서 천식의 호흡 곤란을 막으며 아울러 거담, 진해 작용까지 뚜렷하다.

🌀 해표초

갑오징어의 머리에는 뼈가 들어 있는데, 이것을 '해표초' 또는 '오적골' 이라고 한다. 8g을 불에 구워 가루로 만든 후 흑설탕과 함께 떡같이 반죽하여 1회 16g씩 복용한다.

해표초는 천식 중 '효증' 에 특히 효과가 있다.

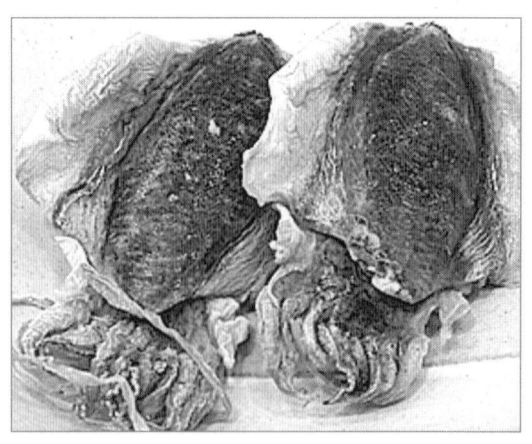

알아두세요~ 천식

천식은 '천증' 과 '효후증' 으로 구분된다.
'천증' 은 호흡이 발작적으로 촉급하고 곤란한 것이다. 기침을 수반하면 '천해' 라고 하며, 쌕쌕 하고 울리는 소리가 나면 '천명' 이라고 한다.

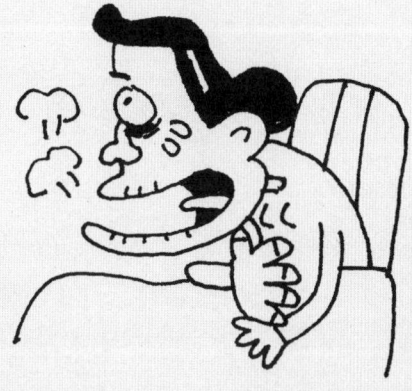

'효후증' 은 입을 다물고 있어도 가래 소리가 들린다.
어떤 계절에만 일어나던 '발작형 천식' 이 다른 계절에도 일어나는 경향을 띠다가 드디어 1년 내내 발작이 빈발하게 되면서 하찮은 계기에도 발작이 일어나게 되고, 결국에는 '만성형 천식' 이 되어 발작 중적(重積) 상태에 빠지게 되어 생명이 위험에 빠지게 된다.

천식이 중증에 접어들면 숨소리가 '쌕쌕' 대는 천명이 상당히 심해지는 등 날숨은 더욱 길어지고 들숨은 2~3배나 짧아져서, 천식 발작 특유의 숨소리를 내면서 호흡 곤란이 심해져서 제대로 누워 있지 못하고 앉아서 숨을 쉬게 되는데, 그것도 앉아서 앞으로 구부려서 호흡근을 모두 써야만 겨우 호흡을 할 수 있게 된다.
이런 호흡을 '기좌(起座)호흡' 이라고 한다.

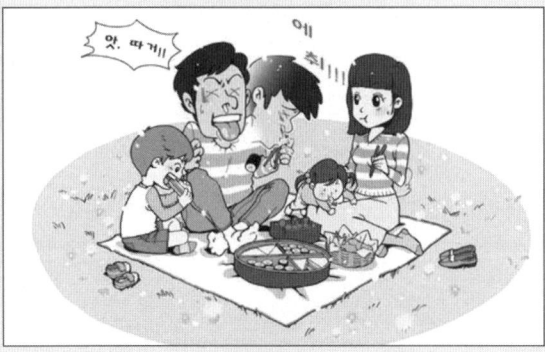

기관지 천식은 유전적·체질적 인자가 중요하게 관계한다. 다시 말해서 알레르기성 질환에 걸리기 쉬운 체질, 또는 소질이 유전되는 것이다. 이런 유전적·체질적 알레르기성 인자와 함께 비알레르기성 인자들이 천식 장치의 과민을 일으킬 경우에는 알레르겐을 포함한 어떤 유인에 보다 강하게 반응하여 천식 발작을 일으키게 된다.

중요한 경구성 알레르겐으로는 달걀이나 우유, 밀가루 등을 포함해서 조개, 새우, 게, 등푸른 생선류, 오징어, 시금치, 가지, 토마토, 고구마, 송이, 죽순 등이 있으며, 약품으로는 아스피린, 설파민제, 파스, 페니실린 등이 알레르기성 천식을 많이 일으킨다.
중요한 흡인성 알레르겐으로는 집안의 먼지, 공중의 곰팡이류, 애완동물의 털이나 비듬, 진드기, 꽃가루 등이 있으며, 최근에는 대기오염이 심해지면서 환자가 늘어나고 있는 추세이다.

Part 1. 흔한 증세를 다스리는 가정요법

정력감퇴가 고민이다

성기능 장애를 예방하는 식품

부추

부추는 성기능 장애 중 '신양허증(양기허약증후군)'에 효과가 있다. 정력이 떨어지고 정액량이 줄고 몸이 냉하고 추위를 잘 타며, 설사를 잘 할 때 부추로 죽을 쑤어 먹거나 생즙을 내어 마셔도 좋다.

부추의 씨도 훌륭한 강정약이다. 《동의보감》에서는 부추의 씨를 '구자'라는 약명으로 부르고 있다.

부추 씨 3g을 한 잔의 물에 넣어 절반으로 달여 한번에 마셔도 좋고, 또는 부추생즙으로 부추 씨를 볶아서 가루낸 것을 4~6g씩 복용해도 좋다.

검은깨

검은깨에는 레시틴과 비타민 E가 풍부할 뿐 아니라 부신피질호르몬이나 남성호르몬의 분비를 촉진시키는 작용이 있어서 정력 강화 효능이 뛰어나다.

검은깨 2컵을 깨끗이 씻어 물기를 뺀 다음 프라이팬에 타지 않도록 볶아 따뜻할 때 믹서에 넣고 물을 조금만 부어 걸쭉하게 만들면 된다. 이것을 된장국에 풀어먹거나 그대로 밥 위에 얹어 먹도록 한다.

먹도미

감성돔이라고도 하는 먹도미는 정력을 보강하는 작용을 하기 때문에 발기부전을 해소시키는 데 효능이 뛰어나다. 먹도미를 노릇노릇하게 구워 먹어도 좋고, 말려서 알약 형태로 만들어 두면 꾸준히 복용할 수 있다.

알약으로 만들 때는 먹도미의 머리와 몸통의 뼈를 햇볕에 말려 가루를 낸 다음 꿀에 반죽해서 콩알만한 크기로 뭉치면 된다.

검은콩 메주요리

심인성 발기부전에 검은콩 메주요리를 같은 양의 흑임자와 함께 하루에 한 번 섭취하면 효과를 볼 수 있다. 검은콩으로 메주를 쑤어 냉동하면 메주균을 보존할 수 있으므로 오래 보관해 두고 요리를 할 때마다 꺼내 쓰면 좋다.

검은콩 메주는 다양한 요리로 응용할 수 있는데, 반드시 볶은 흑임자를 함께 쓰도록 한다.

애저 약중탕

애저(어미 뱃속의 돼지) 역시 정력제로 쓰인다. 애저를 중탕하여 뽀얀 국물을 마시면 대단히 효과가 있다.

특히 애저의 뱃속에 닭고기 다진 것, 두부, 마늘, 파, 호두 등을 기름에 볶아 넣고 인삼, 백출, 진피, 대추 등을 물에 불린 후 뱃속에 함께 넣은 다음 실로 꿰매어 푹 찐 '애저 약중탕'도 대단한 정력제이다.

🌀 양파

양파의 알리신은 세포에 활력을 불어넣어 주고 신장 기능을 증진시키며, 비타민 A는 정자의 생산에 필요하고, 비타민 B1은 섹스 활동을 장악하는 부교감신경의 기능을 원활케 해서 성활동에 직접 관여한다.

양파는 날로 먹어야 한다.

🌀 장어와 잉어

장어는 기양(起陽)식품이다. 비타민 A가 엄청나게 들어 있어 정력에 좋을 수밖에 없다. 잉어도 걸출한 스태미나 식품으로 손꼽힌다.

🌀 엉겅퀴

엉겅퀴의 연한 잎을 나물로 무쳐 먹는다. 혹은 생즙을 내어 마시거나 샐러드로 먹는다.

엉겅퀴에는 타라카스테린 아세테이트, 스티그마스케롤, 알파 또는 베타 아밀란 등이 함유되어 있어 피를 맑게 해준다. 또한 정력이 현저히 저하된 나이에 엉겅퀴 생즙을 마시면 익정(益精)에 효과가 좋다.

그래서 엉겅퀴 전초 생즙에는 '마시는 정력제'라는 별명까지 붙어 있다.

🌀 조개류

조개류는 거의 모두가 강력한 정력제이다.

꼬막에는 리보핵산이 함유되어 있는데, 정자의 머리쪽 발달에 도움이 된다.

굴은 아연이 들어 있어 정자의 운동성을 활발히 해주고, 정액량을 늘려준다. 굴 100g 속에 100mg의 아연이 함유되어 있다. 상복하면 성선자극호르몬과 방출호르몬의 분비가 높아져서 성 능력이 증강하고 정자생산이 증가하며, 발기중 추활동도 정상화된다. 굴을 껍질째 끓여, 그 물이 반으로 줄도록 하면 호유가 된다. 이것을 각종 요리에 조미료로 매일 쓰면 좋다.

굴조개는 삽정(澁精)의 효과가 크다. 굴조개 껍질을 '모려'라고 하는데, 불에 달구어 식초에 담갔다 꺼내기를 일곱 번 반복한 후 가루내어 식초를 넣고 쑨 풀로 반죽한 다음, 벽오동 씨만하게 알약을 만들어 한번에 50알씩 끓인 소금물로 빈 속에 먹는다. 이것을 『고진환(固眞丸)』이라고 한다.

한편 바지락조개의 조가비 가루는 정력부족에 좋고, 홍합은 정력부족으로 허리와 다리에 힘이 빠진 데 좋다. 대합은 정액량이 부족한 데에 특히 좋다.

🌀 부들 꽃

부들 꽃은 정력제이다. 유정증에 특히 큰 효과

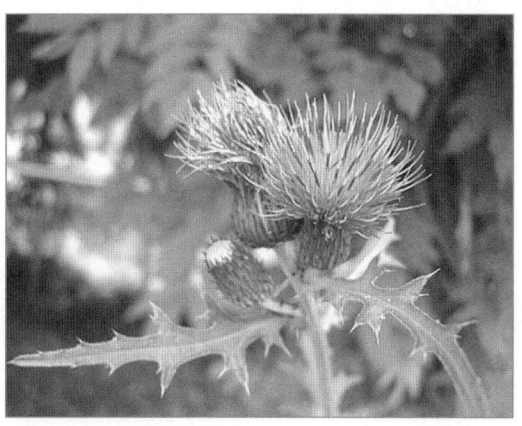

가 있다.

꿀로 반죽하여 떡을 만들어 먹어도 좋으며, 부들 꽃의 여린 싹으로 김치를 담가 먹어도 좋다.

혹은 부들 꽃으로 술을 담가도 좋다.

마늘

마늘은 정자 형성에 큰 효과가 있으며, 스코르디닌 성분은 음경의 해면체를 충만케 해주는 신비의 힘을 갖고 있다. 마늘을 퇴비나 재에 심고 연내에 발아시켜 겨울을 보낸다. 이 인경이 연내에 새 인경을 낳게 되는데, 연내에는 대체로 단일 구근이 된다.

이를 '독두산(獨頭蒜)' 혹은 '독자산(獨子蒜)'이라 하는데, 이것이 정력에는 더 효과적이다.

쇠불알

임포텐츠에도 효과적이지만 정자 결핍성 남성 불임증에도 효과적이다. 쇠불알을 깨끗이 씻어 적당히 썰어서 소주를 넉넉히 붓고 세 시간 정도 약한 불로 끓인다. 이때 술의 양에 반 정도 되는 물을 타는 것도 좋으며, 먹을 때는 소금 등으로 갖은 양념을 해서 먹어도 좋다.

만일 정력이 쇠약하고 몸이 무겁고 소변이 잦으며 허리와 다리에 힘이 없으면서 아플 때는, 말린 쇠불알 600g에 산약·육종용·파극 각 150g을 넣고 가루내어 꿀로 0.3g 크기의 알약을 빚어 매 식전에 50~70알씩 따끈한 술, 혹은 술과 물을 섞어 복용하면 좋다.

감

감꼭지는 시체라 하여 예로부터 정력제로 널리 약용해 왔다. 정액을 양생하는 효과도 있다. 또 홍시나 볕에 말린 백시도 좋고, 감에서 짜낸 즙인 시삽(柿澁)도 좋으며, 특히 정액 양생에 효과가 있는 것은 시상(柿霜)인데, 이것은 곶감 겉면에 덮인 흰 가루를 말한다. 정력제로서도 손꼽힌다.

달팽이

'와우유'는 달팽이를 소금물에 살짝 담갔다가 꺼내 껍질째 끓여, 그 물만 반으로 졸인 소스다. 혹은 생달팽이 15개 정도를 병에 넣고 물 3홉을 부어 밀봉해서 하룻밤을 재운 다음 그 물을 마셔도 효과적이며, 소금물에 담갔다 꺼낸 것에 양념을 해서 국을 끓이거나 볶아 먹어도 정력에는 그만이다.

혹은 껍질을 벗기고 냄비에 넣고는 달팽이가 잠길 정도로 참기름을 넣고 달팽이가 흐물흐물해질 정도로 끓여 그 기름을 마셔도 좋다.

마

마는 고신익정(固腎益精)의 효력이 뚜렷하다. 유정·조루에 효과적이며, 소변을 자주 찔끔거리거나, 당뇨병으로 성신경쇠약 증세를 보일 때

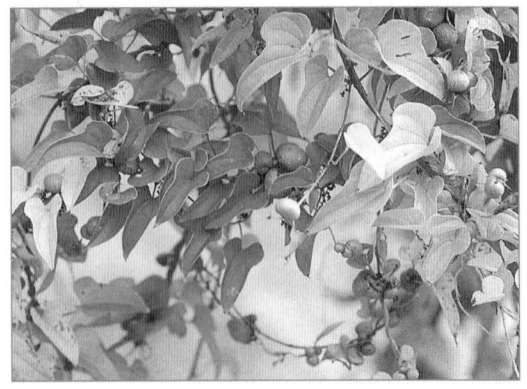

좋다. 말린 마를 갈아 가루로 복용해도 좋고, 껍질을 벗기고 갈아서 꿀과 함께 볶아서 죽을 쑤어도 좋다. 이것이 '산약죽'이다. 혹 '산약주'라는 술을 담가도 좋다.

성기능 장애를 예방하는 약재

오향

한방에서 말하는 원래의 오향은 감인, 복령, 백출, 인삼, 사인이다. 그리고 이들 오향의 다섯 약재를 가루내어 멥쌀과 찹쌀가루에 섞어 설탕을 뿌리고 끓는 물에 반죽하여 시루에 찐 떡을 '오향고'라고 한다.

오향고는 아주 진중한 자음강장제로 여겼다. 상복하면 "옥골선풍(玉骨仙風)으로 일으키고, 잠덕유광(潛德幽光)으로 집중케 한다."고 했다.

해마

해마는 대단한 흥분성 강장제로 성욕을 증진시키므로 정력쇠약에 특효다. 남자를 강대하게 만드는 비정(秘精)이 이 속에 있다. 해마·구기자·어교 각 12g에 홍조 30g을 넣어 끓여 먹으면 좋다. 이것을 『해마탕』이라고 한다.

금모구척

고비의 뿌리는 덩이 모양이고 길며, 여러 갈래를 이루고 있는데, 마치 개꼬리 같기 때문에 구척(狗脊)이라 부르며, 황금색의 황모가 있는 것도 있어 이를 '금모구척'이라 이름하여 약용하고 있다. 보정(補精) 작용을 하는데, 정력제로 쓸 때는 불에 볶아 털을 제거하고 썰어 술에 12시간 담가쪄서 말려 쓴다.

원지·종용 등과 섞어 가루내어 꿀로 알을 빚어 먹어도 좋고, 『보양단』이나 『계봉백화사고』를 먹어도 좋다.

참고로 처방을 소개한다.

(참고①) 『보양단』

구신(狗腎, 술에 찐 것)·인삼 각 160g, 합개(술에 구운 것) 5개, 선모(검은콩물에 하룻밤 담갔다가 술에 찐 것)·금모구척·녹각교 각 120g, 쇄양·오미자 각 80g. 이상을 가루내어 0.3g 크기의 알을 꿀로 빚어, 술, 또는 인삼 끓인 물로 70~80알씩 먹는다.

(참고②) 『계봉백화사고』

백화사를 술에 삶아 껍질과 뼈를 발라내서 구워 가루내어 40g을 준비하고, 천마·금모구척 각 80g의 가루와 함께 은그릇에 담아 소주 1되를 붓고 끓인 다음 생강즙 반 잔을 더 넣고 걸쭉히 졸여 1작은술씩 술에 타서 1일 2회 복용한다.

사상자

사상자는 일명 '뱀도랏씨' 또는 '뱀밥풀'이라고 한다. 파고지·육종용·사상자를 같은 비율로 섞어 가루내어 꿀로 반죽하여 청심환 크기로 알을 빚어 하루 한두 차례 술로 복용한다. 이 처방을 『원앙환』이라고 한다.

또는 『사미산』이라는 처방을 만들어 먹는다. 사상자·원지·속단·육종용을 같은 양으로 섞어서 가루내어 1회 3.75g씩 먹는다.

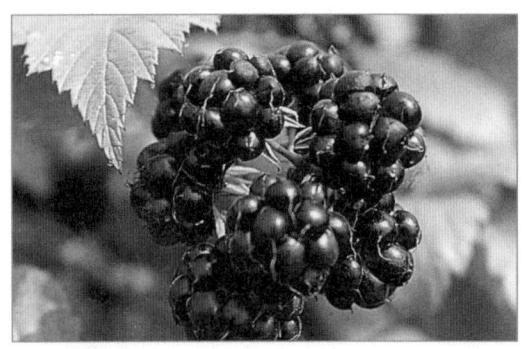
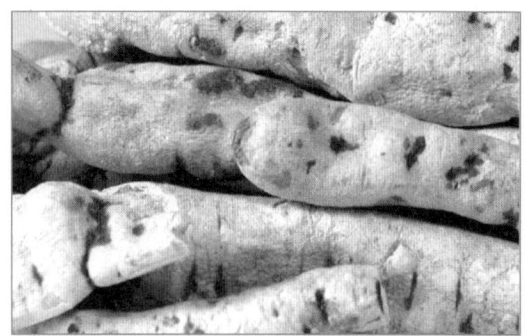

복분자

복분자는 산딸기이다. 술이나 차로 만들어 마시면 된다. 술을 담글 때는 생 산딸기를 쓰고 차로 끓일 때는 말린 산딸기를 구해서 쓴다.

말린 산딸기를 하루에 20g씩 물 2컵 반과 함께 끓여 차처럼 마셔도 되고, 신선한 산딸기 300g에 소주 1,800cc를 붓고 한 달 정도 숙성시킨 후 마시면 된다.

선모

성선을 자극하는 효과가 있다는 것으로 알려진 약초로 선모를 꼽는다.

흥양(興陽)의 효력이 있어 발기부전 등에 좋으며, 정액량을 증가시키고, 정자 운동을 활발하게 해주므로 남성 불임증에도 좋다. 검은콩즙에 하룻밤 재웠다가 술을 붓고 쪄서 쓰거나, 또는 쌀뜨물에 담가 붉은 물을 우려내서 버리고 쓴다.

정력제로 쓸 때는 오가피와 함께 끓여 조청처럼 걸쭉하게 만들어 복용하거나, 또는 음양곽(일명 선령비)과 함께 끓여 먹으면 좋다.

하수오

하수오에 풍부한 레시틴 성분은 내분비선을 자극시켜 젊음을 유지하고 기운을 북돋우는 효과가 있기 때문에 중년 남성의 성기능 장애에 좋다. 하수오 150g을 소주 1,000cc에 1~2개월 정도 재웠다가 여과해서 마시면 된다.

《동의보감》에는 하수오에 대해 "정(精)과 수(髓)를 보한다. 뿌리를 캐 쌀뜨물에 하룻밤 담갔다가 참대칼로 껍질을 긁어 버리고, 검정콩을 달인 물에 버무려 햇볕에 말린 다음 가루내어 술에 타 마신다. 혹은 꿀로 알약을 만들어 먹는 것도 좋다."고 했다.

누에나방

누에나방을 '원잠아(原蠶蛾)'라 하는데, 교접하지 않은 숫놈을 종이에 싸서 불에 구워서 머리·날개·다리를 떼고 사용하며, 신경흥분제이므로 성욕 결핍이나 음위를 다스린다.

민충정공의 가전비방에 정력 비약인 『오행단』이라는 것이 있었다. 약물을 오행(五行 : 木火土金水)에 맞추어 처방한 것으로 누에나방[木]·호랑이뼈[金]·육종용[火]·두렁허리[水]·소힘줄[土]을 주축으로 하여, 녹용·해마·뽈도마뱀 등 각종 약물에 꿀을 넣어 알을 지었다.

토사자

토사자를 술로 쪄서 말린 다음 가루내어 꿀로 반죽해서 4g 정도의 크기로 알약을 빚은 다음에 하루 3회, 식간 공복에 오미자차와 함께 꾸준히 복용하면 좋다.

《동의보감》에는 토사자에 대해 "정을 북돋우고 골수를 보하는데 음경 속이 찬 것과 정액이 절로 나오는 것을 치료한다. 또한 헛것과 성교하여 정액이 나오는 것을 치료한다.

토사자를 가루내어 먹거나 알약을 만들어 먹기도 하는데 다 좋다."고 했다.

정력을 강화시켜주는 약주

연수주

연꽃의 꽃술로 담근 술을 '연수주'라고 하는데, 발기력은 물론 사정조절 능력, 음경의 강직도 등을 기르는 데 탁월한 효과가 있다.

연수를 항아리에 담고 그 분량의 1.5배 되는 술을 부어 밀봉한 뒤 차고 그늘진 곳에서 15~20일 정도 숙성시키면 된다. 이것을 하루에 두 번, 소주잔으로 한 잔씩 마시면 2~3개월만에 놀라운 효력이 나타난다.

해구신주

해구신을 '올눌제'라고 한다.

반드시 술에 하루 동안 담갔다가 종이에 싸서 약한 불에 구워 잘게 썰어 쓰거나, 은그릇에 넣고 술로 끓여 써야 한다. 혹은 해구신 다섯 개를 술에 하룻밤 담갔다가 종이에 싸서 약한 불에 고소한 냄새가 날 정도로 볶은 다음, 잘게 썰어서 육종용·파극·산수유 각 50g과 함께 술 1,000cc에 담가 보름 후에 꼭 짜서 건더기를 버리고, 다시 술을 1,000cc가 되게 채워 한번에 5~10mg씩 하루 세 번 복용한다.

합개주

합개(뿔도마뱀)로 담근 술이다. 깨끗이 씻은 후 식초에 담가 눅진하게 만든 다음 향기로운 냄새가 날 때까지 닦아서 술을 담근다.

중국의 고귀한 약주 중에 '합개대보주'라는 것이 있는데, 합개 외에 녹용·인삼·구기자·황정·대추·육종용·당귀·황기·천궁 등이 배합되어 있다.

『봉왕장보주』

『봉왕장보주』란 사과술에 로열 젤리를 넣은 술이다. 성 기능을 활성화한다. 고환과 정관의 무게가 증가하여 묵직해지고 정자 생성이 빨라진다.

『선인주』

『선인주』는 황정, 창출, 구기자, 백엽, 천문동을 각각 같은 양으로 술을 담근 것이다. 이름 그대로 신선처럼 장수하고 무병해지는 술이다.

특히 성교 능력이 현저히 떨어진 경우에 좋다.

『동충하초주』

동충하초는 자양 강장 효과가 뚜렷하다. 음위라 하여 발기 불능 상태가 됐을 때 전복과 함께 달여 먹으면 좋다.

혹은 『동충하초주』를 만들어 두었다가 하루 두 번씩 마시면 좋다. 동충하초와 가구자를 같은 분

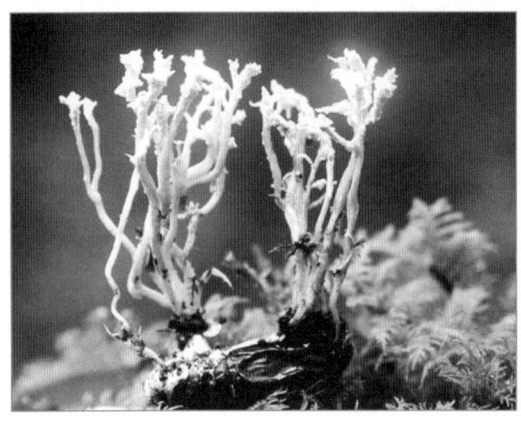

량으로 준비하여 소주에 담가 20여 일 익히면 된다. 가구자란 부추 씨이다.

🌀 오가피주

오가피술은 보기, 익정의 명약이다. 정력 쇠약은 물론 고환 밑이 항상 축축하여 기분이 언짢고 발기력이 현저히 떨어지는 낭습증 등에 대단히 효과가 좋다.

사상체질별 성기능 장애 해소 식품

🌀 태양인

메밀, 들깨, 다래, 머루 등이 좋다. 또 붕어, 굴, 전복, 홍합이 좋고 솔잎이나 송화도 좋다.

특히 오가피와 하수오가 무척 좋다. 따라서 오가피나 하수오 중 어느 것이든 12g을 물 500cc로 끓인 다음 반으로 줄면 하루 동안 마신다.

🌀 태음인

오디가 좋다. 오디 300g에 소주 1,800cc를 붓고 소량의 설탕을 넣어 밀봉해서 1개월 동안 숙성시킨 후 1일 2회, 1회 20cc씩 공복에 마신다.

이외에 부추·마·메기·잉어·해삼 등이 좋으며, 특히 동충하초나 녹용 또는 녹각을 비롯해서 음양곽이나 오미자·두충·구인(지렁이) 등도 태음인의 정력제로 빼놓을 수 없다.

🌀 소양인

산딸기, 산수유가 아주 좋다. 따라서 산딸기나 산수유 중 어느 것이든 300g에 소주 1,800cc를 붓고 설탕을 기호에 맞춰 조금 넣은 후 밀봉해서 1개월 동안 숙성시킨 다음 1일 2회, 1회 20cc씩 공복에 마신다.

또는 말린 산딸기나 산수유 중 어느 것이든 12~20g을 물 500~700cc로 끓여 반으로 줄면 하루 동안 나누어 마신다.

또 버섯, 잉어, 자라, 굴, 해삼, 전복, 새우, 가물치가 소양인의 정력제이다.

🌀 소음인

부추, 양파, 마늘이 정력제이다. 부추 생즙에 청주를 타서 마시거나 양파 생것을 많이 먹도록 한다. 특히 마늘술을 담가 먹거나 마늘을 꿀에 재웠다가 먹으면 너무 좋다. 꿀도 소음인의 정력제이기 때문이다.

장어, 뱀, 미꾸라지를 비롯해서 붕어, 가물치도 좋으며, 특히 닭고기, 개고기, 염소고기, 양고기 등이 다 소음인의 정력제이다.

따라서 장어곰국을 장복하면 좋고, 추어탕이나 붕어소주를 자주 먹으면 좋다.

이외에도 참새고기, 메추리, 메뚜기, 번데기 등이 다 좋다.

플러스팁+ 정력 이야기

1. 발기부전

중년 남성들의 발기부전은 당뇨병이나 간 질환, 동맥경화 등이 원인이 되는 예가 많다. 양성 체질인 태양인과 소양인은 모두 명문화쇠(命門火衰)에 의한 임포텐츠 타입이 될 가능성이 높다. 태음인은 간울불소(肝鬱不疏)에 의한 임포텐츠 타입이다. 자율신경계의 실조에 의한 울체 현상으로 신진대사와 혈액 소통이 안되는 타입을 말한다.

소음인은 첫째 명문화쇠(命門火衰)에 의한 임포텐츠에 빠지거나, 둘째 심비허손(心脾虛損)에 의한 임포텐츠에 빠지기 쉽다.

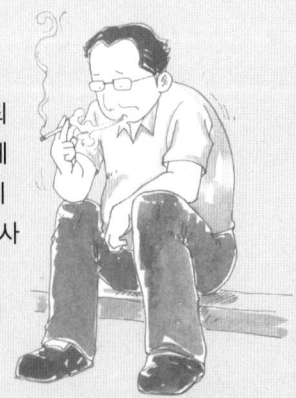

2. 유정

대개 꿈에 유정하는 것을 '몽정(夢精)' 이라 하며, 주간에 정액이 저절로 흘러내리는 것을 '활정(滑精)' 이라고 한다. 주된 원인은 '화동' 이며, '신허' 이다.

《동의보감》에서 유정의 주된 원인은 첫째로 심장의 군화(君火)가 동하고, 따라서 상화(相火)가 망동한 까닭이요, 둘째로 몽정은 심장의 군화가 동한 경우와 울체로 인한 경우 등 두 가지 원인에 의한 것이요, 셋째로 정활탈(精滑脫)과 같이 병증이 오래 계속되고 중증화되면 허한 경우만 있을 뿐 냉한 경우는 없다고 했다.

● 유정의 증세

활정(滑精)이 있으면 안면은 창백해지고, 머리는 무겁고 어지러우며, 정신이 위축되어 창조력·기억력이 떨어지고, 이명·체중 감소·식욕부진이 나타나고, 하복부가 뜬뜬하게 당기며 허리가 새큰거리며 다리에 힘이 빠진다.

특히 '활정' 중의 요정(尿精)은 소변중, 혹은 소변 후에 정액이 유출되며, 항상 생식기 주위가 무겁게 늘어지는 감을 느끼며, 항상 소변이 나올 것 같아 요의를 갖게 되며, 때로 음경이 가렵거나 아픈 경우도 있다. 이 경우 대개는 정신위축·정신황홀·두중·이명 등이 있으며, 안면이 누렇게 들뜨고 체중감소·음식무미와 같은 증세를 초래한다. '요정'을 일명 '정액뇨'라 하는데, 성교시에 사정된 정액이 요도에서 배설되지 않고 방광 내로 역류하는 정자역류증에 의한 경우는 좋지 못한 증후로 보아야 한다.

한편 '몽정(夢精)' 을 일명 '야간 유정' 이라고 하는데, 몽정은 특히 욕정적인 꿈과 함께 쾌감이 수반되어 정액을 유출할 경우를 가리키며, 그러한 상태의 수반 없이 야간에 무의식중에 정액을 유출하는 경우는 보통 '야간 유정' 이라 부르는 경향이 있다. 흔히 매일 또는 하룻밤 사이에 여러 번 일어나거나, 매주 2회 이상 정액이 유출되는 경우를 병적으로 단정하고 있다.

《동의보감》에 "꿈에 가상의 여인과 욕정 교합하여 그 쾌감으로 정액을 유설하는 예가 많은데, 이는 몽유라 하는 것이며, 이는 열로 인하여 야기된 것이며, 이는 청량지제로 다스려야 한다."고 서술되어 있다.

3. 조루증

● '닭처럼 사정' 하는 병

남성의 성적 장애 중에 가장 체면 없고 치명적인 병증에는 일곱 가지가 있다. 이 일곱 가지 중에는 '정루' 라는 게 있는데, 정액이 저절로 흐르는 병증을 말한다. 그리고 이 '정루' 라는 병증에는 '유정' 이라는 병증과 '조루' 라는 병증이 포함된다.

조루를 일반적으로 '조설' 이라고 표현하기도 하지만 마치 '닭처럼 사정을 한다' 고 하여 '계정증' 이라고 표현하기도 한다. 음경이 질에 삽입되기 전이나 삽입 후 얼마 지나지 않아 사정해 버리는 증세이다. 조루증이 심하면 성관계에 공포를 느끼기 때문에 발기부전을 유발하는 심인성 요인으로 작용하기도 한다. 특히 젊은 시절부터 조루증이 있는 남성은 중년 이후 십중팔구 '음위' 에 빠지게 된다. '음위' 란 임포텐츠다. 발기력이 부진한 것을 말한다.

● 조루증의 몇 가지 유형

① 간장의 경락에 습과 열이 뭉쳐 음경의 기능을 약하게 만드는 유형이다.
이 유형은 음경이 붓고 가려우면서 배뇨가 원활치 못한 것은 물론, 배뇨시 통증도 느껴지고 소변도 짙은 색을 띠는 증세를 보인다. 또 평소 입이 쓰고 목 안이 건조하며 혀에 누렇고 탁한 설태가 끼면서 가슴이 답답한 증세도 동반된다.

② 심장과 비·위장의 기능이 약해지면서 조루가 되는 유형이다.
이 유형은 몸이 바짝 마르면서 얼굴에 핏기가 없고 피로감이 심하며 숨이 차면서 가슴도 두근거리는 증세가 나타난다. 또 정신이 맑지 못하고 어지러우며 식욕이 없고 소화도 잘 되지 않을 뿐 아니라 불안, 초조, 불면 등의 증세와 함께 대변이 묽으며 혀가 핏기 없이 허옇고 맥박도 약한 것이 특징이다.

③ 심장 기능과 신장 기능이 음허해진 유형이다.
이 유형은 조루증이 만성화되면서 혈액과 정액이 부족해지는 유형이다. 손발이 화끈거리고 수면중 땀을 심하게 흘리며 얼굴이 화끈거리면서 붉게 달아오르고, 입이 마르면서 눈이 빙글빙글 도는 것처럼 어지럽고 귀가 울리는 증세가 주로 나타난다.

④ 열 에너지원이 부족한 신양허 유형이다.
이 유형은 성욕이 감퇴하면서 조루증이 나타나는 유형이다. 손발과 아랫배가 차고 뱃속이 부글부글 끓으며 허리와 다리가 쑤시면서 힘이 없는 증세를 보이는 것이 특징이다. 또 대변이 묽으면서 설사가 잦고 소변도 묽으면서 양이 많아지거나 횟수가 잦아지는 증세도 있다.

⑤ 정액과 같은 구조적 물질이 부족한 신음허 유형이다.
이 유형은 발기는 되지만 강직도가 떨어져 원활한 성관계를 하기 어려운 유형이다. 이 유형에서는 손발이 화끈거리고 가슴에도 열감이 느껴지면서 답답하고 양 뺨이 달아오르며 눈도 충혈이 되는 증세가 주로 나타난다. 또 입이 마르며 허리와 다리에 힘이 없고, 대변이 건조해서 딱딱해지며 소변도 농축되어 붉은 색을 띠고 양도 적어진다.

Part 1. 흔한 증세를 다스리는 가정요법

신경통·관절염으로 힘들다

신경통 해소에 좋은 식품

마늘달걀

마늘 30쪽을 껍질을 벗겨 믹서에 간 다음 냄비에 넣고 20~30분 정도 졸아들 때까지 끓인다. 여기에 달걀 3개를 깨뜨려 넣고 마늘과 함께 갈색이 되도록 볶는다. 이것을 그대로 식혀서 말리면 마늘가루와 달걀이 엉겨 덩어리가 되는데 딱딱하게 마르면 가루로 만든다.

이 가루를 하루에 3번, 한번에 4g씩 공복에 복용하면 통증이 해소되는 효과를 얻을 수 있다.

고추냉이

신경통은 기온이나 습도에 영향을 많이 받기 때문에 흐린 날이나 비가 오는 날이면 견딜 수 없는 통증에 시달리게 된다. 이처럼 심한 통증을 가라앉히는 데는 고추냉이가 좋다.

생고추냉이를 강판에 갈아 그대로 아픈 부위에 발라주면 통증이 가시는데, 이는 고추냉이의 강한 성질로 통증을 자극해 가라앉히는 역요법의 일종이라고 할 수 있다. 그러나 피부가 예민한 경우에는 주의해야 한다.

칡과 돼지고기

돼지고기와 칡뿌리를 같은 양으로 섞어 솥에서 뭉근한 불로 반 나절 정도 끓이면 농축수프를 얻을 수 있다. 이 수프를 먹으면 오래된 신경통이라도 통증이 가라앉는 효과를 볼 수 있다.

수프를 지속적으로 먹어봐서 효험이 있으면 수프에 율무차를 넣고 끓여 복용하도록 한다.

율무차를 넣은 농축수프는 통증의 재발을 예방하고 회춘의 효험이 있으며 남녀의 성기능을 강화시킨다.

콩

콩은 혈액순환을 촉진하는 비타민 E와 혈관을 부드럽고 튼튼하게 하여 탄력성을 높여주는 레시틴 성분도 갖고 있으며, 근육의 긴장을 완화시켜 주는 다이제이와 다이진이라는 성분이 있어서 신경통에 도움이 된다.

특히 『대두얼산(大豆蘖散)』이라는 처방이 좋다. 좌골신경통으로 허리 아래쪽 다리로 따라 내

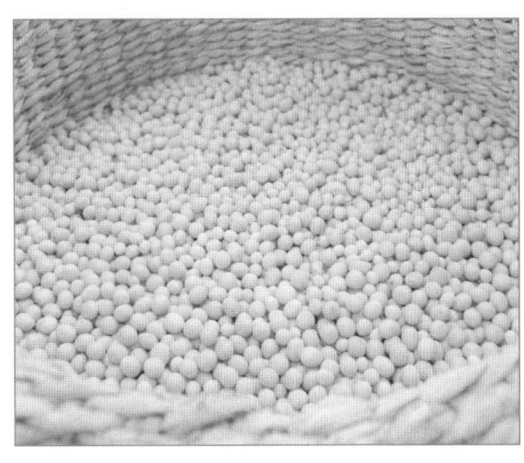

려가는 곳마다 아픈 곳을 다스린다.

콩(대두얼) 1되를 싹을 내어 잘 덖어서 가루내어 4g씩 데운 술에 타서 하루에 세 번 마신다.

율무

율무는, 《동의보감》에서는 '습비' 즉 "습기에 의한 저림증에 좋다."고 했고, 《신농본초경》에는 "율무쌀은 근육통으로 몸을 움직이기 어렵거나 오래된 풍증과 습기에 손상되어 저림증이 생겼을 때 좋다."고 했다.

율무는 근육의 긴장과 경련을 풀어주며, 풍부하게 함유하고 있는 식이성 섬유가 장 기능을 활발하게 하고, 특히 놀라울 만큼 강한 소염·진통 작용이 있어서 신경통에 좋다.

삼차신경통 해소에 좋은 약재

강활

삼차신경통으로 안면뿐 아니라 치아까지 아픈 데 썰어서 달여 먹는다.

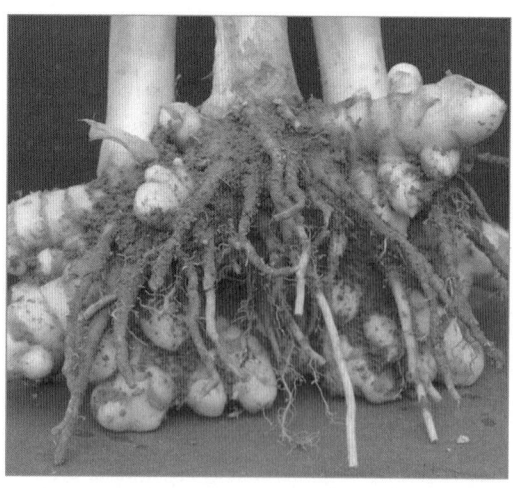

천마

삼차신경통에는 천마 10g에 물 300cc를 붓고 반으로 줄어들 때까지 끓인 후 하루 동안 여러 차례로 나누어 마시면 효과가 있다.

천궁

천궁 80g, 향부자 160g을 가루내어 한번에 8g씩 찬물에 타 먹는다. 이것을 일명 『점두산(點頭散)』이라고 한다.

혹은 천궁과 석고를 각각 같은 양으로 넣어 물에 달여 먹는다. 이것을 일명 『천궁석고탕(川芎石膏湯)』이라고 한다.

고본

안면의 통증뿐만 아니라 치아까지 아픈 곳을 모두 치료하므로 달여 마시거나 가루내어 먹어도 다 좋다.

늑간신경통 해소에 좋은 약재

청피

청피를 식초로 축여 볶은 것을 달여 마시거나 가루내어 먹어도 다 좋다.

지실

지실은 잘 익은 탱자열매이다. 지실을 달여 마시거나 가루내어 먹어도 다 좋다.

지각

지각을 달여 마시거나 가루내어 먹어도 다 좋다.

선복화

담음이 몰려서 옆구리가 부어오르면서 아픈 것을 치료한다. 물에 달여 마신다.

좌골신경통 해소에 좋은 약재

🌀 모과

모과는 얇게 썰어 설탕에 켜켜이 재워 30여 일 경과 후, 차로 끓여 마신 후 찌꺼기를 말렸다가 한 줌씩을 광목주머니에 담아 찜통에서 찐 후 찜질을 한다.

혹은 모과를 거칠게 가루내어 1회 4~6g씩을 온수로 복용한다.

🌀 위령선

《동의보감》에는 "어떤 사람이 다리에 병이 생겨 걸음을 걷지 못한 지가 수십 년이 되었는데, 어떤 사람이 이 약을 가루내어 한번에 8g씩 술에 타서 먹으라고 알려주었다. 그리하여 며칠 동안 먹었는데 걸어다닐 수 있게 되었다."고 했다.

🌀 오가피

술을 빚어 먹거나 물에 달여서 차처럼 마신다.

🌀 송근유, 송절

'송근유'는 소나무에 물엿처럼 붙어 있는 송진을 가리키는 것으로 신경통은 물론 회춘 효과도 뛰어난 것으로 전해진다. 이것을 말려 분말로 만들어 두었다가 통증이 있을 때마다 복용하면 통증을 진정시킬 수 있다. 송근유는 어떤 체질의 사람에게도 부작용의 우려가 없으므로 진통제 대신 사용하면 좋다.

한편 '송절'은 소나무 마디인데 다리가 약해지면서 저리고 아픈 것을 치료한다. 끓여서 즙을 내어 술을 만들어 맑은 술을 마시면 좋다.

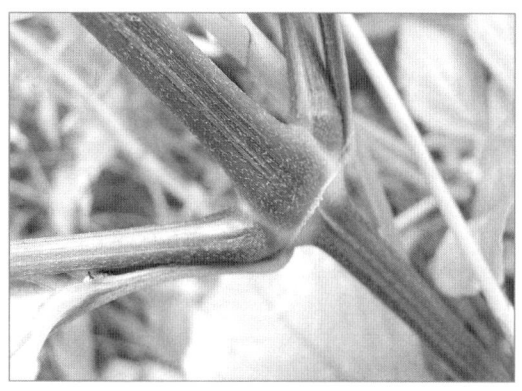

🌀 우슬

다리와 무릎이 아프며 여위고 약해져 굽혔다 폈다를 순조롭게 하지 못하는 것을 치료하는데, 달여 마시거나 알약을 먹거나 술에 담가두고 그 술을 마셔도 다 좋다. 《동의보감》에는 "허리나 다리 병에는 반드시 이 약을 써야 한다."고 했다.

관절염에 좋은 식품과 약재

🌀 독활

무릎, 고관절 등 큰 관절의 통증이 심하고 관절의 변형 현상이 있을 때도 좋다.

건재약국에서 독활이라는 약재를 구입해서 1일 12g을 물 500cc로 끓여 반으로 줄면 하루 동안 여러 차례로 나누어 복용한다.

🌀 참깨버터

'참깨버터'는 칼슘의 흡수율을 높여줄 뿐 아니라, 일단 흡수된 칼슘과 결합해서 한층 영양가를 높여주므로 무척 효과적이다.

▶ **참깨버터 만드는 방법**

① 참깨 2컵을 깨끗이 씻은 다음 체에 밭쳐 물기

를 충분히 빼고 프라이팬에서 타지 않을 정도로 볶는다.

② 볶아서 따뜻할 때 믹서나 분마기로 간다. 버터처럼 걸쭉한 기름이 배어나올 때까지 간다.

③ 이것을 된장국에 풀어 먹거나, 빵에 발라 먹거나, 무침 등에 넣어 매일 조금씩 먹는다.

녹각죽

흰죽 한 사발에 녹각가루 20g과 소금 약간을 넣어 먹는 간단한 방법이다. 녹각은 골수를 충만케 하고 정액과 혈액을 보익하며 원기를 강하게 하는 사슴뿔 중 각질화된 것이다.

율무

관절염 중에서도 염증이 원인이 되어 쑤시고 아프면서 관절이 부었을 때 효과가 있으며, 특히 노인이나 허약자에게 좋다. 소염, 진통 작용과 함께 영양가가 대단히 높아 체력을 증진시키기 때문이다.

율무를 씻어 물기를 뺀 후 프라이팬에서 볶아 1일 20g씩을 물 500cc에 넣고 끓여 반으로 줄면 하루 동안 나누어 마시면 된다.

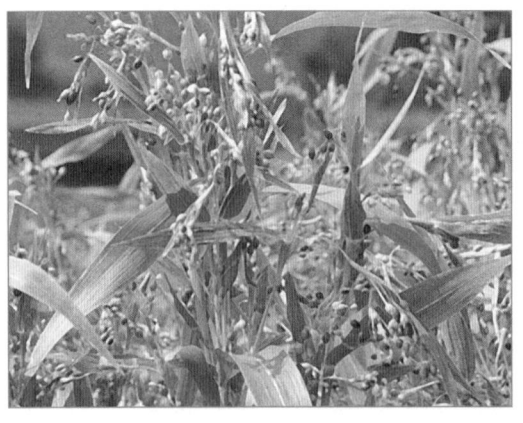

두충

두충을 프라이팬에서 볶으면 하얀 실 같은 것이 나오는데, 이 하얀 실이 탈 정도로 볶은 후 12~20g을 물 500~700cc로 끓여 반으로 줄면 하루 동안 여러 차례로 나누어 복용한다.

또는 이렇게 볶은 두충 300g에 소주 1,800cc를 붓고 밀봉해서 1개월 동안 숙성시킨 후 여과해서 말간 술만 받아낸 다음, 1회에 20cc씩 1일 2회 공복에 마셔도 좋다.

홍화

관절이 붓고 청자색을 띠면서 변형을 일으켜 몸을 앞으로 굽히기가 힘들 때, 손으로 만지거나 밤이 되면 통증이 더 심해질 때는 홍화와 몰약 가루를 각 2g씩 섞어 뜨거운 물에 우려낸 다음 하루 2~3회 공복에 마시도록 한다.

단, 여성의 경우 월경중이거나 임신중일 때는 복용하면 안된다.

모과

퇴행성관절염으로 관절이 변형을 일으키고, 관절을 움직일 때마다 소리가 나거나 아파서 운동 범위가 제한될 때 큰 도움이 된다.

모과를 젖은 행주로 깨끗이 닦고 씨를 뺀 후 얇게 썰어 용기에 누런 설탕과 함께 넣고 밀봉하여 30일 정도 상온에 보관했다가, 시럽을 3~4작은술씩 떠서 커피잔 한 잔의 온수에 타서 마시면 된다.

건더기는 물로 끓여 차처럼 마신 뒤 말려뒀다가 한 줌씩을 광목주머니에 싸서 뜨거운 욕탕에 넣어 10분 가량 우려낸 다음 그 물로 목욕한다.

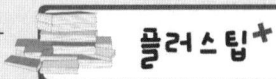 신경통과 관절염의 여러 가지

● **삼차신경통**

　얼굴에 통증이 오기 때문에 '안면신경통'이라고도 한다. 격렬한 통증이 발작적으로 시작되면 안면근육의 경련이 동반되며 눈이 충혈되면서 눈물이 흘러내리기도 한다. 윗입술에서 콧날개 가까운 부위의 어느 한 지점을 만지면 통증이 생길 수도 있다. 뺨이 심하게 아프고 치아와 잇몸도 아프다고 호소하는 환자들이 가장 많다.

● **늑간신경통**

　늑간에 통증이 오는 신경통으로 오른쪽보다 왼쪽이 배 이상 많이 나타나지만 특히 쇄골 위, 흉골 옆 늑간 사이사이(흉골에 늑연골이 붙은 부위로 '정중압통점'이라고 한다), 가슴 및 등의 겨드랑이 쪽 늑간 사이사이(액와선상 늑골의 중앙부 하연으로 '측부압통점'이라고 한다), 척추 양옆 늑간 사이사이(척추 뒤쪽 돌기에서 3cm쯤 떨어진 점으로 '배부압통점'이라고 한다)에 통증 및 감각의 과민 혹은 감퇴가 오며, 명치와 배꼽을 잇는 복부 정중선의 양옆으로 상복부에서 배꼽 주위까지 복통을 일으키기도 한다.
　또 팔까지 통증이 오거나 요통을 호소하는 경우도 있다. 때로는 대상포진이 생기는 수도 있다.

● **좌골신경통**

　다리 쪽을 지배하는 좌골신경에 오는 통증으로 엉덩이 뒤쪽부터 다리 뒤쪽을 따라 오금, 발목, 발바닥으로 뻗치는 듯한 통증이 나타난다. 좌골신경 자체에 문제가 생겨 통증이 발생하는 경우는 전체 좌골신경통의 약 5%에 불과하며 대부분은 요추의 문제, 특히 추간판탈출증으로 인해 발생하는 좌골신경통을 가장 흔하게 볼 수 있다. 아픈 쪽 다리를 펴게 하여 높이 쳐들면 다리의 뒤쪽 전체가 당기는 것 같은 통증을 느낀다. 이것을 '라세규우 증세'라고 한다. 특히 밤에 더 심하며 기후에 따라 통증의 정도가 달라진다. 근육이 마르면서 근력의 저하가 오고, 비골(腓骨)신경 영역에 감각이 떨어지며, 다리의 힘도 약해지며, 아킬레스건의 반사가 소실된다.

● **퇴행성 관절염**

　관절과 관절 사이의 물렁뼈인 연골이 닳아 없어지는 질환이다. 척추와 무릎 관절에서 가장 흔하게 나타난다. 정도가 심해짐에 따라 관절이 시리고 당기는 증세와 함께 부어오르게 된다.
　움직일 때마다 아프고 뻣뻣하기 때문에 움직임이 힘들어지고, 움직일 때마다 관절에서 툭툭거리는 소리가 나기도 한다. 척추에 생긴 관절염은 요통은 물론 심하면 다리로까지 뻗치는 통증을 유발한다.

● **류머티즘성 관절염**

　남성보다 여성의 발병률이 4배 이상 높다. 관절 부위의 통증뿐 아니라 발열, 피로, 빈혈 등의 증세를 동반한다. 이런 증세는 발병 초기부터 나타나기 시작해서 미열이 지속되거나 갑자기 오한이 나면서 땀을 많이 흘리기도 하고 온몸에 피로를 느끼는데 특히 오후에 심해진다.
　아침에 잠에서 깼을 때 관절이 뻣뻣하고 뻐근해서 움직이기 힘들다가 시간이 지나면 다소 증세가 호전된다. 관절이 대칭형으로 부어오르면서, 관절에서 부기가 발견될 때가 많다.

Part 1. 흔한 증세를 다스리는 가정요법

두통으로 고생한다

두통을 예방하기 위한 생활요법

두통이 심할 때는 차가운 찜질을 한다

두통이 심한 것은 뇌혈관이 확장되었다는 증거이므로 차가운 찜질로 혈관을 수축시켜 주는 것이 좋다.

그러나 갑자기 너무 차가운 얼음을 대주면 혈관이 급격히 수축되면서 반작용으로 혈관이 크게 확장되어 두통이 더 심해질 수 있다.

평소 따뜻한 찜질로 혈액순환을 촉진한다

두통이 잦은 사람은 두통이 없는 평소에도 따뜻한 샤워나 미온욕을 자주 하고 목 주위를 따뜻하게 하여 목의 근육을 수시로 풀어준 후, 어깨와 목덜미 근육을 마사지하거나 지압을 해주면 효과가 좋다.

두통 체조나 스트레칭을 통하여 긴장을 풀어준다

뒷목의 근육을 자주 이완시키거나 두피의 긴장을 풀어주는 체조나 스트레칭으로 맑은 혈액이 뇌로 흘러들어갈 수 있도록 해준다.

진통제를 남용하지 않는다

두통약을 자주 먹으면 약에 의한 '약제유발성 두통'이 생길 수 있고, 많은 부작용이 생길 수 있으므로 약을 남용하지 말아야 한다.

규칙적인 수면 습관을 가진다

규칙적인 수면 습관을 유지하고, 충분한 휴식을 취하도록 한다.

두통을 유발하는 음식을 피한다

식사를 규칙적으로 하고, 특히 아침 식사는 거르지 않도록 한다.

또 두통을 유발하는 커피·초콜릿·햄·베이컨·소시지·치즈·화학 조미료·식품첨가제 등을 피한다.

두통의 종류에 따라 효과적인 음식

빈혈로 머리가 어지럽고 통증이 있을 때

동물의 간, 굴, 달걀노른자, 모시조개, 바지락, 참깨, 포도 등.

예민한 성격에, 머리에 화끈화끈 열이 오르며 깨질 듯한 통증이 있을 때

녹차, 셀러리, 토마토, 목이버섯, 다시마, 메밀, 해파리, 국화, 박하 등.

뒷목이 뻣뻣하면서 뒷머리에 심한 통증이 있을 때

칡, 갈분, 천궁, 당귀, 양파 등.

감기로 콧물이 나고, 코가 막히면서 머리가 아플 때

백목련 꽃봉오리, 백목련 꽃잎 등.

🌀 감기로 머리에 열이 나면서 아플 때
구릿대, 생강, 파뿌리 등.

🌀 욱씬욱씬거리는 편두통이 있을 때
배, 무, 오이, 수박, 미나리, 파슬리, 녹차 등.

🌀 찬바람을 맞거나 찬 음식을 먹으면 머리가 아플 때
계피, 생강, 대추, 마늘, 쑥, 레몬 등.

🌀 여성이 생리 때가 되면 머리가 아플 때
콩, 두부, 참깨, 호박, 꽁치, 참치, 돼지고기, 동물의 간 등.

두통 해소에 효과가 좋은 식품과 약재

🌀 메밀
약명으로 '교맥'이라고 하는 메밀은 성질이 차기 때문에 열성 두통에 효과적이다.
하루에 10g씩 차처럼 끓여 마시거나 메밀을 베갯속에 넣어 베고 자면 고혈압으로 인한 두통에 효과적이다.

🌀 파 밑둥
뿌리가 달린 채로 쓴다. 감기로 머리가 아픈 데 달여 먹고 땀을 내면 효과가 있다.

🌀 팥
평소에 혈압이 높은 사람으로 자주 두통이 올 경우에는 칼로리 섭취를 줄이고 마, 식초콩, 북어, 도라지, 더덕, 무, 표고버섯, 율무, 깨, 미역, 다시마, 솔잎 등을 먹으며 팥을 자주 먹으면 효과가 좋다. 특히 팥은 해독, 이뇨, 배변 촉진 작용이 있고 혈압을 떨어뜨려 두통을 완화시키는 데 도움이 된다.

🌀 무
《동의보감》에 "편두통을 치료하는 데 무즙을 내어 콧구멍에 넣는다."고 했으며, 또 "숯 냄새를 맡아서 머리가 아픈 데는 생무즙을 내어 먹는데 무가 없으면 무 씨를 갈아서 즙을 내어 먹어도 좋다."고 했다.

🌀 녹두죽
'두풍증'과 머리가 아픈 것을 치료한다. 녹두로 죽을 쑤어 먹는다. 《동의보감》에는 녹두로 "베개를 만들어 베고 자면 좋다."고 했다.

🌀 살구씨죽
기가 울체되어 나타나는 히스테리성 두통에는 살구씨죽이 좋다. 정서가 불안하거나 흥분했을 때, 또는 밀폐된 장소에 있을 때 머리를 침으로 콕콕 쑤시는 듯한 통증이 있고, 밤잠을 이루지 못하며 입안이 쓰고 식욕이 떨어지는 증세를 보이는 것이 히스테리성 두통의 전형적인 예다.
살구 씨로 죽을 쑬 때는 살구 씨 7알을 씻어 믹서에 곱게 간 후 불린 쌀 반 컵과 섞으면 된다. 죽을 쑨 후에는 소금으로 간을 맞춘다.

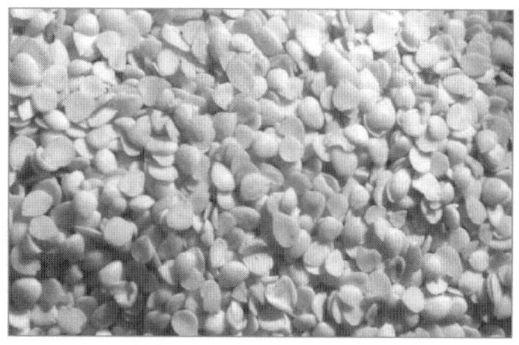

Chapter I 가족 건강을 위한 가정요법

칡뿌리

숙취로 인한 두통과 감기 때문에 열과 함께 동반되는 두통에는 '갈근'이라고도 불리는 칡뿌리가 좋다. 특히 눈이 빠지듯 아프고 열이 있을 때 칡뿌리로 즙을 내어 마시면 열도 내리고 두통도 호전되는 효과를 볼 수 있다.

땀을 내는 발한 효과가 있기 때문에 감기가 들었을 때 칡뿌리를 복용하면 땀이 촉촉하게 나면서 두통이 가라앉고 감기도 빨리 낫는다.

국화

두통과 함께 머리와 눈의 열이 치솟듯 뜨거워지고 눈이 충혈될 때는 국화가 효과적이다.

국화에는 머리와 눈의 열을 내리는 효과와 더불어 혈압강하 작용까지 있으므로 고혈압에 의한 두통에도 좋다.

감국이라고 불리는 말린 국화를 하루에 10g씩 컵에 담은 후 뜨거운 물을 붓고 우려낸 다음 마시도록 한다. 뜨거운 것보다는 차게 식혀서 마시는 것이 더 효과적이다.

녹차

작설차는 머리와 눈을 맑게 하고 시원하게 한다. 《동의보감》에는 "달여서 늘 먹는다. 차의 싹과 잎도 효과가 같다."고 했다.

사상체질별 두통에 따른 식품과 약재

태양인

태양인은 열성 체질이요, 분노를 일으키기 쉬운 체질이다. 그래서 태양인은 '열궐두통'을 앓기 쉽다. 따라서 열을 내리고 마음을 가라앉히는 요법을 써야 하는데 메밀이 좋다.

메밀은 열성 두통에 효과가 있어 국수로 삶아 국물까지 다 먹으면서 한편으로는 메밀을 베개에 넣어 베고 자면 좋다.

태음인

태음인은 심혈관계가 안 좋은 체질이므로 혈압이 높아질 수 있고, 중풍에 걸릴 확률이 제일 높은 체질이다. 그래서 두통이 있게 되면 주로 뒷머리로 통증이 잘 나타난다. 국화차가 좋다.

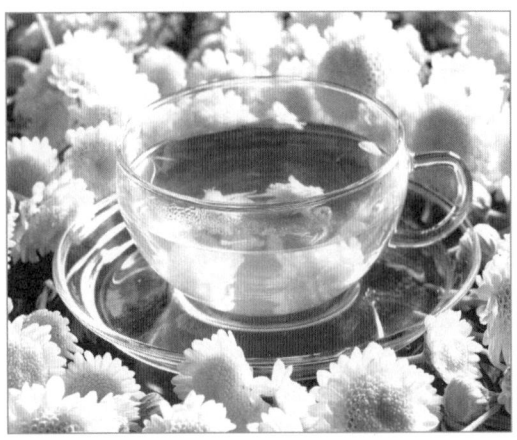
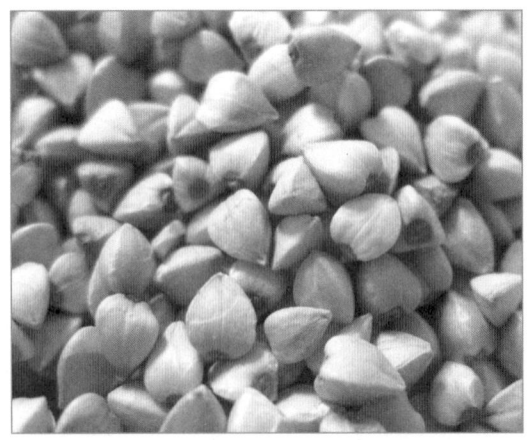

국화의 꽃을 가루내어 1일 2회, 1회 3.75g씩 술로 복용하거나, 혹은 연한 잎과 줄기로 국이나 나물을 무쳐 먹어도 좋다. 또 국화차를 상복하면서 국화베개를 베고 자면 도움이 된다.

칡차도 좋다. 두통으로 특히 눈이 빠질 것처럼 아프고 열이 있을 때 좋다. 백지를 나복자(무 씨) 끓인 물에 담갔다가 말려서 가루내어 7.5g씩을 식후마다 끓인 물로 복용한다.

🌏 소양인

소양인은 열성 체질로 감정 급변이 심하며, 혈 허해지기 쉽고, 또 '비대신소' 한 체질이기 때문에 신장이나 호르몬 계열의 이상이 잘 나타난다. 그래서 '혈허두통' 이나 '음허두통' 을 앓기 쉽다. 만형자가 좋다. 만형자 8g을 물 300cc로 끓여 반으로 줄면 2회에 걸쳐 마신다.

술에 적신 황백과 술에 적신 지모 각 4g을 물 300cc로 끓여 반으로 줄면 한 번에 다 마신다.

방풍은 두통이 있으면서 어지러울 때 좋은데 1일 8g을 물 300cc로 끓여 반으로 줄면 2~3회로 나누어 마신다. 박하잎도 좋다. 박하잎 말린 것 4g을 거름통 있는 찻잔에 넣고 뜨거운 물을 부어 5분 정도 우려낸 뒤에 우러난 물을 마신다.

또 형개와 석고를 같은 양으로 배합하여 가루내어 7.5g씩을 복용한다. 이 처방은 두통이나 어지럼증은 물론 자신도 모르는 사이에 항상 머리를 흔드는 증세에도 도움이 된다.

🌏 소음인

소음인은 마음이 여리고 몸이 비교적 약해 기가 허한 체질이며, 소화기가 약해 위장관에 비생리적 체액인 담음이 잘 축적되고 몸이 냉한 체질이다. 그래서 '기허두통' 이나 '담궐두통' 을 앓기 쉽다.

'기허두통' 이 심할 경우에는 꿀물에 담갔다가 볶은 황기 6g과 인삼 4g을 함께 300cc의 물에 넣고 끓여 반으로 줄면 한번에 다 마신다.

'담궐두통' 때에는 귤껍질 20g을 물 500cc로 끓여 반으로 줄면 하루 동안 나누어 마신다.

산후의 두통에는 천궁·오약을 같은 양으로 준비한 다음 곱게 가루내어 7.5g씩을 담가 우려낸 술에 타서 복용한다.

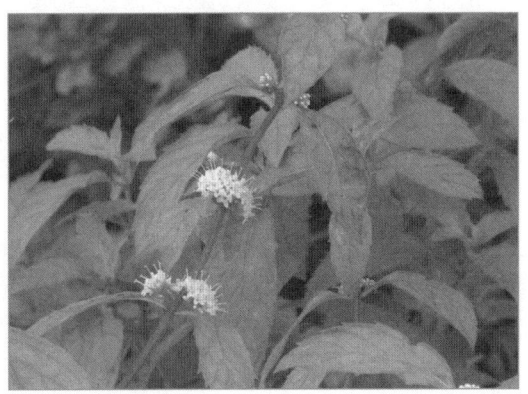
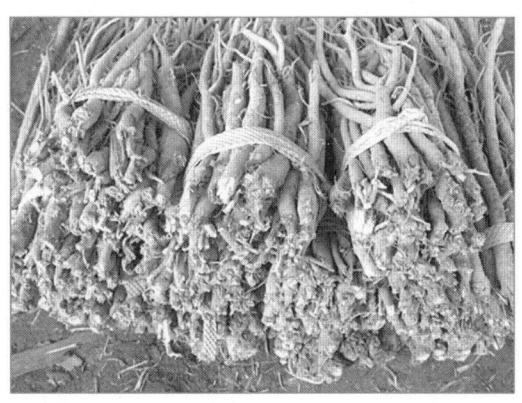

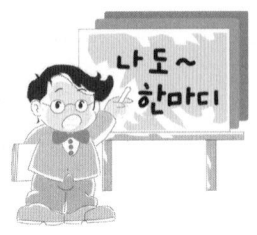

p.o.i.n.t
'두통을 앓았던 역사 속의 인물들'
(박태근 : 동의난달 의료위원, 박내과의원장)

두통은 얼굴을 포함하여 목 윗부분부터 머리 부위의 온갖 통증을 의미하는 것으로, 우리가 체험하는 많은 통증 중 일상생활에서 가장 흔히 느끼는 통증의 하나이다. 아마도 평생을 살면서 한번도 두통을 겪어보지 않은 사람은 아무도 없다 해도 과언이 아닐 것이다.

따라서 두통은 인류 역사와 함께 해온 증세이며 역사상 유명한 인물들 중에도 만성적인 두통에 시달렸던 사람들이 많다.

두통에 대하여 의학적으로 처음 기술한 사람은 기원전 2세기경의 그리스 의사인 '소라누스(Soranus of Ephesus ; 2세기경 지금의 터키 셀주크 근처 알렉산드리아와 로마에서 활동한 그리스의 산부인과·소아과 의사)'였다.

여기서 두통과 관련된 역사 속의 인물들을 만나보는 것도 나쁘지 않을 듯싶다.

● 조조의 두통을 없앤 간담 서늘한 격문
《삼국지》의 유명한 장수인 조조(曹操)는 평소 고질적인 두통을 앓았는데, 두통이 날 때마다 진림(陳琳)의 글을 읽었다고 한다.

진림(陳琳)은 한때 원소(袁紹)의 휘하에 있으면서 조조를 비난하는 신랄한 격문을 지어 조조의 간담을 서늘하게 했다는 인물로서, 그럼에도 불구하고 문학적인 재능이 뛰어나고 조예가 깊었던 조조로서는 그의 뛰어난 글들을 읽음으로써 머리가 맑아지고 두통이 없어졌

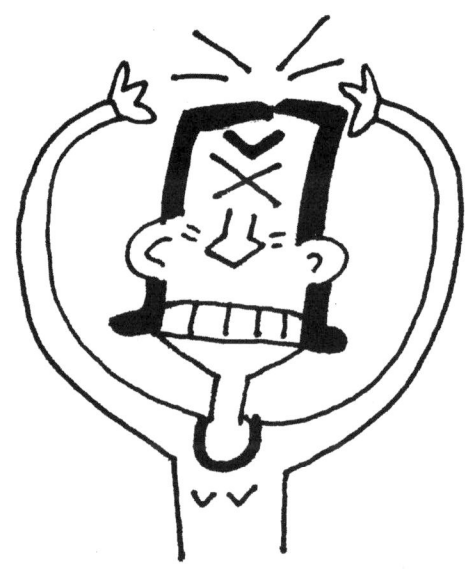

다고 하니 참으로 재미있는 일이 아닐 수 없다.

● 파스칼의 수학적 업적을 도운 두통

유명한 프랑스의 수학자이자 물리학자, 철학자, 종교사상가였던 파스칼은 사실 뛰어난 수학적 천재성에도 불구하고 마차 사고 이후 광적으로 철학과 종교에 몰두하면서, 오늘날 우리에게 '인

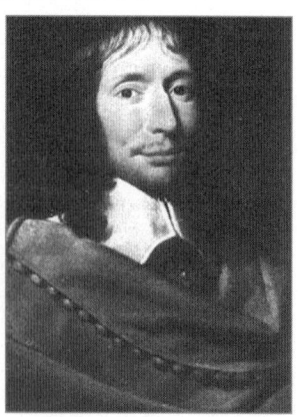

간은 생각하는 갈대이다' 와 같은 철학적 문장을 남긴 것으로 더 유명하다.

그러나 그의 많은 수학적 업적 가운데 하나인 '싸이클로이드'에 대한 연구는 심한 치통과 두통으로 인해 이루어졌다고 한다. 특이하게도 보통사람들 같으면 그러한 연구를 할라치면 없던 두통과 치통도 생길 판인데, 오히려 연구에 몰두하고 있으면 심했던 치통과 두통이 사라졌다고 하는 것이다.

학문적 연구가 진통제로 이용될 수 있었다는 것은 참으로 부러운 일이지만 앞의 조조의 예에서와 마찬가지로 자신이 좋아하는 일을 할 때 통증도 잊을 수 있다는 면에서 이해 못할 바도 아니다.

● 피카소의 편두통의 시각적 전조 증세

만성적인 편두통과 관련하여 재미있는 학설 중 한 가지로 피카소와 관련된 것이 있다.

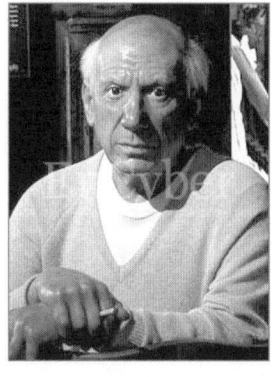

지난 2000년 9월에 영국 일간지 〈더 타임즈〉는 네델란드 라이든대 신경학 교수인 '미셀 페라리'의 논문을 인용, 극단적인 비례의 초상화로 시작된 피카소의 추상미술 작품은 편두통으로 인한 시각적 증세의 전형적인 결과라고 보도한 바 있다.

페라리 교수는 이러한 내용의 논문을 영국 런던에서 열리는 2000년 「세계두통학회」에서 발표하였는데, 1937년 급격한 화풍의 변화를 보인 피카소의 '우는 여자' 시리즈와 '모자 쓴 여자' 등 천재성을 보인 작품들을 분석한 바, 수직선으로 얼굴을 쪼개고 한 눈이 다른 한 쪽의 눈, 귀, 입보다 위에 있는 등 비례를 무시한 초상화가 편두통의 전형적인 증세로 인한 결과라고 주장하였다.

편두통 환자들 중 일부는 눈앞에서 별이나 빛이 번쩍하며 암점이 나타나는 Scintillating scotoma 전조 증세를 보이고, 또 다른 일부는 요새의 방벽과 같은 모양으로 공간에서 수직의 절개선을 경험하는 Fortification scotoma의 소견을 보이기도 한다.

페라리 교수는 스페인 바르셀로나의 피카소박물관을 방문하였을 때, 피카소의 작품이 자신이 치료하고 있는 편두통 환자들의 그림과 비슷하다는 데 충격을 받고 연구를 시작하였다고 한다.

그의 주장에 대해 피카소 전문 미술평론가들은 피카소의 얼굴분해 화풍이 아프리카 원시미술 등에서 영감을 얻은 것이며 그의 전기에서 편두통을 앓았다는 기록이 없다고 주장하고 있고, 피카소 자신도 '내가 본 것이 아니라 생각한 형태를 그린다'는 유명한 말을 남긴 바 있어 페라리 교수의 주장이 반드시 옳다고 할 수는 없으나, 페라리 교수의 말처럼 '드물기는 하나 두통 없이 시각적 전조 증세만 있는 편두통 환자도 있을 수 있으므로' 다소 논란거리는 있으나, 아무튼 편두통과 관련하여 재미있는 학설이라 할 수 있다.

● 니체의 편두통과 동반된 조울증

편두통과 관련된 유명인 중 한 사람으로 니체가 있다. 광기 어린 철학자이자 현대 철학의 거장 중 한 명인 프리드리히 니체는 말년에 뇌매독으로 인한 정신착란에 시달린 것으로 알려져 있으나, 예나대학 병원의 교수인 오토 빈스방어는 다른 주장을 하고 있다.

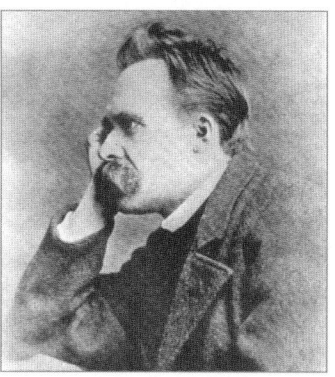

즉 청소년기부터 삶 전반에

걸쳐 니체는 심한 편두통과 동반된 조울증을 앓았고 이는 그의 철학적 사고와 저술의 원동력이 되기도 했으나, 결국 이의 악화로 인한 정신적 퇴행으로 광기에 빠져들게 되었다는 것이다.

또한 미국 메릴랜드의 아동발달연구소 레오너드 색스 소장에 의하면, 니체가 말년에 시력 장애와 극심한 두통에 시달린 사실로 볼 때 말년의 정신착란과 사망 원인은 뇌매독보다는 뇌종양일 가능성이 더 높다는 것이다.

● **뤼미에르를 잠못 이루게 한 편두통**

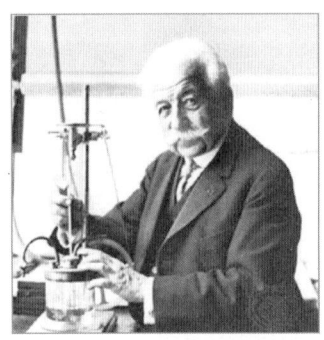

뤼미에르 형제는 현대 영화의 아버지로 일컬어진다.

에디슨이 발명한 키네토그라프(kinetograph)와 이를 볼 수 있는 키네토스코프(kinetoscope)가 단지 한 사람씩만 볼 수 있는 것이라면 뤼미에르 형제가 발명한 것은 대중이 함께 볼 수 있는 씨네마토그라프였다.

뤼미에르 형제의 공동 작업은 동생인 루이 뤼미에르가 주도하고 형인 오귀스트 뤼미에르가 보조하는 형식으로 이루어졌는데, 재미있는 것은 루이 뤼미에르는 아주 지독한 편두통 증세가 있었으며 그 고통으로 밤에 도무지 잠을 이룰 수 없었다고 한다. 그래서 루이는 잠못 이루는 밤에 그가 좋아하는 기계 만지는 일을 하다가 하나의 발명품으로 씨네마토그라프를 발명하게 되었다는 것이다.

● **두통은 위대한 창조성의 원동력**

이 외에도 광기 어린 네덜란드의 천재화가 빈센트 반

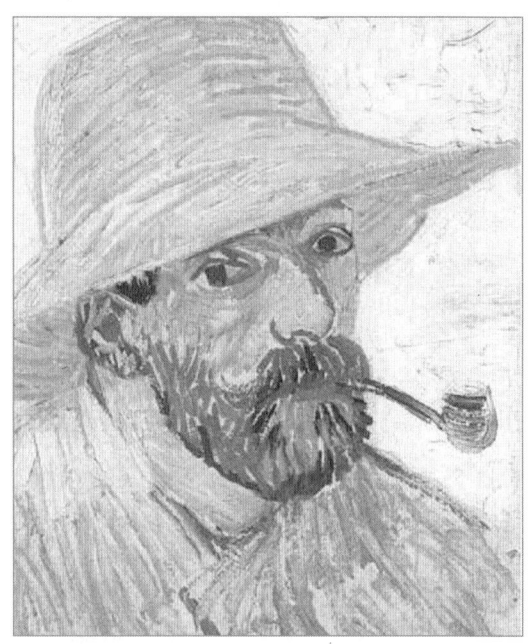

고흐도 만성적인 두통에 시달렸고, 창조적인 많은 예술인들과 학자들이 잦은 두통에 시달렸던 것으로 알려져 있다.

이상 두통과 관련된 인물들의 얘기를 토대로 볼 때, 두통은 인간을 괴롭히고 삶의 질을 떨어뜨리는 심각한 증세이기도 하지만, 한편으로는 인간의 위대한 창조성을 일깨우는 원동력이 되어왔다는 점은 흥미롭다.

Part 1. 흔한 증세를 다스리는 가정요법

밤이면 잠을 못 이룬다

불면증을 다스리는 식품

셀러리

셀러리에도 수면을 촉진시키는 약효가 있으므로 강판에 갈아 녹즙으로 만들어 마신다.

셀러리녹즙에 꿀을 약간 넣고 뜨거운 물을 부어 따뜻하게 만들어 마시면 더욱 효과적이다.

트립토판이 다량 함유된 식품

수면을 유도하는 특성을 가진 아미노산, 즉 트립토판이 다량 함유된 식품을 잠들기 전에 섭취하면 쉽게 잠들 수 있다.

트립토판은 우유나 치즈, 바나나, 생선, 칠면조 등에 주로 함유되어 있다. 잠이 오지 않을 때 따뜻하게 데운 우유를 마시면 위도 편안해지고 잠도 잘 오는 효과가 있는 것도 우유 속의 트립토판 성분 때문이다.

적당량의 술

알코올은 모세혈관을 확장시켜 혈액순환을 돕기 때문에 신경의 긴장이나 흥분을 풀어주는 데에 효과가 있다. 과다한 알코올은 몸에 해롭지만 독하지 않은 술을 하루에 한 잔 정도 하는 것은 오히려 몸에 쌓인 피로와 긴장을 풀어주는 역할을 한다. 따라서 잠이 오지 않을 때 가볍게 한 잔 정도 하는 것은 이롭다.

달래

'수채엽' 이라고도 불리는 달래도 불면에 뛰어난 효과를 자랑한다. 잎과 뿌리에 모두 약효가 있으므로 그대로 무쳐 먹어도 좋지만 뿌리로 술을 담가 먹으면 더욱 효과적이다.

깨끗하게 씻은 달래 뿌리 300g에 꿀 200g, 소주 1,800cc를 넣고 1~2개월 동안 어둡고 서늘한 곳에 보관했다가 잠들기 전에 20~30cc씩 마시면 된다.

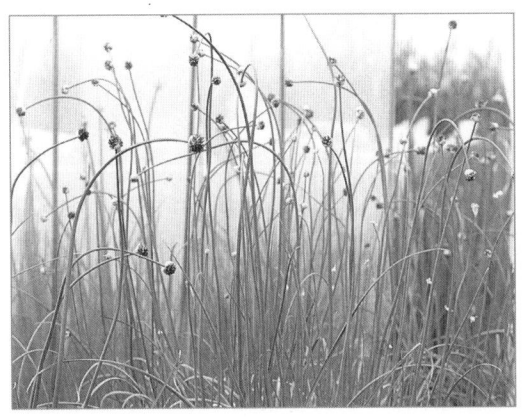

호두

호두는 불면증이나 노이로제에도 효과가 있을 뿐 아니라 기운을 북돋우고 피로를 해소하는 효과도 있다.

호두를 그대로 먹어도 좋지만 호두죽으로 쒀 먹으면 더욱 좋고 혹은 검은깨, 뽕잎과 섞어 함께 찧은 후 간식처럼 먹으면 더욱 좋다.

🌿 상추

상추에는 최면 효과를 내는 성분이 있어서 예로부터 수면 촉진제로 잘 알려져 왔다.

쑥갓과 섞으면 더욱 효과적이므로 상추와 쑥갓을 섞어 녹즙으로 만들어 마시거나 상추쌈을 해 먹도록 한다.

불면증을 다스리는 약재

🌿 산조인

산대추나무의 종자를 건조시킨 다음 살짝 볶은 것을 산조인이라고 하는데, 생것 그대로 쓰면 각성 작용을 하고, 그렇다고 너무 볶으면 약효가 떨어지므로 주의해야 한다.

산조인은 마음을 편안하게 하고 체내로 기를 끌어들이는 작용을 하며 간과 쓸개를 보하면서 심장을 편안하게 하는 작용이 있기 때문에, 심장과 쓸개가 허해서 불면증에 시달리는 사람이나 정신적으로 불안하고 잘 놀라는 사람에게 쓰면 좋다.

산조인 12g을 물 500cc로 달여 반으로 줄면 하루에 3~4번 차로 복용한다.

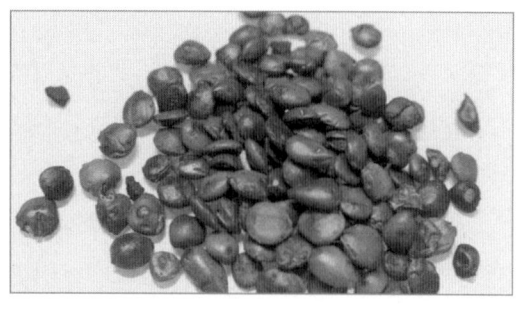

🌿 상심자

뽕나무 열매인 오디를 햇볕에 말렸다가 차로 복용하는 것을 상심자차라고 한다. 상심자는 자양강장의 효능과 함께 눈의 피로, 신경쇠약, 불면증, 빈혈, 고혈압, 습관성 변비 등에도 뛰어난 효능을 발휘한다. 하루에 상심자 30g을 물과 함께 달여 2~5번 정도 나눠 마시면 된다.

단, 소화가 잘 안되는 체질이나 설사를 자주 하는 사람에게는 맞지 않으므로 복용을 삼가는 것이 좋다.

🌿 백자인

측백나무의 열매인 백자인은 불면증과 불안증, 변비 등과 함께 심장이 두근거리는 증세나 입안이 자꾸 마르는 증세를 다스린다.

특히 여성이나 나이 든 사람들 가운데 예민한 성격이면서 불면증과 변비가 있는 사람에게 쓰면 효과를 볼 수 있다.

백자인 20g을 물 500cc로 달여 반으로 줄면 하루에 3~5번 나누어 마시되, 장이 약해 변이 묽거나 설사를 자주 하는 사람에게는 쓰지 않는다.

🌿 용안육

용안육은 용안육 나무의 과육을 건조시켜 사용하기 때문에 맛이 달다. 심장을 안정시키고 혈액을 보강하는 작용이 있어서 생각이 지나치게 많은 탓에 생기는 질병을 두루 다스릴 수 있다. 불면증이나 건망증, 꿈이 많거나 가슴이 두근거리는 등 주로 심인성 질환에 효과가 좋다.

용안육 30g을 물 500cc로 달여 반으로 줄면 하

루에 3~4번 나눠 마시거나, 용안육 300~400g을 약간의 설탕과 함께 소주 1,800cc에 담가 한 달 정도 발효시킨 후 여과해서 1회에 20cc씩 1일 2회, 특히 취침 전에 마셔도 좋다.

단, 용안육은 소화 기능이 약한 사람에게는 맞지 않으므로 평소 배가 더부룩하거나 소화가 잘 안되는 사람은 복용을 피해야 한다.

차조기

차조기에는 신경을 안정시키는 효과가 있으므로 신경이 예민해 불면증에 시달리는 사람에게 효과적이다. 특히 술로 담가 복용하는 것이 효과적이므로 차조기 200~300g에 소주 1,800cc를 붓고 설탕 약간을 넣어 1개월 정도 발효시킨 후, 여과하여 1회에 20cc씩, 1일 2회, 특히 취침 전에 마시도록 한다. 차조기술은 잠들기 전에 마셔야 불면증에 효과를 볼 수 있다.

연자육(연꽃 열매)

고혈압 환자이면서 불면증에 시달리는 사람이나 가슴이 두근거려서 잠을 잘 이루지 못하는 사람에게는 연꽃 열매즙이 좋다.

연꽃 열매의 심 부분 4~5g을 달여 차처럼 마시면 증세가 가라앉는 효과를 볼 수 있다.

백합 뿌리

'백합병'이라는 병이 있는데, 요즘 말로 하면 노이로제나 히스테리에 해당하는 질병이다.

바로 노이로제나 히스테리로 인해 불면증에 시달리는 사람에게는 백합 뿌리가 효과적이다. 백합 뿌리 60~90g에 꿀 2큰술을 넣어 부드러워질 때까지 찐 다음 잠들기 전에 조금씩 복용한다.

죽여

죽여는 대나무-고죽(古竹)이나 참대가 아니라 담죽(淡竹)이나 청죽(靑竹), 특히 발육하기 시작한 1년 가량의 어린 것이어야 한다-의 푸른 표피를 엷게 벗기고 속의 흰 부분을 버리고 그 사이, 즉 제2층의 담록・황백색의 부분을 곱게 칼로 깎아 마치 대팻밥같이 만든 약재이다. 녹색을 띤 황백색으로 신선한 것일수록 좋다.

취침 1~2시간 전에 8~12g을 물 300cc로 끓여 반으로 줄인 후 마시면 숙면에 도움이 된다.

불안, 초조, 긴장, 우울 등을 비롯해서 머리가 아플 때나 얼굴이 벌겋게 상기되며 특히 번열로 잠을 깊이 잘 수 없고, 꿈이 많고 자고 난 후에도 머리가 맑지 못할 때 좋다. 죽여만 끓여 먹어도 좋지만 여기에 감잎을 섞으면 더 좋다.

또 《동의보감》에는 죽여뿐 아니라 고죽엽(苦竹葉) 역시 "허번(虛煩)으로 잠을 자지 못하는 것을 치료한다."고 했다.

등심(골풀)

등심은 골풀이다. 이뇨 작용도 뛰어나며 신경을 안정시킨다. 1일 8~12g을 물 1,000cc로 끓여 반으로 줄면 하루 동안 나누어 마신다.

사상체질별 불면증에 효과가 있는 식품과 약재

태양인

태양인은 영웅호걸의 타입이기 때문에 사사로

운 것에 얽매여 잠을 못 이루는 어리석은 짓을 할 체질이 아니다. 잠을 못 이룰 정도로 화나는 일이 있다면 가슴속에 꽁꽁 뭉쳐두고 전전긍긍하지 않고 분노의 단칼로 과감히 쳐 없애고 잘 때는 편히 잘 사람이다.

그러나 혹시 태양인 체질로 불면증이 있어 고생할 때는 미후도(다래)를 많이 먹는 것이 좋다.

🌀 태음인

태음인 체질은 나쁘게 말해서 무덤덤한 무골호인이요, 좋게 말해서 의젓하고 의연하며 통이 큰 체질이다. 그래서 만사에 연연하거나 안달하는 체질이 아니며, 까닭에 불면증에 잘 걸릴 타입이 아니다. 부부싸움을 하고도 돌아누우면 코를 드르렁드르렁 요란스럽게 골면서 세상 모르고 잠에 떨어질 사람이다.

그러나 혹시 태음인 체질로 불면증이 있어 고생할 때는 호두죽을 먹는다.

청나라의 이홍장이 네덜란드 공사의 고질적 불면증을 호두로 고쳤다는 일화가 있을 정도로 호두는 불면증 치료에 가장 잘 듣는 식품이다.

🌀 소양인

소양인은 '비대신소'의 체질로 신장·내분비 계열이 약한 체질이요, 열성 체질이다. 그래서 소양인의 불면증은 주로 과로나 영양 불균형에 의해 내분비 호르몬 계열에 이상이 생겨 오는 경우가 많다.

이런 불면증을 '음허화동'에 의한 불면증이라고 한다. 불면증과 함께 가슴이 두근거리고 어지러우며, 귀에서 소리가 나고 입이 마르며 헛구역질도 난다. 얼굴은 화끈 달아오르고 손발이 뜨거워 이불 속에 발을 넣고 자지 못한다. 또 어깨가 뻐근하고 허리가 쑤시며 무릎에 힘이 없을 뿐만 아니라 소변이 잦으며 대변은 굳어진다.

이럴 때는 숙지황 8~12g을 물 500~700cc로 끓여 반으로 줄인 후 하루 동안 여러 차례로 나누어 마신다.

🌀 소음인

소음인은 내성적이고 소극적이며 잔근심이 많은 체질이다. 하지 않아도 될 것까지 사서 고생하면서 걱정한다. 소위 '기우'라는 말처럼 하늘이 무너질까, 땅이 꺼질까 걱정한다. 하늘의 별만큼이나 걱정이 많고 시름이 많은 체질이다. 어제 일도 잊지 않고 가슴을 치면서 후회하고 걱정하며, 내일 일은 지레 두려워하며 걱정한다. 그러니 불면증이 심할 수밖에 없다.

사상체질 중 불면증에 가장 시달리기 쉬운 체질이 바로 소음인 체질이다. 사과는 소음인 불면증에 효과가 있다. 우선 사과의 씨 있는 부분을 파내고 그 속에 꿀을 한 수저 넣는다. 이것을 쪄서 즙을 내어 마시면 된다.

한편 소음인은 운동이 부족한 체질이다. 그래서 목이나 어깨의 근육이 굳어지기 쉽다. 그러다 보니 소음인 불면증 환자는 목 주위 근육이 굳어 있다. 따라서 이 근육을 부드럽게 풀면 수면에 도움이 될 수 있다. 짬짬이 가볍게 목운동을 하는 습관을 갖도록 해야 한다.

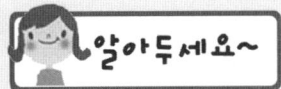 **어떤 자세로 자야 건강해질까?**

수면자세로는 나체 취침이 좋다. 본래 수면중에는 피부 혈관이 긴장하고, 피부 온도가 상승하는 것이 자연적이다. 따라서 나체는 공기와 피부가 직접 접촉할 수 있으므로 쾌면을 유도한다. 잠옷을 입을 때는 헐렁한 옷으로 한다.

《동의보감》에는 옆으로 누워 무릎을 구부리고, 입을 다물고, 불을 끄고 자라고 하면서 "잘 때에는 늘 입을 다물고 자야 한다. 입을 벌리고 자면 기운이 빠지고 사기(邪氣)가 입으로 들어가서 병이 생긴다. 무릎을 구부리고 옆으로 눕는 것이 기력을 보하는 데는 똑바로 눕는 것보다 낫다. 공자는 '죽은 사람같이 누워서 자지 말아야 한다. 잘 때에는 구부리는 것이 나쁘지 않고 깨어서는 펴는 것이 나쁘지 않다'고 하였다. 죽은 사람 같이 하고 자면 나쁜 병이 생기게 된다. 또한 하룻밤 누워 자면서 다섯 번 정도 돌아누워야 한다."고 했다.

이때 왼쪽으로 눕는 것보다 오른쪽으로 눕는 것이 간이나 폐 기능 유지에 좋다. 왼쪽으로 눕게 되면 폐로 공급되는 산소와 혈액 균형이 깨지기 때문이다. 오른쪽으로 누운 경우, 폐 유입 공기량은 우폐가 59%, 좌폐가 41%이고, 왼쪽으로 누운 경우의 폐 유입 공기량은 우폐가 62%, 좌폐가 38%가 된다. 그러나 폐 유입 혈액량에 차이가 생긴다. 다시 말해서 오른쪽으로 누운 경우에는 폐 유입 혈액량이 우폐가 68%, 좌폐가 32%인데 비해서 왼쪽으로 누운 경우의 폐 유입 혈액량은 우폐가 43%, 좌폐가 57%로 균형이 깨지고 있다는 것이다.

또 수면자세로 복와, 앙와, 또는 한쪽 팔을 깔고 눕는 경우, 또는 손을 가슴에 올리고 자는 것은 나쁘다.

《동의보감》에는 "손을 가슴에 올려 놓으면 반드시 가위눌리어 잘 깨어나지 못한다. 어두운 곳에서 가위눌렸을 때에는 불을 켜지 말아야 하며 또한 앞에 가까이 가서 급히 부르지 말고, 가슴 위에 올려놓은 손을 내려 준 다음 천천히 불러서 깨우거나 주엽나무 열매(조협) 가루나 반하 가루를 콧구멍에 불어넣어 주어서 깨워야 한다."고 했다.

한편 심장이 나쁘면 심장을 낮추고 머리와 발을 높인 누운 자세가 좋다. 요통이 있는 경우에는 옆으로 눕고 양다리 사이에 베개를 끼우는 것이 좋다. 머리, 가슴은 서늘하게 하고, 등, 복부 및 발은 따뜻하게 한다. 발이 뜨거워 이불 속에 넣지도 못하고 아울러 잠도 잘 못 자는 경우가 있는데, 이것은 병적이므로 치료해야 한다.

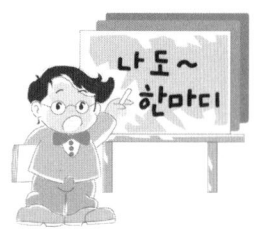

p.o.i.n.t
'잠이 보약, 숙면을 위한 비법'
(김영훈 : 동의난달 의료위원, 고성한의원장)

● **양질의 수면을 취했는지 알아보세요.**

사람은 보통 일생의 1/3을 잠으로 보낸다고 한다. 그만큼 수면은 삶에서 큰 비중을 차지하고 있기에, 수면을 충분히 취하느냐에 따라 일상생활의 활력과 능률이 좌우된다는 사실엔 이견이 없다 하겠다.

수면 시간은 일반적으로 8시간 정도를 평균으로 보고 있으며 영아에 있어선 20시간 이상을 정상적인 수면으로 볼 수 있지만, 무엇보다 중요한 것은 얼마나 양질의 수면을 취하느냐에 있다.

● **양질의 수면을 취했는가를 확인하는 자가 체크 포인트!**

1. 아침에 눈을 떠서 5분쯤 후에 상쾌한 기분이 드는가?
2. 기상 후에 두통이나 근육통이 없는가?
3. 낮에 졸리거나 집중력 장애, 기억력장애 등은 일으키지 않는가?
4. 잠자리에 누워 5~10분 이내에 잠들 수 있고, 자주 깨지 않는가?(5회 이상 깨어난다면 불면증으로 볼 수 있다.)

● **가벼운 운동과 따뜻한 샤워, 그리고 족탕요법**

보통 위와 같은 조건에 만족하지 못하고 일상생활에서 잠을 잘 못 자는 현상이 1주일에 세 차례 이상 나타나고, 이것이 한 달 이상 지속되면서 낮 동안의 일상생

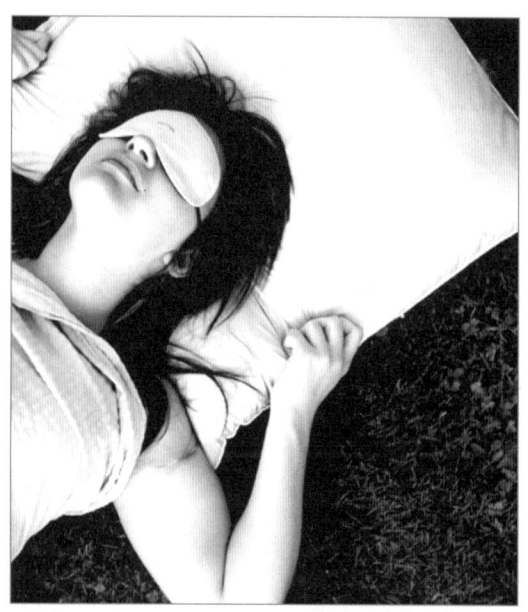

활에 지장을 초래한다면 불면증이라고 할 수 있다.

이러한 불면은 신체적 질병(관절염이나 천식, 야간 무호흡, 각종 통증, 감기, 심한 기침 등), 정신과적 질환(우울증, 癲狂不睡 등), 스트레스나 환경 변화, 무원인적인 불면으로 나눠 볼 수 있고, 특별한 질병이 원인이 되는 경우에는 그 원인이 되는 질병을 치료하는 데 주안점을 두어야 한다.

하지만 일반적으로 특별한 질환이 없는 경우, 대개의 불면은 1차적으로 자구적인 방법을 강구하는데, 우선 규칙적인 시간에 잠자리에 들고, 일정한 시간에 일어나서 수면 시간의 전이(밤에서 낮 시간으로)를 막고,

잠자기 2~3시간 전에 가벼운 운동을 하여 긴장을 풀도록 하며(수면 직전엔 운동을 하면 흥분되어 수면을 방해한다.), 다량의 음료수(특히 탄산음료, 카페인 음료, 알코올 등)는 섭취하지 않도록 한다. 하지만 너무 배고프지 않게 우유 정도의 간식을 먹도록 한다.

또 낮잠도 오후 3시 이후엔 삼가고, 취침 전에 따뜻한 샤워를 20분 정도 하거나, 발을 뜨겁지 않은 따끈한 물에 담가 전신의 긴장을 완화시키고 기의 흐름을 발 쪽으로 당기는 것도 도움이 된다.

● **체조와 호흡을 병행하는 방법**

① 우선 편하게 앉아서 발의 이곳저곳을 발가락에서부터 발뒤꿈치까지 꾹꾹 눌러 마사지를 한다(특히 발목을 열심히 풀어준다. 이곳엔 양교·음교맥의 요혈이 있는데 양교·음교맥은 수면과 직접적인 연관이 있는 경락이다.).

② 발을 다 풀어줬으면 양손을 깎지끼어 목 뒤로 돌려 목 뒤쪽 근육을 양 엄지로 가볍게 눌러(점차로 강도를 강화했다가 다시 약화시키기를 반복) 상하로 움직이는데, 들숨에 머리 쪽으로 향해 올리고 날숨에 어깨 쪽으로 오르내리기를 반복하는데(10여 회 정도) 호흡은 가능한 한 천천히 한다.

③ 이렇게 천천히 목 뒤 근육을 이완시킨 후, 천장을 향해 똑바로 누워서 어깨 팔꿈치, 무릎 발목의 관절을 이완시킨다(완전히 이완되면 두 다리는 약간 벌어지고 무릎 뼈는 바깥을 향한 후 살짝 들리게 된다. 개구리 다리를 연상하면 된다.).

④ 왼손은 단전 위에 올려두고 손바닥이 단전을 향하게 하고, 오른손은 몸 바깥쪽 단전과 같은 높이에 손바닥을 천장을 향해 이완시켜 두고, 들숨과 날숨을 같은 수로 한다(직접 수를 세는데 들숨에 4까지 셌다면 날숨도 마찬가지로 하고, 호흡이 점차 편해짐에 따라 들숨 대 날숨의 비율을 1:2로 올린다.).

⑤ 이렇게 20~30분 가량 누워 호흡을 하면 많은 도움이 될 것이다.

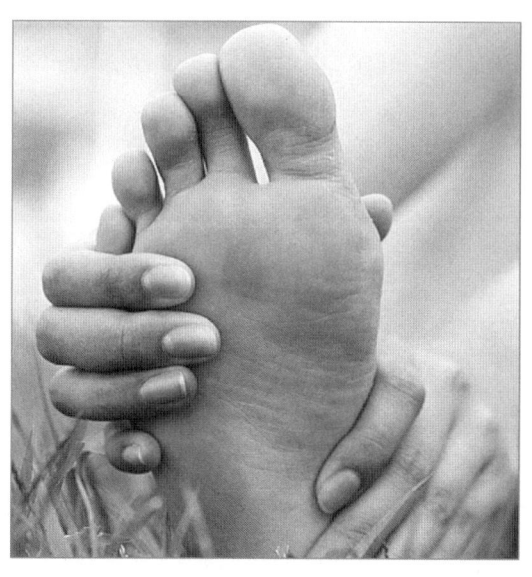

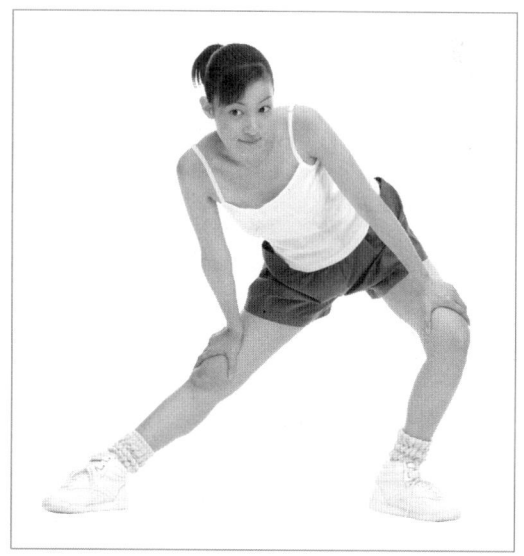

Part 1. 흔한 증세를 다스리는 가정요법

쉽게 피곤하다

🌀 만성피로증후군 자가진단법

(1) 기억력·집중력이 떨어진다.
(2) 인후통이 있다.
(3) 목, 겨드랑이의 임파선이 붓거나 아프다.
(4) 근육통이 심해지기도 한다.
(5) 관절통이 있다.
(6) 평소와는 다른 새로운 두통이 있다.
(7) 잠을 자도 상쾌하지 않고, 몸이 무겁다.
(8) 평소와는 달리 운동 후 24시간 이상 피로감이 지속된다.

※ 평가 : 이 중 4가지 이상의 증세가 6개월 이상 지속되거나 반복해서 나타나면 만성피로증후군으로 볼 수 있다.

만성피로증후군의 해소에 도움이 되는 식품과 약재

🌀 인삼

홍삼이나 인삼 12g과 대추 10개를 물 1,000cc와 함께 1시간 30분 동안 달여서 하루 동안 수시로 나누어 마시거나, 또는 『인삼고』를 만들어 먹는다.

『인삼고』는 인삼 100g에 물 2,000cc 정도를 붓고 처음에는 센 불에서 달이다가 끓으면 약한 불로 줄여 물이 반으로 줄 때까지 달인 다음, 약물만 받아 약한 불에서 주걱으로 저어가면서 끈적일 때까지 졸여서 조청처럼 만든다. 한번에 한 숟가락씩 온수에 타서 마신다.

🌀 참깨

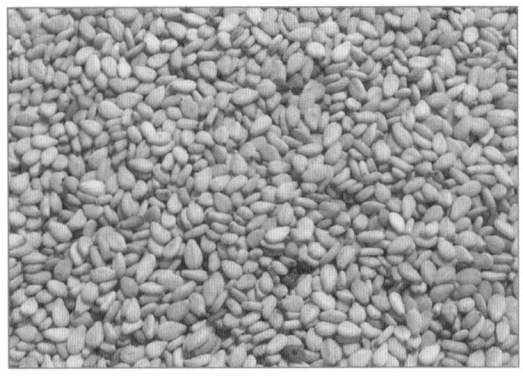

참깨에는 질 좋은 단백질과 피로회복을 돕는 비타민 E, 비타민 B1·B2가 풍부하며, 철분이 풍부하여 빈혈로 인한 어지럼증을 해소시켜 줄 수 있다.

참깨를 프라이팬에 볶은 다음 믹서로 갈아서 우유 한 잔에 2~3큰술씩 타서 마시거나 『정신환』을 만들어 먹는다.

피로회복과 기억력 증진에 효과가 있다. 참깨 1되를 갈아서 꿀 1되와 반죽하여 팥알 크기의 환을 만들어 한번에 20알씩 온수로 복용한다.

🌀 식초

식초는 피로를 유발하는 젖산을 분해시켜서 피

로회복에 도움이 되고, 성인병을 예방해 주며, 간장의 크레브스 사이클의 순환을 도와줘 몸에 들어온 독소를 해독시키는 데 도움이 된다.

비타민과 미네랄의 파괴를 막고 체내 흡수를 도와 곡류, 해조류, 콩류 등과 함께 섭취하면 상승 효과가 나타난다.

초콩·초란 등을 만들어 먹으면 아주 좋고, 식초 10~15g을 5~10배의 물로 희석해 마시거나 요구르트에 식초 1큰술을 타서 마셔도 된다.

사상체질별 피로회복을 돕는 식품과 약재

태양인의 피로

첫째, 포도가 좋다.

포도당, 과당이 풍부해서 체내에 소화 흡수가 잘 되고 피로회복에 좋으며 구연산, 사과산, 주석산 등이 함유되어 있어서 새콤한 맛과 향기가 대단하다. 그래서 입맛을 돋우고, 위액 분비를 촉진하며, 소화를 돕는다. 포도 씨는 임포텐츠에 특효가 있다.

둘째, 하수오가 좋다.

하수오는 인체의 기능을 활성화시키고, 정력제로 놀라운 효과가 있다. 레시틴 성분과 부신피질 호르몬 형태의 물질이 함유되어 있다.

셋째, 송순(소나무의 새순)으로 차를 끓여 마시거나 소나무 뿌리를 끓여 차로 마시거나, 솔방울로 떡을 만들어 먹는 것도 피로회복에 좋다.

소나무 꽃가루는 달착지근한 향내가 있기 때문에 강정이나 다식을 만들어 먹거나, 혹은 꿀물에 타서 먹는다. 송순과 뿌리 외에 복령도 좋다.

소나무 뿌리에 불완전 버섯류로 기생하는 것이 복령이다. 복령은 다양한 영양물질을 함유하고 있기 때문에 허약해진 인체 내의 저항력을 키우고 식욕을 늘리며 소화를 촉진시킨다. 나트륨, 칼륨 등의 배출을 증가시키는데 신장 세뇨관의 재흡수를 억제하기 때문에 장관 내의 잉여 수분도 감소시켜 연변이나 설사도 정상화시킨다.

복령을 대추알 크기로 썰어 옹기 내에 넣고 좋은 술을 부은 후 밀봉했다가 100일만에 개봉하면 마치 엿처럼 되는데 이것을 먹는다. 혹은 복령을 가루내어 먹는다. 복령을 약용할 때는 껍질을 벗기고 심을 뺀 후 깨뜨려서 물그릇에 넣고 잘 으깨어 물 위로 떠오르는 찌꺼기를 제거한다. 만일 이를 잘못 복용하면 시력이 나빠질 수 있다.

이런 까닭에 환약을 만들거나, 가루약을 만들어 복용하고자 할 때는 먼저 2~3차례 끓여낸 후 절단하여 잘 말려서 사용하는 것이 좋다.

태음인의 피로

첫째, 연꽃이 좋다.

연꽃에 밀가루, 녹두, 찹쌀을 넣고 짓찧어 천초를 넣고 반죽해서 누룩을 만드는데, 이 연꽃누룩에 찹쌀을 넣고 버무려 연잎에 싸서 술을 담는다. 이것을 '연엽주'라고 한다. 1회 20cc씩 1일 2회 복용한다. 혹은 연잎으로 쌈을 싸서 먹거나, 연잎으로 죽을 쑤어 먹는데 이것을 '하비죽'이라고 한다. 연꽃 뿌리를 강판에 갈아 물을 빼고 밀가루, 소금을 조금 섞고 큼직하게 둥글려 기름에 띄워 지져 먹는다. 이것을 '연근저냐'라고 한다. 또는 연방이라는 송이 속에 씨알맹이가 박혀 있는데, 이것을 더운물에 담갔다가 꺼내서 껍질을 벗기고 심지(싹눈)를 빼고 말렸다가 간장에 넣고 볶아 장아찌를 만들거나 혹은 이것을 믹서에 갈아 멥쌀과 함께 죽을 쒀 먹는다. 이것을 '연자죽'이라고 한다. 혹은 연꽃의 꽃술로 술을 빚어 마신다. 이것을 '연수주'라고 한다.

둘째, 뒷머리가 뻣뻣하면서 몸이 무거운 만성 피로엔 칡뿌리즙을 마시는 것이 좋다.

셋째, 머리카락이 윤기를 잃고 잘 빠지는 만성 피로에는 오미자차가 좋다.

넷째, 몸이 노곤하여 잠자리에서 일어나지 못하거나, 꿈이 많고 귀가 울리며 허리가 아픈 만성 피로에는 음양곽차, 두충차 등이 좋다.

🌀 소양인의 피로

첫째, 빈랑이 좋다.

빈랑 속에는 알카로이드와 타닌 그리고 일종의 홍색소가 함유되어 있다. 또 아레콜린 성분이 소화액을 분비하면서 위장의 연동운동을 촉진시키며, 변비와 부종을 없애고, 요통, 관절염 등에 좋다. 빈랑 1의 비율에 소주 3의 비율로 섞어 밀봉해서 냉암소에 1개월 가량 보관한 후, 이 술을 1일 2~3회, 1회에 소주잔으로 한 잔씩 마신다.

둘째, 소화가 덜 되고 구역질이 나는 만성피로에는 결명자를 끓여 상복하는 것이 좋다.

셋째, 얼굴이 검어지며 피로한 경우에는 구기자를 끓여 상복하는 것이 좋다.

넷째, 민들레로 담근 술이 좋다.

이것을 '지정화주'라고 한다. 피로하고 얼굴 색이 검어지면서 거칠어지고, 소화흡수력도 저조하고, 빈혈이 있으며, 정력마저 저하되어 발기력이 떨어지고, 지구력이 약하며 정액의 양도 눈에 띌 정도로 적어진 경우, 때로 사정한 뒤에도 깨끗이 사정되지 못한 것처럼 무지근한 느낌을 떨칠 수 없는 경우에 좋다. 혹은 민들레의 어린잎을 나물로 무쳐 먹기도 하고, 기름에 볶아 먹기도 한다.

🌀 소음인의 피로

첫째, 메추리가 좋다.

내장기 기능을 보강하며 기력을 강인하게 하는 강장제로 손꼽힌다. 우유로 달여 먹으면 정수가 풍부해지고, 양념하여 구운 메추리는 정력을 굳건하게 하며, 소금을 치고 주물러서 밀가루를 묻히고 달걀을 씌워 지진 저냐는 근육과 뼈까지 강하게 한다. 또 메추리, 녹용에 소주를 붓고 달여 식힌 후 30분 동안 햇볕에 쪼인 다음, 다시 소주를 붓고 달여 식힌 후 20분 동안 햇볕을 쬔 다음, 꿀을 넣고 밀봉하여 3개월간 익혀서 먹는다. 이것을 '무후주'라고 한다. 대단한 보양, 자음, 익기, 진정의 술이다.

둘째, 인삼차가 좋다.

특히 빈혈이 있는 경우에는 인삼이 함유되어 있는 '경옥고'가 좋다.

셋째, 신경이 예민하고 안색도 창백한 만성 피로엔 대추차나 용안육차가 좋다.

Part 1. 흔한 증세를 다스리는 가정요법

눈이 아프고 침침하다

눈이 피로해지는 원인

🌀 체내의 수분이 정체되어 비생리적인 체액이 생긴 경우

눈이 피로하고 흐려지면서 눈꺼풀이 바들바들 떨리는 증세와 함께, 머리가 무겁고 속이 메스꺼운 증세가 동반된다.

🌀 정서적인 스트레스가 원인이 되는 경우

눈이 피로한 증세와 함께 눈앞에 꽃잎이 어른거리는 듯한 안화 증세가 나타나고 우울하며 의욕도 떨어진다.

🌀 간장과 심장의 혈액이 부족한 경우

눈에 영양분을 충분히 공급하지 못함으로써 눈이 피로한 경우로, 눈에 이물질이 낀 것처럼 까칠까칠하고 눈이 뻑뻑한 증세가 나타난다.

🌀 소화 기능이 떨어지고 영양이 불량한 경우

이때는 사물을 똑똑히 보려고 주시할수록 피로가 심해지고 눈꺼풀에 힘이 없어 저절로 감기는 등 무기력해진다.

🌀 간혈(肝血) · 신정(腎精)이 부족한 경우

간장의 혈액과 신장의 정액이 부족해서 눈으로 충분한 영양을 공급하지 못한 경우에는, 눈이 피곤하면서 눈알이 건조해지고 입도 마르며 손발도 화끈거리는 증세를 보인다.

🌀 신양(腎陽)이 부족한 경우

노화나 과로 등으로 인해 신양(신장의 열 에너지원)이 눈을 자양하지 못해 눈이 피로한 경우에는 추위를 잘 타고 몸이 냉해지기 쉬우며 수면중에 잦은 소변을 보는 특징이 있다.

눈의 피로 해소에 효과가 좋은 식품

🌀 동물의 간

눈의 피로를 푸는 데는 비타민 A · B1 · B2 · C 가 좋다.

특히 눈의 건강을 지키기 위해서는 비타민 A가 중요하므로 치즈, 버터, 달걀 노른자, 시금치 등을 많이 섭취하도록 하고 특히 동물의 간이 아주 좋다.

눈은 간장의 기능과 밀접한 관계가 있기 때문에 예로부터 동물의 간을 눈의 피로를 풀고 야맹증을 치료하는 식품으로 이용해 왔다. 동물의 간은 비타민 A와 철분이 다량 함유되어 있어서 눈에는 물론 빈혈에도 효과적인 식품이다.

닭, 돼지, 소 등의 간을 모두 쓸 수 있는데 간구이, 간회 등으로 이용할 수 있다. 중국에서는 닭의 간을 오향분이라는 약재와 함께 삶아 쓰거나, 닭의 간에 닭벼슬과 마늘을 함께 넣어 삶아 먹기도 한다.

당근, 호박

당근, 호박을 비롯해서 우유, 사과 등이 치료에 효과적이므로 많이 먹도록 한다. 특히 당근이나 호박에는 비타민 A의 전구체가 들어 있어서 눈에 영양을 공급해 주는 효과가 있다. 그리고 변비가 생기면 안 좋으므로 섬유질이 많은 야채도 풍부하게 먹어야 하는데, 당근이나 호박에는 섬유질도 풍부하기 때문에 더욱 도움이 된다.

전복

전복을 죽이나 회로 많이 먹어도 좋지만 껍질도 좋다. 이 껍질을 석결명이라고 하는데, 이름 그대로 '눈의 밝음을 결정한다.' 는 의미이다. 건강의 비결은 항상 "머리는 시원하게 하고 발은 따뜻하게 하라."고 했듯이 전복이 자음청열 작용을 하기 때문에 눈까지 시원하게 해줘서 좋다.

자음청열이란 체내 필수 영양물질인 음액을 자양하면서 열을 떨어뜨리는 작용을 말한다.

눈의 피로 해소에 효과가 좋은 약재

상심자

뽕나무 열매인 오디를 햇볕이나 건조실에서 말리거나 쪄서 약으로 쓰는 것을 상심자라고 부른다. 상심자는 정신을 안정시키고 기억력을 증진시키는 효능과 함께 몸을 가볍게 하고 얼굴색도 좋아지게 하는 효과가 있다. 빈혈에도 효과가 있으며 이뇨 작용과 항노화 작용도 하는데 특히 체내의 필수 영양물질인 진액과 혈액, 정액을 생성하고 충만케 해서 눈의 피로를 해소하는 데 특효약으로 꼽힌다. 따라서 상심자를 장복하면 눈이 건조해지고 뻑뻑해지는 증세를 다스릴 수 있을 뿐 아니라, 입안의 건조나 갈증도 해소할 수 있으며 흰 머리카락도 검어진다. 또 구황식품으로도 이용했을 정도로 뛰어난 자양강장제로 잘 알려져 있다. 상심자를 엿처럼 만든 『상심고』나 술로 담그는 『상심자주』로 복용하는 것이 효과적이다.

『상심고』는 상심자 15kg을 졸여 엿으로 만든 뒤 한번에 30~40g씩 하루에 2~3회 식후에 복용하면 된다. 『상심고』는 눈에 절대적인 영향을 미치는 간장과 신장 기능을 강화하는 효능이 있다.

『상심자주』는 상심자 600g을 깨끗이 씻어 물기를 뺀 후 소주 1,800cc를 붓고 밀봉해서 어둡고 서늘한 곳에서 2개월 정도 숙성시켜 만든다. 숙성이 되면 여과해서 술만 용기에 담은 후 적당량의 꿀을 섞어 냉장고에 보관해 두고 소주잔으로 한 잔씩 공복에 마시면 된다.

지황

자고 나면 눈이 충혈되고 부으며 조금 지나서 점차 하얗게 되었다가 한참 있으면 없어지는 것을 치료한다. 이것은 혈열이지, 간병은 아니다. 이럴 때 지황죽을 먹어 간에 있는 혈열을 내리게 하는 것이 좋다.

《동의보감》에서는 "생지황 적당량을 짓찧어 즙을 낸다. 여기에 흰쌀 반 되를 담가 푹 불려 햇볕에 바싹 말리기를 세 번 한다. 한번에 1홉씩 쓰는데 사기그릇에 물 1되를 붓고 끓어오르게 끓이다가, 여기에 넣고 멀겋게 죽을 쑤어 끼니 사이에 먹는다. 자고 나면 곧 효과가 있다."고 했다.

결명자

'밝음(明)을 결정한다(決)'는 이름의 뜻처럼 결명자는 예로부터 눈의 피로회복에 최고의 효능을 인정받아 왔다. 결명자를 하루에 20g씩 차로 끓여 장복하면 눈의 피로회복은 물론 간장 기능 강화와 변비 해소에도 좋다.

《동의보감》에는 "결명자를 가루내어 매일 아침에 1숟가락씩 빈 속에 먹고, 100일만 지나면 어두운 밤에도 물건을 보게 된다. 눈이 보이지 않은 지 오래된 데에는 결명자 2되를 가루내어 한번에 8g씩 미음에 타서 끼니 뒤에 먹으면 좋다. 혹은 결명 잎으로 나물을 만들어 늘 먹으면 눈을 밝게 하는 데 아주 좋다. 밤눈 어두운 데는 결명자 40g과 지부자 20g을 가루내어 죽에 반죽해서 알약을 만들어 먹으면 낫는다."고 했다.

단, 결명자는 성질이 차서 장복할 경우에는 속을 냉하게 만들 수 있으므로 반드시 프라이팬에 볶아서 써야 한다. 결명자와 구기자 각 20g씩을 섞어 차로 끓이면 더 좋은 효과를 기대할 수 있다.

구기자

구기자는 간장 기능을 강화시키는 명약으로 잘 알려져 있다. 간장 기능이 강화되면 간과 연관되어 있는 눈까지 밝아지고 피로가 풀리며 충혈도 없어지게 된다. 구기자 20g을 끓여 차로 복용하면 되는데 구기자 대신 비타민 C가 다량 함유된 구기자 잎을 사용해도 좋다.

또 눈이 피곤하고 충혈되었을 때 구기자 생잎 50g이나 말린 잎 10g을 끓인 후 깨끗한 거즈에 밭쳐 즙만 걸러내서 안약 대용으로 사용할 수도 있다.

산초 열매

눈이 침침하고 자주 충혈이 되며 눈물이 흐르고 눈곱도 끼는 등 눈의 피로 증세에는 산초 열매가 좋다. 산초 열매를 통째로 하루 정도 소금에 절인 후 다시 하루 동안 햇볕에 말린다. 이것을 대나무 통에 넣어두고 매일 2알씩 복용하면 눈의 피로도 풀 수 있고 체내의 정기도 충만해진다.

눈을 아무리 깜빡거려도 눈앞이 부옇게 흐리거나, 이마와 눈동자 안쪽의 통증과 눈꺼풀의 떨림 증세가 있을 때는 산초 열매를 소금절임이나 설탕절임으로 먹으면 좋다.

황련

눈을 밝게 하고, 열기로 눈이 아프고 눈 주위가 짓무르면서 눈물이 나오는 것을 치료한다. 달여 먹거나 가루내어 먹어도 다 좋다.

하고초

눈이 아픈 것이 밤이 되면 더 심해지는 것을 치료한다. 하고초 20g과 향부자 40g을 가루내어 한번에 4g씩 찬물에 타서 마신다.

백내장에 효과가 좋은 식품과 약재

익모초

익모초의 씨 2~6g을 물 600cc와 함께 반으로 줄어들 때까지 달인 후 하루에 3회 복용하면 백내장으로 인한 증세를 개선시킬 수 있다.

동물의 간

동물의 간은 노인성 백내장에 효과가 있을 뿐 아니라 노인들의 체력을 보강하는 데도 좋다.

따라서 간을 이용한 다양한 요리를 자주 상에 올리도록 한다.

황련

황련은 눈을 밝게 하고 청맹(靑盲)과 내장과 예막, 열기로 눈이 아프고 눈의 내자와 외자가 짓무르면서 눈물이 나오는 것을 치료한다. 달여 먹거나 가루내어 먹어도 다 좋다.

《동의보감》에는 "황련을 젖에 담그고 그 젖을 눈에 넣으면 눈에 생긴 모든 병이 낫는다. 눈의 내자와 외자가 상해 눈물이 나오는 데는 황련을 달인 물을 솜에 묻혀 눈을 자주 씻으면 좋다."고 했다.

한편 청목향과 황금, 황련을 각 4g씩 섞은 후 물을 적당량 붓고 은근한 불에서 달인 후 차처럼 수시로 마시면 백내장에 효과를 볼 수 있다.

마아초

마아초는 눈이 피지고 부은 것과 예장이 생겨 깔깔하고 눈물이 나오며 아픈 것을 치료하는데, 가루내어 눈에 넣는 것이 좋다.

《동의보감》에는 "백룡산(白龍散)은 눈을 밝게 하고 예막을 없앤다."고 하면서 그 제조법과 사용법을 "마아초를 두터운 종이에 싸서 가슴에 품고 살에 닿게 하여 120일 동안 있는다. 그런 다음 이것을 분처럼 보드랍게 갈아 용뇌 조금과 섞어서 쌀 2알만큼씩 떼어 눈에 넣는다. 이 약은 눈이 잘 보이지 않고 예막이 생긴 데에 쓰는데, 눈동자만 상하지 않으면 다 치료할 수 있다."고 했다.

백반

백반은 눈에 예막이 생겼거나 군살이 나온 것을 치료한다. 《동의보감》에는 "백반을 기장쌀알 만큼씩 떼어 눈에 넣고 눈물이 나오면 씻어 버린다. 오랫동안 지속하면 예막이나 군살이 저절로 없어진다."고 했다.

감국

예막을 없애고 눈을 밝게 하며 눈의 피를 보양하고 내장을 낫게 하며, 바람을 맞으면 눈물이 나오는 것을 멎게 한다. 가루내어 먹거나 달여 먹어도 다 좋다.

창출

《동의보감》에는 "(창출은) 내장과 외장을 치료한다."고 하면서 "창출 160g을 썰어 돌소금 40g과 함께 누렇게 되도록 덖어서 소금은 버린다. 그 다음 속새(목적) 80g을 동변에 법제하여 그것과 함께 가루내어 한번에 4g씩 따뜻한 쌀뜨물에 타서 하루 두세 번 먹으면 아주 잘 낫는다. 일명 『염출산(鹽朮散)』이라고도 한다."고 했다.

또 "야맹증[省目]을 치료하는 데는 창출가루 12g을 쓰는데 돼지 간 80g을 쪼개어 그 속에 뿌린 다음 삼실로 동여매서 좁쌀 1홉과 함께 물 1사발에 넣고 삶아 익힌다. 그런 다음 그것을 꺼내어 눈에 김을 쏘이고 먹으면 잘 낫는다."고 했다.

초롱담

양쪽 눈이 피지고 부은 것과, 정창(睛脹)과 예막이 생기며 피가 뭉치고 군살이 나와 참을 수 없이 아픈 것을 치료한다. 눈병 때 반드시 써야 할 약이다. 알약을 만들어 먹거나 달여 먹어도 다 좋다.

🌀 결명자

《동의보감》에는 "(결명자는) 청맹(青盲)을 비롯해서 눈에 흰 막이 끼며 붓고 아프면서 눈물이 나오는 것을 치료하는데 간장의 열을 없앤다. 매일 아침에 1순가락씩 빈 속에 먹으면 좋은 것으로 100일만 지나면 어두운 밤에도 물건을 보게 된다."고 했으며, 또 다른 방법으로 "눈이 보이지 않은 지 오래된 데는 결명자 2되를 가루내어 한번에 8g씩 미음에 타서 끼니 뒤에 먹으면 좋다."고 했다.

이외에도 결명 잎으로 나물을 만들어서 늘 먹으면 눈을 밝게 하는 데 아주 좋다. 또 야맹증에는 결명자 40g과 지부자 20g을 쓰는데 가루내어 죽에 반죽해서 알약을 만들어 먹으면 낫는다.

🌀 청상자(개맨드라미 씨)

《동의보감》에는 "(청상자는) 간의 열독이 눈으로 치밀어 올라 피지고 내장과 예막이 생긴 것과 청맹(青盲)이 된 것, 부은 것을 치료하며 또한 내장(內障)도 낫게 한다. 덖어서 가루내어 한번에 4g씩 미음에 타서 먹는다."고 했다.

🌀 저실자(닥나무 열매)

간열(肝熱)로 예막이 생긴 것과 또한 기로 작은 점 같은 예막이 생긴 것, 눈알에 덮인 예막을 없앤다. 보드랍게 가루내어 한번에 4g씩 꿀물에 타서 끼니 뒤에 먹는다.

🌀 죽력(참대 기름)

눈에 피지고 눈과 귀가 아파서 뜨지 못하며 예장이 생긴 것을 치료한다. 《동의보감》에는 "참대 기름에 황련을 하룻밤 담가 두었다가 즙을 짜서 눈에 넣는다."고 했다.

🌀 목적(속새)

목적은 간장과 담낭의 기운을 보하고 눈을 밝게 하며 눈병을 낫게 하고 예막을 없앤다. 《동의보감》에는 "(목적을) 동변에 하룻밤 담갔다가 햇볕에 말린 다음 마디를 버리고 가루내어 조금씩 먹거나 달여 먹어도 좋다."고 했다.

🌀 진피(秦皮, 물푸레나무 껍질)

눈에 푸른 예막과 흰 예막이 생긴 것과 두 눈이 피지고 부으며 아프고 눈물이 멎지 않는 것을 치료한다. 《동의보감》에는 "물푸레나무 껍질 1되를 물에 달여 가라앉힌 다음 그 웃물을 받아 차게 해서 눈을 씻으면 눈을 좋게 하고 잘 보이게 하는 데 매우 좋다."고 했으며, 또 "눈에 피진 것과 눈에 헌 데가 생기거나 예막이 생긴 데는 물푸레나무 껍질 40g을 쓰는데, 물 1되에 담갔다가 물이 파랗게 되면 꺼내고 그 물을 솜뭉치에 묻혀 반듯이 누워서 눈에 넣는다. 약간 아파도 괜찮다. 한참 있다가 눈에서 더워진 약물을 솜에 묻혀 내고 다시 새 약물을 넣는데 하루에 열 번씩 하면 2일이 못 되어서 낫는다."고 했다.

🌀 저담(돼지 쓸개)

《동의보감》에는 "외장(外障)과 예막을 치료하는 데는 저담(돼지 쓸개) 1개를 은그릇이나 돌그릇에 넣고 고약같이 되게 졸인 다음 용뇌를 조금 섞어서 눈에 넣는다. 돼지 담낭의 흰 껍질을 볕에 말려 비녀 굵기만하게 비벼 끈을 꼬아서 한쪽 끝을 태우다가 재를 받아 식혀서 예막 위에 세 번에서 다섯 번 넣어도 낫는다."고 했다.

석결명(전복 껍질)

청맹(靑盲)과 내장과 예막을 치료한다. 껍질을 물에 담그고 그 물로 눈을 씻으면 눈이 밝아진다. 또는 불에 달구어 수비(水飛)해서 눈에 넣고 문지르면 예막이 없어진다.

오적어골(오징어 뼈)

《동의보감》에 "눈에 부예나 벌거면서 흰 예막이 생긴 것을 치료한다. 수비(水飛)하여 꿀에 타서 넣는데 용뇌를 조금 넣어 쓰면 좋다."고 했다.

냉이 씨

일명 '석명자'라고도 한다. 청맹으로 아무것도 보지 못하는 것을 치료하는데 눈을 밝게 하고 예장을 없앤다. 가루내어 먹거나 알약을 만들어 먹어도 다 좋다. 뿌리로는 눈이 아픈 것을 치료하는데 국을 끓여서 늘 먹거나 생절이를 만들어 먹어도 좋다. 《동의보감》에는 "갑자기 눈에 피지고 아프며 깔깔한 데는 냉이 뿌리를 쓰는데 즙을 내어 눈에 넣으면 낫는다."고 했다.

녹내장 예방에 효과가 좋은 식품과 약재

꿀풀

'하고초'라고도 불리는 꿀풀은 소염 효과와 이뇨 효과가 뛰어난 것으로 알려져 있으며 특히 눈병이나 녹내장에 효험이 있다. 꿀풀을 포기째 달이거나 열매 8~10g을 1회분 기준으로 달여 하루에 2~3회씩 3~4일 동안 복용한다.

또 꿀풀 달인 물로 눈을 자주 씻어주는 것도 좋은데 눈을 씻을 때는 위생에 특히 주의해야 한다.

결명차

결명차는 시력을 증진시키는 효과도 뛰어나지만 녹내장 예방에도 좋다. 결명차 풀 6~8g을 1회분으로 해서 하루에 2~3회씩, 3~4일 정도 달여 마셔도 효험을 볼 수 있고 결명차 풀의 씨앗인 결명자를 하루에 20g씩 달여 마셔도 된다.

결명자를 차로 마실 때는 프라이팬에서 약한 불로 노릇노릇하게 볶아낸 다음 습기가 닿지 않도록 보관해 두고 필요할 때마다 물과 함께 달이면 된다. 또 결명차 풀 달인 물이나 결명자차로 눈을 씻어 주어도 좋다.

익모초

익모초는 흔히 여성의 생식기 관련 질환에 효과가 있는 것으로 알려져 있지만 시력을 증진시키는 효과가 뛰어나다. 익모초의 씨 4~5g을 1회분으로 해서 하루에 2~3회씩 복용하면서 그 물로 눈을 씻어주면 효과를 볼 수 있다.

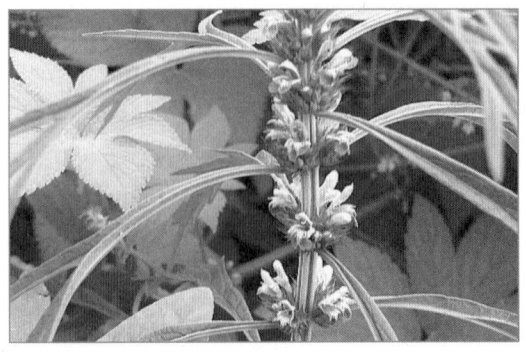

Part 1. 흔한 증세를 다스리는 가정요법

머리카락이 자꾸 빠진다

탈모 예방에 효과가 좋은 음식

① 비타민 A · C · E · F 등을 많이 함유한 식품
- 탈모를 예방한다.

레몬 · 오렌지 · 귤 · 앵두 · 딸기 등 과일류.

② 요오드가 많이 들어 있는 식품
- 모발의 발육을 촉진한다.

미역 · 다시마 · 김 등 해조류.

③ 비타민 A · E가 많이 들어 있는 식품
- 혈액순환을 도와 탈모를 예방한다.

당근 · 호박 · 시금치 등 녹황색 야채, 현미쌀눈, 현미유, 참깨, 너트류, 홍화유 등.

④ 양질의 아미노산을 포함한 단백질 식품
- 모발의 케라틴을 생성한다.

육류, 생선, 계란, 콩 및 콩 가공제품, 우유, 유가공품, 굴 등.

⑤ 에이코사펜타엔산이 많이 들어 있는 식품
- 혈액의 응고를 억제하고 콜레스테롤이 쌓이는 것을 방지한다.

정어리 · 방어 · 고등어 등 등푸른 생선.

⑥ 비타민 B가 많이 들어 있는 식품
- 두피의 신진대사를 촉진한다.

현미, 소맥 배아유, 돼지고기의 살코기, 간, 참치 등.

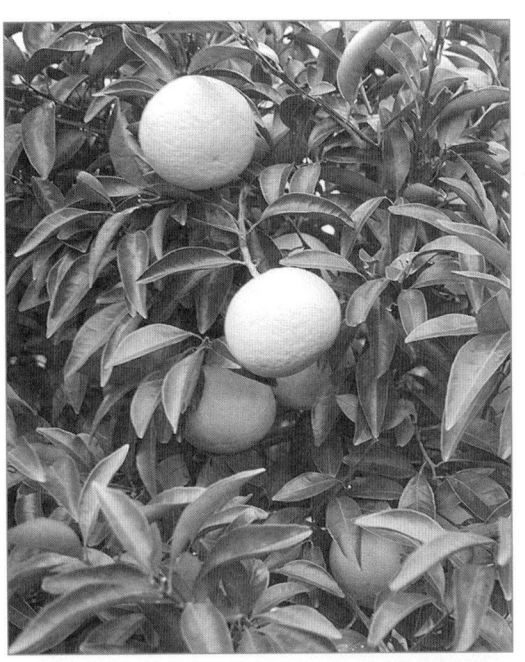

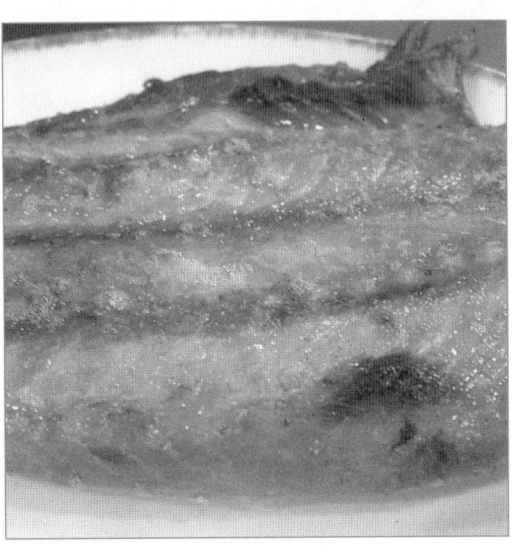

⑦ 콜라겐이 많이 들어 있는 식품
- 모발에 윤기와 탄력을 제공한다.
참마, 연근 등.

탈모 예방·치료에 도움이 되는 식품과 약재

하수오

참깨 1되를 볶아 가루로 만든다. 1되 가량의 하수오를 같은 방법으로 가루로 만들어 함께 섞어 꿀을 넣고 물을 약간 부어 약 1~2시간 정도 달이면 물엿과 같이 되는데, 이것을 아침·저녁으로 큰 숟가락 하나 정도씩 복용한다.

또는 붕어의 머리와 내장을 제거한 후 하수오 끓인 물로 찌개를 끓여 국물과 고기를 먹는다. 혹은 하수오 6g에 끓는 물 300cc를 부어 맛이 우러나면 마신다.

뽕나무

검은깨를 볶아 뽕나무 잎을 넣고 달여 매일 한두 차례씩 머리에 바른다.

혹은 뽕잎에 꿀과 물을 붓고 약한 불로 줄여 손으로 만져서 끈적거리지 않을 정도로 고아 냉장고에 보관하고 먹거나, 뽕잎 10g을 끓는 물에 2~3분 정도 우려내어 마신다.

혹은 뽕나무 뿌리껍질(상백피) 30g 정도를 달여 3~4번에 나누어 복용하거나, 오디(뽕나무 열매 : 상심자)를 약한 불로 달여 국물이 없어지면 꿀을 부어 한 차례 끓인 후 식혀서 냉장고에 보관하고, 이 오디 시럽을 끓는 물에 우려내어 마신다.

오이

오이에는 규소와 유황이 많이 들어 있어 당근, 상추, 시금치 등과 함께 혼합하여 즙을 만들어서 매일 아침 한 컵씩 마신다.

오미구기차

오미자 5g, 구기자 5g을 깨끗이 씻어 체에 밭쳐 물기를 뺀 다음 물 300cc로 은근하게 오랫동안 달인 다음 꿀을 타서 마신다.

산수유차

물 1,200cc에 산수유 20g을 넣고 끓여 반으로

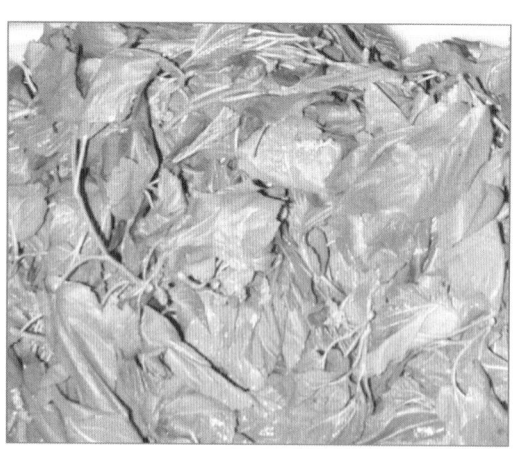
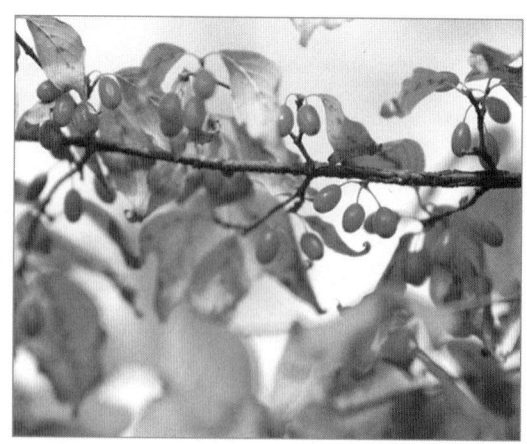

줄면 하루에 2~3잔씩 이틀에 나누어 마신다.

🌀 호두차

호두를 속껍질까지 모두 벗겨내고 대추 10개와 삶고 찹쌀가루 3큰술, 합환피 8g을 물 6컵으로 끓여 4컵으로 졸인 약물과 함께 냄비에 넣고, 약한 불에서 끓여 마신다.

탈모에 효과가 좋은 외용법

🌀 한련초

한련초즙이나 진하게 달인 물을 마시거나, 머리카락에 바르면 머리카락의 빛깔도 검어지며 숱도 많아진다.

🌀 측백나무 잎

25~30g을 잘게 썰어 60%의 알코올 100cc에 7일 동안 담가둔 후 약솜에 적셔 머리카락이 빠진 곳에 하루 2~3번 문지르면서 바른다.

또는 측백나무 잎, 당귀를 2:1로 섞어 부드럽게 가루내어 쌀풀이나 밀가루풀로 반죽하고 한 알의 무게가 0.5g 정도로 알약을 만든다. 한번에 6~8알씩 하루 두 번술에 타서 먹는다.

🌀 우엉 뿌리기름

기름을 머리카락이 빠지는 곳에 하루 한 번씩 문지르면서 바른다.

🌀 마늘찜질과 생강찜질

마늘 짓찧은 것을 얇은 약천에 즙이 나오도록 꼭 짜서 머리카락이 빠진 곳에 대고 한번에 10~20분씩 하루에 2~3번 문지른다.

또는 묵은 생강을 갈아서 즙을 내고 여기에 10배 정도의 알코올을 섞어 이것을 탈지면에 묻혀 두피를 문지른다.

탈모의 유형별 대책

🌀 정신적 자극이 심해 혈액이 뜨거워져서 대머리가 된 타입

갑자기 원형이나 타원형으로 탈모되면서 그 부위가 번쩍거리고 약간의 가려움증이 있다.

하수오·생지황 각 20g을 1일 양으로 하여 끓여 마신다. 하수오는 체력도 돋우고 탈모도 다스리며, 생지황은 피를 맑게 하고 피의 흐름을 도우면서 신선한 피를 생성시켜 주는 보혈 약재이다.

🌀 혈액이 부족하거나 영양 상태가 좋지 못해서 대머리가 된 타입

머리카락이 가늘어지고 정수리나 이마 양쪽 위로 벗겨지며 두피에 진득진득한 비듬이 끼고 가려움을 느낀다. 아주 천천히 지속적으로 진행, 확대되는 타입이다.

숙지황·당귀·천궁·백작약 각 5g씩을 함께

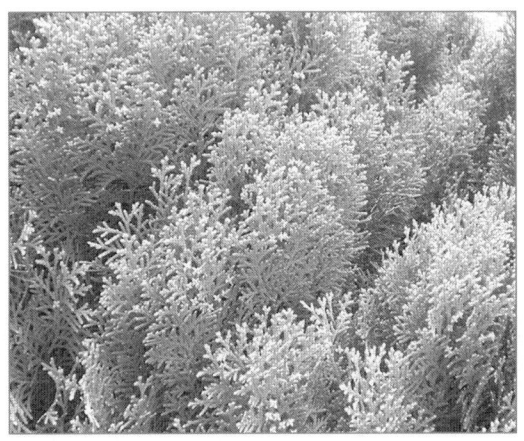

끓여 마신다. 강력한 보혈 약재인데, 피부가 거칠고 손발이 화끈거리면서 항상 창백한 얼굴로 피로를 느끼고 성욕마저 감퇴된 경우에 큰 효험을 볼 수 있다.

🌀 기혈이 모두 허해져 모발에 영향을 주지 못해서 대머리가 된 타입

조금만 움직여도 숨이 차고 가슴이 몹시 뛰며 손발이 잘 저린다. 이 타입의 대머리는 연령에 관계없이 만성병이나 산후에 잘 일어나며, 머리카락이 건조해서 윤기가 없어 잘 부서지고 잘 끊어지며 탈모가 온 머리에 두루 일어난다. 앞쪽보다 뒷머리쪽 탈모가 훨씬 눈에 띄게 일어난다.

인삼·황기를 가루내어 『사물탕(숙지황·당귀·천궁·백작약 각 5g)』끓인 물로 복용한다.

🌀 피의 흐름이 좋지 않거나 피가 탁해져서 오는 대머리

탈모가 부분적으로 올 수도 있고 머리 전체에 걸쳐 올 수도 있다. 머리카락만 빠지는 게 아니라 눈썹이나 수염마저 빠지며, 좀처럼 빠진 머리카락이 다시 나지 않는다. 어혈이 있으면 얼굴이 검어지고 입술이 검붉어지고, 갈증은 있지만 물을 머금을 뿐 마시고 싶어하지 않는다.

잇꽃 4g씩을 찻잔에 넣고 뜨거운 물을 부어 10여 분 동안 우려낸 다음 윗물만 받아 하루 3회 공복에 마신다. 생리중이나 임신중에는 마시면 안 된다.

플러스 팁+ 한의학에서 보는 탈모의 원인

《동의보감》에 의하면, "혈액이 왕성하면 모발이 윤택하고, 혈액이 쇠약하면 모발이 약하고, 혈액이 뜨거우면 모발이 노랗고, 혈액이 부족하면 모발이 희어진다"고 했다. 이와 같이 모발은 혈(血)의 생리 작용과 밀접한 관계가 있다. 이때의 '혈'은 혈액뿐만 아니라 각종 호르몬 등을 포함한 용어이다. 따라서 탈모의 주된 원인은 신허(腎虛)와 혈허(血虛)이다.

물론 습열(濕熱)에 의해서도 탈모가 온다. 다시 말해서 습기와 열기가 필요 이상으로 많이 쌓이면 탈모가 된다는 것이다. 이외에도 풍습(風濕)이나 풍열(風熱)이 원인이 되기도 하는데, 특히 체내에 화나 열기가 너무 많으면 두피 아래에 있는 기름기가 녹아 모공을 막아 버림으로써 모근이 타듯이 빠진다. 마치 나무가 건조해지면 윤기가 없어 말라서 죽게 되는 것과 같다.

아울러 탈모는 우성유전에 의한다는 유전설이 있으며, 호르몬의 불균형에 의해 일어난다는 설이 있다.

또 스트레스설과 혈중 콜레스테롤의 증가로 혈류가 나빠져서 모근에 영양을 제대로 공급하지 못하여 탈모가 된다는 과잉 영양설 등이 있다.

그리고 염분, 향신료, 당분, 술, 커피 등을 과용하면 두피에 열기를 더해주어 탈모가 되며, 과도한 흡연은 체온을 떨어뜨려 탈모를 유발하기도 한다. 여하간 술·담배·탄산음료는 모발의 3대 적이다.

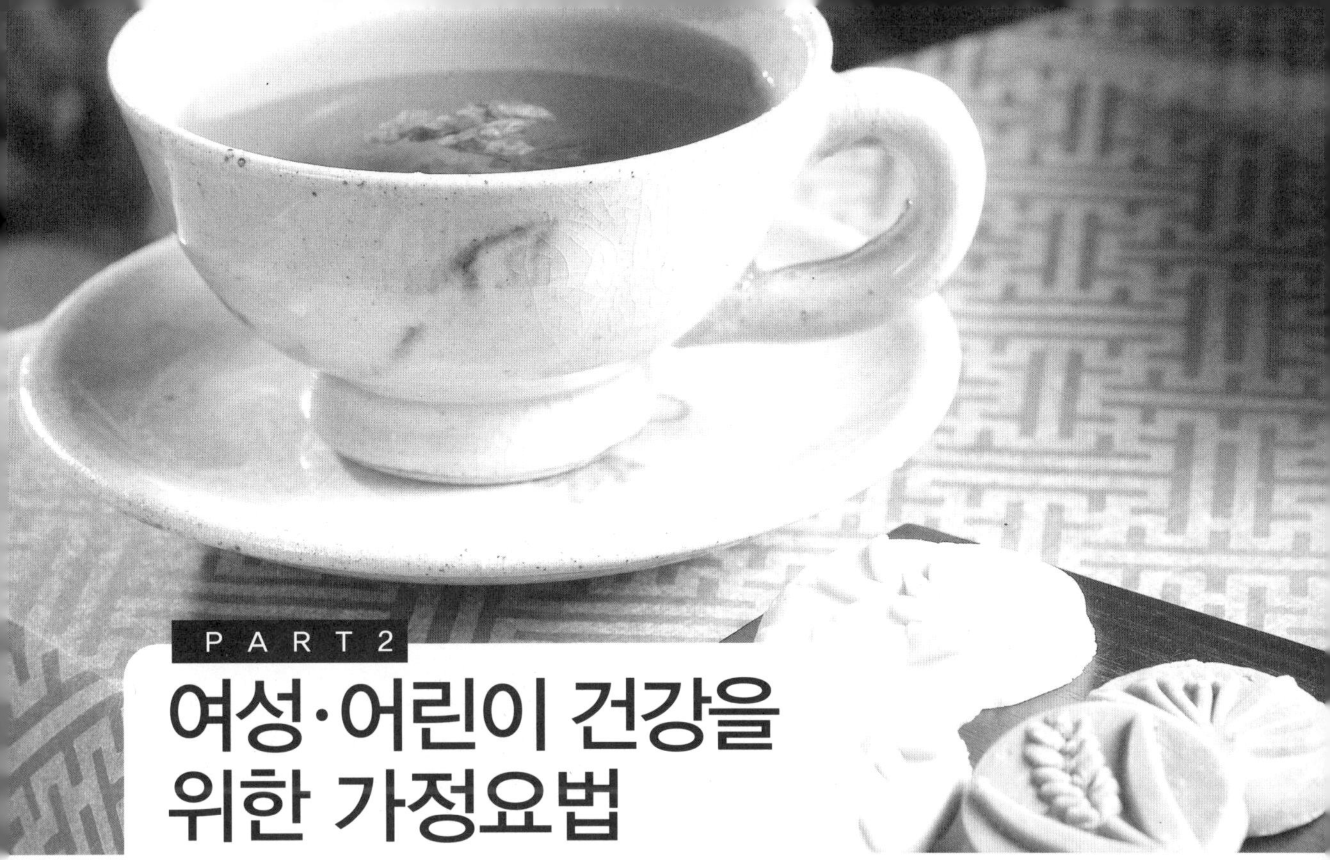

PART 2
여성·어린이 건강을 위한 가정요법

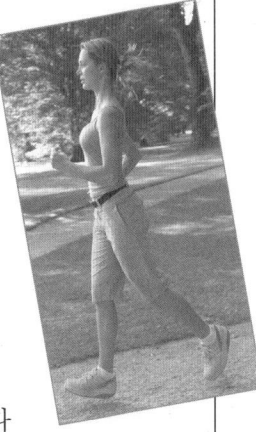

- 주부습진이 심하다
- 기미가 심하다
- 생리통이 심하다
- 냉·대하로 고민이다
- 허리가 아프다
- 가슴이 뛰고 불안하다
- 모유가 부족하다
- 갱년기 장애로 고생이다
- 아이의 체질이 허약하다
- 편도선이 잘 붓는다
- 밤에 자주 울고 짜증을 낸다
- 습진이 심하다
- 총명한 아이로 키우고 싶다
- 수험생 건강을 챙기고 싶다
- 여드름으로 고민이다
- 비만으로 고민이다
- 월경이 불규칙하다
- 방광염이 잦다
- 골다공증이 걱정된다
- 입덧이 심하다
- 출산 후 허약하다
- 아이가 밥을 잘 안 먹는다
- 축농증이 있다
- 야뇨증으로 고민이다
- 경기를 한다
- 아토피가 안타깝다
- 키가 큰 아이로 키우고 싶다

Part 2. 여성·어린이 건강을 위한 가정요법

주부습진이 심하다

주부습진이란?

진행성 수장각피증, 수부피부염, 수부습진, 아장풍, 장심풍, 수선 등으로 불리는 이 질환은 비누, 세제, 물 등을 장기간 접촉할 경우, 이로 인한 만성 자극으로 발생하는 흔한 피부 질환으로, 이러한 물질들을 항상 접하고 있는 주부들에게서 많이 발생한다고 하여 '주부습진'이라는 이름이 붙여졌다.

끈질긴 질환이며, 치료 후에도 4개월 정도는 계속 손을 보호해야 피부가 정상으로 회복된다.

자주 재발하며 피부 보호를 소홀히 하면 더욱 쉽게 재발한다.

주부습진의 원인 및 악화 요인

① 장시간 손을 물에 담그거나 또는 세제나 비누를 사용한 경우.

② 파, 양파, 마늘, 당근, 무, 간장, 된장, 고춧가루 등의 양념에 자극을 받거나 알레르기가 생겨 악화된다.

③ 날 음식, 화학약품, 페인트, 기름 등이 원인이 될 수 있다.

④ 고무장갑에 함유된 화학물질에 의해 알레르기성 접촉피부염이 생겨 더욱 악화될 수 있다.

⑤ 상처나 세균으로 인해 1차적으로 상한 피부에 2차적으로 세균, 곰팡이 등이 감염되어 잘 낫지 않는 경우도 있다.

⑥ 아토피를 앓았거나 앓고 있는 병력이 있는 사람에게 잘 나타난다.

주부습진이 있을 때 나타나는 증세

① **수포형** 피하부에 작은 수포가 넓게 퍼져 있고 오래지 않아 수포가 부풀어 파열되고 겹겹이 일어나서 흰 피부를 벗기게 된다.

② **미란형** 붉은색 반점이 나타나 경계가 뚜렷하고 갈라져서 진물이 난다.

손가락 사이에 발생하며 심한 경우에는 손가락 끝부분으로 부종이 발생하며 긁어서 쉽게 화농이 된다.

③ **탈설형** 비늘 모양의 피부가 벗겨지고 피부 상태가 두껍고 거친 편이다.

여름철에는 갈라지고 아프며, 겨울철에는 갈라지면서 깊게 파이고 통증이 매우 심하고 화농이 쉽게 되어 붓고 아프다.

세균의 중복감염이 일어나며 종종 손을 전혀 움직이지 못하는 경우도 있다. 심해지면 손바닥 전체에 퍼져 지문이 없어지며 손톱도 변형된다.

습진에 효과적인 내복요법

율무
율무 씨앗을 달여 식전에 마신다.

인동 꽃(금은화)
염증에 대한 소염 효과가 좋다. 하루 15g을 달여서 3회로 나누어 먹는다.

참깨
참깨는 피부의 건조를 막아주며 습진이나 옻과 같은 피부병에 대한 저항력을 길러준다. 참깨를 먹을 때는 소화가 잘 되도록 갈아서 먹는다.

습진에 효과적인 외용요법

쌀겨 기름
쌀겨 기름에 참기름을 절반쯤 섞어 바른다.

약쑥과 수양버들
솥에 약쑥과 수양버들의 잎과 줄기 한 줌씩을 넣고, 물 3대접을 부어 푹 삶는다. 그 물에 하루 30분씩 손을 담근다.

지유(오이풀 뿌리)
오이풀 뿌리는 출혈을 멎게 하고 화상을 비롯한 각종 피부병 및 위와 장의 염증을 치료한다.

습진에 쓸 때는 불에 볶아서 가루낸 것을 하루 30g씩 바셀린에 섞어 바른다.

황백(황벽나무)
열이 나고 가려울 때 사용하면 좋다.
1회에 쓸 양을 3등분하여, 1/3은 프라이팬에 검게 태우고, 1/3은 갈색으로 변할 때까지 볶고, 나머지 1/3은 날것으로 준비해서 넓은 대접에 넣고 섞은 다음 참기름으로 개어 환부에 바른다.

사상자(뱀도랏 열매)
주부습진이나 갓난아이의 습진, 진물이 흐르는 만성습진에 좋다. 30g을 물 200cc로 끓여서 환부를 씻거나 하루 3~4회로 나누어 마신다.

오배자(붉나무 열매집)
주부습진에 오배자 40g, 애엽 40g, 백반 10g을 넣고 물을 2대접 정도 부은 다음 달여서 미지근할 때 손을 5분 정도 담근다.

또는 100g을 물에 달여 바르거나 마신다.

비파 잎
비파 잎을 불에 살짝 구워 습진이 생긴 곳에 대고 한 군데를 강하게 눌렀다가 떼는 찜질을 10~15회 반복한다.

백반
피부의 습진을 제거할 뿐만 아니라 오래된 설사에도 사용하고 온몸에 수분이 많은 병에 활용하면 좋다. 달여서 환부를 씻어낸다.

복숭아나무 잎
생잎을 달여 환부에 바르거나 목욕을 한다.

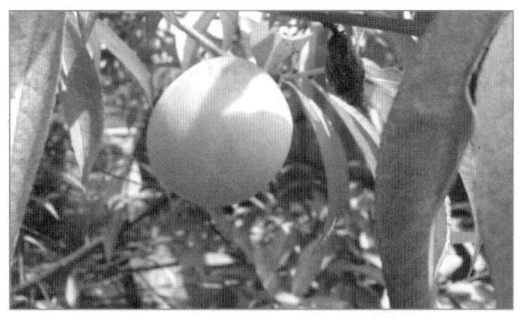

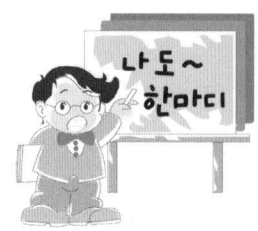

p.o.i.n.t
'습진'
(조한님 : 동의난달 의료위원)

습진의 종류를 살펴보면 우선 가장 흔한 유형으로 아토피성 습진이 있고, 자극성 물질에 기인한 접촉피부염, 지루성 피부염, 화폐상 습진, 건성 습진, 한포진 등이 있다. 급성의 경우에는 피부가 빨개져 있으며 그 위에 좁쌀 모양의 작은 물집이 있다.

증세가 심할 때는 진물이 흘러나오고 딱지가 생긴다. 만성으로 넘어가면 물집은 없어지고 피부가 두껍게 굳어지고 표면이 거칠어진다.

습진을 예방하는 올바른 생활 습관

1) 몸에 열이 있으면 가려움증이 심해질 수 있으므로 목욕이나 샤워는 뜨겁지 않은 물로 빨리 끝낸다. 또한 수건으로 피부를 문지르면 안된다.

2) 목욕물에 bath oil을 섞는 것이 좋으며 목욕 후 얼굴, 팔, 다리에 크림을 발라 피부가 건조해지지 않도록 한다.

3) 면으로 된 옷을 입는 것이 좋으며 너무 끼는 옷은 삼가도록 한다. 액세서리도 안하는 것이 좋다.

4) 실내 온도는 더운 것보다는 약간 서늘한 온도를 유지하는 것이 좋다.

5) 맵고 시거나 짠 음식물, 술과 같은 자극성이 있는 음식물은 피한다.

6) 항원성이 심한 식품은 주의해서 먹도록 한다.(고기, 우유, 계란, 초콜릿 등)

7) 비타민 A, 비타민 B, 비타민 C 등을 충분히 섭취하도록 한다.

8) 화장은 연하게 하고 이중세안을 통해 화장품이 피부에 남아 있지 않도록 한다.

9) 긁으면 습진이 더욱 심해지므로, 손톱을 짧게 깎고 될수록 긁지 않도록 한다.

10) 건조한 공기는 되도록 피하도록 하고 상대습도가 55% 이상 되도록 조절하는 것이 좋다.

습진이 생기면 만성화되기 쉬우므로 초기에 관리를 잘 해야 한다. 관리를 잘 하여 증세가 호전되었다고 하더라도 쉽게 재발될 수 있으므로 근본적인 대책을 세워야 한다. 올바른 생활 습관과 식이 요법이 선행되어야 습진을 예방하고 재발을 방지할 수 있을 것이다.

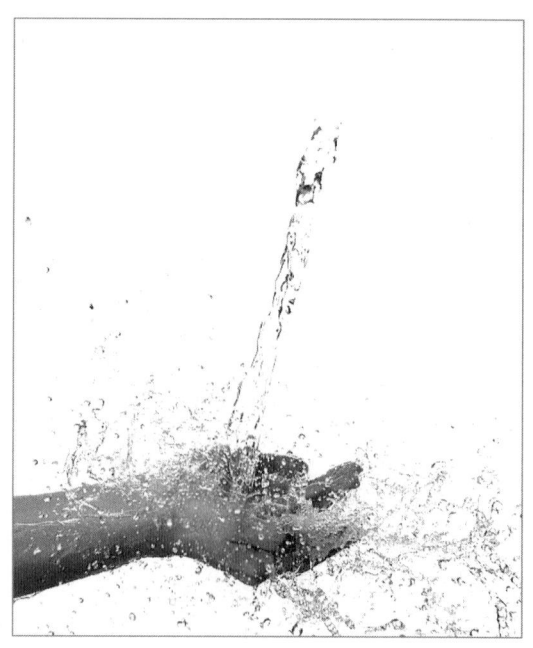

Part 2. 여성 · 어린이 건강을 위한 가정요법

여드름으로 고민이다

여드름의 원인

여드름은 일반적으로 피부 진피층에 존재하는 피지선이 항진되어 피지 분비가 증가해서 모공이 막히거나, 여드름의 원인균, 화농성 세균, 모낭충 등의 원인균에 의해 염증이 발생되거나, 잘못된 화장 등으로 과민반응이 생기는 등의 원인으로 발생한다.

이는 자외선, 화학성 물질, 황사 바람, 열성 혹은 건조성 혹은 습성 등의 급격한 기후 변화 등의 외부 자극에 의해서 발생하는 경우와, 생활의 불규칙으로 인해서 손상된 내부 장기 기능 실조의 2차적인 병변으로 발생하기도 한다.

한의학적으로는 풍·습·열이 상호 결합되어 생긴 것으로 보기도 하며, 또 "폐는 기를 주관하는데 그의 증후는 피모에서 나타나고, 비장은 기육을 주관한다. 기가 허하면 피부 주리가 열리게 되므로 풍습사가 스며들어온다. 속에 열이 있으면 비장의 기운이 더워지는데 비기가 더워지면 기육에 열이 발생하고 그 결과로 습열이 같이 작용하여 온몸에 창이 발생한다."고 하여 폐음이 부족해졌거나 비위에 습열이 생겼거나, 혹은 간기울결이 되었거나 기혈이 모두 허해졌거나 또는 담음 및 어혈 등의 원인으로 생기기도 한다.

부위별 여드름과 오장육부와의 관계

여드름은 단순히 외부적인 피부 자극에 의해서 나타나는 것이 아니다. 피부는 인체 내의 오장육부를 나타내 주는 거울이다.

폐는 전반적인 피부 상태를 주관하며 얼굴은 주로 비위와 대장이 주관한다. 얼굴의 어느 부위에 여드름이 발생하는지에 따라 내부 장기의 상태를 알 수 있다.

이마에 나는 여드름

이마는 심장, 폐와 관계가 있다. 스트레스를 받아 심장에 열이 쌓이거나, 체력 저하로 폐 기능이 저하되면 이마 부위에 여드름이 생긴다.

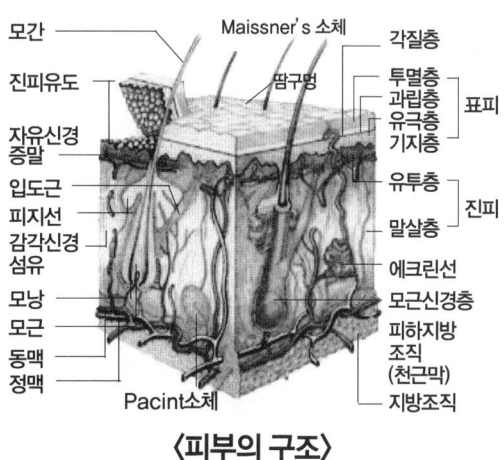

〈피부의 구조〉

🌀 양쪽 볼에 나는 여드름

양쪽 볼은 위장과 관련이 있다. 위장이 허약하거나 간 기능이 저하되고 스트레스를 많이 받았을 때 볼에 여드름이 생긴다.

🌀 입 주변에 나는 여드름

입 주변에 나는 여드름은 신장과 자궁, 소화기계와 관련이 있다. 따라서 생리 전후나 냉증이 있을 때, 위장 장애가 있을 때 심해진다.

🌀 턱밑 여드름

턱은 신장·자궁 기능과 관련이 있다. 생리가 불규칙하거나 생리통이 심하거나 생리 때에 덩어리진 혈이 많이 나오는 등 자궁 기능에 이상이 있을 때 턱밑 여드름이 발생하고, 생리 전후나 빈혈, 냉증이 있을 때 더 심해진다.

🌀 코에 나는 여드름

코는 비위와 관련이 있다. 소화와 배설 기능에 이상이 있을 때 코 부위 여드름이 발생하거나 더 심해진다.

각 부위별 여드름 해결방법

🌀 이마의 여드름

우선 모발 자극을 피해야 한다. 샴푸나 린스 후 모발을 깨끗하게 헹구고 앞머리가 내려오지 않도록 주의해야 한다.

피지 분비가 많은 T존 부위이므로 피지 조절을 위한 머드팩을 1주일에 2번 정도 해준다.

🌀 양쪽 볼에 나는 여드름

당분과 지방분의 섭취를 줄이고, 규칙적인 식사로 위장 기능을 회복시키고, 변비가 있으면 야채와 물을 많이 섭취하는 등 변비를 먼저 해결해야 한다. 위장 기능을 돕는 대추차를 마시면 도움이 된다. 잘못된 세안에 의해 악화되기 쉬운 부분이므로 강한 자극을 주지 말아야 한다.

🌀 코에 나는 여드름

코는 피지 분비가 가장 왕성한 곳이므로 여드름이 쉽게 발생한다. 반드시 단음식과 지방이 많은 음식, 음주, 과식을 피해야 한다.

세안할 때 세안제 거품을 내어 부드럽게 꼼꼼히 마사지를 하고 깨끗하게 헹군다.

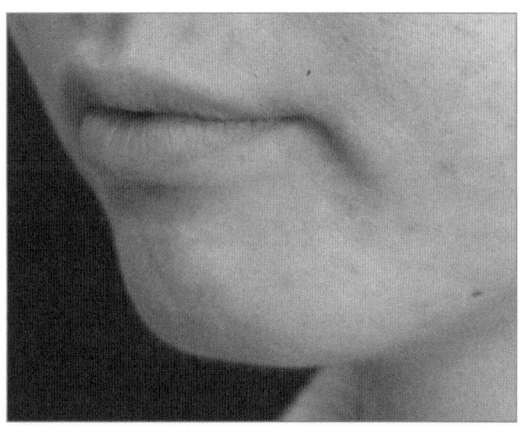

🌀 턱밑 여드름

생리불순이나 생리통, 냉증 등의 자궁 기능에 이상이 있다면 이를 먼저 치료해야 하며, 평소에 아랫배를 따뜻하게 해주거나, 뜸을 뜨고, 반신욕이나 족욕을 하는 것이 도움이 된다.

쑥차나 익모초차를 마시는 것이 좋다.

칼슘 부족에 의해서도 턱밑 여드름은 심해지므로, 고른 영양을 섭취해야 한다.

입 주변의 여드름

턱밑 여드름과 마찬가지로 자궁 기능에 이상이 있다면 이를 먼저 치료해야 한다. 위장 장애로 비타민 B2와 비타민 B6의 흡수가 부족해도 입 주변의 여드름은 심해지므로 과식을 피하고, 기름진 음식, 당분이 많은 음식은 먹지 않아야 한다.

입 주변의 근육은 늘 사용하는 근육이므로 치료 후에도 재발의 우려가 제일 높은 부위이다. 불규칙한 생활 습관에 의해 쉽게 악화되며 늦은 야식, 수면 부족 등의 영향을 많이 받는다. 따라서 충분한 수면을 취하고, 규칙적인 생활이 필요하다.

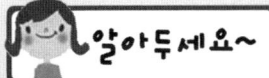

한국형 여드름의 진단 기준

삼성서울병원과 서울아산병원 등 5개 병원 피부과 의료진은 얼굴의 여드름을 단계별로 구분해 진단하도록 한 「한국형 여드름 진단기준」을 마련했다고 밝혔다.

「한국형 여드름 진단 기준」은 얼굴에 생긴 여드름의 개수와 형태에 따라 크게 6단계로 나누었다. 그림과 자세한 설명을 바탕으로 환자의 상태를 판정할 수 있다.

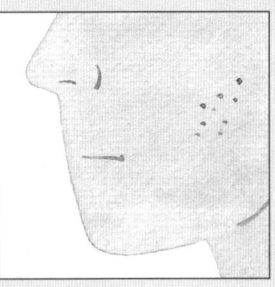

1등급
좁쌀같이 생긴 지름 5mm 이내의 빨간색 여드름이 10개 이하로 솟아난 상태다.

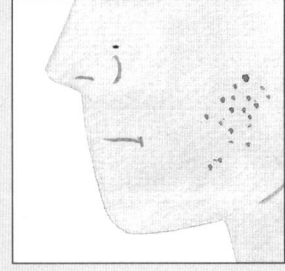

2등급
11~30개.

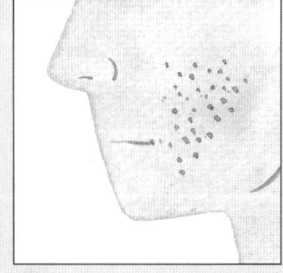

3등급
31개 이상의 작은 여드름이 있고 지름 5mm 이상의 큰 여드름이 10개 이하이다.

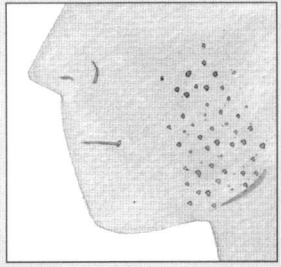

4등급
큰 여드름 11~20개와 가벼운 흉터가 있는 상태다.

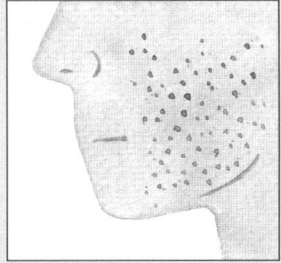

5등급
큰 여드름 21~30개와 약간 깊은 흉터가 있는 상태다.

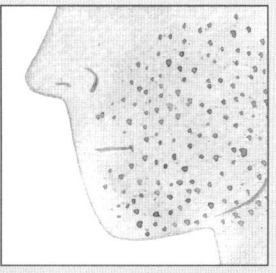

6등급
큰 여드름이 31개 이상이고 심한 진행성 흉터가 있으며 가장 심한 상태다.

Part 2. 여성·어린이 건강을 위한 가정요법

기미가 심하다

기미의 증세와 종류

주로 눈밑, 광대뼈 부위, 뺨, 입술, 턱의 선을 따라 불규칙한 모양의 연갈색이나 암적색, 혹은 검은색 반점이 얼굴 좌우에 대칭으로 나타난다.

기미는 주변 피부와의 경계가 명확한 것도 있고 흐릿한 것도 있으며, 처음에는 작게 생겼다가 점차 커져 여러 개가 뭉쳐진다. 햇빛에 노출될수록 색은 더욱 짙어진다.

기미는 멜라닌 색소 침착 부위에 따라 다음과 같이 나눌 수 있다.

동양인은 진피형과 혼합형이 많다.

① **표피형**

표피에만 색소가 얇게 깔려 있으며, 비교적 경계가 명확하고 갈색을 띤다. 색소의 침착이 깊지 않아 쉽게 치유되는 반면 재발 또한 잘 된다.

② **진피형**

표피보다 깊은 진피에 색소가 퍼져 있으며, 경계가 불명확하고 약간 회색이나 흐린 갈색을 띤다. 색소의 침착이 깊어 치유가 쉽지 않다.

③ **혼합형**

멜라닌이 표피와 진피에 모두 있는 경우를 혼합형 기미라고 한다. 따라서 전체적으로 기미의 색조가 균일하지 않으며, 잘 치유되지 않는다.

기미 예방에 도움이 되는 방법

비타민 C 함유 식품을 많이 섭취한다

비타민 C는 멜라닌 색소의 생성을 예방하는 효능이 있으므로, 음식으로 먹거나 피부에 직접 발라도 좋다.

일반적으로 소화 기능이 떨어지거나 영양분이 제대로 섭취되지 않으면 피부에 영양공급이 되지 않아 색소 침착이 잘 되므로 규칙적으로 식사를 하도록 하고, 자극적이고 매운 음식·술·담배 등은 혈액을 탁하게 할 수 있으므로 피하도록 해야 하며, 특히 비타민 C 함유 식품을 많이 먹도록 한다.

비타민 C는 레몬, 오렌지, 귤, 토마토, 양배추, 녹차, 감자 등에 많이 함유되어 있다. 비타민 C제

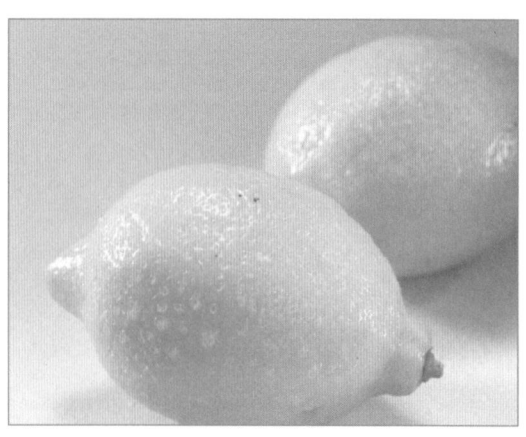

제를 하루에 2~3g 정도 먹어도 좋다.

🌑 비타민 A 함유 식품을 많이 섭취한다

비타민 A는 피부의 세포 생성에 도움이 되고 항산화 작용이 있어서 피부노화를 방지해 준다.

비타민 A가 풍부하게 함유된 식품으로는 동물의 간, 당근, 쑥갓, 부추, 시금치, 치즈, 토마토, 호박 등이다.

🌑 섬유질 함유 식품을 많이 섭취한다

변비가 있으면 대장의 독소가 혈액을 타고 피부로 가서, 피부를 칙칙하게 만들 수 있다.

따라서 섬유질 섭취를 많이 하여 변비를 예방하도록 한다. 고구마, 양배추, 사과, 시금치, 배추 등의 신선한 야채와 과일, 현미, 보리 등의 곡류에 섬유질이 많이 함유되어 있다.

🌑 물을 많이 마신다

피부에 수분을 공급하고, 노폐물의 배설을 위해 물을 하루에 1,800cc 정도 마시는 것이 좋다.

한의학에서의 기미 치료

한의학에서는 기미를 '간반(肝斑)'이라고 하는데, 이는 인체 노폐물을 간에서 해독시키지 못해 얼굴에 얼룩이 생긴 것이라는 의미로 그렇게 불리는 것이다.

간 기능이 약해져 기미가 생겼을 때는 주로 눈 밑과 광대뼈 주위에 잘 생기며, 오래되지 않은 경우가 많다.

치료 방법으로는 간에 울체된 기운을 해소시켜 주는 처방을 쓰며, 평소에 정신적 긴장을 풀고, 신경을 안정시키고, 충분한 휴식을 취해서 피로가 쌓이지 않도록 해야 한다.

대표적인 처방은 『소요산』이다.

이와 같이 기미의 원인은 간장의 기운이 정체되어 발생한 경우가 대체로 많다. 그러나 요즘 현대인들은 소화기 허약, 어혈, 대장 기능 이상 등에 의해서도 기미가 잘 발생한다.

평소 불규칙한 식사 습관으로 비위 기능이 약화된 사람은 영양분을 흡수하여 피부에 공급하지 못한 결과, 피부에 기미가 생길 수 있다. 이런 경우에는 식욕이 저하되고, 소화가 잘 되지 않아 속이 더부룩하며, 트림과 방귀가 잦아진다.

대표적인 처방은 『평위산』이나 비위 기능을 보하는 『삼령백출산』이 효과적이다.

또 어혈 때문에도 기미나 반점이 잘 생기는데, 이때의 대표적인 처방은 『계지복령환』이다.

또 대장 기능이 떨어져 숙변에 의해 생긴 독소가 혈관에 흡수되어 기미와 여드름이 생길 수 있는데, 이때는 『도인승기탕』을 쓴다. 식이요법과 운동요법 등을 겸하여 변비를 개선하면서 몸속에 쌓인 독소를 해독시켜 주어야 한다.

또한 쌀뜨물로 세안을 자주 해주는 것이 좋다. 쌀뜨물은 미백 효과와 보습 효과가 좋아 예로부터 기미나 주근깨 예방에 많이 애용된 민간요법이다. 쌀을 처음 씻은 물은 버리고 두 번째 씻은 물을 미지근하게 하여 아침, 저녁으로 세안한다.

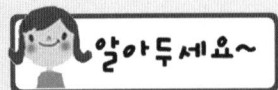 **기미를 악화시키는 원인**

● **자외선**
  자외선은 피부 노화, 기미, 주근깨의 가장 큰 원인이다. 피부가 햇볕에 노출되면 자외선이 내부로 침투되는 것을 막기 위해 멜라닌세포에서 멜라닌 색소를 많이 생성한다. 멜라닌 색소가 피부에 침착되면 피부가 검게 되고 기미, 주근깨가 생기는 것이다.

● **여성호르몬**
  여성은 배란 후~월경 때까지 약 2주 동안 황체호르몬이 분비되는데, 이 호르몬은 피부를 햇빛에 민감하게 만들고 뇌하수체의 멜라닌세포 자극호르몬의 분비를 촉진시킨다. 분비된 멜라닌세포 자극호르몬은 멜라닌 생성을 촉진시켜 기미가 잘 생긴다.

● **유전**
  인종적으로 기미 발생의 차이가 있으며 부모 중에 기미가 있을 때 자녀의 기미 발생 빈도가 높은 것으로 보아, 기미 발생에 유전적 요인도 작용함을 알 수 있다.

● **피부 상처**
  피부에 자극이 심한 화장품이나 연고를 사용한 후 접촉성 피부염이 생겼을 때, 여드름과 같은 피부 트러블이 생겼을 때 이것이 치유되는 과정에서 자외선을 쬐면 기미가 발생할 수 있다. 그리고 얼굴에 화상이나 심한 찰과상을 입어서 피부가 얇고 민감해졌을 때 자외선을 쬐면 멜라닌세포의 색소 생성이 빨라져 기미나 주근깨가 생긴다.

● **스트레스**
  스트레스를 받으면 우리 몸에서 아드레날린이라는 호르몬이 분비되는데, 이 호르몬이 분비되면 우리 몸은 외부의 자극에 방어할 자세를 취하게 된다. 그 방어 과정 중의 하나로 우리 몸을 자외선으로부터 보호하기 위해 멜라닌 색소 분비를 증가시키고, 그 결과 기미·주근깨가 생기는 것이다.

● **피부 자극**
  박피술, 레이저, 인위적 각질 제거 등 과도한 피부 자극은 피부 층을 얇게 하여, 멜라닌세포가 자외선 감지를 더욱 빨리 할 수 있게 한다. 그리하여 자외선에 자극 받은 멜라닌세포에서 멜라닌 분비가 왕성해져서 기미가 생긴다.

● **열**
  체온이 높아지면 멜라닌세포는 멜라닌 색소를 더 많이 만들어 낸다는 보고가 있다. 따라서 찜질방이나 사우나에 오래 있으면 기미가 더욱 심해질 수도 있으다.

● **약물 복용**
  피부를 자외선에 민감하게 만드는 약제를 복용할 때 햇볕을 쬐면 기미가 발생할 수 있다. 따라서 약물 복용시에는 그 약물이 피부를 자외선에 민감한지 알아보도록 한다.

● **내장 질환**
  간, 난소, 자궁에 이상이 있으면 기미가 생길 수 있다

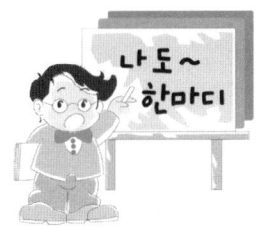

p.o.i.n.t
'외모지상주의와 선풍기 아줌마'
(장재식 : 동의난달 의료위원, 동원미즈한의원장)

루키즘(Lookism)이라는 단어가 있다. 이는 외모가 개인 간의 우열과 성패를 가름한다고 믿어 외모에 지나치게 집착하는 외모지상주의를 일컫는 용어로서, 《뉴욕 타임즈》의 칼럼니스트인 윌리엄 새파이어(William Safire)가 2000년 8월, 인종·성별·종교·이념 등에 이어 새롭게 등장한 차별 요소로 지목하면서 부각되기 시작하였다.

아름다움에 반하는 것은 본능이다. 하지만 문제는 다른 곳에 있다. 예쁘고 아름다운 것을 추구하는 것은 참으로 가치 있는 일이지만, 그 내면에 존재하는 가치를 망각하고 무시하는 것이 문제인 것이다. 내면의 가치는 매우 소중하다. 보이지 않기에 더욱 그러하다. 형태가 없기에 변형될 수 없고, 변형될 수 없기에 영원한 가치이다.

얼마 전 뉴스에서 소위 '선풍기 아줌마'가 이슈가 된 적이 있다. 성형수술에 중독되어 얼굴이 흉측하게 부풀어 올라서 선풍기만해졌다고 선풍기 아줌마. 이름도 참 잔혹스럽게 붙였다. 이 분의 성형중독 부작용도 결국 외모지상주의가 가져온 비참한 결말이다. 오직 겉으로 드러나는 얼굴 모양에만 집착하여 광적으로 성형수술을 한 결과 끔찍한 부작용을 만든 것이다.

겉모습에만 광적으로 집착하는 이러한 시대흐름은 철학적 가치의 몰락을 의미한다. 모든 것이 시각화된 세상에서 시각화될 수 없는 절대적 가치인 인간 영혼에 대해서 점점 잊고 있는 것이다. 보이는 것은 순간을 살지만, 보이지 않는 것은 영원을 산다. 단순히 순간에 지나지 않을 겉모습에 목숨을 걸고 매달리기보다, 영

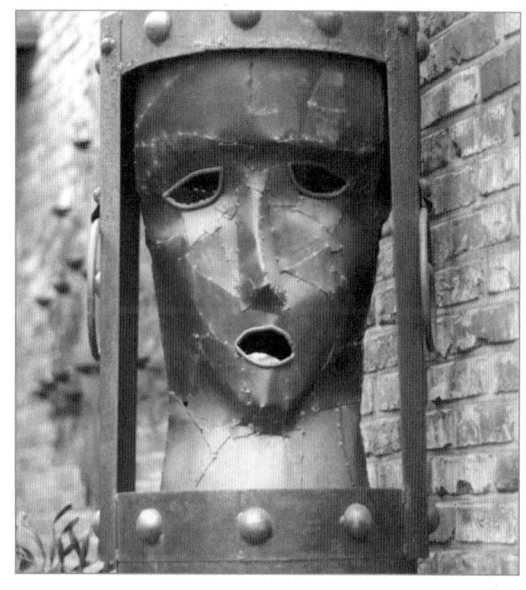

원을 사는 내면의 진정한 영혼을 가치 있게 볼 수 있을 때 우리의 삶은 보다 가치 있는 삶이 될 수 있고, 기도하는 삶이 될 수 있으며, 진정한 행복을 추구할 수 있다. 우리 사회 전반에 만연된 외모지상주의로부터 벗어날 수 있을 때 비로소 우리가 바라는 영원한 삶에 진정 가까이 갈 수 있을 것이다.

"내세를 진정 걱정한다면
오늘서부터 내세를,
아니 영원을
살아야하지 않겠느냐"
라고 하신 구상 선생님의 시가 더욱 소중하게 느껴진다.

Part 2. 여성 · 어린이 건강을 위한 가정요법

비만으로 고민이다

비만 치료에 좋은 식품과 약재

🌀 다시마

칼로리가 거의 없고 미네랄이 풍부한 알칼리성 식품으로 갑상선호르몬의 생성을 도와 신진대사를 활발하게 하고, 칼슘이 풍부해서 지나친 다이어트로 골다공증을 일으키는 것을 예방하며, 라미닌 성분이 있어 비만한 고혈압에도 좋다.

빛깔이 검고 두꺼운 것을 구해 손바닥 크기만 하게 잘라 물에 불린 후 마른 행주로 싸서 토닥토닥 두들겨 물기를 빼고, 프라이팬에서 구운 후 분마기로 빻아 거친 알갱이로 만들어 1큰술씩, 하루 2회 복용한다.

《동의보감》에는 "곤포(昆布 : 다시마)는 기를 내리기 때문에 오랫동안 먹으면 여윈다. 다시마 국을 끓이거나 나물을 무쳐 늘 먹는 것이 좋다."고 했다.

🌀 톳

톳(녹미채)의 칼슘 양은 다시마의 2배나 된다. 톳의 섬유소는 수분을 흡수해서 분변의 용적을 증가시키고 장벽을 자극하여 배변을 촉진하며, 칼로리는 낮지만 만복감을 준다. 톳 말린 것을 물에 30분 정도 담가두면 7~8배 정도로 불어나는데, 이것을 물기 빼고 무쳐 먹는다.

🌀 녹차

육류나 기름에 함유된 지방을 분해하며, 타닌 성분은 체내의 독소를 내보낸다.

특히 비만을 방지하는 데 효과가 좋은 것은 푸알차다. 흙 속의 곰팡이류를 찻잎에 번식시켜 이것을 항아리에 넣어 발효를 중지시키는데, 항아리를 땅속에 1년 이상 저장해 두어 만들어진 차가 푸알차다. 지방 분해 성분이 있어 혈액 중의 콜레스테롤과 중성 지방을 제거한다.

《동의보감》에는 "다(茶)를 오랫동안 먹으면 사람의 기름이 빠져서 여위게 된다. 그러므로 몹시 살찐 사람이 먹는 것이 좋다."고 했다.

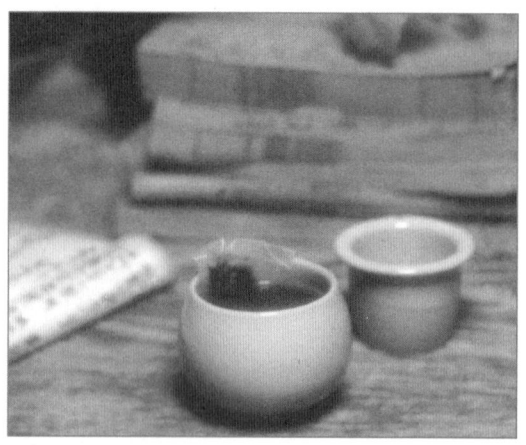

🌀 두부

두부에는 필수아미노산이 풍부한 단백질과 콜레스테롤을 저하시키는 리놀레산이 들어 있어서 성인병 예방에 좋으며, 비만 방지에도 좋다.

또 만복감을 주어 과식을 억제하며 칼로리도 낮다. 특히 두부 속의 칼슘이 항스트레스 작용을 하여 다이어트에 의한 스트레스 및 뼈의 약해짐을 막아준다.

메주콩

메주콩의 리놀레산, 레시틴은 콜레스테롤을 분해하며, 사포닌은 지방 흡수를 억제하고 지방세포의 크기를 작게 해준다.

메주콩을 잘 씻은 다음 1시간 정도 찬물에 담가 두었다가 진간장을 넣어 조려서 먹거나 혹은 메주콩을 율무식초에 담갔다가 먹어도 좋다.

이것은 당분이 장에서 많이 흡수되지 않도록 도우면서 체내에서의 지방합성을 억제해 주기 때문에 비만을 예방하는 데 큰 몫을 한다.

잣

잣은 비만 방지, 미용 효과, 심신 강화의 3요소를 다 갖추고 있다. 이것은 잣 속에 함유되어 있는 감마리놀렌산의 역할이다. 피부의 신진대사를 활발히 하는 비타민 B2, 회춘의 비타민 E 외에 엄청난 양의 철분이 함유되어 있다.

비만의 원흉은 과식이요, 과식하면 뇌신경의 핀트가 안 맞아서 신경이 흥분되기도 하는데 잣은 그런 신경을 가라앉힌다. 따라서 식전, 식후에 잣을 먹으면 뇌의 만복중추를 자극해서 위장을 안정시킨다. 특히 잣은 혈관을 강화하고 정혈 작용도 하므로, 단순히 비만 해소라기보다는 생명 자체를 젊게 한다고 할 수 있다.

율무

율무는 이뇨 효과가 뛰어나므로 체내의 수분이 제대로 대사되지 못해 속칭 물살이 찐 경우에 좋다. 피로회복과 자양·강장 작용도 하므로 미용제이면서 비만 치료제가 되기도 한다.

율무를 깨끗이 씻은 다음 체에 받쳐 물기를 뺀 후 프라이팬에서 볶아 한번에 12~20g씩을 물 3컵으로 끓여 반으로 줄면 찻잔에 부어서 2~3회로 나누어 복용한다.

소화기 기능이 약할 때는 반드시 볶아서 쓰도록 하고, 부종이 심할 때는 생율무로 차를 끓이도록 한다.

양배추

양배추는 이온과 염소라는 두 가지 미네랄을 많이 함유하고 있어 위장의 정화 작용을 하므로 다량으로 먹으면 이온 냄새가 나는 가스가 발생한다.

이것은 장내의 노폐물이 분해, 정화되기 때문이며 그 까닭에 비만에 의한 노폐물 축적을 제거해 주는 효과가 있다.

양배추를 가늘게 채썰어 분마기에 갈아서 즙을 낸다. 이 즙을 그냥 마실수록 더 좋지만 마시기 역겨우면 이 즙을 냄비에 넣고 따끈할 정도로 살짝 데워서 하루 3회, 한번에 한 컵씩 식간 공복에 마신다. 양배추에는 유기질 유황이 들어 있어 특이한 냄새가 나므로, 마실 때 식초를 조금 넣거나 사과즙을 짜서 넣으면 좋다.

몸이 찬 사람에게는 살짝 데운 양배추가 좋다.

위유차

위유는 둥글레의 뿌리줄기를 말린 것으로, 일명 '옥죽'이라고 한다. 인슐린을 조절하여 당뇨를 개선한다. 비만의 원흉인 지방세포는 혈중을 흐르는 혈당과 지방을 재료로 해서 뚱뚱해져 가는 것이므로, 위유는 비만증에도 효과가 크다.

위유를 깨끗이 씻어 체에 널어 2~3일 정도 바싹 말린 것을 하루에 12g씩 물 6컵으로 은근히 끓여 반으로 줄여서 하루 동안 3회에 걸쳐 나누어 마신다.

예로부터 인삼 대신 쓸 수 있을 정도로 자윤보익하는 작용이 강하다고 하지만, 약간의 청열 작용을 겸비하고 있으므로 허열을 겸했을 때는 써도 되나 허냉한 증세가 뚜렷할 때는 많이 먹지 않는 것이 좋다.

팥

《동의보감》에 "적소두(赤小豆 : 붉은팥)는 몸을 여위게 한다. 오랫동안 먹으면 살빛이 검어지면서 여위고 마른다. 그러므로 지나치게 살찐 사람이 먹는 것이 좋다."고 했다.

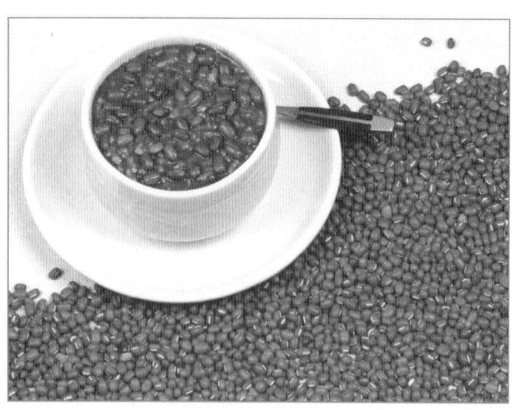

뽕나무 가지

《동의보감》에 "상지다(桑枝茶 : 뽕나무 가지차)는 습기를 내몰아 여위게 한다. 지나치게 살찐 사람은 오랫동안 먹는 것이 좋다."고 했다.

동아

《동의보감》에 "동과(冬瓜 : 동아)는 너무 살쪄서 몸을 좀 여위게 하고 가볍게 하면서 건강하게 하려면 동아국을 끓여 먹거나 나물을 무쳐 오랫동안 먹는 것이 좋다. 살찌는 것을 원하면 먹지 말아야 한다."고 했다.

체질별 비만 치료에 좋은 식품

태양인

메밀국수로 포만감을 느끼도록 한다.

모과를 얇게 썰어 말린 후 알갱이가 지게 빻아 티스푼으로 1~2술씩 공복에 온수로 복용한다.

태음인

식초콩(초두)을 하루 1~2회, 1회 10알 정도씩 식전에 먹으면 복부 포만감이 생기게 되어 과식을 막아준다.

소양인

가끔 녹두죽으로 끼니를 때우도록 하고 깡보리밥에 열무김치로 식사를 대신한다.

소음인

사과는 날것 그대로나 혹은 얇게 썰어 말려서 사과파이를 만들어 먹는다. 탈지분유에 사과즙을 타서 약간 따끈하게 해서 아침 대신에 마시는 것도 좋다.

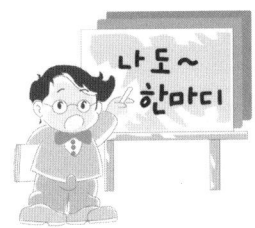

p.o.i.n.t
'복부 비만'
(박태근 : 동의난달 자문위원, 박내과의원장)

각각의 성인병들이 따로 나타나는 것보다는 한 환자에서 같이 발병할 가능성이 높다. 이렇게 패키지로 나타나는 성인병을 묶어서 처음에는 X증후군(Syndrome X)이라고 하였다가, 최근에는 '대사증후군' 또는 '인슐린 저항성 증후군' 이라고 한다. '대사증후군' 의 뿌리는 복부 비만이다.

복부 비만이란 내장에 기름이 과다하게 낀 상태로단순히 뱃가죽이 두꺼워지는 피하지방의 비만과는 다른 것이다. '대사증후군' 의 시작을 암시하는 이 복부 비만의 기준은 배꼽을 중심으로 줄자로 쟀을 때 여성은 80cm, 남성은 90cm 이상이며, 쉽게 바지 치수로 보자면 여자 32인치, 남자 36인치 이상에 해당한다.

복부 비만은 혈액 중 인슐린이 과다하게 분비되는 '고인슐린혈증'을 초래한다. 그리고 고인슐린혈증에 의해 혈액 중에 나쁜 콜레스테롤인 LDL-콜레스테롤과 중성지방은 많아지고, 좋은 콜레스테롤인 HDL-콜레스테롤은 줄어들게 되는 이상지질혈증(Dyslipidemia)이 초래된다.

배만 불룩 나온 '거미형 비만' 은 전신 비만이 아님에도 불구하고 다양한 성인병으로 고생하게 되는 것이 바로 '대사증후군' 때문이다. 대사증후군은 유전적 요인에 환경적 요인이 합쳐져서 나타나는 것으로 흔히 방아쇠 학설로 설명된다. 권총에서 총알이 나가기 위해서는 우선 탄창에 총알이 장착되어야 하고, 이어서 방아쇠를 당겨주어야 장착된 총알이 발사될 것이다. 총알이 장착되는 것을 유전적 요인을 안고 태어나는 것으로 본다면, 방아쇠를 당겨주는 것은 환경적 요인이라 할 것이다.

대사증후군의 예방을 위해 우선은 그 뿌리라 할 수 있는 복부 비만을 개선하고자 하는 노력을 해야 할 것이다. 매일 하루 한 시간씩 걷기나 하루 만 보 걷기를 생활화하고, 음식의 섭취에 있어서는 식후 혈당을 급격히 올리는 혈당지수(GI : Glycemic index)가 높은 음식을 피하고, 대신 혈당지수가 낮은 음식들을 위주로 식생활을 개선해야 할 것이다.

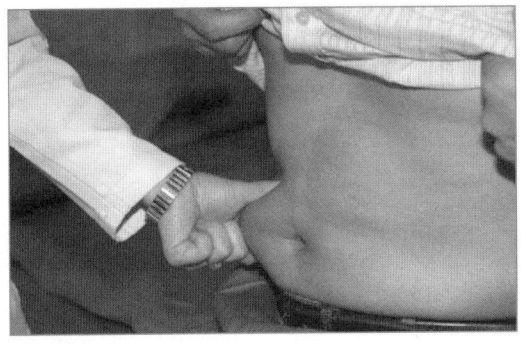

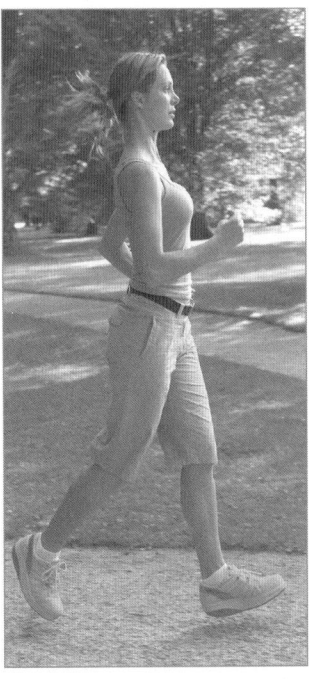

Part 2. 여성 · 어린이 건강을 위한 가정요법

생리통이 심하다

생리통의 유형

생리통은 자궁이나 난소에 이상이 없이 발생하는 원발성 생리통, 자궁이나 난소에 이상이 있어서 발생하는 속발성 생리통으로 나눌 수 있다.

생리통이 초경 때부터 계속된 경우는 원발성이 대부분으로, '기능성 생리통' 또는 '1차성 생리통' 이라고도 한다.

이 생리통은 프로스타글란딘이라는 물질이 자궁을 과도하게 수축시켜서 발생하는 것으로 추측된다.

이 생리통은 월경이 시작되기 몇 시간 전에 발생하여 생리가 시작되면서 통증이 약해지며, 길어도 생리통이 시작된 지 2~3일 정도 지나면 통증이 없어지는 것이 특징이다. 그리고 이 생리통은 출산 후 또는 나이가 들면 저절로 호전되는 경향을 보인다.

속발성 생리통은 생리 시작 1~2주 전부터 통증이 시작되어 생리가 끝나서도 수일 동안 통증이 계속되는 것으로 자궁이나 난소에 질병이 있어서 발생하는 것이다.

주로 자궁근종 · 자궁내막증 · 자궁 기형 · 골반염 등 골반의 질환으로 인해 생리혈이 원활하게 배출되지 않아 통증이 생기는 것으로, '기질성 생리통' 또는 '2차성 생리통' 이라고도 한다.

따라서 이전에는 생리통이 없었는데 갑자기 생리통이 시작되었거나, 그전과는 달리 통증이 심해져 진통제를 먹어도 효과가 없고 일상생활조차 불가능하다면 골반 질환을 의심하고 검사를 받아봐야 한다.

생리통에 좋은 식품

생리 때 좋은 음식	생리 때 나쁜 음식
콩, 두부, 참깨, 수정과, 쑥차, 꽁치, 참치, 돼지고기, 동물의 간, 쑥, 쑥갓, 상추, 호박, 키위, 익모초 등.	초콜릿, 설탕, 과자, 커피, 홍차, 탄산음료, 인스턴트식품, 짠 음식 (장아찌, 젓갈) 등.

🌀 채소와 단백질 식품을 충분히 섭취한다

혈액 손실이 많은 생리 기간에는 그것을 식품으로 보충해 주어야 한다.

채소와 곡류, 고기를 균형 있게 섭취하되, 특히 단백질이 풍부한 돼지고기나 소고기 등 육류를 충분히 먹는 것이 좋다. 고기에는 혈액의 구성 성분인 철분, 인, 비타민 B12, 단백질 등이 풍부하기 때문이다.

그러나 찬 음식, 카페인 음료(커피 · 콜라 · 홍차), 설탕, 초콜릿, 소금 등은 생리통을 악화시키므로 생리 예정일 2~3일 전부터 섭취를 줄이도록 한다.

『익모초고』를 만들어 먹는다

여성 질환이라면 바로 익모초를 떠올릴 정도로 익모초(益母草)는 말 그대로 '엄마, 즉 여성을 유익하게 하는 약초'이다.

익모초는 혈액순환 개선과 어혈 제거 기능이 탁월하여 생리통, 생리불순, 수족냉증 등의 치료에 가장 많이 쓰이는 약재이다.

생리에 관계된 문제가 있을 때에는 잘 말린 익모초 20g에 물 1,000cc를 붓고 1시간 30분 정도 달여서 하루에 여러 번 나누어 마셔도 좋으며, 익모초를 조청으로 만들어 먹으면 오랫동안 간편하게 복용할 수 있다.

▶ 『익모초고』 만드는 방법

① 잘게 썬 익모초 600g에 물 5,000cc를 넣고 끓여 반으로 줄면 약물만 걸러서 냄비에 붓는다.
② 익모초 약물을 약한 불에서 주걱으로 저어가면서 서서히 곤다. 조청처럼 걸쭉해지면 『익모초고』가 완성된 것이다.
③ 『익모초고』를 냉장 보관하고 하루에 2~3회, 1회 1큰술씩 온수에 타서 마신다. 입맛에 따라 꿀을 타서 마셔도 좋다.

한방 처방

한의학에서는 생리통을 허실(虛實)에 따라 불통즉통(不通則痛 ; 막히면 아프다)과 불영즉통(不榮則痛 ; 허약하면 아프다)으로 나누어 치료한다.

요즘 직장 여성의 생리통은 어딘가가 막혀서 발생하는 불통즉통의 경우가 많은데, 이는 각종 스트레스와 운동부족으로 기혈의 순환이 안되다 보니 어혈이 생겨 생리통이 발생하는 기체혈어(氣滯血瘀)형과, 자궁이 냉해서 생리통이 발생하는 한습응체(寒濕凝滯)형 두 가지로 나눌 수 있다.

'기체혈어' 형은 평소 정신적인 스트레스가 많거나 신경이 예민하다, 월경 며칠 전부터 유방과 아랫배가 붇어나는 듯이 아프다, 생리혈에 검붉은 덩어리가 섞여 나온다고 하는 타입으로, 이때는 어혈을 풀어주고 막힌 기운을 뚫어주는 『현부이경탕(玄附理經湯)』이 적합하다.

'한습응체' 형은 평소 안색이 창백하고 손발이 차다, 월경기에 아랫배가 차고 허리가 시리며 따뜻하게 해주면 통증이 줄어든다, 월경색이 어둡고 덩어리가 있다는 타입으로, 이때는 아랫배를 데워주면서 어혈도 제거해 주는 『소복축어탕(少腹逐瘀湯)』이 적합하다.

한편 불영즉통(不榮則痛)의 병기로는 월경기에 아랫배가 은근히 아프고 속이 텅 비어 빠지는 느낌이 들기도 하며, 생리혈이 연하고 허리와 다리가 시리거나 아프며, 평소 빈혈이 있는 여성은 기혈과 신장 기능의 허약으로 인한 경우이다. 이처럼 허약한 여성의 생리통에는 기혈과 신장 기능을 보강해 주는 처방으로 『대영전(大營煎)』을 대표적으로 쓸 수 있다.

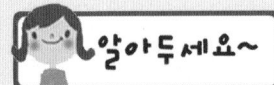 ## 생리통을 줄이는 생활요법

1. 아랫배와 허리에 온찜질하고, 족탕을 한다.

생리통에는 몸을 따뜻하게 하여 자궁의 혈액순환을 돕는 것이 가장 중요하다.

천장을 보고 똑바로 누워 허리 밑과 배 위에 찜질팩을 하나씩 얹어두면 된다. 혹은 프라이팬에 굵은 소금을 볶아 광목 주머니에 넣어 배꼽 위에 얹어두어도 좋다.

또 뜨거운 물에 다리를 담그고 있으면 혈관이 확장되면서 혈액이 다리로 이동하게 되므로, 자연히 자궁의 부담이 줄어들고 혈액순환이 개선되어 통증이 많이 줄어드는 효과를 볼 수 있다.

40~42℃의 뜨거운 물을 복사뼈 위 3cm만큼 채우고 발을 20~30분 정도 담근다.

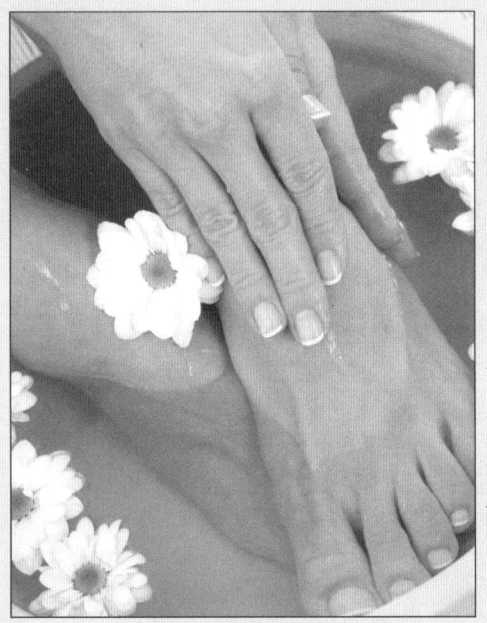

2. 하체를 따뜻하게 하고, 몸을 옥죄는 속옷을 피한다.

평소에도 그렇지만 특히 생리기간에는 몸을 따뜻하게 해야 한다. 자궁에 찬 기운이 들어가면 혈액순환 장애가 생겨 통증이 더욱 심해지기 때문이다.

또 거들이나 체형 보정 속옷 같이 꽉 조이는 옷은 혈액순환과 내장운동을 방해하여 생리통, 생리불순, 소화불량, 부종, 두통의 원인이 되기 때문에 이런 옷은 피하고, 헐렁하고 통풍이 잘 되는 옷을 입도록 한다.

3. 가벼운 운동이나 산책, 스트레칭을 한다.

생리통으로 누워만 있으면 골반의 혈액순환이 잘 되지 않아 통증이 더 심해질 뿐더러, 또한 아픈 데로만 신경이 쓰여 원래의 통증보다 더 과장되게 느끼게 된다. 따라서 가벼운 스트레칭이나 산책 등을 하는 것이 좋다.

운동을 하면 혈액순환이 잘 되고 좋은 공기를 마심으로써 두통도 해소될 수 있다. 무엇보다 기분이 좋아지고 신경이 다른 데로 분산됨으로 인해 통증을 약하게 느끼게 된다. 아울러 생리가 다가오면 괜히 불안하고 긴장이 되어서는 안된다. 긴장과 불안으로 인해 오히려 통증은 더욱 심해질 수 있다.

따라서 여성들은 생리를 자연스럽게 받아들이는 마음가짐이 필요하다.

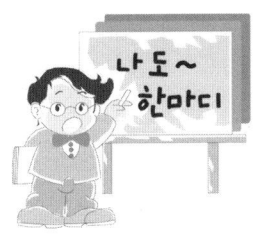

p.o.i.n.t
'자궁근종 한방치료'
(이태재 : 동의난달 의료위원, 태백우성한의원장)

자궁근종은, 월경통이 심하거나 자궁출혈의 과다로 인한 빈혈, 전신쇠약, 권태감, 두통, 심계항진, 현훈 등 여러 가지 증세가 나타날 때는 이미 상당히 커져 있는 상태로 발견된다. 거대 근종일 경우 방광을 압박하거나 빈뇨와 같은 요로 증세를 나타내거나 직장을 압박하여 변비를 유발할 수 있다. 장기간 방치할 경우 불임으로 이어지고 수술을 할 경우에는 불가피하게 자궁을 완전히 들어내야 하는 문제가 발생할 수도 있으므로 가임기의 여성에게는 가히 공포의 질환이라고 할 수 있다. 폐경기 이후에 근종의 크기가 증가할 경우에는 육종성 변성의 가능성이 있고, 또 이 종양이 자궁근종이 아닌 난소 종양일 가능성이 있으므로 시험적 개복술이 필요할 때가 있다.

한의학에서는 그 원인을 충맥(衝脈)과 임맥(任脈)이 허약하고 손상되어 한기가 침입하여 기와 혈액순환에 장애가 와서 어혈이 쌓이게 되어 형성된 것으로 보고, 크게 기체혈어형(氣滯血瘀型)과 담습내조형(痰濕內阻型)으로 분류한다.

자궁적출 수술이 보편화되어 있기는 하지만 수술은 단지 자궁을 들어내 버림으로써 증세만 제거할 뿐 원인제거는 못하는 데 반하여, 한방의 경우 수술을 하지 않고 한약 복용과 약침요법, 침구요법 등 보조요법을 병행하여 치료한다.

한약은 자궁 내외의 기를 강화하고 혈을 잘 돌게 하여 어혈을 풀고 덩어리를 녹이는 작용을 하면서 기혈순행을 방해하는 독소물질을 없애주게 되므로 근종이 자연히 소멸되도록 하는 『보궁소징탕(保宮消癥湯)』을 위주로 체질에 따라 산자고, 반지련, 녹함초, 마편초, 황약자, 괴화, 자

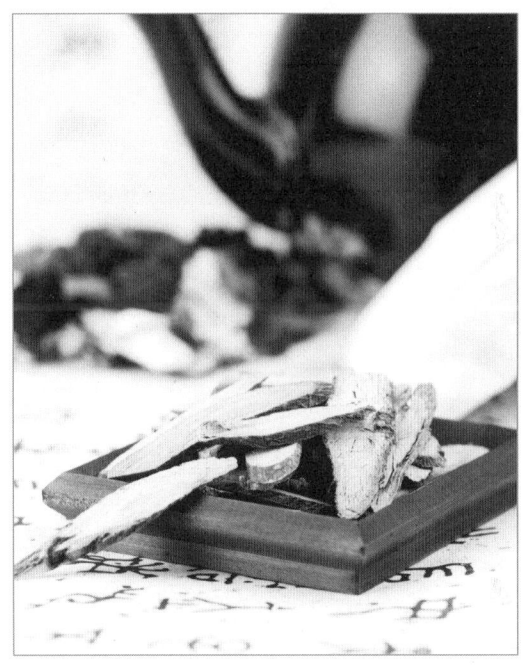

초 등 여러 가지 약재를 가감한 처방을 쓴다.

약침요법은 사향(麝香)과 웅담(熊膽)을 주원료로 하는 약침을 사용하여 주로 자궁과 관련된 복부와 허리의 경혈에 시술하여 음양의 기를 조절하는데, 이같은 한방치료는 환자의 체질의 강약과 근종의 크기에 따라서 차이가 있지만 대개 6~8개월의 기간이 소요되는데 심리적, 정신적 불안과 부담을 해소하고 자궁을 보존함으로써 빈궁마마 증후군과 같은 심각한 후유증을 방지한다는 측면에서 장점이 있다.

Part 2. 여성·어린이 건강을 위한 가정요법

월경이 불규칙하다

생리불순을 개선하는 한방차와 처방

향부자차

향부자는 예로부터 '부인병의 선약(仙藥)'이라는 별명이 있었다. 향부자에는 신경을 안정시키는 효능이 있어서 여성들의 히스테리·신경쇠약 등을 치료하며, 아울러 혈액순환을 촉진시켜 생리불순·생리통·냉대하 등에도 탁월한 치료 효능을 보이기 때문이다.

향부자는 어린 남자아이의 소변에 담가둔 것이 약효가 좋은데, 이를 '동변향부자'라고 한다.

동변향부자를 구해서 쌀뜨물에 하루 저녁쯤 담갔다가 말려서 볶아두고, 향부자 40g에 물 1,000cc를 붓고 1시간 30분 정도 달여서 하루에 여러 차례로 나누어 마신다.

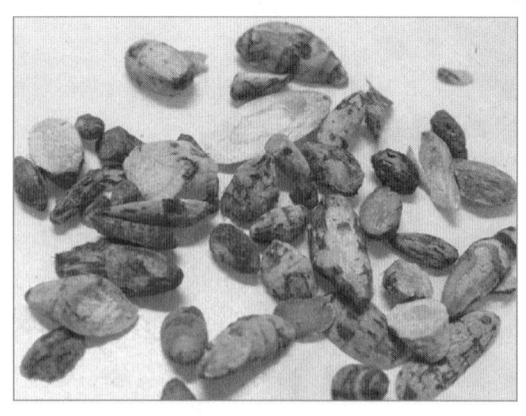

익모초차

'여성에게 이롭다'고 해서 익모초(益母草)라고 불리는 이 약재는 여성의 병을 두루 치료하는 데에 효과가 있다. 생리통, '생리전 증후군', 그리고 생리가 불규칙한 생리불순 등 모든 여성병에 익모초가 이롭다.

생리가 너무 일찍 오거나, 생리가 너무 늦어지거나, 또는 생리 양이 줄었다 늘었다 하는 등의 일체 생리불순 증세에 익모초차가 좋다.

잘 말린 익모초 20g에 물 1,000cc를 붓고 1시간 30분 정도 달여서 하루에 여러 차례로 나누어 마시도록 한다. 혹은 『익모초고』를 만들어 먹는다. (『익모초고』 만드는 법은 p.145 참조)

『조경산』 처방

『조경산(調經散)』이란 '월경을 조정한다'라는 뜻으로 생리불순에 대표적인 처방이라고 할 수 있다. 특히 스트레스를 잘 받고 예민하여 신경을 쓰기만 하면 생리가 빨라지거나 늦어지거나 아예 건너뛰기도 하는 여성에게 좋다.

처방에 함유된 향부자·목단피 등이 스트레스로 뭉쳐진 기운을 풀어주며, 익모초·애엽·작약·당귀 등이 자궁을 튼튼하게 해줘 규칙적인 생리를 유도해 준다.

처방은 다음과 같다.

맥문동 8g, 당귀 6g, 인삼·박하·백작약·천궁·향부자·목단피 각 4g, 아교·자감초 각 3g, 오수유·육계 각 2g, 생강 3쪽, 익모초 12g, 애엽 3g.

생리전 증후군을 개선하는 약차와 처방

🌀 신경 흥분, 과민, 불면 – 산조인·석결명차

신경의 흥분을 줄여주는 산조인과 마음을 진정시켜주는 석결명을 같이 달여 마시면 생리전 신경과민 현상 해소에 많은 도움이 된다.

산조인 12g과 석결명(전복 껍질 말린 것) 1개를 물 1,000cc로 1시간 30분 정도 달여서 하루에 여러 차례로 나누어 마신다. 석결명의 비린맛을 줄이기 위해 대추 5~6개를 함께 끓여도 좋다.

🌀 체중 증가, 복부 팽만, 부종 – 창출·백복령·천궁차

생리전에 수분대사에 지장이 생겨 몸이 붓고 아랫배가 팽팽해질 때 창출·백복령·천궁차가 도움이 된다. 창출과 백복령은 수분대사를 원활하게 도와주어 몸에 고여 있는 나쁜 수분을 배출해 주고, 천궁은 자궁의 혈액순환과 여성호르몬의 분비를 원활하게 도와주는 효과가 있다.

창출, 백복령, 천궁 각 12g을 물 1,000cc로 1시간 30분 정도 달여서 하루 동안 여러 차례로 나누어 마신다.

🌀 유방 팽만과 통증 – 지각차

지각(枳殼)은 기를 소통시키는 약재이다. 특히

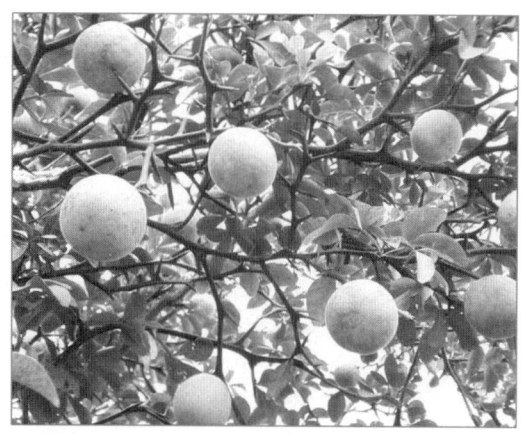

유방으로 약의 기운이 흘러들어가 뭉쳐진 기운을 풀어주는 효과가 강해, 생리전에 유방이 단단하거나 멍울이 만져질 때 차로 달여 마시면 큰 도움이 된다.

지각 12g을 물 700cc로 끓여 반으로 줄여 마신다. 유방통과 변비, 소화불량에도 좋다.

🌀 식욕 증가 – 의이인·숙지황차

여성들 중에는 생리 전에 식욕이 갑자기 좋아지는 경우가 많은데, 특히 초콜릿이나 사탕, 과자 등 단것이 당겨 체중이 증가하는 경우가 많다.

이럴 때에는 식욕을 억제하는 숙지황과 의이인을 달여 마시면 좋다. 의이인은 율무의 한약명으로 이뇨 작용이 있어, 부기와 살을 빼주는 효과도 있다. 의이인(율무)과 숙지황 각 20g을 물 1,000cc로 1시간 30분 정도 달여서 배가 고플 때마다 수시로 마시면 식욕이 줄고 부기도 빠진다.

그러나 의이인은 생리중에 먹으면 자궁이 약해질 수 있으므로, 월경이 시작되면 마시지 않도록 한다.

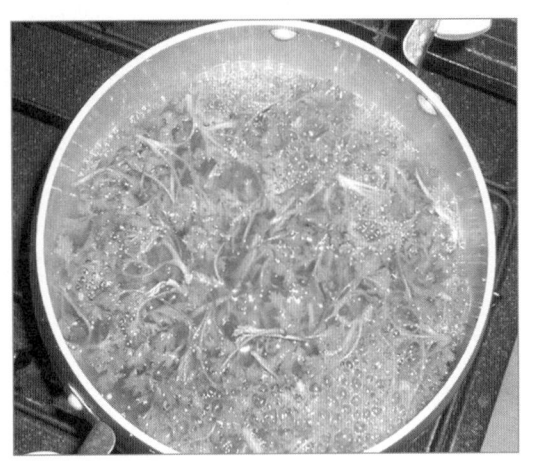
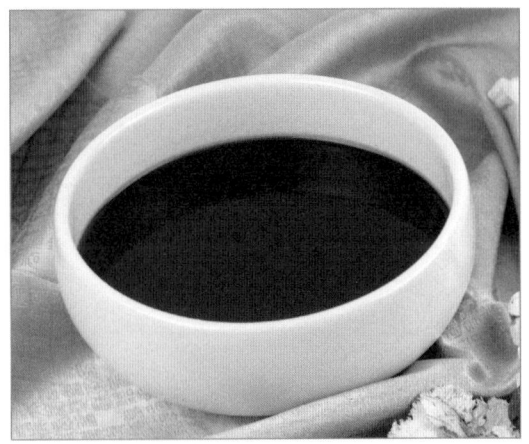

🌀 생리전 증후군과 쑥국

《동의보감》에서 "쑥은 성질이 따뜻하여 부인의 붕루(하혈)를 낫게 하여 안태(安胎 ; 유산을 막는다)시키고, 복통을 멎게 하며, 임신을 하게 한다."고 하였다.

그만큼 쑥은 자궁을 따뜻하게 하여 혈액순환을 도와주기 때문에 생리불순, 냉대하, 하혈 등에 탁월하며 생리전 증후군 예방에도 효과가 있다.

쑥의 독특한 향을 내는 성분인 치네올은 진통 효과가 높아, 생리 전에 허리와 배가 아파 고생할 때 먹어도 좋은 효과를 발휘한다.

생리 시작하기 며칠 전부터 생리 시작할 때까지 쑥국이나 쑥차를 끓여 먹거나, 쑥과 쌀가루를 섞어서 쪄 먹어도 좋다.

단, 쑥은 혈행을 개선시킴과 동시에 지혈 작용이 있으므로, 생리를 하고 있는 도중에는 먹지 않도록 한다.

🌀 『가미귀비탕』과 『단치소요산』

생리 전에 나타나는 정신적 변화에는 허증과 실증, 두 가지 타입이 있다.

허증 타입은 '생리 전에 신경이 예민하다, 불안 초조하다, 심장이 두근거린다, 잠이 오지 않는다, 입맛이 없고 기운이 없다, 우울하다' 등의 증세를 호소한다.

반대로 실증 타입은 '화나는 것을 참을 수 없다, 속에서 열이 올라와서 부글부글 끓는다, 주위 사람들과 싸움이 잦다, 머리가 터질 것 같다, 입이 쓰고 입술이 마른다, 가슴이 답답하다' 등의 증세를 호소한다.

허증 타입은 스트레스와 과로로 인해 심장이 약해진 경우로 마음을 안정시키며 심장을 강화하는 『가미귀비탕(加味歸脾湯)』이 좋고, 실증 타입은 누적된 스트레스가 심장의 화(火)가 된 경우로 울체된 기운을 풀어주고 심장의 열을 꺼트리는 『단치소요산(丹梔逍遙散)』이 적격이다.

만약 유방이 커지고 아프다는 증세가 있으면 각 처방에 천련자, 귤핵, 지각을 가미하면 더욱 좋다.

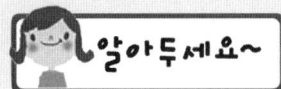 생리전 증후군 (PMS : Premenstrual Syndrome)

'생리전 증후군'이란 생리가 시작되기 4~10일 전부터 평상시와는 다른 정신적·육체적 변화가 나타났다가 생리가 시작되면서 사라지는 증세들로서, '생리가 다가옴을 알리는 징후'라고 할 수 있다.

다음 내용에 따라 생리가 시작되기 4~10일 전 자신에게 해당되는 증세가 있으면 체크하여 자가진단해 볼 수 있다.

● **생리전 증후군의 자가진단**
1. 이유 없이 우울하거나 미래에 대해 절망적인 생각이 든다.
2. 불안하고 초조해서 일이 손에 잡히지 않는다.
3. 조그만 일에도 슬퍼지거나 상처를 받아 눈물이 난다.
4. 주변 사람들에게 신경질이나 짜증을 내서 다툰 적이 있다.
5. 즐거운 일이 없이, 하루 종일 기분이 나빴다.
6. 평소보다 집중력이나 기억력이 떨어져 일이 잘 진행되지 않았다.
7. 기운이 없고, 피곤해서 꼼짝도 하기 싫다.
8. 식욕이 왕성해지거나, 유난히 특정 음식이 먹고 싶어진다.
9. 잠이 너무 많이 오거나, 또는 아예 잠이 오지 않는다.
10. 가슴이 커지거나, 아프거나, 아랫배가 팽팽하다.
11. 몸이 붓는 것 같거나, 체중이 증가한다.
12. 두통이나 근육통, 관절통이 있다.

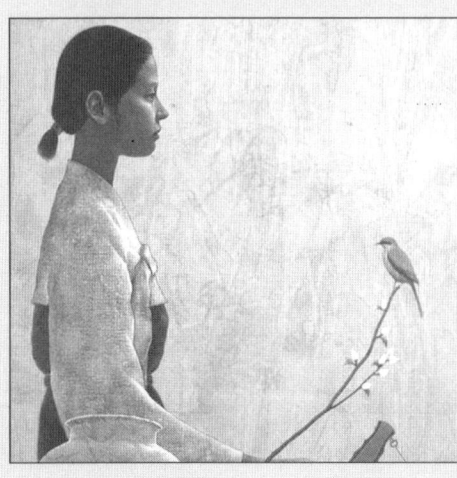

〈평가〉
1~3개
경도의 생리전 증후군으로, 일상생활에 영향을 미칠 정도는 아니다.

4~6개
중등도의 생리전 증후군으로, 생활요법과 지압요법을 통해 스스로 극복하도록 노력해야 한다.

7개 이상
심한 생리전 증후군으로, 전문가의 치료를 받을 필요가 있다.

Part 2. 여성·어린이 건강을 위한 가정요법
냉·대하로 고민이다

정상적인 냉과 병적인 냉

냉·대하란 간단히 말하면 여성 생식기에서 나오는 분비물이다.

정상적으로 여성 생식기는 점막 분비물에 의해 적셔져 있지만, 생식기 밖으로 흘러나오지는 않는다. 그런데 이 분비물이 증가하여 외음부를 적시는 상태를 냉·대하라고 한다.

대하(帶下)란 대맥(帶脈 ; 허리끈처럼 허리둘레를 따라 흐르는 경락)이 약해지면서 허리 아래로 분비물이 흐르게 된다고 하여 붙여진 이름인데, 대하를 흔히 '냉(冷)'이라고 하는 까닭은 자궁이 냉한 여성들에게서 대하가 많기 때문이다.

그런데 이 분비물이 '갑자기 많아진다, 색깔이 평소와 다르다, 거품이 섞여 있다, 악취가 난다, 외음부가 빨갛게 부어올라 가렵거나 아프다' 고 하면 병적인 대하라고 볼 수 있다.

이러한 병적인 대하는 세균성 질염, 칸디다증, 트리코모나스 등 감염이 가장 흔한 원인이며 그 외 클라미디어균, 임질균, 항문의 대장균과 같은 잡균의 감염으로 유발되기도 한다. 또는 피임기구나 탐폰, 질의 상처 등으로 인한 질염으로 발생되기도 하며, 드물게 자궁경부암과 같은 악성 종양에 의해서 발생되기도 한다.

병적인 대하의 양과 색, 냄새의 변화는 부인과 질환 진단시, 여성 성기의 건강 상태를 알 수 있는 가장 직접적이고 객관적인 지표가 된다.

🌀 비특이성(세균성)질염
약간 회색의 냉이 있으며, 생선 냄새가 나는 것이 특이한데 성교 후에 냄새가 더 심하다.

🌀 칸디다 질염
냉이 흰색의 걸쭉한 비지나 치즈 같으며 양이 상당히 많아진다. 또한, 외음부가 몹시 가렵다.

🌀 트리코모나스 질염
황색 또는 회백색의 냉으로 심하면 초록색을 띠기도 한다. 작은 거품이 섞인 물처럼 흐르는 다량의 냉으로 비린내가 나며, 질 입구가 따끔거린다.

🌀 클라미디어 질염
분비물이 많거나 음부가 가렵긴 하지만 거의 자각 증세가 없다.

🌀 염증성 질염
고름 같은 냉이 많이 생기며, 질과 외음부가 화끈거리고 가렵다. 알레르기나 화학물질에 의해 질염을 일으킨 경우에는 냉·대하의 증세가 있음에도 냉 검사에서는 뚜렷한 균이 발견되지 않는다.

냉・대하를 개선시키는 약차와 처방

🌀 가시연밥은행죽

물 같은 대하가 흘러 고민스러운 여성들에게는 가시연밥(가시연꽃의 씨)과 연자육(연꽃의 씨)을 권하고 싶다. 가시연밥과 연자육은 수렴 작용이 강해서 대하・설사 등을 멎게 하는 효능이 있으며, 은행 또한 하초를 튼튼하게 하므로 대하나 아이들의 야뇨증에 많이 쓰인다.

가시연밥과 연자육, 은행을 함께 넣어 죽을 쒀 먹거나, 은행을 프라이팬에 구워 하루에 20알 정도 먹는 것도 도움이 된다.

가시연밥・연자육 각 5큰술, 은행 15알, 불린 쌀 100cc를 믹서기로 간 다음 냄비에 넣고, 물을 붓고 저어가면서 죽을 쑨다.

🌀 요구르트 세척

질내 유산균을 보호하기 위해 요구르트 세척을 권하고 싶다. 1주일에 두 번 무가당 요구르트로 외음부를 씻어 주거나, 바늘을 뺀 주사기에 요구르트를 20cc 정도 넣어서 질에 주입하는 것도 좋은 방법이다.

🌀 완대탕 처방

생식기에 염증 소견이 없는데도, 물 같은 대하가 흘러나와 속옷을 적시는 경우에는 『완대탕(完帶湯)』이 좋다.

▶ 처방 : 백출・산약 각 40g, 인삼 8g, 백작약 20g, 차전자・창출 각 12g, 감초 4g, 진피・시호・형개수 각 2g이다.

반대로 생식기 감염으로 인해 외음부가 화끈거리고, 가렵고, 황색의 탁하고 냄새가 있는 대하가 나오는 경우에는 강한 살균 작용이 있는 『용담사간탕(龍膽瀉肝湯)』이 우수하다.

▶ 처방 : 초용담・시호・택사 각 4g, 목통・차전자・적복령・생지황・당귀・산치・황금・감초 각 2g이다.

🌀 세정제

냉・대하가 있을 때에는 자궁의 기혈순환을 촉진시키면서 살균 소염 효과가 있는 약제를 달여 뒷물을 하거나, 김을 쐬면 아주 좋다.

① **한방 청결제** 고백반 분말 6g, 고삼・사상자 각 9g을 달여서 하루에 한 번 외음부를 세척하거나 좌욕을 해도 좋다.

② **훈증법** 훈증기에 약쑥이나 오수유를 넣고 김을 쐬거나 약쑥 달인 물로 외음부 세척을 해도 좋다.

③ **아로마 요법** 외음부가 가렵고 누런 대하가 나오는 질염에는 항균 및 소독 작용이 있는 티트리, 라벤더 오일 3방울씩을 혼합하여 좌욕이나 훈증을 하는 것이 좋다.

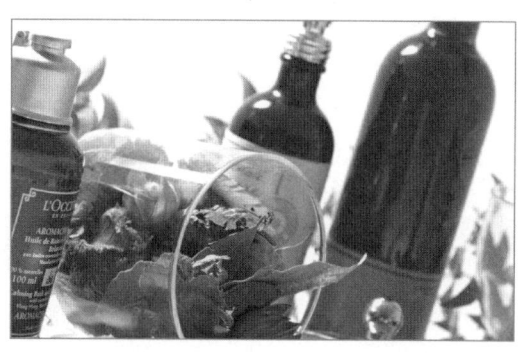

Part 2. 여성·어린이 건강을 위한 가정요법

방광염이 잦다

방광염이란?

방광염은 세균이 요도를 통해 방광으로 침범하여 염증을 일으킨 것이다. 방광염을 일으키는 원인균의 85~90%는 대장균이다.

그래서 요도와 항문이 가까이 있는 여성이 남성보다 방광염에 잘 걸리며, 스스로 소변을 볼 수 없어 소변 호스(도뇨관)를 차고 있는 환자가 잘 걸린다. 물론 임산부나 당뇨병 환자, 혹은 요로결석, 전립선비대증, 방광요관역류증 등이 있는 환자가 잘 걸린다.

방광염의 대표 증세로는 오줌소태, 즉 소변을 자주 보는 것이다. 특히 밤에 자다가 깨어나서 소변을 자주 보게 된다. 소변을 볼 때 아랫배에 저리는 통증이 있고, 요도가 찌릿찌릿 타는 듯한 통증이 있으며, 소변을 보고 나서도 시원치 않고, 자주 마렵고, 소변이 마려워 참을 수 없다.

초기에는 방광점막이 충혈되고 부으며, 점차 진행되면 점막이 헐어 출혈이 생기며 작은 궤양들이 생기기도 한다.

그래서 소변을 본 뒤에 피가 한 방울 떨어지거나, 소변에 고름이 섞여 색깔이 뿌옇게 되기도 한다. 방광염을 치료하지 않고 방치하면, 방광에 있던 세균이 요관을 타고 신장으로 올라가 신장염을 일으켜 신장 기능에 장애를 일으킬 수 있다.

방광염에 좋은 약과 처방

초용담

초용담은 소염 작용과 이뇨 작용이 있어서 방광염이나 질염, 전립선염과 같은 생식기 염증 치료에 탁월한 효과를 보인다.

초용담 15g에 물 1,000cc를 붓고 1시간 30분 정도 달여 하루 동안 수시로 나누어 마신다.

옥수수 수염과 수박 씨

방광염에는 일단 방광에 있는 세균들을 밖으로 배설시키는 것이 급선무이다. 그래서 보리차나 주스, 생수를 자주 많이 마시는 것이 좋다.

특히 옥수수 수염은 소변을 잘 나오게 하므로 옥수수 수염 30g에 물 1,000cc를 넣고 푹 달인 후 하루에 물 대신 여러 차례로 나누어 마신다. 수박도 소변을 나오게 하는 데 아주 좋다.

수박의 씨도 좋다. 오줌소태로 소변이 시원하게 나오지 않을 때 수박 씨를 갈아 1큰술씩 온수 1컵에 타서 마시거나 수박 씨 한 움큼을 물에 달여 차처럼 마신다.

식촛물 좌욕

온수좌욕이 좋다.

매일 아침, 저녁으로 40℃의 따뜻한 물을 깨끗한 대야에 담아 10분 정도 걸터앉아 있으면 된다. 거기에 식초를 1큰술 정도 넣으면 더욱 좋다.

질이나 요도 주변에서 대장균의 침입을 막아주는 유산균은 산성에서 잘 살 수 있기 때문에, 산성의 식초를 타서 좌욕을 하면 저항력이 아주 강해지는 효과를 얻을 수 있다.

단, 묽게 타야 한다.

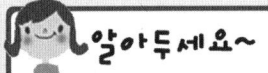 『용담사간탕』 처방

방광염의 한의학적인 원인은 습열(濕熱)이 대부분이다. 이때 쓰는 처방이 바로 『용담사간탕』이다. 이 처방의 가장 주된 약재인 초용담은 생식기 염증을 치유하는 데 효과가 아주 좋다.

▶ 처방 : 초용담 · 시호 · 택사 각 4g, 목통 · 차전자 · 적복령 · 생지황 · 당귀 · 치자 · 황금 · 감초 각 2g이다.

알아두세요~ 방광염 환자의 생활수칙

1. 매일 샤워를 한다.
매일 샤워를 하되 욕조목욕이나 거품목욕은 피하고, 외음부에 향수 · 파우더 · 스프레이 등도 사용하지 않도록 한다. 여성 청결제 대신 깨끗한 미온수 1컵에 식초 1큰술을 탄 물로 세척하는 것이 좋다.

2. 소변을 참지 않는다.
소변을 참으면 소변이 요관으로 역류하여 신장까지 감염될 수 있으므로 참지 말고 배출하되 변기에 앉아 몸을 앞으로 기울여서 소변을 완전히 비워야 한다.

3. 용변 후에는 앞에서 뒤로 닦는다.
대변을 본 후에는 앞에서 뒤로 닦도록 하며, 소변을 본 후 휴지로 요도를 너무 꼼꼼히 닦지 않도록 하고, 마른 거즈 등으로 물기만 닦거나 비데를 사용하는 것이 좋다.

4. 1시간에 1컵, 하루 여덟 컵 이상의 물을 마신다.
물을 충분히 마셔서 소변을 많이 보아야 한다. 그러나 카페인이 많이 들어 있는 음료나 술은 피해야 한다.

5. 순면 속옷을 입고, 다리를 꼬고 앉지 않는다.
통풍이 잘 되도록 헐렁한 순면 속옷을 입고, 다리를 꼬지 않도록 한다. 다리를 꼬고 앉으면 하체에 습기가 차고 하복부가 압박되어 세균 번식이 쉬워지고 방광이 자극될 수 있다.

6. 부부관계시 항상 청결하게 한다.
성관계 전에는 외음부를 깨끗이 씻어서 세균을 씻어내야 하며, 혹시 성관계 중 세균이 감염되었을지 모르니 성관계 후에는 반드시 소변을 누어서 세균을 배출하도록 해야 한다. 방광염에 걸리면 한 달 정도는 성관계를 하지 않는 것이 가장 안전하다.

7. 장시간 자전거 타기, 승마, 운전을 하지 않는다.
자전거 타기나 승마를 하면 요도가 계속 자극을 받아 세균이 요도로 감염되기 쉬우며, 오랜 시간 운전을 해도 골반에 습기가 차고 따뜻해져 방광에 세균이 번식하기 쉽다.

Part 2. 여성·어린이 건강을 위한 가정요법

허리가 아프다

요통에 좋은 식이요법

요통 환자는 끈기 있는 식이요법으로 체중이 늘지 않도록 하여야 하며, 섬유질 음식을 많이 섭취하고 생수를 즐겨 마셔 늘 대소변을 잘 통하게 해야 한다.

비만한 경우에는 비만 치료를 병행하는 것이 요통의 치료 및 향후 요통의 재발을 방지하는 데 좋다. 또한 흡연은 척추의 혈액순환을 감소시켜 디스크의 영양공급 불량을 초래하여 척추 변성에 의한 요통을 유발하므로 삼가는 것이 좋으며 술도 가급적 피해야 한다.

평소 과로나 근심, 걱정을 줄이고 충분한 안정을 취하며, 가벼운 운동으로 몸과 마음을 편안하게 하는 것이 요통을 다스리는 최선의 방법이다.

요통을 예방하고 허리를 강화하는 음식으로는 우선 진액이 많아서 보음(補陰) 작용이 뛰어난 것들을 들 수 있다.

조개·해삼 같은 해물류, 검정콩과 같은 블랙푸드, 호두 등이 바로 그것이다. 칼슘이 많이 들어 있는 우유, 갈치, 멸치, 고등어, 꽁치 등의 생선도 뼈를 강화하는 데 좋다. 그리고 사골, 도가니탕, 곰탕과 키토산이 많이 들어 있는 꽃게와 같은 갑각류도 허리를 튼튼하게 하는데 좋다.

부추

부추는 위와 장의 기능을 강화시켜 주기 때문에 열 에너지가 모자라서 뱃속이 냉하면서 허리가 약할 때 좋으며, 혈액순환을 좋게 하여 묵은 피를 배출하기 때문에 혈액순환 부전이나 어혈 등에 의해서 야기된 신경통이나 요통에도 효과가 있다.

부추 생즙에 청주를 조금 섞어 마시면 '신양허증'에 의한 스태미나 부족을 동반한 요통에 효과적이다. 혹은 부추 생즙에 굵은 소금과 꿀을 조금 타서 마시면 요통이 심한 생리통에 특히 좋다.

마시기 힘들면 적당량의 물을 넣어 희석시켜 마셔도 된다.

또 부추 씨는 정력 쇠약을 동반한 남성의 요통이나 대하증을 동반한 여성의 요통에 도움이 되며, 전립선의 기능이 좋지 못해 소변을 보기 어렵거나 봐도 다 본 것 같지 않거나 야간 빈뇨증이 심한 요통에도 좋다.

부추 씨를 식초에 삶은 후 이것을 말려 볶아 가루내어 1회 4g씩, 1일 2~3회 온수로 공복에 먹는다.

잉어

잉어는 임신중 태동(태아가 빈번이 움직여서 임신부의 복부에 통증이 오거나 밑이 무지근하며 때로 하혈하는 증세)에 의한 요통에 좋고, 산후허약에 의한 요통에도 좋다.

잉어 한 마리에 마늘 2통, 생강 한 쪽을 넣고 물을 넉넉히 부어 형태가 없어질 때까지 약한 불에서 푹 고아 낸 뒤 꼭 짜서 그 물을 마신다.

호두

특히 양기가 허해져서 오는 요통 즉, '신허요통'에 그만이다. 허리와 무릎이 차고 아파올 때 호두 10개와 합개(뽈도마뱀) 암수 한 쌍을 함께 가루내어 4g씩, 1일 3회 온수로 복용한다.

합개(뽈도마뱀)는 건재약국에서 구입할 수 있는 초강력 강정제인데, 반드시 암수 한 쌍을 함께 써야 효력이 있다.

굴

정력이 약하고 성인병을 갖고 있는 중년의 요통에 좋으며, 소화흡수가 잘 되기 때문에 노년층이나 병약자의 요통에도 좋다. 아울러 골다공증 예방에 효과가 있어서 여성의 요통 예방에도 좋다.

굴을 생것 그대로 초장에 찍어 먹는다.

혹은 옛 책에는 "굴조개 20개를 소금 1냥에 넣고 삶아, 다시 불에 구워 분말하여 쓴다."고 했으며, 혹은 "굴조개를 동뇨(어린이의 소변)에 담가 49일 동안 둔다. 5일에 한 번씩 소변을 바꾼다. 끝나면 유황가루와 쌀식초를 발라서 누런 진흙으로 싸서 불에 구워 쓴다."고 했다.

마늘

마늘은 항상 피로한 냉성 체질의 요통에 좋다. 특히 소음인의 요통에 더 좋으며 노화 현상이 두드러진 연령층에 큰 도움이 된다.

허리가 아플 때는 '마늘꿀절임'으로 먹으면 손발이 따뜻해지고 하복부의 혈액순환이 좋아져, 아랫배와 허리가 차면서 대하증이 심하고 허리가 아플 때 좋다.

마늘을 꿀에 재워 밀폐해서 2~3개월 익히면 된다. 빨리 먹으려면 통마늘을 까서 껍질을 벗기고 50g을 대강 썰어 차가운 물 300cc에 10시간 담근 후, 이 물을 걸러 꿀 3큰술을 넣고 하루 종일 여러 차례로 소량씩 자주 나누어 마시도록 한다.

맛에 대한 자극이 강하면 물을 넣어 희석시켜 마신다.

표고버섯

표고버섯은 칼슘 흡수를 높이므로 골다공증에 의한 요통 개선에 도움이 된다. 체력이 약해 요통이 더 심한 경우나, 비뇨생식기 기능이 약하거나, 장 기능이 약해 요통이 심한 경우에도 좋다.

청주 한 잔에 표고버섯 한 개를 넣고 따끈하게 데워서 마시면 좋다. 이것을 '추룡주'라고 한다. 이것을 한 잔 마시면 잠을 푹 잘 수 있고 아픈 허리도 훨씬 개운해진다.

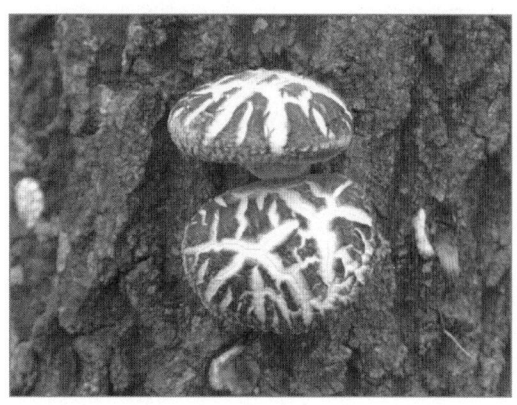

검은콩

검은콩은 풍기에 의한 하지무력증이나 사지저림증 및 요통에 쓰면 좋다. 물론 어혈에 의한 요통에도 좋다. 검은콩으로 메주를 띄우면 정력이 모자라는 남성의 요통에 좋다.

이때 흑임자를 섞으면 더 효과적이다.

혹은 풍기로 팔다리를 쓰지 못하거나 허리가 아픈 데는 검은콩을 볶아서 뜨거운 채로 술병에 넣고 꼭 덮어 두었다가 그 술을 하루 세 번 마신다. 이 술을 '두림주'라고 한다.

닭

닭은 평소 몸이 냉하고 몸이 항상 무기력하며 복벽이 약하여 허리가 잘 아픈 체질에 도움이 된다. 특히 소음인에게 잘 맞는 식품이다. '삼계탕'으로 만들어 먹는 것이 좋다.

혹은 '부자닭'으로 만들어 먹으면 허리와 복부가 얼음처럼 차면서 응결되고 요통·복통과 함께 조루증, 몽정, 발기부전 등이 있을 때 좋다.

닭 한 마리에 인삼 40g, 당귀·천궁 각 12g, 의이인 8g, 포부자 4g을 물로 달여 5되 가량 만들어 차게 보관해 두었다가 3일 동안 수시로 복용한다.

단, 포부자는 대단한 열성 약재이므로 절대로 따뜻하게 복용해서는 안되며, 또 포부자가 체질에 맞는지의 여부를 한의사와 상의한 후 쓰는 것이 안전하다.

고비

고비의 뿌리는 덩이 모양이고, 길며, 여러 갈래로 갈라진 것이 마치 개꼬리[狗脊]와 같기 때문에 구척(狗脊)이라 부르며, 어떤 것은 뿌리가 흑색이지만 어떤 것은 뿌리에 금색의 황모(黃毛)가 있는 것도 있어 이를 금모구척(金毛狗脊)이라 이름하여 약용하고 있다.

냉기와 습기에 손상되어 허리가 아플 때나 허리부터 다리로 통증이 방산 되는 경우, 또는 정력 쇠약으로 허리가 아픈 경우에 고비가 좋다.

금모구척을 건재약국에서 구입하여 깨끗이 씻어 말린 후, 불에 볶아 털을 제거하고 썰어 술에 12시간 담갔다가 쪄서 말려 쓴다. 1회 4~8g씩, 1일 3회 온수 또는 따끈한 술로 공복에 복용한다.

호박

호박은 신장 기능이 약해서 부석부석 잘 붓는 소양인의 요통에 좋은데, 특히 산후 요통에 좋다. 또 호박 씨도 효과가 있다. 호박 껍질은 쑤시고 아픈 요통에 약으로 쓸 수 있는데, 호박 껍질을 태워 만든 가루를 따끈한 술로 3~8g씩 먹고 땀을 내기를 여러 차례 반복하면 허리가 한결 나아진다.

율무

비만 체질자의 요통에 좋으며, 또 장마철이나 습기가 많은 계절에 극심해지는 요통에 율무가 아주 좋다. 율무를 껍질째 깨뜨려 살짝 볶은 후 1일 20g씩을 2컵의 물로 약한 불에 끓여 반으로 줄면, 다시 2컵의 물을 붓고 은근히 끓여 차처럼 수시로 마신다.

율무차를 끓일 때는 잘 여문 율무를 도정하지 않고 쓰며, 소화기 기능이 약할 때는 반드시 볶아서 쓰도록 하고, 부종이 심할 때는 생율무로 차를 끓이도록 한다.

한편 달이고 남은 율무는 면주머니에 싸서 터지지 않게 잘 묶어 뜨거운 욕조에 넣고 우려내어 그 물로 목욕을 하거나 통증이 심한 허리의 환부를 온찜질한다.

참깨

기혈이 허약해서 생긴 요통에 좋다. 들깨도 노년기 생식 기능의 저하로 생긴 요통에 도움이 된다. 참깨 1kg을 쪄서 말리기를 두세 번 거듭한 다음 가루내어 꿀에 버무려 3g 크기의 알약으로 만들어서 1회 3알씩, 1일 3회 따끈한 물 또는 따끈한 술로 복용한다.

이것을 『흑지마환』이라고 한다.

혹은 참깨·하수오·구기자를 같은 양으로 섞어 가루내어 꿀로 반죽해서 10g 크기의 알약으로 만들어 1회 1~2알씩, 1일 2~3회 공복에 따끈한 물로 복용한다. 이 약은 『지마수오기자환』이라고 한다.

모과죽

상체보다 하체가 무력한 체질인 태양인의 하지무력증이나 허리와 무릎의 운동마비에 도움이 크다.

1일 8~12g을 물 500~700cc로 끓여 반으로 줄면 하루 동안 여러 차례로 나누어 마시면 된다.

달여 먹고 남은 찌꺼기는 버리지 말고 잘 말려뒀다가 한 줌씩을 광목주머니에 싸서 뜨거운 욕탕에 넣어 10분 정도 우려낸 다음 그 물에 반신욕을 하면 좋다.

마

사상체질 중 유난히 비만해지기 쉬운 체질인 태음인의 요통에 좋다.

마 생것을 껍질 벗겨 곱게 갈아 500cc만큼 되게 하고 꿀 2큰술과 잘 섞은 뒤 흰죽 한 사발에 넣어 같이 끓여 먹는다. 이것이 '산약죽'이다.

요통의 예방과 치료에 도움이 되는 약재

허리를 튼튼하게 하는 두충·속단, 신장(腎臟)의 기(氣)를 보충하고 허리를 튼튼하게 해주는 산수유·구기자·익지인·오가피 등이 있으며, 자주 부으면서 비만한 경우에는 율무차가 좋다.

녹각

녹각은 사슴의 뿔이 각질화한 것인데, 골수를 충만하게 하므로 골다공증에 의한 요통에 좋다. 녹각을 삼탕까지 해서 세 번 끓인 약물을 모두 합쳐 계속 졸여 걸쭉해졌을 때 식혀 냉장고에 넣으면 묵처럼 엉겨 붙는데, 이 녹각묵을 두충 끓인 약물에 1큰술씩 타서 녹여 마신다.

두충은 요통을 치료하는 약재이다.

퇴계 이황은 그의 저서인 《활인심방》에 효과 좋은 '녹각죽'을 소개하였다. 쌀죽 한 사발에 녹각가루 15~20g을 섞고 소금을 조금 넣어 먹는 음식이다.

두충

두충은 평소에 소변이 잦고 음낭이 항상 축축하고 가렵고 정력마저 현저히 떨어져 있는 중·

노년층의 요통에 아주 효과적이다.

두충, 파고지 각 160g을 깨끗이 씻은 후 물기를 없애고, 호두 30개와 생강 100g을 적당히 짓찧어 놓는다. 준비해 둔 재료에 소주 1,800cc를 붓고 꿀을 적당량 넣어 밀봉해 둔다. 냉암소에서 2주일 숙성시킨 후 여과하여 1회 20cc씩, 1일 2회 공복에 마신다.

음양곽

섹스 과잉에 의한 요통을 해소시키는 데에 대단한 효력을 갖고 있다.

특히 쉽게 피로하고 아침에 일어나기 어려우며, 귀가 윙윙 울리며 허리가 무지근하고 아프며, 다리에 힘이 빠지고, 정력이 현저히 감소하는 증후군인 신손증(腎損證)에 매우 효과적이다.

음양곽은 잎, 뿌리, 줄기, 열매 등 어느 것이든 좋은데, 줄기나 열매 부위보다는 잎과 뿌리 부위의 약효가 더 효과적이기 때문에 잎과 뿌리가 많은 것으로 구한다. 200g 정도를 구해서 깨끗이 씻어 물기를 뺀다.

준비해 둔 음양곽에 소주 1,800cc를 붓고 1개월 정도 숙성시킨다. 숙성시키는 동안 용기를 여러 차례 흔들어 주면 좋다. 1개월 후에 여과해서 1일 2~3회, 1회 20cc씩 공복에 마신다. 색과 향에 있어서는 어느 술보다도 훨씬 낭만적이다.

오가피

오가피는 소변줄기가 시원치 않거나 소변을 보고 난 후에도 잔뇨감이 남고 밤에 소변이 잦은 증세를 겸한 요통을 다스리는 데 좋다.

오가피 300g을 깨끗이 씻어 체에 건져 물기를 뺀 다음, 소주 1,800cc를 붓고 1~2개월 동안 어둡고 서늘한 곳에서 숙성시킨 후 베보자기로 건더기를 걸러내고 술만 보관해 두었다가 한번에 20cc씩, 하루에 두 번 공복에 마신다.

토사자

《동의보감》에 "토사자는 허리가 아프고 무릎이 시린 것을 치료하므로 술에 달여 가루를 낸 다음 한번에 8g씩 데운 술로 먹으면 좋다. 혹은 토사자와 우슬 각 40g을 5일 동안 술에 담갔다가 햇볕에 말린 다음 이것을 가루내어 술로 쑨 풀에 반죽하여 알약을 만들어 먹으면 좋다. 또는 토사자 가루 80g과 두충(꿀을 발라 구워 가루를 낸 것) 40g을 산약 가루에 술로 쑨 풀로 반죽한 다음 알약을 만들어 한번에 50~70알씩 술로 먹으면 좋다. 이것을 『고양단(固陽丹)』이라고 한다."고 했다.

우슬

우슬은 성기능이 쇠퇴한 노인성 요통과 하반신 무력증에 효과가 대단하다.

허리와 다리에 힘이 없고 아프며 정력까지 쇠약해진 경우에는 우슬 150g에 소주 1,000cc를 부은 다음 밀봉하여 냉암소에 열흘 가량 두었다가 건더기를 1/10 가량만 남기고 거른 다음, 한두 달 정도 더 익힌 뒤에 적갈색의 독특한 냄새가 나는 술만 완전히 걸러 두고 아침, 저녁으로 빈 속에 20cc씩 마신다.

석곡

석곡은 비위나 심장, 신장 기능이 약하고 생식

기능이 떨어진 허약 체질의 요통에 큰 도움이 된다. 석곡만 끓여 먹거나 가루내어 먹거나 술에 담가 먹는다. 혹은 석곡 40g에 음양곽 40g, 창출(쌀뜨물에 담갔다가 썰어서 구운 것) 20g을 함께 배합해서 가루내어 매회 12g을 공복에 미음으로 복용하면 더 좋다.

육종용

육종용은 정력이 쇠약하면서 허리가 냉하고 아플 때 도움이 되는 약재이다. 육종용은 하루에 10g 정도만 복용하는 것이 적당한데, 차로 끓일 때는 육종용 10g에 물 300cc를 붓고 반으로 줄어들 때까지 끓여 하루 동안 수시로 나눠 마시면 된다. 혹은 발기한 상태가 시원찮고 정액의 양이 적으면서 허리가 아플 때는 육종용·오미자 각 20g, 사상자·토사자·지실 각 40g을 가루내어 1회에 4g씩, 1일 3회 공복에 온수로 복용한다.

속단

속단은 정력쇠약을 겸한 요통이나 임신중 요통에 특히 좋고, 부정기적 자궁출혈 등을 동반하는 부인과적 요통에도 좋다. 속단·우슬(꼭지를 제거하고 술에 담갔던 것)을 각각 같은 양으로 가루내어 1회 8g씩, 식전에 따뜻한 술로 복용한다.

파고지

파고지의 일명은 보골지(補骨脂)다. 골수를 보강하는 효과가 뚜렷하기 때문에 붙여진 이름이다. 까닭에 고정(固精)의 효력이 있어서 정력을 강하게 하며, 섹스 과잉으로 신장경락이 손상되어 생긴 요통·슬통 및 음낭이 습하고 가려운 데나 정자가 저절로 흘러내리는 데도 효과가 있다.

옛날 가릉국(訶陵國)의 성주 이마사(李摩詞)는 강정 비방을 갖고 있었는데, 이 비방이 다른 게 아니라 '파고지조청' 이다. 강정제이면서 신허요통에 좋다. 파고지·호두 각 400g을 끓여 농축한 것에 꿀을 넣어 조청을 만든다. 조청을 1회에 8g씩, 1일 3회 공복에 청주로 복용한다.

귤핵

《동의보감》에 "귤핵, 즉 귤 씨는 요통을 치료한다. 약간 덖어서 껍질을 버리고 가루내어 한 번에 8g씩 빈 속에 술로 먹는다."고 했다.

특히 기순환이 안되어 허리가 아프거나 허리를 갑자기 삐끗해서 아픈 데에 좋다.

저신(돼지 콩팥)

《동의보감》에 저신(돼지 콩팥)에 대해 다음과 같이 설명하고 있다.

"신허(腎虛)로 허리가 아픈 것을 치료한다. 돼지 콩팥[腰子] 1개를 얇게 썰어서 후추가루와 소금을 넣어 재운다. 그 다음 속에 두충가루 12g을 뿌리고 연잎이나 젖은 종이로 싸서 약한 잿불에 묻어 구워 익혀서 술로 씹어 먹는다. 이것을 『외신환』이라고 한다. 또 한 가지 방법은 동변 2잔, 좋은 술 1잔, 돼지 콩팥 1쌍을 사기단지에 같이 넣고, 진흙으로 아가리를 싸 바른 다음 저녁부터 밤중까지 약한 불에 삶아서 새벽 4시경 다시 불에 데워 단지를 헤치고 술을 마시면서 콩팥을 먹는다. 이것은 혈로 혈을 보하는 것이며, 광물성 약이나 식물성 약보다 훨씬 좋다."

Part 2. 여성·어린이 건강을 위한 가정요법

골다공증이 걱정된다

골다공증 예방을 위한 식품과 약재

하루 1,000~1,500cc의 칼슘 섭취를 권장하지만 흡수가 잘 되지 않아 이 정도 양을 섭취하는 사람은 드물며, 칼슘제제를 먹는다고 안심해서도 안된다.

칼슘의 흡수를 돕기 위해서는 단백질과 지방질의 영양소가 필요하므로 뼈째로 먹을 수 있는 생선이 아주 좋다. 그래서 말린 새우, 미꾸라지, 멸치가 좋다.

달걀에도 칼슘이 많다. 또 미역, 콩, 참깨, 무잎, 무말랭이도 좋으며, 깨끗이 씻어 말린 콩을 식초에 1주일 정도 담가 만든 초콩을 매일 7~10알 정도 먹으면 매우 효과적이다.

비타민 D가 많은 정어리, 꽁치, 고등어, 참치는 칼슘의 흡수를 촉진해 준다.

🦪 굴

굴은 한방에서 주독을 없애고, 번열과 갈증을 다스리는 데 쓰이며, 혈색을 좋게 하고 영양을 돕는 데 쓰인다.

굴은 소화가 잘 되기 때문에 어린이나 노약자에게 부담을 주지 않으며, 빈혈과 간장병 환자의 체력회복에도 아주 좋다.

굴에는 일반 패류 중에서도 가장 많은 양의 칼슘이 포함되어 있고, 성장 장애나 미각 장애에 효과가 있는 아연이나, 빈혈과 성장 장애에 유효한 구리 등의 무기질이 많이 포함되어 있다.

굴은 회백색이 맑고 깨끗한 것이 좋으며 오랫동안 보관한 것은 비린내가 나므로 냄새가 거의 없는 것이 신선하고 맛있는 굴이다.

🐟 추어탕

추어탕의 재료가 되는 미꾸라지는 한명(漢名)이 '추어(鰍魚)'로 가을에 제 맛이 난다고 해서 붙여진 것이다. 요즘은 양식 기술의 발달로 계절별 맛의 차이가 예전보다 덜하기는 하다. 일반적으로 미꾸라지는 굵은 것이 맛이 좋은 상품이고, 봄의 미꾸라지는 산란기를 앞두고 먹이를 많이 먹어 살쪄서 기름기가 올라 맛이 좋다.

칼슘의 함유량은 같은 양의 우유와 비교할 때 약 7~8배나 많은 양을 포함하고 있으며, 흡수율

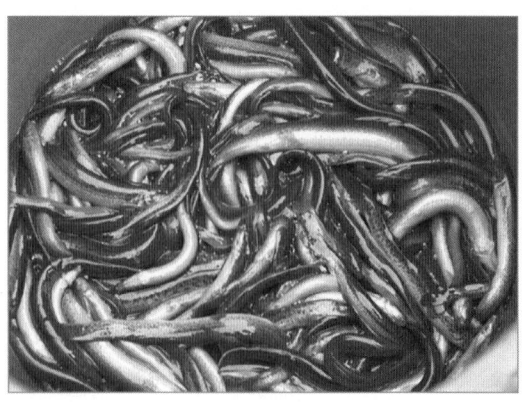

에 영향을 주는 인의 양도 거의 1:1 정도의 양을 가지기 때문에 흡수율이 아주 좋은 편이다. 또한 미꾸라지를 거의 통째로 먹게 되기 때문에 뼈의 강화가 기대되는 식품이다.

추어탕은 미꾸라지의 내장까지 함께 끓여서 조리하기 때문에 비타민 A와 D의 손실이 없다. 비타민 A가 부족하면 피부가 거칠어지고 병에 대한 저항성이 약해지며 야맹증이 나타나기도 하며, 발육기의 어린이들은 비타민 A가 부족하면 성장 장애를 일으킨다.

또한 비타민 D는 뼈의 형성에 중요한 구실을 한다. 특히 추어탕에 다량 함유되어 있는 콘드로이친은 미꾸라지의 미끈미끈한 점액물에 많이 들어 있는 점액다당류로 연골의 구성 요소로 관절의 연골에 영양을 공급하고, 물리적 충격과 스트레스 등에 의해 일어나는 어깨결림과 두통 등의 심신 장애에 효과가 있다.

추어탕은 위장에 전혀 무리를 주지 않으며 소화가 빨라 위장 질환 등에 적합한 음식이며, 피부와 혈관, 내장에 생기를 주어 젊음을 유지시키고 숙취 해소에 도움을 준다.

🌸 아욱

입맛을 잃었을 때 구수한 아욱국을 먹으면 입맛이 나고 기운을 차리게 되는 일이 많다.

아욱은 훌륭한 알칼리성 식품으로 채소 중에서는 영양가가 높은 편으로 비교적 영양가가 많다고 하는 시금치보다 모든 영양소가 2배 이상 들어 있다. 특히 칼슘도 시금치보다 2배 이상 들어

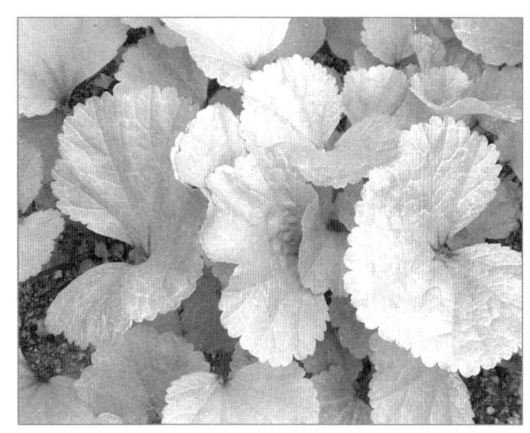

있어 골다공증을 예방하고 아이들의 성장 발육에도 좋다. 식물성 식품에서 취하는 칼슘은 흡수율이 떨어지긴 하지만 비타민이 여러 가지 골고루 들어 있어 자칫 입맛을 잃었을 때 좋다.

🌸 다시마

다시마는 무기질이 많은 알칼리성 식품으로 인의 함량에 비해 칼슘의 함량이 높다.

🌸 약재

한방에서는 골다공증을 신허(腎虛)로 보며, 신정(腎精)을 보(補)하는 처방을 한다.

갱년기 이후 골다공증에는 녹각교, 선모, 당귀, 녹용 등의 약재를 가감한 약물로 예방 및 치료를 하는데, 아주 효과가 좋다.

운동요법

골다공증은 칼슘이 뼈에 잘 흡수되지 않고 소변으로 배설되어 버린다. 체력에 맞는 운동을 꾸준히 해주면 근력이 좋아져 골절도 예방할 수 있

다. 따라서 골다공증의 예방과 치료에는 규칙적인 운동이 매우 중요하다.

약 20세까지 여성의 골격은 98%가 완성된다. 그러므로 소아기나 청춘기에 뼈를 최고량으로 구축해 놓아야 골다공증이 발생되는 것을 막을 수 있다. 골밀도에 영향을 미치는 신체적 특징 중의 하나로 체중이 가장 관련이 높은 것으로 알려져 있는데, 체중의 부하는 골경에 지속적으로 물리적 자극을 주며, 외부의 충격을 뼈에 전달하는 데 있어 완화 작용을 한다.

골 위축을 방지할 정도의 에스트로겐이 지방조직에서 생성되므로 적당한 몸무게를 유지하고 자신의 발에 무게를 싣고 걷는 경우 골다공증의 위험은 적다. 특히, 운동중에는 뼈에 충격이 가해져야 효과가 있기 때문에 근육을 사용하여 밀고 당기는 운동이나 체중을 이겨내고 시행하는 역기와 같은 운동이 효과적이다.

그러나 과격한 운동은 오히려 골밀도를 감소시킬 수 있다. 무릎이나 허리 관절에 충격을 주는 운동을 선택하는 것도 좋지 않다.

가벼운 운동으로 산보, 조깅, 자전거 타기, 계단 오르기, 댄스 등이 좋다.

알아두세요~ 골다공증, 어떤 경우에 잘 올까?

여성에게는 폐경기 이후에 골밀도가 현저하게 떨어지면서 많이 발생되며 노화와 관련된 질환이지만, 골다공증은 갱년기 이후의 질환만은 아니다.

골다공증의 위험인자는 다음과 같다.
① 노화로 인한 골대사의 변화, 칼슘과 인 조절 호르몬의 변화, 고령화에 따른 신체활동 부족, 식이 부족 등에 기인한다.
② 골밀도의 감소는 여성의 경우 폐경 직후 에스트로겐 결핍으로 나타난다.
③ 폐경이 되지 않은 젊은 여성이나 학생들의 경우에도 체중을 과도하게 줄여 생리가 중단되는 등 호르몬에 이상이 생겼을 때 나타난다.
④ 골다공증의 가족력이 있거나 부신피질호르몬이나 항경련제를 쓸 경우, 흡연이나 과음도 원인이 된다.

특히 다음과 같은 경우에 골다공증이 잘 올 수 있다.
지나친 다이어트를 하는 젊은 여성, 운동이 부족하거나 너무 지나친 사람, 몸집이 작고 마른 사람, 위 절제나 난소 절제 수술을 받은 사람, 무월경, 중풍, 당뇨병이 있거나 천식 또는 류머티스 관절염으로 부신피질 스테로이드 약물을 장기 복용한 사람들에게도 잘 올 수 있다.

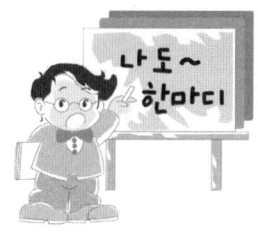

'골다공증'
(왕소진 : 동의난달 의료위원, 덕창한의원장)

골다공증은 뼛속을 지탱하는 구조물의 성분이 줄어 들어 단위용적당 골밀도가 감소되어 뼈 안의 구멍의 크기가 커지고 뼈가 약해지는 것을 말한다. 다시 말해서 칼슘이 필요 이상으로 혈액 속으로 빠져나와 '무에 바람이 든 것' 같이 구멍이 많이 생긴 노인성 질환을 '골다공증' 이라 부른다.

작은 충격에도 부러지기 쉬운 상태가 되는 골다공증은 초기에는 아무런 자각증상이 없으므로 통증을 느낄 때는 이미 칼슘이 많이 빠져나간 경우에 속한다.

그래서 골다공증은 흔히 조용한 질환이라고 부른다. 왜냐하면 증상 없이 뼈가 소실되기 때문에 사람들은 그들의 뼈가 아주 약해져서 갑자기 염좌나, 등이 굽거나, 넘어져 골절이 오거나, 척추가 압박되기 전까지는 골다공증이 왔다는 사실을 모른다.

그래서 이 땅의 많은 여성들은 어느 정도 나이가 들면 골다공증이란 질병에 대해 예외없이 두려움을 가지고 있는 것 같다.

골밀도가 감소하는 골다공증의 발생 위험은 여러 가지가 있으나 그 중 가장 두드러진 것이 칼슘 섭취와 관련된 것이다. 칼슘은 10개를 먹으면 2개 정도만 흡수될 정도로 낮은 흡수율을 가진 무기질로, 우유나 유제품 등의 비교적 제한된 식품에만 존재한다.

설령 먹는 대로 흡수가 된다고 해도 칼슘의 공급원을 제대로 섭취하지 못하고 있는 우리나라 사람들에게 칼슘 흡수는 매우 중요한 문제가 아닐 수 없다.

우유에 들어 있는 '유당'이라는 물질이 칼슘의 흡수율을 높여주므로 우유가 칼슘의 가장 좋은 공급원임에도 불구하고, 우유 속에 들어 있는 그 유당 때문에 우유만 먹어도 속이 부글거리고 설사를 하는 등의 증세를 나타내는 유당불내증을 가진 우리나라 사람들이 많다. 우유가 좋기는 하지만, 먹기만 해도 화장실로 뛰어가야 하는 소화가 안되는 사람들은 굳이 우유를 고집할 이유가 없다.

멸치와 같은 뼈째 먹는 생선, 해조류, 푸른 채소류 등에도 칼슘이 많이 들어 있다. 그러나 식품 중에 칼슘만 많이 들어 있다고 흡수가 잘 되는 것은 아니다. 식품 중의 칼슘과 인의 공급비율이 1:1이나 2:1일 경우, 적당한 단백질 식품과 섭취할 때 칼슘의 흡수가 촉진될 수 있다. 인(P)은 칼슘과 달리 거의 모든 식품들에 많이 들어 있고, 또한 흡수율도 좋은 편이다.

뼈를 형성하는 데 있어서 칼슘과 같이 쓰이나 많은 양의 인의 섭취는 오히려 칼슘의 흡수를 방해하고, 또한 가공식품이나 콜라와 같은 탄산음료 등에 들어 있어 이를 즐겨 먹는 어린이들의 뼈 형성에도 문제가 된다.

예전에 비해 어린이들이 향상된 체격을 가졌는데도 불구하고 뛰어놀다가 넘어지면 쉽게 골절이 되는 것은 가공식품, 즉 인스턴트식품이나 햄버거, 콜라 등 인의 함량이 많은 것을 섭취하기에 칼슘의 흡수를 방해받아 골다공증의 위험을 가지는 것이다.

또 시금치와 같은 푸른 채소류에 들어 있는 수산이나 전곡류의 피틴산, 지나친 섬유질 식사, 신장이 손상된 사람들의 경우, 비타민 D가 결핍된 경우 칼슘의 흡수가 저해된다.

Part 2. 여성·어린이 건강을 위한 가정요법

가슴이 뛰고 불안하다

홧병의 정체

가족 간의 갈등, 억울한 감정, 사회적인 불안감 등 과중한 정신적 스트레스를 제때 발산하지 못하고 억누를 때 생긴다. 중년 이후의 여성에게 많이 나타나며 학력과 경제적 수준이 낮을수록 많이 발생한다.

홧병이 일반적 스트레스성 질병과 다른 점은 발병 원인이 분명하며 발병 기간이 10여 년에 걸친 만성적인 병이라는 점이다.

한의학에선 이러한 질병을 '홧병' 또는 '심화(心火)'라고 하는데, 이 심화는 분노나 놀람, 많은 걱정거리가 쌓여 우리 몸의 기를 막고 이로 인해 가슴에 열이 뭉친 병이다.

이 열은 곧 정상적인 수분의 흐름에 영향을 주어 탁한 기운인 담음(痰飮)을 만들기도 하고, 혈액의 운반이나 소화활동을 더디게 하며 정상적인 감정조절을 어렵게 하는 등 전신 증세를 유발한다.

한의학에서는 억눌린 감정이나 놀람, 분노가 쌓인 실(實)증과 신경쇠약, 정서불안 등의 허(虛)증으로 나누어 치료한다. 실증의 경우 쌓인 감정을 풀고 뭉친 열을 흩어지게 하여 기가 잘 돌게 하고, 허증의 경우 신경을 튼튼하게 하여 마음의 안정을 갖도록 하는 데 목표를 둔다.

하지만 이런 치료보다 더욱 중요한 것은 환자 본인의 정신적인 안정으로 건강한 정서를 되찾는 것이다. 고전에도 심화는 환자의 정신 상태에 좌우되기 쉽다고 하였다.

홧병의 증세와 발병 단계

🌀 신체적 증세로는……

두통과 어지러움을 느끼고 얼굴에 열기가 느껴지며 가슴이 뛰고 답답하며 울화가 치밀어 오른다. 또 목이나 가슴에 덩어리가 느껴지기도 하고 소화장애가 나타나기도 한다.

🌀 정신적 증세로는……

우울, 불안, 신경질, 짜증 등이 자주 나타나고 깜짝깜짝 자주 놀라며 쉽게 화를 폭발한다.

그밖에 '사는 재미가 없고 의욕이 없다', '허무하다', '죽고 싶다'는 생각이 들기도 한다.

🌀 홧병의 단계

홧병은 몇 가지 단계로 나누어지는데, 홧병의 패턴은 차츰 바뀌어 불과 얼마 전까지만 해도 시부모, 남편과의 갈등으로 홧병에 걸리는 경우가 대부분이었는데, 최근에는 자녀문제, 그리고 경기불황으로 인해 홧병에 걸리는 경우가 많아지고 있다.

① 충격기

이것은 화가 나는 충격을 받아 갑자기 변하는 급성기를 말한다. 상대에 대한 배신감과 증오심 등이 격하게 일어나 살의까지 품게 되는 극한 상황이 연출된다.

② 갈등기

분노를 품은 사람이 충격기를 지나 이성을 회복하기 시작하면서 고민에 빠진다. 만일 남편이 외도를 했다면 이혼을 생각한다. 그러나 그 생각은 오래가지 못한다. 체면을 중시하고 사회윤리의식이 강하기 때문에 하지 못하는 것이다. 자녀가 있는 경우라면 고민의 정도가 더욱 심하다.

③ 체념기

이 시기가 되면 사람들은 근본적인 치료 방법보다는 자신의 불행을 그대로 받아들이는 자세가 된다. 운명이고 팔자소관일 뿐이다. 그렇다고 상대방을 용서하는 관용은 볼 수 없고 그저 상대방과 감정 관계를 맺지 않으려는 성향을 보이며 우울증이 많이 나타난다.

④ 증세기

그동안 쌓여왔던 것이 한꺼번에 폭발해 우울증, 가슴앓이, 만성 스트레스 등 신체적인 병으로 나타난다.

홧병의 예방

긍정적인 생각을 갖는 것이 중요하다. 지속된 경기불황을 맞아 모든 것이 불안하고 암울한 심정에 빠지기 쉬운데 이럴 때일수록 현실을 인정하고 새로운 돌파구를 찾으려는 적극적인 마음가짐이 필요하다.

우리가 분명히 알아야 할 것은 화를 참았다고 해서 드러나지 않는 것은 아니라는 것이다. 화는 여러 가지 방식으로 나타난다. 중요한 점은 얼마나 건설적으로 나타나느냐이다.

화가 건설적으로 나타나지 않을 경우 그 화는 그냥 없어지지 않는다. 화를 억눌렀을 경우, 그 화는 결국 자신과 남들에게 파괴적인 모습으로 나타나기 때문이다.

그렇기 때문에 우리는 화의 원인을 정확하게 알아내어 화를 직접적이고 건설적인 방법으로 표현해서 홧병을 예방하고, 우리 자신과 상대방이 함께 성장할 수 있는 좋은 기회로 삼아야 할 것이다.

홧병의 치료

홧병은 어떻게 치료해야 하는가? 안타깝게도 근본적인 원인을 제거하기 전에는 치유방법이 없다는 것이 정설이다.

여러 가지 치료법이 동원되지만 효과적인 치료를 위해서는 무엇보다 가족의 이해와 도움이 가장 중요하다. 대부분은 한 달 가량 치료하면 많이 좋아지지만, 심한 경우에는 3개월 이상 장기간 치료를 받아도 쉽게 낫지 않는다. 또한 치료 기간 동안 스트레스에서 벗어나 있으면 치료에 상당한 도움이 된다.

한의학에서는 우선 심신의 안정에 역점을 두어

화를 내리는 약과 기의 울체를 풀어주는 약물요법이 응용되고, 침요법과 부항요법으로 경락의 기운을 조절하여 화기를 내리고 심신의 이완을 돕게끔 한다.

또한 동양 정신요법인 단전호흡과 기공법의 지도는 심신 이완과 정신 안정을 목적으로 환자 자신의 건강관리를 위해 스스로가 노력해 나갈 수 있다는 점에서 매우 유효한 치료법이라 할 수 있다.

「감맥대조탕」

《동의보감》에 "감초 40g, 부소맥(밀 쭉정이) 3홉, 대추 7개를 물 2되에 달여 1되가 되면 따뜻하게 하여 먹는다."고 했다.

대추

대추를 구워서 가루내어 먹는다. 홧병으로 때로 두통, 변비와 설사, 눈이 보이지 않거나 귀가 들리지 않거나, 손발이 마비되기도 하는데, 대추차를 마셔도 좋다.

당류, 타닌산, 점액질, 유기산류, 칼슘, 비타민C 등이 함유되어 있어서 영양에도 좋다.

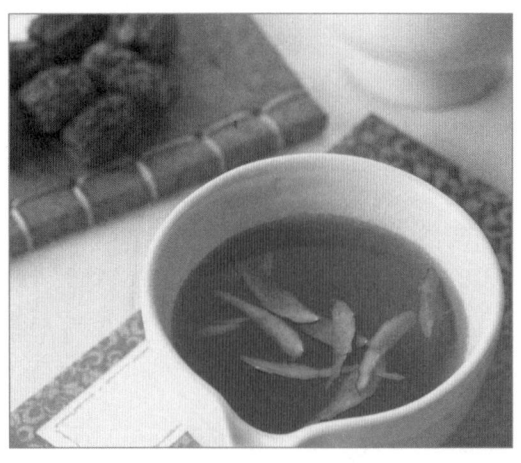

음양곽

음양곽 20g을 물 300~500cc로 10분 이내로 끓여 하루 동안 나누어 마신다. 10분 이상 끓이면 유효 성분이 모두 파괴되어 효과가 없으므로 주의해야 한다.

멸치가루

칼슘 부족은 홧병을 악화시킨다. 그래서 멸치가 좋다. 마른 멸치는 칼슘, 인, 철분, 나트륨, 칼륨 등의 보고이기도 하다. 특히 칼슘이 풍부하다. 칼슘이 체내에서 부족하면 뼈만 약해지는 게 아니라 고혈압이나 동맥경화를 일으킬 수 있고 심근경색을 일으킬 수 있으며, 신경과민이 되어 정서가 불안정해지고 흥분하기 쉬워지고 홧병이 악화될 수 있다. 이럴 때 건멸치 등으로 칼슘을 공급하면 신경의 전달 기능을 촉진시켜 준다.

신경의 흥분을 억제하는 작용으로 정서불안을 해소하고 불면증을 완화시켜 주며, 무엇보다도 뼈째 먹을 수 있으므로 어떤 식품보다도 많은 양의 칼슘을 섭취할 수 있다.

차조기 잎

홧병으로 불안, 초조, 불면증이 심할 때에는 차조기 잎 주스가 좋다. 한번에 생 잎 10장 정도로 주스를 만들어 먹는다. 먹기가 거북하면 각종 야채나 과일을 섞어도 된다.

양파를 배합하면 신경이 날카롭고, 괜한 일에 짜증이 나고, 왠지 부산스럽기만 한 증세들이 가라앉는다.

양파의 유화알릴 등의 휘발성 성분들이 스트레

스의 부산물인 이런 증세들을 가라앉히기 때문이다. 생 잎을 구하기 어려우면 건재약국에서 말린 약재를 사서 써도 된다.

흐르는 물에 깨끗이 씻어 잘 말린 다음 서늘한 곳에 보관해 두고, 하루 20g씩을 물 2~3컵 정도 붓고 끓여 반으로 줄면 하루 동안 수시로 나누어 마시면 된다.

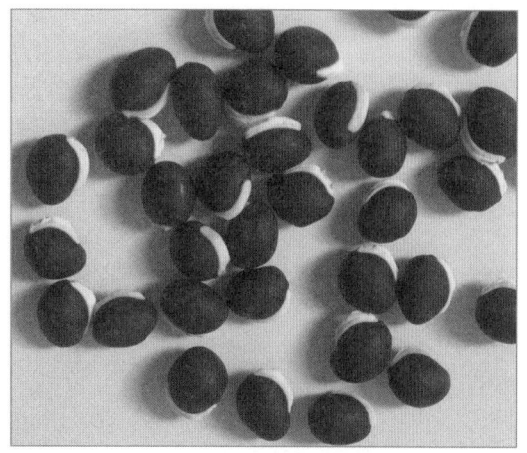

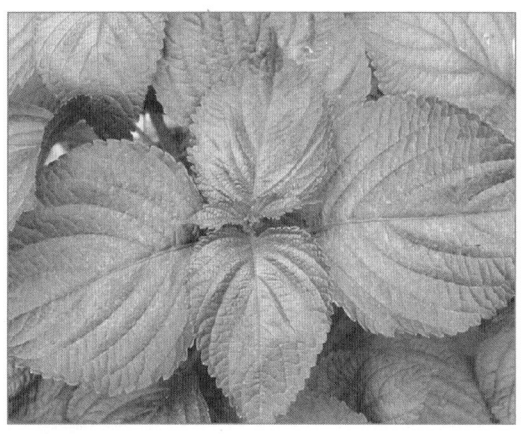

백합

참나리의 비늘줄기를 말려 약으로 쓰는 것이 '백합'이다. 비타민 B1·B2·C, 베타카로틴을 비롯해서 단백질이 21.29%나 함유되어 있다. 기운을 돕고 헛배 부르는 것을 가라앉히며 가래·기침을 다스리며, 특히 홧병의 증세를 안정시킨다.

백합을 시루에 쪄서 꿀을 찍어 자주 먹는다. 혹은 《의방유취》라는 의서에서 신경안정제로 소개한 대로 백합·산조인 각 20g, 원지 12g을 함께 끓여 하루 동안 나누어 먹는다.

까치콩

석가모니도 깨달음을 얻고 나서 처음으로 까치콩을 가루로 만들어 벌꿀에 개서 먹었다는 말이 있듯이, 강장 효과가 뛰어나면서도 신경 안정의 묘약으로 알려진 것이 까치콩이다.

진하게 달여 마시면 홧병을 내리고 불안, 초조함을 예방할 수 있다.

혈액의 산성화에 따른 독으로 혈액을 손상시키는 일도 없을 뿐만 아니라 독소 배출 효과가 있다. 성분상으로는 뇌를 맑게 하는 것들이 많이 함유되어 있다. 까치콩 수프도 좋다.

『부용산』

《동의보감》에 『부용산』이라는 처방이 나온다. "남자가 아내가 없고 여자가 남편이 없어서 정욕이 화기를 움직여 가슴이 아프면서 저절로 땀이 나며 볼이 붉고 맥이 어지러운 증세를 치료한다."고 설명되어 있다.

부용엽에 꽃이 있으면 꽃과 함께 하고 열매가 있으면 열매와 함께 한 그루를 캐어 짓찧어서 샘물에 넣고 찌꺼기는 버리고 먹으면 바로 효과가 있다고 했다.

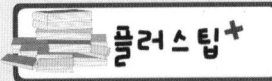 ## 홧병 극복을 위한 제안

임상 목회교육의 지도자로서 국제적으로 명성을 떨치고 있는 비논 비트너(Vernon J. Bitiner)박사의 "화를 건설적으로 표현하는 여섯 단계"를 간단히 소개해 본다.

첫째, 화를 인정하라.
자신이 화가 났음을 스스로 깨닫고 그것을 인정하려는 태도가 필요하다.

둘째, 대상을 확인하라.
화의 대상이 누구인지 알아야 한다. 많은 사람들이 실수하는 것이 엉뚱한 사람에게 화풀이를 한다는 것이다.

셋째, 순수한 동기를 가져라.
남에게 화내는 이유를 검토해 볼 필요가 있다. 만약 우리가 화를 내는 근본 목적이 사람에게 화풀이하는 것에 있다면 손해만 보는 것으로 끝날 것이다.

넷째, 과거에 집착하지 마라.
직접 관련 있는 문제는 지금 당면한 것뿐이다. 과거의 일을 끄집어냄으로써 문제의 핵심을 흐려선 안된다. 그것은 문제를 더 복잡하게 만들어서 현재 상황을 파악하기 어렵게 만들 뿐이다.

다섯째, 실질적인 문제를 논하라.
우리는 화의 진짜 원인을 자백하기 난처할 때, 부차적인 문제를 원인인 양 말할 때가 있다. 그러나 중요한 것은 화가 난 실체가 무엇이냐를 찾는 것이다.

여섯째, 화를 긍정적으로 표현하라.
화를 건설적으로 표현한다는 것은 원래 의도를 전달하는 것이고 상대방을 깎아내리지 않고도 싸우는 것이다.

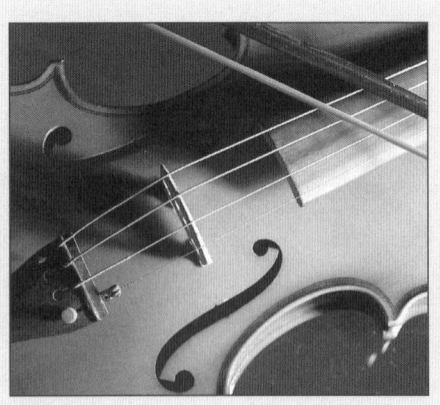

우리는 서로의 관계가 중요하고 또한 각자 서로에게 가치 있는 사람들이라는 것을 기억하여 화를 긍정적인 방법으로 풀 필요가 있다.
의사의 전달은 연습이 필요하듯 화도 건강한 방법으로 표현하려면 연습해야 한다. 다시 말해 화내는 것을 겁낼 것이 아니라 성장을 위한 기회로 생각해야 한다.

Part 2. 여성·어린이 건강을 위한 가정요법

입덧이 심하다

입덧의 원인

입덧의 원인에 대해서 융모성선 호르몬이 구토중추를 자극해서 입덧이 일어난다고도 하고, 정자에 있는 이종단백질에 대해 알레르기 반응을 일으켜서 일어난다고도 하고, 자율신경 문란 때문에 생긴다는 학설도 있고, 임신중독증 때문에 일어난다는 학설도 있고, 임신중에 나타나는 자연스러운 증세라는 학설도 있다.

한의학에서도 여러 학설이 있는데 산모의 몸이 약해서 오는 것이라는 학설, 자궁의 정기(精氣)가 위장을 자극해서 오는 것이라는 학설, 담(痰)과 열(熱)이 혈(血)과 서로 부딪쳐서 오는 것이라는 학설, 혈기가 허약하여 간(肝)이 건조해서 오는 것이라는 학설 등이 있다.

그래서 한의원에서 입덧에 쓰는 약을 보면 대부분 담(痰)을 내리고 소화 기능을 좋게 하는 처방 위주로 되어 있다.

입덧의 단계

입덧은 임신 5주에서 6주가 되면 서서히 나타나기 시작하여 12주~13주가 되면 가장 심하고, 16주에서 20주 사이에 사라지게 되는데 드물게는 출산할 때까지 입덧을 하는 경우가 있다.

보통 입덧을 하고 나면 몸이 부들부들 떨리고 체중이 5kg 정도 줄어드는 것이 정상이다. 이때는 속이 메슥거리면서 구역질이 나는데 입맛이 전혀 없고, 두통과 미열이 있으며 음식 냄새를 전혀 맡지 못한다.

심하면 하루에도 구토를 수시로 하는데, 위액이나 담즙, 혈액까지 토하고 식욕이 전혀 없어지고 두통과 몸살이 심하게 오기도 하고 현기증이 심해진다. 먹지 못하므로 점점 쇠약해져 심한 경우, 극히 드문 일이지만 뇌신경 이상 증세를 일으키기도 한다.

일단 입덧이 심하다고 생각되면 다음 증세 중 어디에 해당하는지 살펴볼 필요가 있다.

🌀 1기 : 구토를 반복하는 시기

식사를 하든 안 하든 간에 가슴이 아플 정도로 구토를 반복한다.

위액이나 담즙, 혈액이 섞인 것을 토한다. 탈수 증세를 일으키고 피부가 건조해진다. 전신이 나른해진다. 입안의 갈증이 심해진다. 변비가 심해진다. 체중이 감소한다. 소변량이 감소하고 신장 기능이 약해진다.

🌀 2기 : 구토와 대사이상에 의한 중독증세가 나타나는 시기

구토는 더욱 심해지고, 체중이 급격하게 감소한다. 탈수 증세가 심해지고, 입안은 건조해지면서 구취가 심해진다. 맥박이 빨라진다. 혈압이 떨어진다. 발열이 계속된다.

🌀 3기 : 뇌신경 이상 증세가 나타나는 시기

두통, 귀울림, 시력 장애, 환각, 환청 등이 나타난다. 체온이 떨어지고 위험한 상태가 된다. 의식이 혼탁해지고 혼수상태가 된다.

위의 증세를 어디까지 견딜 수 있느냐는 개인에게 달려 있다. 1기 증세도 힘들다고 생각되면 병원에 입원해야 하는 경우도 있다. 대체로 1기까지는 집에서 견디는 것이 좋다.

그러나 만약 3기 증세까지 악화되면 임신부도 위험하고 아기가 유산되는 경우도 있기 때문에 생명을 위해서는 의사의 진료를 받는 것이 좋다. 1기 증세에 해당되는 경우, 가정에서 할 수 있는 가장 좋은 처방은 약이나 음식이 아니라 심리적인 안정을 취하는 것이다.

2기의 경우는 병원에 입원하여 영양주사를 맞으며 안정을 취하는 것이 좋다고 생각된다.

입덧에 좋은 식품과 약재

🌀 생강

《동의보감》에 "생강은 지구 작용, 즉 구역 증세를 진정시키는 작용이 있다"고 했다. 그래서 우리 나라뿐 아니라 중국, 인도 등지에서도 입덧에 생강을 많이 써왔다.

생강 한 톨을 씻어 껍질을 벗기고 강판에 갈아 꼭 짜서 즙을 낸다. 이것을 커피잔 한 잔의 뜨거운 물에 섞고 꿀로 맛을 내어 한번에 다 마시면 된다. 하루에 서너 번 마시도록 한다.

🌀 검은콩순

검은콩을 물에 불려 시루에 담는다. 한편 마황이라는 약재를 진하게 달여 그 물을 식혀 둔다. 이제 식은 물을 하루에도 몇 번씩 시루에 담긴 검은콩 위에 뿌려준다. 곧 검은콩에서 순이 솟아난다. 1~3cm 정도 순이 자랐을 때 시루에서 검은콩을 건져내어 햇볕에 잘 말려둔다.

이것을 1일 20g씩, 물 500cc로 끓여 반으로 줄면 하루 동안 분복한다. 중국의 명의 섭천사가 권하는 '황수두권' 이 바로 이것이다.

🌀 모과

모과 한 개를 마른 행주로 깨끗이 닦은 다음 강판에 갈아 즙만 받는다. 이렇게 받아낸 모과즙의

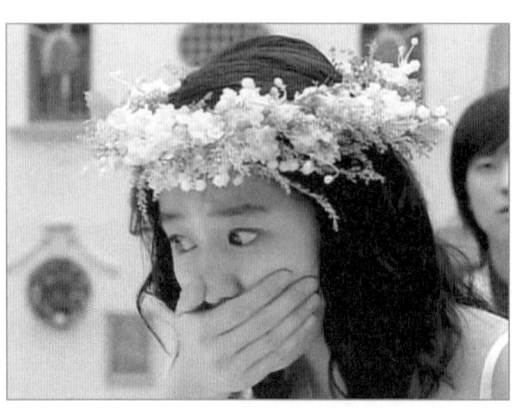

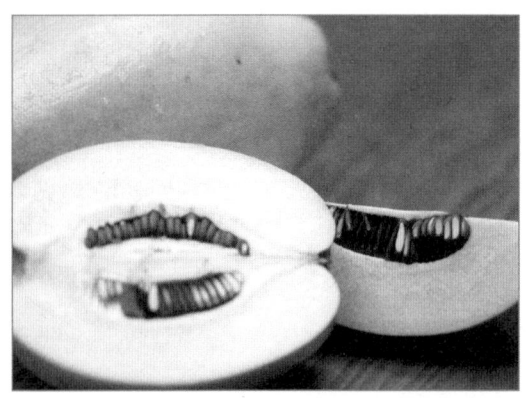
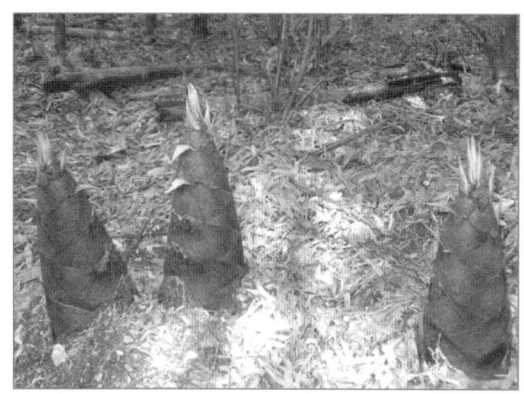

두 배 되는 양의 물을 부어 함께 끓여 반으로 졸인다. 다 졸여지면 냉장고에 차게 보관해 두고 찬 것 그대로 20~30cc씩 하루에 서너 차례 마시도록 한다.

🌀 대추

허약한 임산부는 대추를 종이에 싸서 불에 구워 하루에 20개 정도씩을 물 700cc로 끓여 반으로 줄면 하루 동안 나누어 마신다.

태아를 편안하게 보호해 주는 안태 작용까지 한다. 또 기혈이 허해질 대로 허해진 상태를 북돋우는 보허 작용을 할 뿐 아니라, 신경 안정과 심장 부담을 줄여주는 데에 효과가 크다.

🌀 잣

입덧을 수그러들게 하면서 안태에도 효과가 있는 것으로 잣을 들 수 있다. 잣죽도 좋고, 잣을 넣은 밤암죽을 먹어도 좋다. 또한 심심풀이로 잣알을 조금씩 입에 넣고 씹어 먹어도 좋다.

태가 불안정하여 혈성 분비물이 보이고, 하복부나 허리에 둔중한 동통이 올 때도 잣을 복용하면 놀라울 정도로 안태된다.

🌀 죽순

통조림으로 되어 있는 죽순을 사서 깡통에 들어 있는 물은 버리고 죽순만 건져 더운물에 한두 시간 담근다. 혹은 쌀뜨물로 살짝 삶는다. 이제 죽순을 건져 흐르는 물에 깨끗이 여러 번 씻는다. 빡빡 문질러 씻어 아린 맛이 다 빠졌다 싶으면 죽순을 냉장고에 보관해 두고 하루에 20g씩 잘라 물 500cc로 끓여 반으로 줄면 이것을 하루 동안 여러 차례로 나누어 복용한다.

🌀 쑥

쑥은 몸을 따뜻하게 데우는 역할도 하지만 자궁의 혈류를 원활하게 만들고 안태시키며 지혈 작용까지 하기 때문에 임신중에 좋다. 식욕도 증진시키고 소화기 기능도 강화시킨다.

생 쑥을 생즙 내어 마셔도 좋고, 봄에 채취한 쑥을 말려 오래 보관해 뒀다가 이것으로 쑥차를 만들어 마셔도 좋다. 예로부터 오래 묵힐수록 좋은 약이 된다는 6가지 약재 중 하나가 쑥이므로 쑥은 오래 묵힐수록 효과가 더 좋아지고 몸을 따뜻하게 하는 작용이 더 세진다.

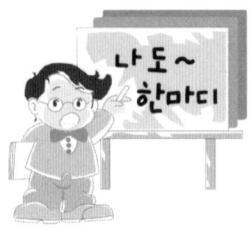

p.o.i.n.t
'입덧' 이야기
(박영환 : 동의난달 의료위원, 신단수한의원장)

내 아내가 첫아이를 가졌을 때 1기에 해당하는 입덧을 10일 동안 했는데, 집에서 혼자 견디는 것이 너무 안쓰러워 퇴근 후 바로 비행기를 타고 부산 친정집에 데려간 적이 있었다.

일어나지도 못하던 사람이 자동차를 타자마자 구토가 그치더니, 비행기를 타고 부산에 내리면서는 거짓말처럼 멀쩡한 사람이 되었다.

그러나 둘째를 가졌을 때는 친정집에 가도 여전히 구토를 했다. 본래 첫째가 둘째 때보다 입덧이 심한데 집사람은 반대로 증세가 나타난 것이었다.

즉, 임신오조는 임신과 분만에 대한 불안, 육아에 대한 부담, 가정문제, 경제적인 불안 등에서 나타난다고 할 수 있다.

또 막연한 입덧에 대한 공포가 입덧을 심하게 만들기도 한다. 또 계획에 없던 임신으로 힘들어 한다든지, 남편이나 주위사람이 무관심하다든지 하는 것도 원인이 된다. 입덧은 신경질적이고 남에게 의존적인 여성에게 더 잘 일어난다고 하며 위장(胃腸)이나 간(肝)이 약한 사람에게서도 심하게 나타난다고 한다.

따라서 입덧이 심한 사람은 심리적인 안정이 절대적으로 필요한데, 자신의 환경과 입장을 고려해서 가장 두려운 것이 무엇인지 내면에서부터 살펴보는 것이 좋을 것 같다. 또한 가족과의 대화를 통해 심리적 안정을 되찾거나 친정에 가서 마음의 휴식을 취하는 것도 좋다.

멕시코에서는 전통적으로 예비 아빠들도 입덧을 한다. 또 최근에 발표된 바에 따르면 캐나다 남성의 약 11%에서 65%가 아내의 임신 후에 입덧과 같은 증세를 겪기도 한다고 하며, 우리나라에서도 민감한 남편들은 아내와 같이 입덧을 하기도 한다.

아내의 고통을 함께 한다는 데에서 아내의 입덧을 줄이는 데 도움이 될 것이다.

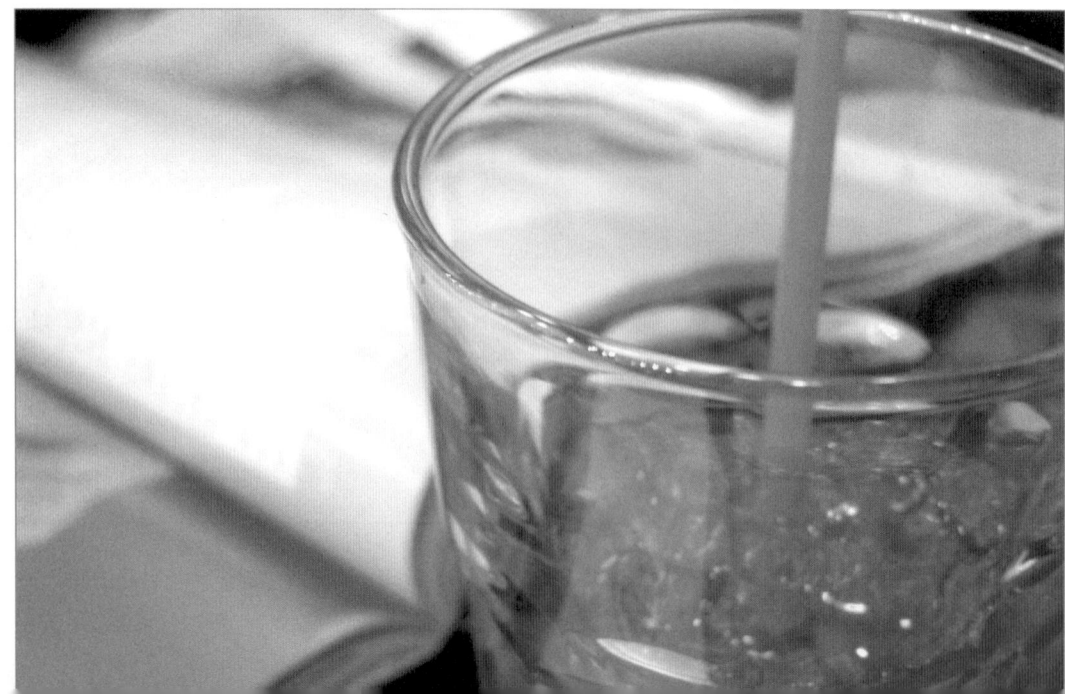

Part 2. 여성·어린이 건강을 위한 가정요법

모유가 부족하다

건강하고 충분한 모유를 위한 조언

🌀 다이어트를 하지 말자

모유는 일반적으로 하루에 700cc 정도 나온다. 모유는 산모의 음식이나 체질에 따라서 묽게도 나오고 진하게도 나오는데 묽게 나온다고 해서 나쁜 것은 아니므로 걱정할 필요는 없다.

젖이 잘 나오게 하기 위해서는 정신적으로 편안하게 마음을 가지며 영양섭취를 해야 한다. 만약 100cc를 만들려면 800cal의 영양이 더 필요하므로 충분한 영양섭취가 중요하다.

임신을 하면 체중이 10kg 정도 느는데 이는 모유수유를 위해 미리 저장된 에너지라고 보면 된다. 1년 정도의 시간이 지나면 저절로 체중이 내려가므로 만약 모유가 충분하지 않더라도 절대 다이어트를 해서는 안된다.

또한 충분한 수분섭취가 중요하다. 젖을 먹이게 되면 수분이 빠져나가 갈증이 심하게 온다. 이 때 수분을 적게 섭취하면 젖이 적게 만들어지므로 수분을 충분히 섭취해 주어야 한다.

🌀 수유는 자주 할수록 좋다

최초의 모유수유는 빨리하고 수유는 하루에 10회~12회 정도로 자주 한다. 혼합수유를 하면 모유의 양이 줄기 때문에 분유는 먹이지 않는다.

젖병에 젖을 짜서 먹이지 않는다. 왜냐하면 손으로 젖을 짜면 유방의 겉표면에 있는 유선만 자극하여 깊은 곳의 유선은 자꾸 뭉쳐서 젖이 줄어들기 때문으로 아이가 빨아주어야 깊숙한 곳에

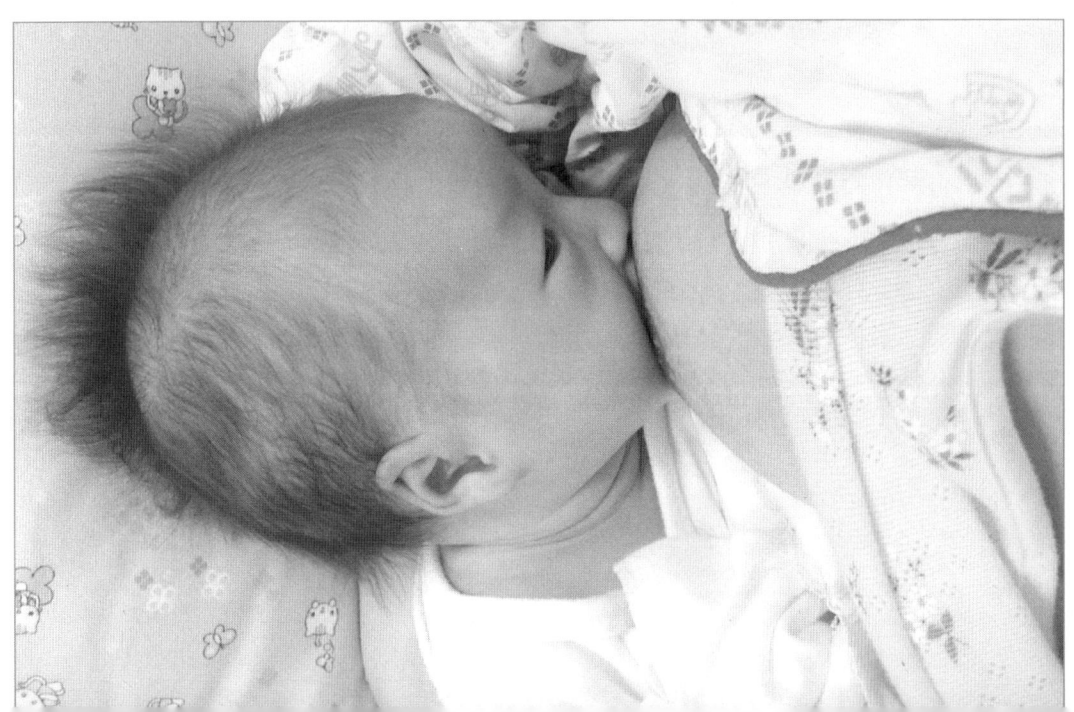

있는 모유까지 나온다. 야간 수유를 꼭 한다. 젖이 잘 나오지 않으면 가슴을 마사지하거나 수유 전에 뜨거운 찜질을 한다.

🌀 자극을 많이 줄수록 좋다

초기에 젖몸살을 하는 경우에는 아프더라도 자꾸 젖을 짜내야 유선이 활성화되면서 젖의 양이 늘어난다. 젖몸살이 심한 경우에는 막걸리를 이용해서 찜질을 해도 좋다.

뜨거운 막걸리를 수건에 적셔서 젖을 감싸준다. 계속해서 수건을 갈아주면 유선이 잘 발달되어 젖이 잘 나오게 된다. 젖 안에 몽우리가 생긴 것은 자꾸 만져서 풀어주어야 한다.

모유를 아주 잘 나오게 하는 비법

산모가 허약하여 수유를 몇 달 하면서 모유의 양이 점점 주는 경우나 출산 초기에 아무리 마사지를 해도 젖이 돌지 않는 경우에는 다음의 처방을 응용해 보면 좋은 효과를 거둘 수 있다.

🌀 전복

살아 있는 싱싱한 전복 1개를 사서 껍질과 살 사이에 숟가락을 밀어넣어 내장과 살을 떼낸다. 이때 내장이 터지지 않도록 주의해야 한다.

전복의 살은 설명이 필요 없는 보양식이므로 맛있게 먹고 내장은 참기름에 살짝 데치는데, 속살은 익히지 말고 겉만 살짝 익히도록 한다. 이것을 한입에 꿀꺽 먹으면 잠시 후 젖이 돌기 시작한다.

당장 몇 시간 내에 젖이 필요할 때 사용할 수 있는 방법이다.

🌀 돼지족발

돼지족발을 1묶음(4개의 다리가 한 묶음) 사고, 약재상에서 목통이라는 약재 200g을 구입하여 같이 푹 끓여서 냉장고에 낱개로 포장하여 얼려두고 하나씩 꺼내어 수시로 먹는다.

🌀 잉어

잉어를 한 마리 사서 그대로 깨끗하게 닦아 넓은 그릇에 넣고 들기름 2홉 반을 넣은 다음에 뚜껑을 덮고 불을 켠다. 그러면 잉어가 뜨거워 뒤척이다가 죽고 마는데 여기에 다시 물을 부어서 끓인다.

산모의 비위가 약하면 조금 끓이고 비위가 좋은 편이면 많이 끓인다. 여기에 생강을 조금 넣고 약한 불에 푹 고아낸다. 이것을 고운 체에 걸러서 국물만 냉장고에 넣고 조금씩 마신다.

목통 200g을 넣고 달이면 더욱 좋다. 내장과 비늘을 버리고 국을 끓여 먹어도 좋다.

잉어의 기름이 젖을 통해 아이에게로 가면 아이가 경기(驚氣)하는 것을 막을 수 있다.

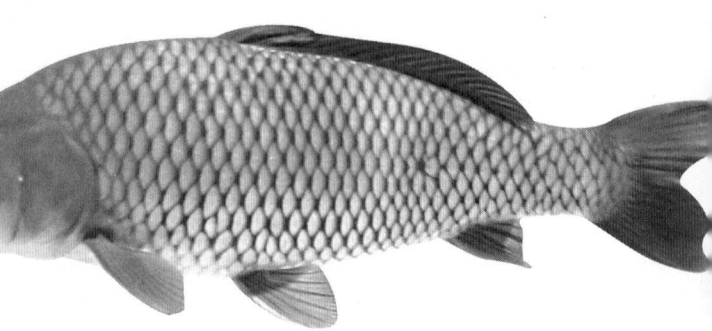

Part 2. 여성·어린이 건강을 위한 가정요법

출산 후 허약하다

산후허로의 정체

'출산 후 허약하다'고 하는 것은 아이를 낳고 생기는 여러 가지 질병과 출산 후 조리를 잘못해서 생기는 질병으로 크게 나누어 볼 수 있는데 '허약하다'는 것은 산후조리를 잘못해서 오는 것으로 볼 수 있다.

《동의보감》에는 '산후허로'의 원인으로 아이를 낳고 한 달이 되기 전에 스트레스나 정신적·육체적 과로를 하는 경우, 날 것·찬 것·굳은 것·찰진 것을 함부로 먹는 경우, 찬바람을 쐰 경우 등으로 나누어 본다.

또 산후에 너무 몸을 따뜻하게 하여 지나치게 땀을 흘리는 경우도 있고, 출산 후 100일 전에는 반드시 성생활을 피해야 하는데 이를 지키지 않은 경우도 산후에 몸이 약해지는 원인이 된다. 이러한 것은 사소한 것들이지만 지키지 않게 되면 몸이 허약해지고 야위며 온갖 병이 생기는 원인이 된다. 요즘은 직장에 나가는 주부들이 많아서 충분한 휴식을 취하지 못하고 격무에 시달려 산후허로로 고생하는 경우를 많이 볼 수 있다.

잘 체하고 소화가 안되며, 기침도 하고 머리가 어지럽고, 눈도 아프고 목이 마르고 식은땀이 나고 갱년기 증세처럼 추웠다가 열이 나기도 한다.

산후허로를 보하는 방법

『익모초고』

『익모초고』는 익모초를 음력 5월에 채취하여 깨끗하게 씻은 뒤 즙을 내어 은그릇이나 돌그릇에 넣고 졸인 것을 말한다. 본래는 임신중의 여러 질환을 치료하는 약이지만 산후의 허로에도 많이 사용한다. 피를 잘 돌게 하고 보혈하며, 기를 잘 돌게 하고 음을 보하는 데 아주 좋다.

익모초를 끓여 그 즙을 받아 계속 고아 조청처럼 만든 것이다.

『궁귀탕』

궁귀탕은 산후의 여러 질환을 치료하는 데 아주 대표적인 처방이다. 건재약국에서 당귀와 천궁, 두 가지 약재를 각 600g씩 구입하여, 한 번에 당귀 20g, 천궁 20g을 넣고 달여서 100cc가 되도록 졸여 하루에 2~3번 복용하면 된다.

만약 몸에 맞지 않으면, 설사를 하게 되므로 중지하는 것이 좋다.

잉어와 호박

부기가 있어서 호박을 먹어야겠다고 생각하거나 집안의 어른이 호박을 달여 먹으라고 보낸 경우는, 호박 1개에 잉어 큰 것 2마리, 대추 300g, 생밤 300g을 넣고 건재약국에서 황기 300g과 당귀 300g, 택란 300g을 구입하여 함께 넣은 뒤 푹 고아서 먹으면 좋은 효과를 볼 수 있다.

집에서 달이기가 힘들기 때문에 탕제원에 맡기는 것이 좋다.

온몸이 쑤시고 아파서 견딜 수 없는 경우

만약 아이를 낳고 명치 밑이나 배, 허리가 몹시 쑤셔서 견딜 수가 없다고 하는 경우는 굳은 피라고 하는 어혈이 빠져나가지 못해서 생기는 증세이다. 또 일정하게 한 군데만 아픈 것이 아니라 여기저기 아픈 경우도 있다.

이때는 위의 약을 써도 잘 낫지만 건재약국에서 생지황을 많이 구입하여 1되 정도 즙을 내고, 또 시장에서 연근을 많이 구입하여 1되 정도 즙을 내서, 이것을 물 3되와 같이 섞어 약한 불로 달여서 1/3쯤 줄었을 때 생강즙 2되를 넣고 천천히 묽은 엿처럼 되게 달여, 한번에 소주잔 1잔 정도 데운 술에 타서 마시면 좋은 효과를 볼 수 있다.

에어컨 바람이나 찬바람을 쐬어 피부에 냉기가 흐르는 등 감각 이상이 있는 경우

건재약국에서 황기 300g, 계지 300g, 백작약 300g을 구입한 뒤 집에서 대추와 생강을 넣고 전부 각각 같은 양으로 해서 푹 달여 먹으면 된다. 한 번 먹을 때 각각의 약재의 양을 5g 정도로 해서 전체 15g이 되도록 한 뒤 이것을 하루에 2번 나누어 먹는데, 오래 먹어야 효과가 있다.

녹용을 먹는 법

산후에 허로를 보양하는 데 가장 좋은 것은 두말할 나위 없이 녹용을 따라갈 것이 없다.

녹용을 구한 후 분쇄기로 곱게 갈아서 체에 거르고 굵은 것은 다시 갈고 해서, 녹용을 분말로 만들어서 한번에 3~4g 정도를 숟가락으로 떠서 입에 넣고 물과 함께 먹으면 된다.

녹용이 까끌까끌하여 먹기가 힘들면 계란 흰자와 같이 먹으면 목에 부드럽게 넘어간다.

단, 건조된 녹용만 먹어야 하며, 국내 농장에서 잘라온 피가 흐르는 녹용이나 건조해서 얇게 자른 녹용 중에서 사슴털이 그대로 붙어 있는 녹용은 이러한 방법으로 먹을 수 없고 물에 끓여서 먹어야 한다. 이러한 녹용은 물에 끓인 뒤 반드시 고운 천에 걸러서 이물질(털, 미세한 벌레 등)을 걸러내고 먹어야 한다. 그리고 기력이 어느 정도 회복된 다음에는 녹용을 과다하게 먹는 것은 젖을 먹는 아이를 위해서 피하는 것이 좋다.

산후풍 때 효과가 좋은 식품과 약재

음양곽

비타민 E가 풍부하여 말초혈관을 확장해서 혈액순환을 윤활케 해주고, 자율신경을 균형 있게 해준다. 1일 20g씩 차처럼 끓여 하루 동안 나누어 마신다. 단, 10분 이상 끓이면 유효 성분이 모두 파괴되므로 주의해야 한다.

쑥

자궁을 강화하므로 쑥을 고아 조청처럼 만들어 먹는다. 약쑥 300g에 물 1,800cc를 붓고 끓여 반으로 줄면 여과하여, 그 약물을 나무주걱으로 밑이 눋지 않도록 계속 저어가면서 고아 끈적거리는 조청이 되면 냉장고에 보관하고, 1일 1~2작은 술씩 온수에 타서 마신다. 익모초와 함께 배합해도 좋은데 익모초 역시 혈액순환을 촉진하며 자궁에 직접 흥분 작용을 하는 약재이기 때문이다.

🌀 부추

냉증이 심할 때 혈액순환을 좋게 하며 자율신경을 자극하여 에너지 대사를 활발하게 해준다. 《동의보감》에서는 "부추는 인체 내의 열에너지를 돋우는 식품이요, 더운 성질을 갖고 있어서 보온 효과가 뚜렷하다."고 했다.

부추 생즙을 그냥 마시거나 부추 생즙에 청주 한 잔을 타서 마셔도 좋다.

🌀 흑염소

열성 식품이면서 비타민 E가 풍부해서 몸을 따뜻하게 해준다. 염소소주를 만들어 장복하는 것이 좋다.

🌀 참고

첫째, 족탕을 하면 하반신 혈액순환은 물론 전신의 혈액 흐름을 촉진하고 배설 작용을 원활하게 해주기 때문에 산후풍에 좋으며, 반신욕도 혈액을 정화시키고 순환을 좋게 해주는데 특히 신장의 혈액순환이 좋아지므로 불필요한 체내 수분을 배출하는 데 도움이 되므로 산후풍에 좋다.

둘째, 배꼽뜸을 적극 권장하고 싶다. "배꼽이 건강해야 장수한다."는 옛말 그대로 배꼽뜸 하나로 산후풍의 냉증이나 그 냉증이 고질화된 '고냉'의 병증을 고칠 수 있고 무병장수할 수 있다. 3일에 한 번씩 뜸을 뜨면 좋다.

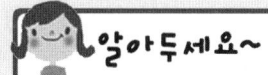

산후풍

산후풍은 해산·유산의 후유증으로 나타나는 것으로 여기에는 두 가지 의미가 있다.

첫째는, 산욕기에 풍증이 나타나는 것을 말한다. 풍증이란 일정한 원칙 없이 격변이 심한 통증성 위주의 증후군을 말한다. 우리말로 '사내바람'이라 한다.

둘째는, 산후 상당 기간이 지났는데도 산후후유증으로 풍기실조증이 계속되는 것을 말한다. 풍기실조증이란 간기실조증이라고도 하며 자율신경기능 장애 유사 증세를 위주로 하는 증후군을 말한다. 우리말로 '후더침'이라고 한다.

일반적으로 산후풍이라고 하면 후자를 지적하는 경우가 많다. 산후 상당 기간이 지났는데도 산후풍이 고질적으로 계속되는 경우에는 평소에도 그렇지만 매년 아기 난 달 즉, 산달이면 어김없이 고통스러운 것이 특징이다. 몸이 오싹오싹 춥고 찬 것을 느끼는 경우, 얼굴이나 온몸이 화끈화끈 달아오르는 경우, 전신이 시큰거리는 경우, 땀이 많이 나면서 목이 마른 경우, 가슴이 답답하면서 울렁거리는 경우, 손발이 저리거나 오그라드는 경우, 온몸의 마디마다 아프고 시린 경우 및 두통·불면·피로·이명·현기증·불안·피부지각 이상·부종 등의 증세 가운데 몇 가지 또는 여러 가지가 겹쳐서 나타나기도 한다.

그런데 이 복합적인 여러 증세들 중에서도 산후풍과 냉증을 함께 호소하는 경우가 많다. 전신에 한랭감을 느끼거나, 허리나 무릎 또는 손발이나 자궁 등 국부적으로만 냉기를 느끼기도 한다.

한여름 더위 속에서도 양말을 벗지 못할 정도로 냉기를 느끼기도 한다.

Part 2. 여성·어린이 건강을 위한 가정요법

갱년기 장애로 고생이다

여성의 폐경기 & 갱년기

폐경이란, 말 그대로 '월경의 멈춤'으로 갱년기에 나타나는 현상 중 하나이다. 여성들은 대략 45~55세 사이에 폐경기를 맞이한다.

갱년기는 폐경기를 전후한 수년의 기간으로 폐경기를 포함한 더 광범위한 기간을 의미한다. 즉, 갱년기란 가임기에서 노년기로 넘어가는 과도기로 흔히 '제2의 사춘기'라고 하는데, 갱년기에 나타나는 심리적·신체적 불안정한 모습이 마치 사춘기와 비슷하기 때문이다. 그리고 이때 나타나는 일련의 정신적·신체적 증세를 '갱년기증후군'이라고 한다.

갱년기 초기에 가장 뚜렷하게 나타나는 증세는 안면홍조이다. 얼굴이나 목의 피부가 갑자기 붉어지면서 불쾌한 열감과 함께 땀이 나기도 한다.

불안·초조감으로 안절부절못하면서 심장이 두근거리고 숨이 차기도 하며 심하면 불면증과 우울증을 겪기도 한다. 목이나 가슴이 타는 듯하거나 어깨결림, 두통, 요통, 관절통을 호소하기도 한다.

갱년기 중기, 즉 폐경 후 5년 전후쯤 되면 피부에 탄력이 떨어져 까칠까칠해지고 가려움증이 나타나기도 한다. 질 분비물이 줄어들고 건조하여 성관계 때 통증이 오며, 그로 인해 성욕이 줄어들게 된다. 그리고 소변이 자주 마렵고, 소변을 지리거나 소변보기를 힘들어 하기도 한다. 때로 손발저림이 나타나기도 한다.

그러다가 갱년기 후기, 즉 폐경 후 10년 전후쯤 되면 골다공증으로 인해 뼈가 잘 부러질 수 있으며, 심혈관 질환이나 고지혈증의 위험성이 차츰 증가하게 된다.

갱년기를 극복하는 식생활

하루 1회 이상 식물성 에스트로겐 식품을 섭취한다

식물성 에스트로겐(파이토 에스트로겐)이란 우리가 섭취했을 때 소화관 내에서 여성호르몬인 에스트로겐으로 전환되는 호르몬이다.

천연 에스트로겐 고함유 식품으로는 콩(콩제품)이 가장 으뜸이다. 그리고 해바라기 씨, 참깨, 땅콩, 호밀, 호박에도 풍부하며 양배추, 브로콜리, 마늘 등에도 함유되어 있다.

하루에 1,000~1,500mg의 칼슘을 섭취한다

우유, 탈지우유, 멸치 등 고칼슘 식품을 하루에 두 가지 이상 섭취하는 것이 좋다. 다음은 하루에 섭취해야 할 분량이다.

우유 3잔(600mg, 1잔 200mg) 또는 탈지우유 1

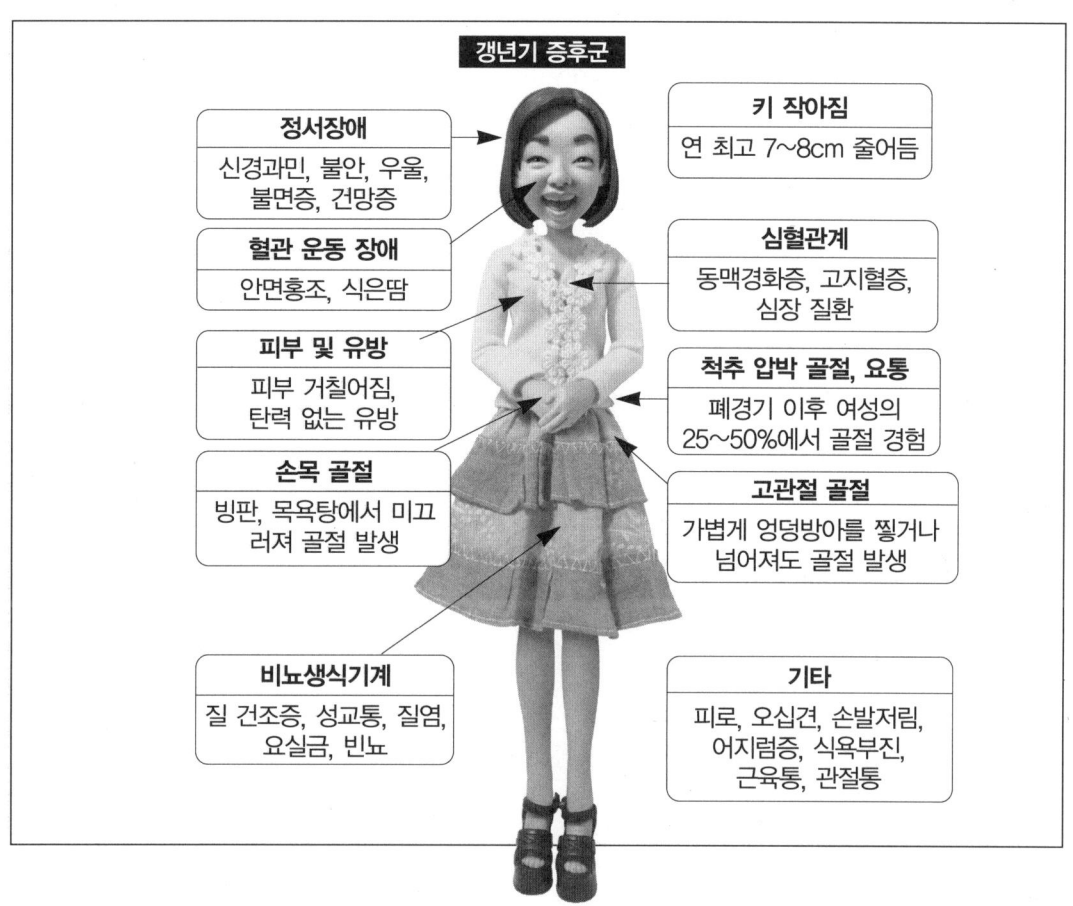

컵(300mg), 마른멸치 작은 접시로 2접시 (700mg), 1컵 부피의 시금치나 브로콜리와 같은 녹황색 채소(180mg), 요구르트 1컵(345mg), 치즈 2장(280mg).

비타민 E가 풍부한 식품을 섭취한다

비타민 E는 항산화 효과가 있어서 노화와 치매 방지에 효과가 있다.

장어에는 비타민 E가 가장 많이 함유되어 있으며, 생선 알과 고등어, 가다랑어, 꽁치, 참치 등의 생선에도 많이 함유되어 있다. 그 외 현미, 쌀겨, 소맥배아, 밀씨눈, 옥수수, 콩, 우유, 달걀노른자, 수수, 식물성 기름(참깨, 올리브유, 땅콩기름, 참기름, 들기름 등)에도 비타민 E가 풍부하다.

음식의 양을 줄이고, 특히 저녁은 많이 먹지 않는다

비만은 성인병의 근원이다. 따라서 고칼로리 음식은 줄이고 특히 저녁 식사는 가볍게 하는 것이 좋다. 지방은 총열량 섭취량의 20~25%로 줄여야 한다. 그리고 카페인, 탄산음료, 알코올을 마시지 말고 물을 많이 마셔야 한다.

🌀 소금과 설탕 섭취를 줄인다

소금은 우리 몸에서 칼슘이 배설되도록 하며, 설탕은 칼슘의 소화 흡수를 방해하므로 골다공증의 위험도를 높인다. 따라서 음식은 싱겁게, 간은 식초로 하는 것이 좋다.

🌀 매일 섬유소를 많이 섭취한다

현미, 콩, 녹황색 채소와 과일에 섬유소가 풍부하다. 섬유소는 변비와 대장암의 예방 효과가 있으며, 콜레스테롤의 흡수율을 떨어뜨려 비만을 막아준다.

남성 갱년기 장애에 효과가 좋은 식품과 약재

🌀 두릅

두릅나무의 껍질은 갱년기 장애로 정력이 감퇴되고 소화가 안 되며, 식욕도 없고 소변도 시원치 않으며, 어깨와 등 쪽 뼈마디가 아플 때 두루 응용할 수 있다.

예로부터 봄철 새순이 자라는 것을 채취하여

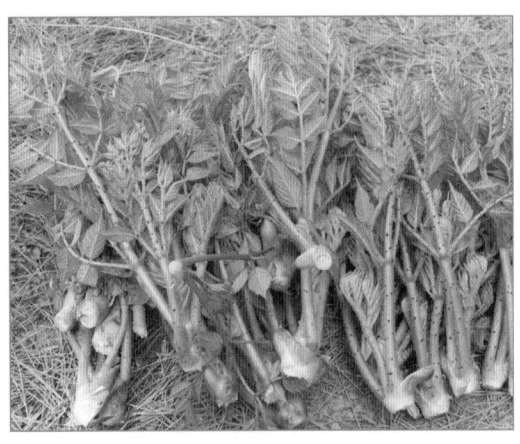

초고추장에 찍어 먹거나 소금, 기름, 초고추장에 무쳐 반찬으로 먹기도 하고, 또 데쳐서 양념한 것을 쇠고기와 함께 꼬챙이에 꿰어 밀가루를 묻히고 달걀을 씌워 지져 먹기도 했다.

잎에는 헤데라제닌 등의 성분이 들어 있으며 칼슘, 철분, 리보플라빈, 비타민 A·C 등을 함유하고 있다. 맛도 좋고 영양도 좋고 약효도 좋은 정말 뛰어난 고급 산채요, 고급 약재이다.

따라서 이렇게 잎을 나물로 무쳐 먹도록 하고, 혹은 어린 가지를 2cm로 잘라 며칠 건조시킨 뒤 소주에 담가 밀봉한 후 냉암소에서 3개월 가량 묵혀 숙성시켜 이 술을 마셔도 좋다.

향기도 매우 좋다. 혹은 열매로 술을 담가 마셔도 좋다. 열매에는 페트로세리닉산 등이 함유되어 있다.

🌀 녹두

여성 갱년기 장애의 증세 중 홍조와 냉감은 71%에서 나타난다. 남성 갱년기 장애일 때는 이처럼 심하게 나타나지는 않지만 갑자기 얼굴이 벌겋게 달아오르며 열감을 느끼면서 진땀이 나다가 어느새 열이 가시고 한기를 느끼는 경우가 종종 있다.

이같은 홍조와 냉감은 간뇌에 있는 자율신경중추의 혼란이 혈관을 조절하는 혈관 운동 신경에 실조를 일으켜 야기된 증후들이다.

이런 경우 녹두가 좋은데 특히 치자물을 노랗게 들인 녹두지짐이 좋다. 녹두도 청열 작용이 있지만 치자 역시 효과가 좋기 때문이다.

🌀 마

마는 갱년기 장애로 정력이 현저히 떨어졌을 때, 소변이 잦거나 소변이 시원하지 않을 때, 소화가 안되고 식욕이 전혀 없을 때, 혹은 미열을 항상 느끼거나 땀이 많을 때 효과적인 식품이다.

얇게 썬 마 100g과 밥 1공기를 물로 끓여 푹 퍼지면 꼭 짜서 그 액즙만 취하여 은근히 끓여 걸쭉해졌을 때, 우유 한 컵을 넣고 잘 저은 다음 참깨 소금으로 맛을 내어 먹도록 한다.

마는 비·위장 소화 기능을 강화하고 정력을 돋우며, 땀도 거두어 들인다. 남성 갱년기 장애에 없어서는 안될 귀한 재료이다.

🌀 하고초

갱년기 장애 중 흔히 나타나거나 악화가 잘 되는 질병이 고혈압이다. 한의학에서는 고혈압을 정상체온 이상의 열이 체표면으로 상승하여 뇌신경과 두상신경 기능을 저하시킴으로써 일어난다고 보고 있다. 그래서 한의학에서는 고혈압 중 어느 유형을 '간양항승증' 이라고 한다.

이럴 때는 하고초로 차를 끓여 마신다. 1일 20g을 물 700cc로 끓여 반으로 줄면 여러 차례로 나누어 마시면 된다. 하고초는 갱년기 장애로 입안이 헐거나 목이 붓고, 혹은 남성의 유방이 여성처럼 부풀어 오를 때도 유효한 약재이다.

갱년기 장애로 두통과 이명 및 어지럼이 심하면 국화와 하고초를 섞어 함께 끓여 마시고, 갱년기 장애로 두통과 눈의 피로 및 변비가 심하면 하고초와 결명자를 섞어 마신다.

🌀 참깨, 산나리 뿌리

갱년기 장애 때문에 피로해 하고 정력이 뚝 떨어진 경우에는 참깨와 산나리 뿌리가 좋다.

참깨에는 신진대사를 촉진시키는 비타민 B1을 비롯해서 세포를 젊게 해주는 비타민 E와 두뇌를 강하게 하는 감마 오리자놀 등이 함유되어 있으며, 산나리 뿌리는 소화기를 강하게 하고 허리와 다리에 힘을 주며 스태미나와 기억력을 증진시킨다. 각종 음식에 참깨를 재료로 많이 쓰도록 하고, 특히 산나리 뿌리를 참깨로 옷을 입혀 튀겨 먹도록 한다.

산나리 뿌리는 소위 '백합병' 이라고 불리는 신경쇠약증에도 치료제로 쓰일 정도이므로 갱년기 장애로 우울, 불안, 초조, 불면 등 신경쇠약의 증세가 뚜렷할 때 더 좋다.

🌀 황기

갱년기 장애로 땀이 저절로 흐르면 황기를 끓여 차처럼 마시도록 한다. 황기는 대단한 '보기' 약재이기 때문에 기운까지 북돋아 준다.

황기를 썰어 꿀물에 담가 황기가 꿀물을 듬뿍 머금은 후 프라이팬에서 노릇하게 구워 두고, 1일 20g을 물 500~700cc로 끓여 반으로 줄면 하루동안 여러 차례로 나누어 마시면 된다.

땀만 많이 흘리는 것이 아니고 기운이 뚝 떨어진 경우, 혹은 갱년기 장애의 특징적 증세인 심계항진 등이 심할 때는, 꿀물에 재웠다가 노릇하게 볶은 황기 12g에 인삼 6g, 오미자 8~12g을 1일량으로 배합하여 물 500~700cc로 끓여 반으로 줄면 하루 동안 수시로 마시도록 한다.

🌀 조구등

갱년기 장애로 어지럽고 머리와 눈이 부풀어 터질 듯한 팽창감이 있고 아프며 귀울림이 심하고 사지에 뻣뻣한 감이 있으면 조구등이 좋다. 조구등은 특히 갱년기성 고혈압에도 좋다.

조구등은 낚시 바늘 같은 가시가 돋친 줄기를 갖고 있는데 가시에 효과가 있고, 햇가지가 묵은 가지보다 효과가 있으며, 가시가 대칭으로 돋은 것이 더 좋다. 보통 경증의 경우에는 10g, 중증에서는 20g 이상씩 끓여 차로 마시는데 20분 이상 끓이면 유효 성분이 파괴된다.

고혈압이 있으면서 갱년기 장애로 가슴이 번거로워 잠을 자지 못할 때는 조구등에 용담초 8g을 섞어 끓여 먹고, 갱년기 장애로 감정의 격변이 심하여 걸핏하면 분노를 터뜨리고 조급하며, 두통과 현훈이 심하고, 안면이 빨갛게 홍조를 띠며 눈이 충혈되고, 입이 쓰고 마르며 소변은 황색으로 농축되고 변비가 심해졌을 때는 조구등 10~20g에 치자를 한 개씩 넣고 살짝 끓이듯이 우려낸 물을 마신다.

🌀 음양곽

음양곽은 갱년기 장애로 인해 남성의 생식기인 고환이 위축되면서 정액이 줄어들고 정자의 힘이 떨어질 때 쓰면 성기능을 회복시키는 데에 탁월한 효능이 있다.

또 눈썹이 듬성듬성 빠지거나 음모에도 새치가 나는 갱년기 남성들이 꾸준히 마시면 좋다.

하루에 음양곽 20g을 물 300cc와 함께 끓여 나눠 마시면 된다. 단, 음양곽은 10분 이상 끓이면 모든 약효가 사라지므로 반드시 10분 이내로, 끓이는 시간에 주의해야 한다.

🌀 두충

두충은 정력을 강화시키고 요통을 해소시키며 간 기능 강화, 혈압 강하, 수면유도와 신경안정, 진통 작용 등을 하므로 갱년기 장애로 인한 정력 감퇴와 요통, 신경쇠약, 불면증 등을 해소하는 데 좋다.

두충을 물과 함께 끓여 차로 만들어 따뜻하게 수시로 마시면 된다.

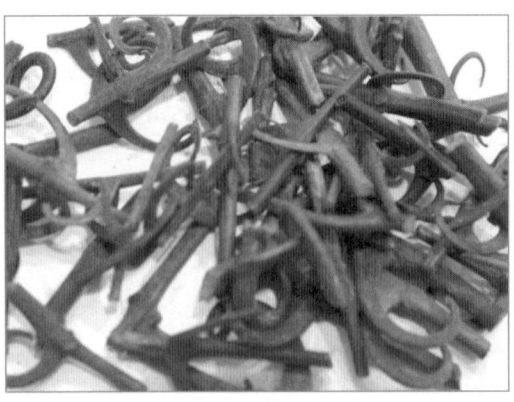
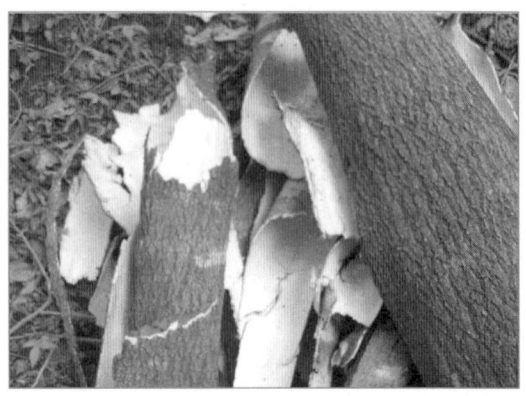

구기자

다양한 효능을 갖고 있는 구기자는 불로장수의 명약으로도 유명하다. 특히 갱년기 장애로 불안, 초조, 우울, 신경쇠약 등의 증세가 나타나고 가슴이 답답하고 열이 나듯 후끈거릴 때, 비뇨생식기 기능이 허약하고 내분비 기능이 떨어질 때 구기자차를 자주 마시면 효과를 볼수 있다.

하루에 구기자 20g을 끓여 차로 마시거나 구기자를 가루로 만든 후 한번에 4g씩, 하루에 3~4회 복용해도 된다.

오미자

비타민 A · C가 풍부한 오미자에는 뇌파를 자극하는 성분이 있어서 기억력 감퇴 및 시력감퇴에 좋고 간 기능을 강화시키는 효능도 뛰어나다. 또 정력 강화제로도 잘 알려져 있으므로 갱년기 장애를 겪고 있는 남성들에게 좋다.

오미자 8g을 물 500cc와 함께 끓여 반으로 졸인 다음 하루 동안 나눠 마시도록 한다. 신맛이 싫을 때는 오미자 8g을 찬물에 담가 10여 분 동안 우려낸 후 끓여서 마시면 신맛을 줄일수 있다.

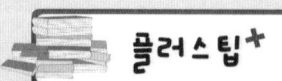

갱년기 호르몬 보충요법의 허와 실

갱년기증후군은 근본적으로 여성호르몬의 부족으로 나타나는 것이기 때문에 부족한 양을 외부에서 보충해 주는 치료법이 '여성호르몬 보충요법'이다.

호르몬 보충 요법은 폐경기 증세를 경감시키고 삶의 질을 향상시킨다는 큰 장점이 있지만, 그 이면에는 부작용의 위험 또한 도사리고 있다.

부작용으로는 오심 · 구토 · 질 분비물 증가 · 생리가 다시 나옴 · 여드름 · 유방 통증 · 복부팽만감 · 부종 · 감정의 불안정과 우울증 등이 있으며, 특히 자궁내막암 · 유방암 · 담낭 질환의 발생 빈도를 높인다는 사실이다.

따라서 갱년기 여성은 호르몬 투여의 장 · 단점을 충분히 숙지하고, 호르몬 보충요법의 금기사항이 없는지를 의사선생님과 상의한 후 그 치료 여부를 신중히 결정해야 한다.

〈호르몬 보충요법의 금기사항〉

절대 쓸 수 없는 사람	유방암, 자궁내막암, 확진되지 않은 자궁 및 질출혈, 현재 혈전성 정맥염이 있는 사람, 임신, 활동성 간 질환.
조심해야 하는 사람	담석증 및 담낭 질환, 과거에 혈전 · 색전 질환이 있었던 사람, 고혈압, 당불내성, 자궁근종, 자궁내막증 등.

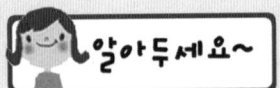 ## 이런 사람이 갱년기증후군 위험이 높다

1. 젊었을 때부터 손·발이 차고 추위를 많이 탄다.
2. 아침 일찍 일어나기가 어렵다.
3. 젊었을 때부터 생리통과 생리불순으로 고생을 했다.
4. 신경이 예민하여 사소한 것에도 신경을 많이 쓴다.
5. 스트레스를 잘 받는다.
6. 가족이나 친구와의 인간 관계가 원만치 못하다.
7. 주위 사람들을 배려하지 못하고, 나 위주로 생각을 한다.
8. 직업이나 취미생활이 없다.
9. 매사에 적극적이지 못하다.

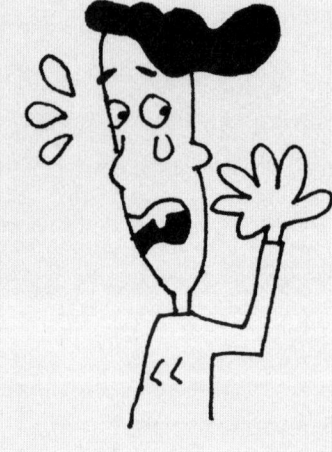

● **갱년기증후군 자가진단표**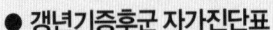
1. 월경이 끝난 지 1년이 넘었다.
2. 얼굴이 갑자기 화끈거리거나 밤에 식은땀을 흘린다.
3. 밤에 숙면을 취하지 못하고, 자주 깬다.
4. 가슴이 자주 두근거린다.
5. 성교시 통증을 느낀다.
6. 성교시 쾌감을 느끼지 못하거나 오르가즘을 거의 느끼지 못한다.
7. 소변을 지린다.
8. 우울한 기분이 든다.
9. 감정의 변화가 심하다.
10. 모든 일이 귀찮고, 신경질이나 짜증이 난다.
11. 집중력과 기억력이 떨어진다.
12. 불안, 초조한 일이 많다.

※ 위의 증세 중 4가지 이상이면 갱년기증후군이 시작된 것이므로, 전문적인 치료를 받아보는 것이 좋다.

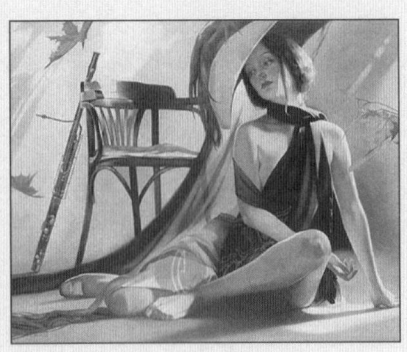

Part 2. 여성 · 어린이 건강을 위한 가정요법

아이가 밥을 잘 안 먹는다

밥을 잘 먹게 하는 식품

🌀 위장이 약하고 잘 체하는 아이에게는, 산사

위장이 늘 안 좋고 고기나 기름진 음식을 먹으면 잘 체하는 아이에게는 산사가 좋다.

산사는 위산 분비를 촉진시키고 체기를 내려주는 효능이 뛰어나다. 오랜 체기로 인해 음식을 보기만 해도 메스꺼워하고 음식을 먹으면 배가 아파 배를 건드리지도 못하게 할 때 먹이면 좋다.

산사 열매를 깨끗이 씻어 말려 보관해 두고 하루에 8g씩 물 500cc로 끓여 반으로 줄면, 하루 동안 여러 차례로 나누어 조금씩 먹인다. 설탕을 조금 타서 먹여도 된다.

🌀 뭐든 잘 먹지 않을 때는 입맛을 살리는, 마죽

한방에서 산약이라 부르는 마는 잃어버린 입맛을 찾아주는 데 좋은 약이 된다. 또 위와 장의 기능을 높여주는 효과도 크다. 땀을 많이 흘리거나 설사를 자주 하고 몹시 여위고 기력이 허약할 때 아주 좋다.

마의 날것을 갈아 즙을 낸 다음 밥에 비벼 먹이거나 생즙에 참기름을 넣어 먹여도 좋고 말린 가루로 수프를 만들어 먹여도 좋다. 혹은 마죽을 쒀서 먹여도 좋다.

마죽을 쑬 때는 깨끗이 씻어 물기를 빼고 껍질을 벗긴 마를 얄팍하게 썰어 밥 1공기와 함께 냄비에 넣고 물을 부은 다음 센 불에서 끓이다가 한소끔 끓어오르면 불을 낮춰 은근히 끓인다. 물이 졸면서 마가 완전히 익고 밥이 푹 퍼지면 불에서 내린 다음 믹서기로 곱게 간다.

곱게 간 마죽을 냄비에 담아 약한 불에서 은근히 끓이다가 불을 끈 뒤 우유 1컵을 넣고 잘 저어서 먹인다.

🌀 병후 허약으로 밥을 잘 안 먹는 아이에게는, 계내금

병을 앓고 난 후 허약해져서 밥을 잘 먹지 않는 아이에게는 닭의 모이주머니가 좋다. 한방에서는 '계내금'이라는 약재이다. 계내금은 위장의 운동과 소화액 분비를 촉진시켜, 음식을 잘 소화시키고 입맛을 돌게 해준다.

계내금을 깨끗이 씻어 말린 후 노릇하게 볶아서 가루내어 용기에 보관해 두고, 1일 3회, 3~4g씩을 따뜻한 물과 함께 공복에 먹는다.

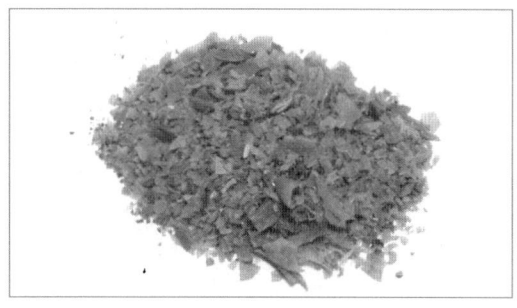

🌏 밥만 보면 도망가는 아이에게는, 차조기 잎

밥만 보면 투정을 부리고 짜증을 내는 신경질적인 아이에게는 차조기 잎이 좋다.

차조기 잎은 건위 작용과 함께 신경을 안정시키는 역할을 한다. 따라서 신경성 식욕부진 아이들에게 효과가 좋다.

차조기 잎을 흐르는 물에 깨끗이 씻어 말려 두었다가 하루에 12g씩 물 600cc로 끓여 물이 반으로 줄면 하루 동안 여러 차례로 나누어 먹인다.

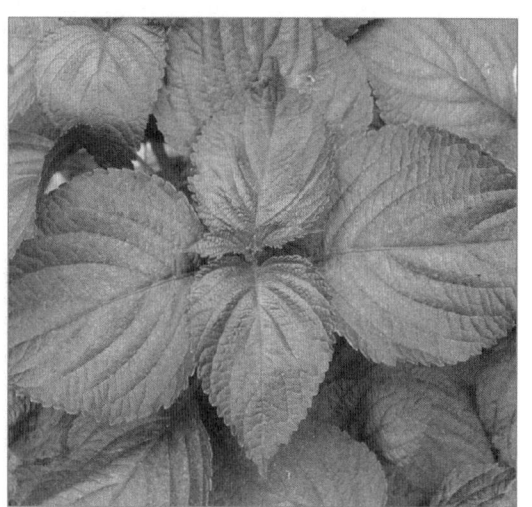

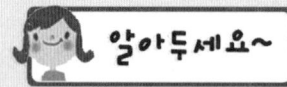 이럴 땐 어떻게 할까요?

● **밥을 놀면서 먹을 땐 어떡하죠?**
아이가 밥을 먹기 시작하면 규칙적인 시각에 아이의 밥도 식탁에 차려 모든 가족이 함께 모여 식사를 하는 습관을 들이도록 하며, 식사중에는 텔레비전을 끄고 가족들끼리 대화하는 모습을 보여주어야 한다.

● **음식을 먹지 않을 때, 억지로 먹여야 하나요?**
아이는 성장기간에 따라 잘 먹을 때가 있는가 하면 잘 먹지 않을 때도 있으니, 밥을 조금 먹고 남기는 경우에는 자기의 양만큼 찼다는 증거이므로 더 이상 먹일 필요는 없다. 또 규칙적으로 식사시간을 정해두고 식사시간이 끝나면 단호하게 밥상을 치워 버리고 당분간 과자나 간식도 주지 않는다. 그러면 다음 식사 때 배가 고파서 스스로 밥을 먹으려 할 것이며, 또한 어릴 때부터 식사의 중요성을 깨달을 수 있게 된다

● **올바른 식사 습관을 갖게 하려면……**
가능하면 정해진 시간에 정해진 양만큼 먹는 습관을 들이도록 하며, 기본적으로 세 끼는 규칙적으로 먹게 한다. 식사 10~15분 전에 아이에게 알려주어서 놀이를 정리한 뒤, 손을 씻고 밥 먹을 준비를 하도록 가르쳐 준다. 아이에게 숟가락을 놓거나 밥상을 닦는 직책을 내려준다. 아이는 자신이 식사준비에 동참했다는 자부심으로 식사에 대한 흥미를 가질 수 있다. 또 가족들이 모두 모여서 즐겁게 식사를 하도록 한다. 식사 때는 식사만 하는 습관을 들이도록 해야 하는데, 무리하게 식사예절을 강요하지는 말아야 한다.

Part 2. 여성 · 어린이 건강을 위한 가정요법

아이의 체질이 허약하다

늘 피곤해 하는 아이를 위한 생활

흉골을 마사지해 준다

아이의 몸 전체에 베이비오일을 바르고, 머리 끝에서부터 발끝까지 구석구석 부드럽게 마사지해 준다.

아이에게 마사지를 해줄 때는 사지 말단에서 심장 쪽을 향해 해주어야 말초혈액순환이 촉진되어 전신의 피가 맑아질 뿐만 아니라, 말초신경 하나하나의 자극이 뇌에 전달되어 뇌신경이 발달되고 뇌의 호르몬 분비가 잘 되어 건강하게 자랄 수 있다.

특히 잔병치레가 잦고, 피로를 잘 느끼는 아이에게는 흉골 마사지가 큰 도움이 된다. 흉골은 양쪽 가슴 사이에 세로로 놓여진 뼈로, 이 부분에 오일을 발라 손바닥의 두꺼운 부분으로 부드럽게 돌려가며 마사지해 준다.

흉골의 아랫부분에는 면역물질을 분비하는 '흉선'이 있는데, 이것은 어릴 때는 점점 커지다가 12살 이후부터는 크기가 서서히 줄어들어 퇴화한다. 따라서 흉선이 계속 발달하는 12살 이전까지 꾸준히 마사지해 주면 면역물질이 활발히 분비되어 잔병치레를 덜 하고 건강하게 자랄 수 있다.

일광욕을 시켜준다

매일 따뜻한 햇볕을 쬐어준다. 사람의 몸에는 햇볕을 쬐면 비타민 D로 변하는 전구체가 있어서 햇볕을 쬐면 비타민 D가 만들어져 뼈의 성장이 왕성해진다.

또한 면역 성분의 분비가 활발해져 병을 이기는 힘이 강해지고, 우울증을 일으키는 멜라토닌이라는 호르몬 분비가 억제되어 정서적으로 밝고 긍정적인 아이로 성장할 수 있다.

가벼운 운동을 시켜준다

운동을 하면 체력도 기르면서 식욕도 북돋워 줄 수 있기 때문에, 적당히 뛰어놀 수 있는 운동을 하도록 유도한다.

다만, 너무 힘든 운동은 오히려 피로물질을 몸에 쌓이게 하고, 위장의 기운을 떠오르게 하여 구역질이나 구토를 유발시켜 입맛도 떨어지게 할 수 있으므로, 오랫동안 땀을 뻘뻘 흘릴 정도로 운동하지 않도록 한다.

낮잠을 재운다

매일 30분에서 1시간 정도 규칙적으로 낮잠을 자게 한다.

아이가 낮잠을 자면 몸의 피로가 풀어지고, 정신적인 스트레스가 해소되어 육체적 · 정신적으로 건강을 유지할 수 있다.

🌀 질 좋은 비타민 C와 단백질이 풍부한 식품을 먹인다

세포에 쌓인 피로를 풀어주는 비타민 C와 근육과 살의 구성 성분이 되는 질 좋은 단백질을 많이 먹이도록 한다.

비타민 C가 많이 함유되어 있으면서 피로를 잘 풀어주는 식품으로는 미역, 다시마, 감, 귤, 오렌지, 딸기, 토마토, 당근, 양배추, 오이 등이 있다. 그리고 콩, 해삼, 전복, 새우, 등푸른 생선에는 질 좋은 단백질이 많이 함유되어 있어서 아이들 체력 보강과 면역력 강화에 도움이 된다.

아이들의 피로를 풀어주는 약차

🌀 인삼 · 대추차

인삼의 사포닌은 비장과 폐장의 기운을 돋우는 효과가 있어 입맛이 없고, 땀이 많이 나며, 조금만 운동을 해도 숨이 차는 아이에게 좋다.

대추는 약해진 위장의 기능을 튼튼하게 회복시켜 밥을 잘 먹지 않는 아이의 입맛을 돋워주며, 원기를 북돋워 줌으로써 포동포동 살이 오르게 도와준다.

인삼 1뿌리, 대추 5개에 2컵의 물을 붓고 중불에서 뭉근하게 끓여 물이 반으로 줄면 하루 동안 여러 차례로 나누어 먹인다.

🌀 구기자 · 오미자

오미자는 새콤한 맛이 있어 입맛이 없는 아이의 식욕을 돋우어 주며, 신진대사를 촉진시켜 피로물질의 배설을 도와주는 효능이 있다. 또한 뇌파를 자극하는 성분이 있어서 기억력을 증진시키고 순발력을 높여준다.

구기자 또한 피로를 풀어주는 효과가 있으며, 근육과 뼈에 영양분을 집중적으로 공급하여 아이들이 잘 성장할 수 있도록 도와준다.

구기자 6g에 물 2컵을 붓고 끓여 물이 반으로 줄면, 오미자 6g을 넣어 끓이고 물이 끓어오르면 불을 끄고 하루 동안 여러 차례로 나누어 먹인다.

🌀 『생맥산』

여름철에 아이가 땀을 많이 흘려 기운이 없거나 더위를 먹었을 때, 갈증이 나서 계속 물을 들이킬 때는 『생맥산』이 아주 좋다.

여름 타는 것을 막고, 기운을 돋워주어 여름을 좀더 수월하게 날 수 있다.

맥문동 8g, 오미자 4g, 인삼 4g을 준비하여 깨끗하게 씻는다. 일단 맥문동과 인삼에 물 5컵을 붓고 센 불로 끓이다 물이 끓어오르면 약한 불로 졸인다. 물이 반으로 줄면 오미자를 넣고 살짝 끓인 후 불을 끄고 식힌 다음 병에 넣어 냉장고에 넣어 두고 수시로 먹인다.

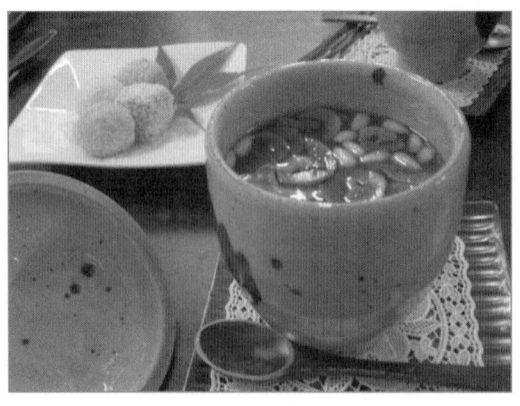

Part 2. 여성·어린이 건강을 위한 가정요법

축농증이 있다

축농증의 정체

축농증은 말 그대로 콧 속에 농이 고이는 병으로, 정확한 명칭은 '부비동염'이다.

부비동은 코 주위 뼛 속에 위치한 공기가 차 있는 공간이며, 종류로는 양 눈썹 위의 전두동, 양쪽 안면 뺨 부위의 상악동, 양 눈 사이의 사골동 및 코 뒤에 깊숙이 위치한 접형골동이 있다.

부비동은 비강점막과 유사하나 약간 다른 종류의 점막으로 덮여 있으며, 코에 염증이 생기면 부비동까지 같이 침범되기 쉽다.

그래서 감기나 비염이 오래가면 부비동에도 염증이 파급되고, 이 염증이 오래되면 고름이 고여 축농증이 생기는 것이다.

아이들이 태어날 때에는 부비동이 제대로 형성되지 않기 때문에 만 두 살이 되기 전에는 축농

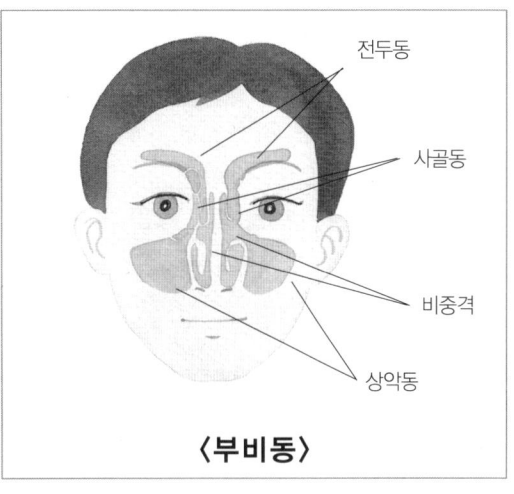

〈부비동〉

증에 걸리는 경우가 거의 없다. 두 살 이후로는 부비동 중에서 상악동(눈 밑)과 사골동(양쪽 눈 사이)의 크기가 점차 커져 축농증이 생기기 쉬우나, 다른 부비동(전두동과 접형골동)은 고등학생 때까지 서서히 자라기 때문에 별로 문제가 되지 않는다.

만 두 살이 지난 아이가 감기를 열흘 이상 앓았거나, 비염으로 오랫동안 고생하다가 누런 코가 10일 이상 계속 나오고 아침에 자고 일어났을 때나 자려고 누웠을 때 기침이 심하다면 축농증을 의심해 봐야 한다.

낮에 서 있을 때 고여 있던 농이 잠자려고 누우면 목 뒤로 흘러가 인후를 자극하고, 또는 잠잘 때 고여 있던 농이 아침에 일어나면서 목 뒤로 흘

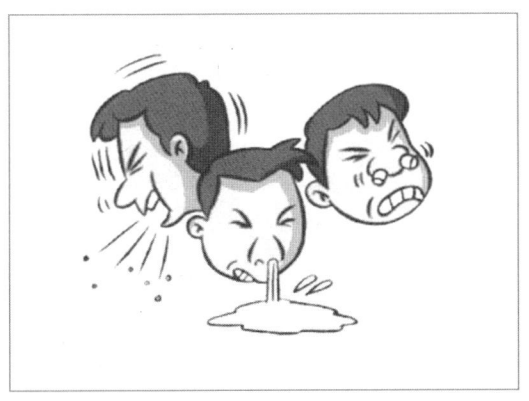

러가서 인후를 자극하기 때문이다.

주로 한쪽 코에서 누런 콧물이 나오고, 열이 나고, 눈 주위가 붓고, 코맹맹이 소리가 계속 나오며, 킁킁거리며 콧물을 끌어 모아 삼키는 일이 잦다. 그리고 머리가 심하게 아프며, 양쪽 볼에 뭔가 꽉 찬 듯한 답답한 느낌과 통증이 있고, 빛을 보면 눈이 부시거나 시리다고 한다.

축농증을 다스리는 방법

🌀 머위 줄기

머위에는 비타민 A가 풍부해서 피를 맑게 하고, 콧속 점막의 염증을 줄여주는 역할을 한다. 특히 농을 해독시켜 배출하는 효과가 커서 코막힘을 해소시켜 준다.

머위 줄기 10g을 물 500cc로 달여 물이 반으로 줄면 하루 동안 나누어 먹인다.

또는 머위 줄기를 2cm 정도의 길이로 썰어, 잠들기 전에 한쪽 콧구멍에 머위 줄기를 밀어 넣어 두고 30분이 지나면 빼고 다른 쪽에도 똑같은 방법으로 실시한다.

🌀 식염수 세척액

생리식염수를 전자 레인지에 따뜻하게 데워서 사용하거나, 또는 따뜻한 물 한 컵에 죽염이나 구운 소금 1큰술을 녹여 소금물을 만든다.

아이를 똑바로 눕힌 후 소금물에 솜을 적셔서 아이의 콧구멍에 넣어두고 10분쯤 지나면 빼주기를 3번 정도 반복한다.

솜을 빼고 나서 코를 풀면 시원하게 뚫어지는 효과를 볼 수 있다.

🌀 삼백초즙

축농증으로 코막힘과 누런 콧물이 많이 나올 때는 삼백초 달인 즙이 좋다.

삼백초는 점막의 염증을 줄여주고 항균 작용이 있는 약초로 부비동의 염증으로 농이 고인 축농증에 효과가 있다.

삼백초의 어린 싹을 그늘에 말렸다가 진하게

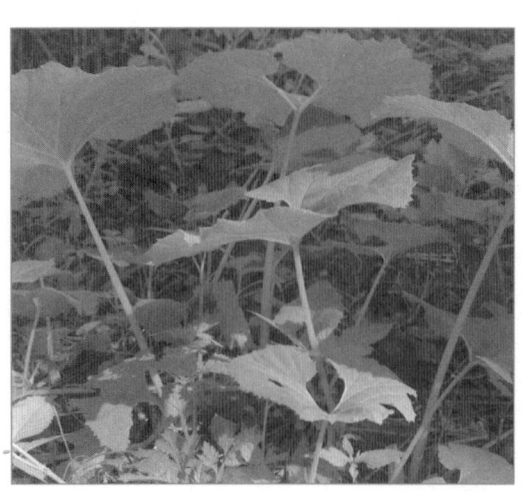
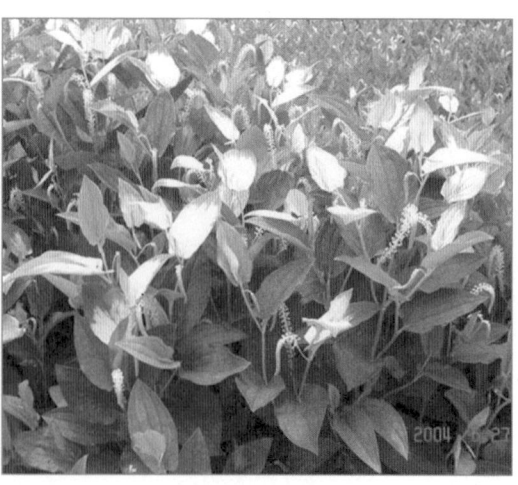

달여 하루 세 번 식사하기 30분 전에 먹인다.

또는 삼백초 외용액을 만들어 쓸 수도 있다.

삼백초의 어린 싹을 그늘에 말렸다가 진하게 달여 식힌 다음 소금을 조금 넣어 만든 세척액을 스포이드를 사용해 코 안을 씻어주면 코막힘이 해소된다.

또는 삼백초 잎을 콧구멍에 막고 있는 것도 좋다. 삼백초 잎을 흐르는 물에 씻은 다음 손으로 비벼 부드럽게 한 후, 잎을 둥글게 말아서 콧구멍 안에 깊이 밀어 넣어 30분 정도 그대로 두었다가 잎을 뽑아내고 나서 코를 풀어준다.

구릿대 뿌리

구릿대 뿌리의 약명이 '백지'다.

고름을 없애 새살이 돋게 하는 효과가 크기 때문에 축농증으로 코가 막혀 답답할 때나 두통이 심할 때 끓여 마시면, 코의 고름이 배설되면서 깨끗한 새살이 생기게 되어 모든 증세가 줄어드는 효과를 볼 수 있다.

백지 6g에 500cc의 물을 붓고 물의 양이 반으로 줄 때까지 달여 하루 동안 여러 차례로 나누어 차처럼 먹인다.

혹은 이른 봄에 구릿대 여린 순을 뜯어 살짝 데쳐서 무쳐 먹거나 튀겨 먹으면, 축농증에도 도움이 될 뿐만 아니라 나른한 봄철에 입맛도 돋우어 줄 수 있다.

느릅나무 열매

느릅나무 열매를 한방에서는 '무이(蕪荑)'라고 하여 약재로 쓰고 있다.

축농증이나 알레르기성 비염으로 코에 분비물이 증가했을 때 이것을 제거하는 효과가 아주 크다.

느릅나무 열매 6g에 500cc의 물을 붓고 물의 양이 반으로 줄 때까지 달여 하루 동안 여러 차례로 나누어 차처럼 먹인다.

또는 느릅나무 열매 달인 물을 솜에 적셔 콧구멍에 넣어두어 고여 있던 농이 시원하게 빠지게 한다.

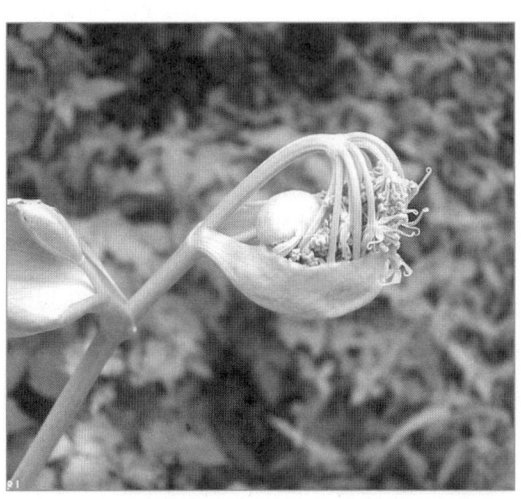
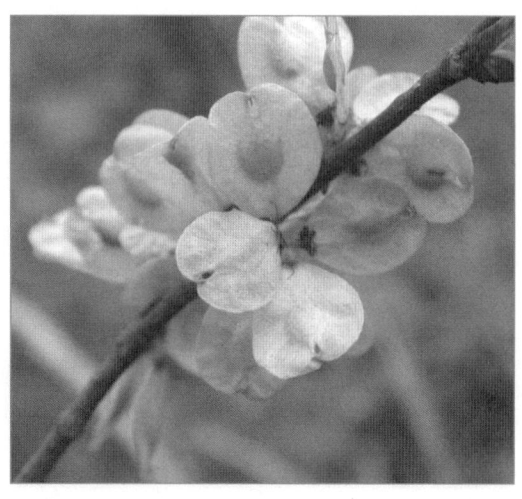

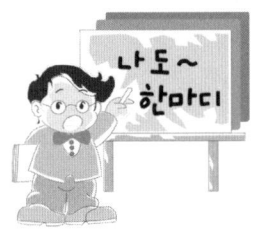

p.o.i.n.t
'한방에서 본 알레르기 비염'
(곽필근 : 동의난달 의료위원, 경동한의원장)

알레르기성 비염이란 코의 점막이 어떤 특정물질에 대한 알레르기 반응으로 연속적인 재채기 발작, 계속 흘러내리는 맑은 콧물, 코가 막히는 비폐색 등 3가지 특징적인 증세가 나타나는 질환을 말한다. 그 원인에 무엇이 있는지 알아보자.

① 항원/항체 반응설이 주류를 이룬다. 즉 항원(알레르기를 일으키는 물질. 먼지, 진드기, 짐승털, 꽃가루 등)이 코를 통하여 몸 안에 들어오면 항원을 쫓아내는 물질, 즉 항체가 만들어지는데, 그 중간 과정에서 히스타민이라는 물질이 생기고 히스타민은 재채기, 콧물, 가려움증 등의 알레르기 현상을 일으킨다는 이론이다.

② 두 번째 이론은 '면역저하설' 인데, 알레르기 환자들은 겉보기에는 건강하게 보이거나 정상적으로 보이지만 실제 내부적으로는 면역이 현저하게 떨어졌기 때문에 항원이나 찬 기운에 알레르기 반응을 일으킨다는 이론이다.

아울러 비염은 유전적인 경향이 있어 가족 중에 알레르기성 비염 환자가 있는 경우 다른 가족에게도 증세가 생길 가능성이 높다.

부모 중 어느 한쪽에 알레르기성 비염, 천식이나 아토피 피부염 등 알레르기성 질환이 있으면 자식들이 알레르기에 걸릴 가능성은 50%, 부모 양쪽에 알레르기성 질환이 있을 경우에는 그 가능성은 75%로 증가하게 된다.

또 교통수단의 발달, 주거환경의 변화, 대기오염의 증가, 스트레스의 증가 등이 코에 과민반응을 일으킬 수 있는 주요 원인이 된다.

비염을 한방의 관점에서 살펴보면 비색(鼻塞)·비구(鼻구)·비연(鼻淵)이라 하는데, 원인은 외적인 원인[外因]과 내적인 원인[內因]으로 나눌 수 있다.

외인(外因)은 폐가 찬 기운에 감촉되어 발생하는 것으로 증세로는 코가 막히고 콧물이 흐르며 재채기를 하면서 목소리가 무거워지고 변하는데, 차가운 기운[寒邪]을 밖으로 발산시키는 『삼소음』·『소청룡탕』 등의 약재를 병행하면 좋은 효과를 볼 수 있으며, 이는 양방에서 보는 '항원/항체 이론'에 부합되는 것이다.

내인(內因)은 인체 내의 오장육부의 부조화로 인해 발생되어 치료가 잘 되지 않으면서 만성적으로 지속되는데, 양방에서 보는 '면역저하설'에 해당된다.

오장육부의 부조화로 나타나는 내인을 살펴보자.

① 체내의 양기가 떨어져 계절의 기온 변화에 순응하지 못하는 경우에는, 체내의 부족한 기를 보충해 주어서 몸의 면역력을 강화시켜야 한다.

② 체내의 정기(精氣)가 부족해지는 경우 비염이 나타나는데, 이는 보정(補精)을 시키는 약물로써 보충해 주면 비염이 많이 개선된다.

③ 복부 냉증이 있으면서 수족이 찬 경우에는 코에도 영향을 미쳐 비염이 생기는데, 이때는 복부를 데워주는 약물을 사용한다.

④ 여성 갱년기에 체내의 진액이 마르면서 비강이 건조해져 비염이 유발되는데, 이때는 한열(寒熱)을 조절해야 한다.

Part 2. 여성·어린이 건강을 위한 가정요법

편도선이 잘 붓는다

편도선과 편도선 질환의 정체

편도선은 목젖 양쪽에 있는 구개편도, 코 뒤·목젖 위에 있는 아데노이드(인두편도), 인두편도 양쪽으로 이어져 있는 이관편도, 혀뿌리에 있는 설편도가 하나의 고리 모양의 형태를 이루고 있다. 이처럼 편도선은 목의 입구를 둘러싸고 있으면서, 코와 입을 통해 들어오는 세균이 몸속으로 들어가지 못하도록 방어하고 있다.

흔히 편도선이 부었다고 하는 것은 바로 편도선염이다. 쉽게 말하면 '목감기'다. 편도선염이 생기면 편도선이 심하게 부어 침을 삼키는 것조차도 힘들 정도로 아프며, 편도선에 찌꺼기가 끼어 입냄새도 나며, 목이 화끈거리면서 건조한 느낌이 들고, 고열·피로감 등도 동반된다.

만성 편도선염이 되면 비대해진 편도선이 코를 막아 코막힘과 코맹맹이 소리가 나며 입으로 숨을 쉬게 되고, 어린아이가 코를 골며, 심하면 수면무호흡증(잠잘 때 수십 초 동안 숨이 막히는 증세로 10초 이상 숨을 쉬지 않는 증세가 하룻밤 동안에 5회 이상일 때)이 나타날 수 있다.

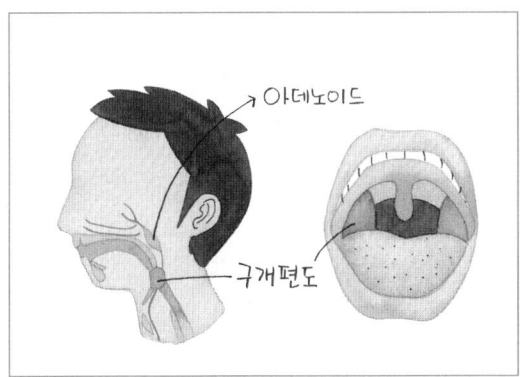

편도선염을 가라앉히는 데 도움이 되는 식품

편도선염에는 성질이 서늘하여 열을 내리고 소염·해독 작용이 있으며, 수분도 풍부한 음식을 섭취하는 것이 좋다. 그런 음식으로는 녹차, 무, 메밀, 녹두, 수박, 토마토, 배, 오이, 도라지, 버섯, 귤, 금귤, 시금치 등이 있다.

🍊 금귤즙

금귤은 흔히 '낑깡'이라고 하는 열매다. 금귤의 노란 껍질에는 비타민 C가, 알맹이에는 비타민 A·B1·B2·C가 풍부하여 피로회복과 염증 완화, 그리고 감기 예방에 큰 도움이 된다.

특히 과일에 부족한 칼슘이 풍부하여 성장기 아이들에게 유익한 식품으로 금귤즙을 만들어 먹이면 좋다. 금귤이 많은 철에 만들어 두었다가 필요할 때마다 먹인다.

금귤 10개를 깨끗이 씻은 다음 이쑤시개로 껍질 부분에 3~4개 정도의 구멍을 뚫은 후, 냄비에 금귤과 물을 넣고 중불에서 끓이다가 물이 끓어오르면 약한 불에서 껍질이 흐물거릴 때까지 달인다. 물에 노란색이 배어 나오면 설탕 30~50g을 넣고 팔팔 끓이다가 물이 끈적해지면 불을 끄고 식힌 후, 깨끗이 씻어둔 유리병에 담아 냉장 보관한다.

도라지와 감초 달인 물

도라지는 한방에서 '길경'이라고 하는 약재로, 사포닌이 풍부하여 피로를 풀어주며 특히 편도선과 기관지의 염증을 가라앉히고 통증을 줄여주는 효과가 뛰어나다.

감초는 소염·진통 작용이 강하여, 목의 통증과 따끔거림을 완화시켜 줄 수 있다. 도라지와 감초 각 6g씩을 넣고 물 600cc를 붓고 달여 물이 반으로 줄면 하루 동안 여러 차례로 나누어 마신다.

배즙

배는 수분과 당분이 많아 편도선염 환자에게 좋은 영양공급원이 될 수 있다. 또한 성질이 서늘하여 생으로 먹으면 열을 내려주고 부기를 가라앉혀 줄 수 있다. 껍질 벗긴 배를 강판에 갈아 즙을 내어 천천히 마시게 한다.

심할 때는 얼음과 배를 믹서기에 갈아서 그 즙을 천천히 마시게 한다.

죽순즙

편도선염으로 밥을 잘 삼키지 못하는 아이에게는 죽순으로 죽을 만들어 준다. 죽순은 야채에는 부족한 단백질이 풍부하며, 비타민 B·C가 풍부해서 아이들의 체력회복에 도움이 된다. 또한 성질이 서늘하여 기관지와 폐, 편도선의 열을 내려주는 효능이 있어서 편도선염으로 열이 나고 잠을 설치는 아이에게 좋다.

녹두 1/3컵과 찹쌀 1/3컵을 따로 물에 담가 하룻밤 동안 불려둔다. 불린 녹두를 물에 담가 여러 번 비비면서 껍질을 벗긴다. 통조림 죽순 100g을 쌀뜨물에 삶아서 건져 식힌 후, 다시 따뜻한 쌀뜨물에 1시간 정도 담가둔다. 쌀뜨물에 담가두었던 죽순을 건져 한 입 크기로 잘게 썬다. 당근 1/5개·양파 1/4개·감자 1/3개를 잘게 썰고, 시금치 30g도 데친 후 잘게 썬다.

냄비에 참기름을 약간 둘러 찹쌀과 녹두, 죽순을 볶다가 물을 부어 푹 퍼질 때까지 끓인다. 여기에 감자와 당근, 양파를 넣고 끓이다가 마지막으로 시금치를 넣어 잘 퍼지도록 끓인다. 불에서 내리기 전에 입맛에 따라 소금으로 간을 한다.

순무즙

순무는 해독·소염 작용이 뛰어나 편도선의 염증을 가라앉히고, 기침을 멎게 한다.

순무 1개를 강판에 갈아 그 즙을 1큰술씩 입안에 머금고 있다가 삼키도록 한다.

통증이 심할 때는 1~2시간마다 마시면 좋다.

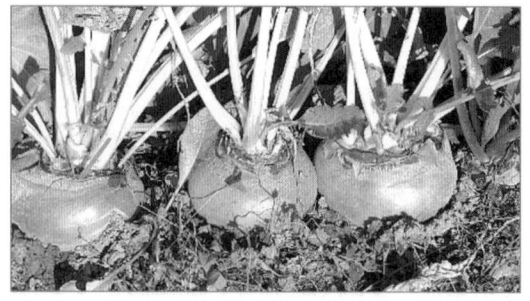

Part 2. 여성·어린이 건강을 위한 가정요법

야뇨증으로 고민이다

야뇨증이란?

밤에 자는 동안에 자기도 모르게 소변이 나오게 되는 증세라는 뜻이다.

그런데 미국「정신의학회」에서는 의학적으로 소변을 가릴 수 있는 나이인 만 5세가 넘은 소아가 자는 동안 옷이나 이불에 소변을 지리는 경우로서, 1주일에 2회 이상 3개월 연속하여 소변을 가리지 못하거나, 이 일로 인해서 소아가 큰 스트레스를 받고 사회적으로나 학업에 지장을 주는 질환으로 야뇨를 정의하고 있다.

평균적으로 남자아이는 4~5세 정도, 여자아이는 3~5세가 지났는데도 밤에 오줌을 싼다면 야뇨증으로 볼 수 있다.

야뇨증의 치료

선천적으로 신장의 기운이 약하다면 신장의 기운을 보하고, 또 신장이 약해지게 한 다른 장부와의 관계를 살펴보아 근본 치료를 해야 한다.

약물치료 외에도 일상생활 속에서도 적절한 조절이 필요하다.

먼저, 늦은 저녁식사는 혈당치를 높게 하고 항이뇨호르몬의 분비가 나빠지게 하므로 피해야 한다. 그리고 잠자리에 들기 2~3시간 전에는 되도록이면 물, 음료수, 과일 등 수분이 많은 음식은 섭취하지 않는 것이 좋다.

이때 가족들의 노력도 많이 필요하다. 다른 식구들은 밤늦은 시간에 이것저것 야식을 먹으면서 야뇨증이 있는 아이만 못 먹게 하는 것은 치료에 도움이 되지 않는다.

취침 전에 미리 화장실을 가는 습관을 만들어 주어야 한다. 자는 아이를 깨워서 소변을 보게 하지 말아야 한다.

왜냐하면 숙면을 취하는 것은 아이가 성장을 하는 데 매우 중요한 성장호르몬이 분비되는 시간이다. 그런데 밤에 소변을 지릴까봐 자는 아이를 억지로 깨워서 화장실을 가게 하는 것은 몸의 성장만이 아니라 방광이 크는 데도 지장을 주기 때문이다.

야뇨증이 있는 아이는 무언가 자신감이 없기 때문에 벌을 준다거나 기저귀를 채우는 것은 오히려 역효과만 초래할 뿐이므로 참고해야 할 것이다.

야뇨증이 없던 아이가 새롭게 생겼다면 엄마와 가족의 따뜻한 사랑으로 이해하고 대화하면서 아이의 마음의 상처를 달래주는 것도 매우 좋은 치료가 될 것이다.

야뇨증에 좋은 식품과 약재

🌀 은행

은행을 구워서 먹이도록 한다.

딱딱한 겉껍질을 벗긴 은행을 프라이팬에 볶아 속껍질을 벗기고 먹이면 야뇨증에 좋다.

단, 은행을 많이 먹으면 청산 중독을 일으킬 수 있으므로 하루에 3~5알 정도만 먹인다.

🌀 감꼭지

야뇨증은 감꼭지로 치유된다. 약으로 쓸 때는 감꼭지를 '시체' 라고 부르는데 야뇨증 치료에 효과가 뛰어나다. 따라서 감을 먹으면 꼭지를 버리지 말고 실에 꿰어 매달아 말려두었다가 감꼭지를 달여 마시도록 한다.

곶감 표면의 하얀 가루는 '시상(柿霜)' 이라고 해서 감기, 설사에 쓰이지만, 가장 큰 효과는 '시상' 이 강력한 강장제라는 것이며, 야뇨증 치료제가 된다는 것이다.

곶감을 통째로 뜨거운 물에 담가서 먹어도 상관없다.

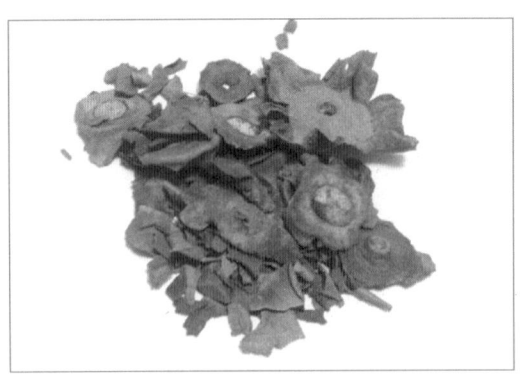

🌀 마

소변을 가리지 못하고 평소에 항상 미열을 느끼거나 양 뺨에 홍조를 띠며, 입이 마르고 갈증이 나서 찬물을 자꾸 마시려 하며, 눈의 열감으로 충혈이 잘 되고, 열감으로 가슴이 답답하며, 손발이 뜨겁고 때로 더위를 너무 타는 아이의 경우에는 마가 좋다.

참마 껍질을 벗기고 깨끗이 씻어 강판에 갈아 즙을 내어 먹인다.

혹은 참마, 산수유 각 8g에 숙지황 12g을 배합해서 물 500~700cc로 끓여 반으로 줄면 하루 동안 차처럼 나누어 마시게 한다.

🌀 익지인

평소에 몸이 차고, 찬기를 매우 싫어하며, 걸핏하면 얼굴과 손이 부석부석하게 잘 붓기도 하며, 항상 기운이 없고, 식욕도 없어서 잘 먹지를 않으며, 숨이 잘 차는 아이의 경우에는 익지인을 소금물에 담갔다가 달여 먹이거나 알약을 만들어 먹인다.

아이에게 익지인 알약을 먹일 때 황기차(황기 8g을 물 300cc로 끓여 반으로 줄인 것)로 복용하게 하면 효과가 더 좋다.

🌀 당근

엉덩이, 복부, 손발이 냉하고, 추위를 타고 기력이 현저히 저하되어 있는 아이의 경우에는 당근을 먹인다. 당근 생것을 먹이면 몸이 더 차지므로 당근을 껍질째 1cm 두께로 썰어 갈색이 나도록 구워 뜨거울 때 먹인다.

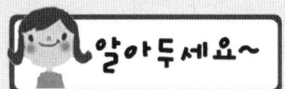 ## 야뇨증의 여러 원인

한의학에서는 아이를 튼튼하게 하고 잘 자라게 해주는 근원이 되는 신장의 기운이 충분하지 못하여 밤새 소변을 잡아주는 힘이 약하기 때문에 소변을 지리게 되고, 또 신장의 기운이 충분하지 못하면 아랫배가 차고 약해져서 소변이 나오려 할 때 참지 못한다고 본다.

그래서 인체의 근본이 되는 신장이 약하다 보니 아이가 미숙한 부분이 많다. 아이가 실제 나이에 비해 다소 신체가 미숙한 편이고 학습능력이 약간 미숙하기도 하며, 행동에서의 발달도 미숙하다.

또한, 유전적인 요인도 들 수 있는데 만약 부모가 둘 다 야뇨증이 있었다면 아이도 야뇨증이 생길 수 있다고 본다. 이는 부모의 허약한 체질을 아이도 타고 난다고 생각하면 될 것이다.

양방에서는 신체에서 소변의 생산을 감소시키는 호르몬이 생산되고 있는데 이를 항이뇨호르몬이라고 하고, 이 호르몬은 정상적인 경우 밤에 많이 생산되어 소변생산을 감소시켜 밤에 소변보는 횟수를 줄일 수 있다고 한다.

만약 밤에 이 호르몬 생산이 부족하다면 소변 생산량이 줄어지지 않으므로 방광에 소변이 과다하게 충만되고, 이러한 상태에서 방광이 차 있다는 것을 느끼지 못하여 이불을 적시게 된다고 본다.

이외에도 다른 원인으로 심리적인 요소를 들 수 있는데, 근래에는 선천적으로 약한 아이들보다는 사회가 복잡해지면서 마음의 병을 앓고 야뇨증을 보이는 아이들이 늘고 있다. 5세 이후에 소변을 가렸던 아이가 불안한 마음이 생기거나 그런 계기가 되는 사건이 있게 되면 다시 소변을 가리지 못하게 되는 경우도 있다.

불안감이 생기는 경우는 부모가 너무 엄하게 아이의 소변을 가리게 한다던가, 갑작스럽게 이사를 하여 낯선 곳에 적응이 안 되는 경우, 낯선 사람과의 동거, 엄마와 헤어지게 되는 경우, 부모의 이혼으로 인한 심리적인 충격, 부모의 사망으로 인한 충격, 동생의 출생 등 갑작스런 환경의 변화로 정서적인 충격을 받을 때도 야뇨증이 생긴다.

Part 2. 여성·어린이 건강을 위한 가정요법

밤에 자주 울고 짜증을 낸다

잠자다 말고 일어나서 '으악' 소리를 지른다

아이가 자다 말고 갑자기 일어나 소리를 질러 놀라는 경우가 있는데, 이것을 '야경증'이라고 한다.

야경증은 아이가 깊이 잠든 지 2~3시간 후에 갑자기 깨어나 앉아서는 눈을 크게 뜨고 공포에 질린 표정으로 비명을 지르고, 5분 정도 몸부림을 치다가 진정되면 다시 잠이 든다. 대개는 몇 분 정도로 짧게 끝나지만 20분 이상 지속되는 아이도 있다. 다음 날 아이에게 밤에 자신이 한 행동을 물어보면 전혀 기억하지 못하는데, 이것이 야경증의 특징이다.

매일 밤 야경증이 있는 경우는 드물고, 대부분 정신적으로 스트레스가 많은 날 가끔씩 나타난다.

야경증은 어떤 아이에게 많이 나타날까?

부모님이 야경증이 있었던 경우에 자녀도 야경증이 나타날 가능성이 높다. 또한, 신경이 불안하고 예민한 아이에게서 잘 발생한다. 스트레스와 피로가 심한 날, 특히 취침 전 과식을 하거나 텔레비전이나 비디오를 보고 정신이 흥분된 채 잠자리에 든 경우 야경증이 발생하기 쉽다.

어린이들 중 2~3%가 야경증을 경험하며, 주로 3~5세에 많이 나타났다가 초등학교에 입학할 때쯤 사라진다.

야경증이 있을 때는 어떻게 해야 할까?

아이가 야경증이 있을 때 가장 중요한 것은 아이의 불안감을 없애주고, 다치지 않도록 보호해주는 것이다.

일단 방의 불을 켜고 아이를 편하게 안고 다독여주면서, 부드럽고 차분한 말로 엄마가 옆에 있다는 것을 알려준다. 그리고 아이가 잠들 때까지 곁에서 지켜준다. 그리고 다치거나 위험한 상황이 아니면 억지로 깨우거나 붙들지 않도록 하는 것이 좋다.

증세가 심하고 자주 반복되면, 아이가 잠들고 나서 야경증이 일어날 때까지의 시간을 관찰해둔다. 그리고 다음 날부터 야경증이 일어나기 15분 전에 아이를 깨웠다가 5분 후에 다시 잠자리에 들게 하기를 일주일 정도 반복하는 것도 괜찮은 방법이다.

야경증은 피로한 날 잘 생기므로, 아이가 낮에 심하게 놀지 못하도록 하고 1시간 가량 낮잠을 재우는 것이 좋다. 낮잠 대신 차분하게 휴식을 취하는 것도 야경증 예방에 도움이 된다.

평소보다 일찍 재우고, 잠들기 전에 아이가 좋아하는 책을 읽어주는 것도 좋다. 반면 잠자기 전에는 폭력적이거나 공포스러운 내용의 텔레비전과 오락 게임을 하지 못하게 한다.

아이는 밤에 자기에게 일어난 일을 모르므로, 아이에게 그것으로 야단을 치거나 장난삼아 이야기하지 않도록 한다.

야경증에 효과가 좋은 식품과 약재

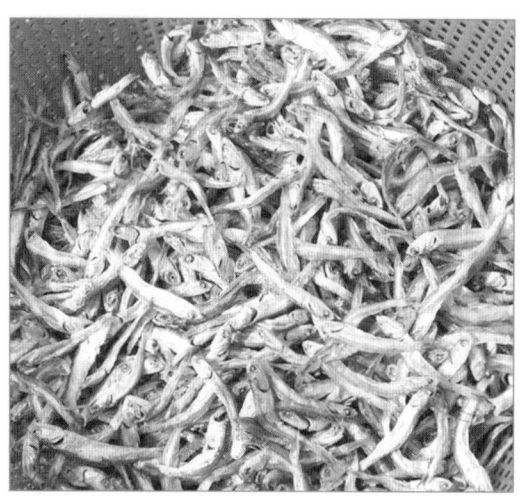

골풀

열이 많은 편인 양성 체질인 아이에게는 골풀이 좋다. 골풀은 '등심'이라고도 하는데, 신경 안정제이면서 열을 떨어뜨리는 약재이다.

골풀 12g을 물 500cc로 끓여 반으로 줄면 하루 동안 조금씩 여러 차례로 나누어 마시게 한다.

까치콩

몸이 차고 추위를 잘 타는 음성 체질인 아이에게는 까치콩이 좋다.

까치콩은 신경을 안정시키는 영양식품이고, 대추도 훌륭한 안정제 역할을 한다. 까치콩을 볶아 가루내어 4g씩을 대추차로 복용한다.

멸치된장국

행동이 부산한 편인 아이에게는 말린 멸치를 우려낸 물과 된장콩으로 국을 끓여 먹이면 좋다. 말린 멸치는 신경을 안정시키고 혈액의 산성화를 조절해 짜증을 가라앉히며, 된장콩은 화기를 내리는 효과가 있기 때문이다.

통밀

평소 부산한데 밤이면 보채면서 짜증을 잘 낼 때는 통밀을 보리차 농도로 끓여두고 수시로 마시게 한다.

특히 평소에 가슴이 답답하다고 하고, 수면중에 땀을 많이 흘리는 아이에게 좋다.

차조기

평소 식욕이 전혀 없어 잘 먹지 않고, 밤이면 짜증이 나서 울고 보채는 아이에게는 차조기 잎 12g씩을 물 500cc로 끓여 반으로 줄면 하루 동안 여러 차례로 나누어 마시게 한다.

치자

평소 낮에도 짜증이 나서 스스로 억제하지 못하여 머리도 뜨겁고, 눈도 뜨겁고, 입안도 뜨겁고, 가슴속도 뜨거운 아이에게는, 치자 열매 한 개를 으깨어 거름통 있는 찻잔에 넣고 뜨거운 물을 부어 5분간 우려낸 다음 윗물만 받아 하루 동안 여러 차례로 나누어 마시게 한다.

Part 2. 여성·어린이 건강을 위한 가정요법

경기를 한다

아이가 경련을 하면서 깜짝깜짝 놀란다

경기는 한방에서 '경풍(驚風)'이라 하며, 소아에게 나타나는 모든 경련성 질환을 말한다.

증세에 따라 경기를 하는 현상도 다르고 치료법도 달라지므로, 원인이 무엇인지 정확하게 알아야 한다. 아이들 경기는 대부분 열로 인해 몸속에 담음(痰飮)이 생기면서 생리적인 수축 현상을 일으키는 것이라고 볼 수 있다.

🌀 열성 경련

생후 6개월~4세 사이에 많이 발생하는데, 그 중에서도 특히 1세~2세 때 가장 많이 나타난다.

열성 경련의 증세로는 몸이 불덩이 같고, 체온을 재면 40℃ 정도이며, 경련은 몸의 양측에서 대칭적으로 일어나며, 수십 초에서 5분 정도 경련을 일으키다가 의식을 잃는다.

경련이 그치면 잠들어 늘어지거나 또는 아무 일 없었다는 듯 정상으로 돌아온다.

뇌수막염이나 뇌염 등으로 열성 경기를 할 때에는 생명에 위험을 초래할 수도 있으며, 열성 경련이 있던 아이의 3% 정도는 나중에 간질이 생기기도 하므로 반드시 병원에 데려가서 진찰을 받도록 해야 한다.

🌀 열이 나지 않는 경련

열이 없다면, 오히려 뇌에 무슨 문제가 있다는 나쁜 징후이므로 반드시 병원에 가서 뇌 검사를 받아볼 필요가 있다.

예를 들면 간질, 뇌의 손상, 전해질 이상 등 뇌에 이상이 생기는 경우에는 열이 오르지도 않으면서 경련이 일어날 수가 있다.

경기에 도움이 되는 식품과 약재

🌀 조구등

낚시바늘 같은 가시가 돋은 구등나무의 덩굴가지라 하여 조구등이라고 부른다. 린코필린, 아이서린코필린 등을 함유하고 있어서 진정 작용이 뛰어나다.

실험적으로 간질 발작을 일으킨 모르모트의 발작을 진정시킨다는 연구 결과까지 있다. 따라서 열성 경기에 쓰이며, 어린이의 고열에 경련을 일으키기 쉬운 경우에도 예방 효과까지 있다.

조구등을 건재약국에서 구입하되 덩굴가지가 많은 것보다 낚시바늘 같은 가시가 많은 것을 구입하여 깨끗이 씻은 후 가벼운 경련에는 6g, 중한 경련에는 12g을 물 100cc로 20분 동안 끓여, 그 물을 조금씩 수시로 입을 축여주듯 먹인다.

오래 끓이면 약효가 떨어지므로 주의한다.

🌀 칡뿌리

경기 중 만경풍에는 칡뿌리가 좋다. 구토, 설사 후나 중병을 앓고 난 후에 많이 나타나는 경기가 만경풍이다. 주로 몸이 차졌다 열이 났다 하며 입과 눈이 뒤틀리고 손발이 경련한다.

칡뿌리 8g을 물 200cc로 끓여 반으로 줄면 수시로 조금씩 먹이도록 한다.

🌀 콩

콩을 물에 불려 부드러워지면 콩을 날것 그대로 씹어 어린이의 목구멍 부근에 입을 대고 숨을 내뱉어, 그 풋내를 아이가 흡입하도록 한다.

🌀 미나리 생즙

신경질적인 어린이의 경기에 미나리 생즙을 먹인다. 깜짝깜짝 놀라고 배가 아프다고 하며 열이 나거나 얼굴색이 변하면서 경기를 하고 까무러칠 때 응급으로 쓸 수 있다.

미나리 100g을 믹서에 갈아 생즙을 내어 꿀을 타서 차 수저로 조금씩 입가에 흘려 넣어 주도록 한다.

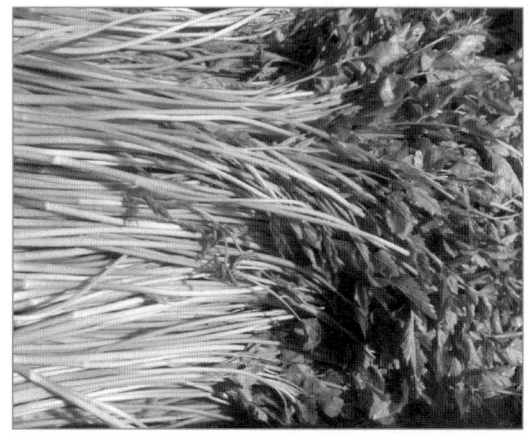

이럴 땐 재빨리 응급실로!

다음과 같은 경우에는 뇌에 이상이 있을 수 있으므로 반드시 응급실로 가도록 한다.

① 경련이 10분 이상 지속된다.
② 1분 정도 숨을 쉬지 못한다.
③ 머리를 다친 후 경련을 한다.
④ 경련이 몸의 한쪽에서 시작해서 전신으로 진행된다.
⑤ 경련이 몸의 한쪽에서만 나타난다.
⑥ '왈칵' 하는 분출성 구토를 하거나 심한 두통을 호소한다.
⑦ 뒷목이 뻣뻣해져서, 머리를 들어올리면 어깨와 상체가 같이 들어 올려진다.

응급처치는?

① 먼저 아이를 눕힌 상태로 입고 있는 옷을 느슨하게 풀어주고, 주위에 있는 위험한 물건을 치워서 머리가 다치지 않도록 해준다.

② 아이가 구토를 하면 머리를 옆으로 돌려주고, 엄마의 둘째손가락에 가제수건을 감아서 구토물을 빼내준다. 이때 수건을 감지 않고 손가락을 바로 넣으면 물릴 수 있으니 조심한다.

③ 경련을 일으킨 아이가 열이 너무 심하면 좌약을 넣어주거나 시원한 물로 몸을 닦아준다. 일반적으로 열을 내릴 때는 미지근한 물로 닦아주는 것과 달리, 열성 경련이 있을 때는 열을 빨리 내려 신경을 진정시켜야 하므로 시원한 물로 닦

아주는 것이 좋다. 그리고 경련을 할 때 해열제를 먹이면 기도로 넘어갈 수 있으므로, 먹는 해열제를 쓰지 말고 좌약을 쓰도록 한다.

④ 경련을 하는 상황을 자세히 관찰하고 기록해 둔다.

- 경련을 시작하는 시간과 끝나는 시간을 체크하고 5분이 넘어가면 병원으로 데려간다. 이때 아이를 들쳐 업고 허겁지겁 뛰면 아이에게 자극이 되므로, 머리를 받쳐 안고 조심스럽게 가도록 주의한다.
- 체온을 측정하여 어느 정도의 온도에서 경련을 일으켰는지 적어둔다.
- 경련이 몸의 양측에서 일어나는지, 한쪽에서 일어나는지 적어둔다.
- 경련이 좌우대칭적으로 일어나면 열성 경련이므로 안심해도 된다. 그러나 한쪽에서만 경련이 일어나거나 한 부위에서 전신으로 퍼지면 뇌의 이상이 의심되므로 곧장 응급실로 가야 한다.

⑤ 일반적으로 열성 경련을 일으킨 아이는, 경련이 끝난 후 축 늘어져서 잠에 빠진다. 이것은 열성 경련이 진정되는 징후이므로, 아이가 의식을 잃었다고 걱정하거나 놀라지 않아도 된다.

⑥ 경련의 재발을 방지하기 위해 겨드랑이, 발목, 손의 두꺼운 혈관이 있는 부위를 시원한 물수건으로 닦아서 열을 내려준다.

⑦ 경련이 끝나고 진정이 되면 아이를 소아과에 데리고 간다. 혹, 열성 경련이 아닌 경우가 있으므로 의사선생님께 경련이 있었던 상황을 정확히 알려드리고, 필요하다면 정밀검사를 받아보도록 한다.

주의사항

① 아이가 경련을 할 때, 경련을 멈추게 하기 위해 몸을 꽉 누르거나 잡지 말아야 한다.

② 아이가 경련을 할 때는 질식의 위험이 있으므로 아무것도 먹이지 않도록 한다. 약이나 물도 절대 먹여서는 안된다.

③ 아이가 경련을 하면서 혀를 깨물까 걱정이 되어 아이의 입에 곧바로 손가락을 넣어 혀를 잡아당기는 행동은 하지 않아야 한다. 아이가 구토를 했을 때만 손가락에 가제수건을 말아 입속의 구토물을 제거하고 손가락을 빼준다.

④ 인공호흡을 하지 않도록 한다.

⑤ 아이가 경련을 여러 번 하다 보면 보통 부모들은 '그러다가 그치겠지' 하면서 대수롭지 않게 생각할 수 있다.

그러나 매번 같은 상황일 수는 없으니, 항상 처음처럼 신중하게 대처하고 경련이 끝나면 병원에 가서 진찰을 받도록 한다.

⑥ 경련을 한 적이 있는 아이는 예방접종 전에 소아과 의사에게 그 사실을 알리고, 그에 따른 대처를 하도록 한다.

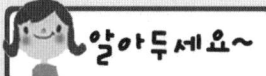

급경풍과 만경풍

급경풍에는 8가지 특징적 증상이 있다.
이를 경풍팔후(驚風八候)라고 한다. 여기에는 원인에 따라 다섯 유형이 있다.

유 형	원 인	특징적 증상
외감	'외감'으로 체내에 열담(熱痰)이 생겨 내풍(內風)을 일으킨다.	발병이 급하고 발작적이며 경련도 격렬하다. 발열하지만 땀은 없다. 인두부가 벌겋고 머리가 아프다. 콧물, 기침이 있을 수 있다.
서열	허약한데 더위먹어 일으킨다.	고열, 의식장애, 경련이 있다. 두통, 갈증, 땀, 구토하며 혀가 새빨갛다.
담열	젖이나 음식의 부절제, 달고 기름진 음식의 과잉으로 일어난다.	갑작스런 경련, 호흡이 거칠고 가래소리가 목구멍에서 가랑거린다. 열이 있고 얼굴이 붉고, 소대변을 잘 못 본다. 입을 앙다문다.
식체	식체, 소화장애로 간풍(肝風)을 야기해 일어난다.	안색이 창백하고 경련, 식욕부진, 복통, 구토, 복부팽만이 있고, 대변에서 악취가 난다.
경공	놀라고 겁먹어 신지(神志)를 상하여 일어난다.	얼굴이 푸르고 수족이 냉하며 잘 놀라고, 잘 겁먹고, 깊이 잠을 못 든다. 깨면 울면서 수족이 경련한다. 손마비에 푸른빛이 돈다.

한편 만경풍은 다음과 같이 세 유형으로 나눈다.

(1) 간신음허(肝腎陰虛)형
간헐적으로 힘없이 가볍게 경련을 일으킨다. 미열이 있는데도 불구하고 얼굴에 홍조를 띠며 손발이 화끈거리고 입안, 입술, 혀가 모두 건조하다. 야위고 잠을 잘 못 이룬다.

(2) 비위양허(脾胃陽虛)형
때때로 경련을 일으킨다. 경련을 일으킬 때 눈을 치켜올려뜬다. 눈을 가늘게 뜨고 잠자고 얼굴이 누렇게 들떠 있고, 수족이 매우 냉하고 대변은 묽다.

(3) 비신양허(脾腎陽虛)형
이 유형이 바로 만비풍(慢脾風)이다. 큰 병을 앓고 난 후유증, 만성 질환의 뒤끝, 또는 오랜 동안 설사를 한 다음 비위의 열에너지가 소모되어, 그 결과 신장이 간직하고 있는 열에너지원마저 부족해져서 생기는 경련, 발작이다. 숫구멍이 함몰되고 정신이 위축되고 혼수를 일으키기도 한다. 식은땀을 흘리며 손발이 매우 냉하다. 대변이 묽다. 호흡도 약하고 맥도 약하다.

Part 2. 여성·어린이 건강을 위한 가정요법

습진이 심하다

습진이란?

습진은 체질이 크게 좌우하는 피부병으로, 피부가 민감한데 피지의 분비에 이상이 있거나, 자외선에 많이 노출되었거나, 자극이 강한 물질에 접촉되었거나 하는 등의 여러 자극을 받았을 때 나타나는 발진을 말한다.

일종의 염증성 피부병이며, 피부병 중에서 가장 흔하게 나타난다.

특히 5세 이하의 어린이에게 주로 나타나는 습진을 '어린이 습진'이라고 하며, 대개 아토피성 피부염 증세로 인해 나타난다.

습진의 형태가 다양하고 지방분이 많이 분비되는 머리, 얼굴 등에 주로 생긴다고 하지만, 귀 뒤, 팔꿈치, 오금, 허벅지, 생식기 등 어떠한 부위에라도 발생하고 반복해서 발작하며 가려움증이 대단히 심하다는 것이 특징이다.

처음에는 수포가 생기고 분비물이 흐르며 딱지가 앉거나 비늘이 덮이기도 하면서 테두리가 분명치 않게 퍼지면서 대칭적으로 발생하지만, 만성화되면 테두리가 뚜렷하게 피부가 건조해지고 두꺼워지며 이끼가 낀 듯하고 색소 변화가 일어난다. 살갗이 터지고 갈라진 경우에는 통증까지 느끼게 된다.

어린이 습진에 효과가 좋은 식품과 약재

🌀 오이

오이는 해열, 소염 작용이 강하다.

오이를 어슷하게 썰어 둥글레의 새싹과 줄기를 함께 넣어 무쳐 먹으면 좋다.

신진대사를 돕는 둥글레의 새싹을 구하기 어려우면 건재약국에서 둥글레의 뿌리를 구해서 쓰면 된다. 건재약국에서 '위유'라는 약명으로 구입할 수 있다.

무침을 할 때는 식초를 듬뿍 넣어 먹는 것이 습진에 효과가 있다.

한편 습진으로 피부에 열감이 있을 때는 오이로 냉찜질을 하도록 한다. 싱싱한 오이를 냉장고에 차게 넣어두었다가 믹서에 갈아 즙을 낸다.

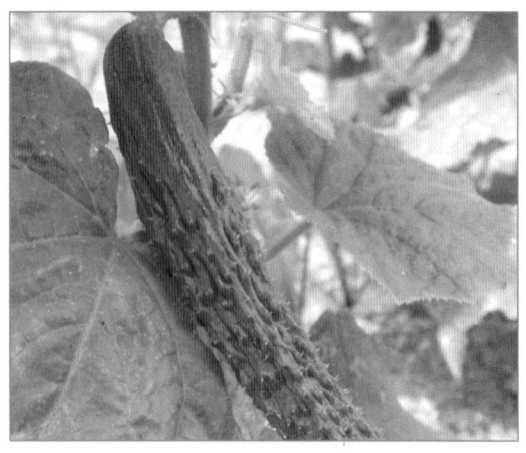

이렇게 얻은 오이 생즙 1큰술에 붕사 1g 정도의 비율로 잘 섞어 거즈에 적신 다음 환부를 차게 찜질한다.

참깨

참깨에는 리놀레산과 비타민 E가 풍부하고 피부의 건조를 막아주며 습진에 대한 저항력을 키워준다.

참깨와 현미 각 30g을 깨끗이 씻어 물에 불린 다음 냄비에 넣고, 3컵의 물을 붓고 물이 반으로 줄 때까지 끓여 하루 동안 수시로 먹인다.

참깨 특유의 맛이 고소하여 어린이가 잘 먹을 수 있다.

황벽나무가루

황벽나무의 노란색 속껍질을 건재약국에서 '황백' 이라는 약명으로 구입할 수 있다.

습진 부위의 범위에 따라 1회에 쓸 양을 3등분하여 1/3은 검게 태우고, 1/3은 갈색이 될 때까지 볶는다. 그리고 마지막 1/3은 생것 그대로 함께 잘 섞은 다음 동백기름을 넣고 되직하게 개어 하루에 두 번씩 환부에 잘 펴 바른다.

동백기름이 훨씬 좋지만 구하기 어려울 때는 참기름으로 대신한다.

마늘 목욕

습진이 생겨난 부위의 범위가 넓을 때는 마늘 목욕을 한다.

마늘의 유효 성분인 알리신이 물에 녹아 피부 속으로 침투하여 면역력을 강화시키므로 습진을 이겨낼 수 있다.

큰 냄비에 물을 붓고 그 위에 접시를 거꾸로 뒤집어 놓고 접시 위에 생마늘 두세 쪽을 올려 5분 정도 찐 다음 두꺼운 광목주머니에 넣어 잘 묶는다. 따뜻한 물을 받은 욕조에 마늘주머니를 넣고 목욕을 한다.

예민한 반응이 나타나는지 경과를 잘 봐가며 조금씩 천천히 해나가도록 한다.

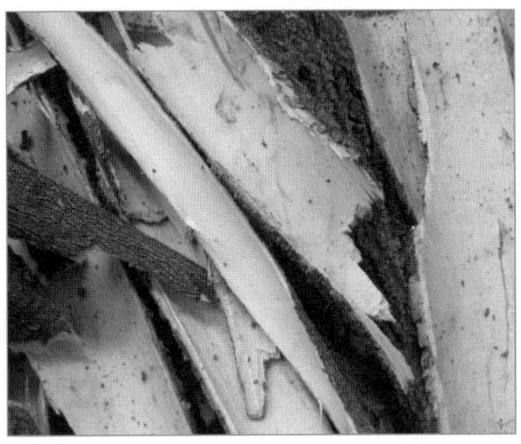

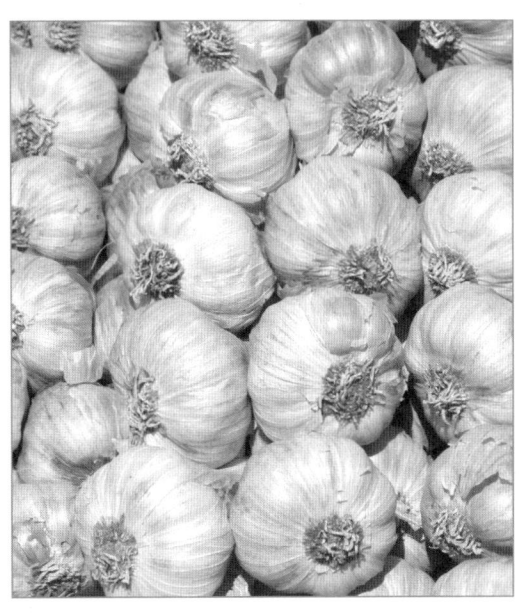

Part 2. 여성·어린이 건강을 위한 가정요법

아토피가 안타깝다

아토피란?

보통 양방에서는 피부 질환을 말할 때 전부 습진이라고 표현한다.

그러나 습진에도 많은 종류가 있다.

'담마진'이라고 하는 두드러기나 건선과 같은 피부병이나 금속과 같은 것에 반응하는 알레르기성 접촉피부염, 자극성 접촉피부염, 화폐상 습진, 울체피부염, 지루성 습진도 아토피와 비슷하게 나타나는 습진의 종류이다.

그러므로 자신이 확실히 아토피가 맞는지를 정확하게 진단받고 제대로 확인하는 것이 우선 중요하다.

한의학에서는 아토피를 태열(胎熱)로 인식하고 있다.

태열이란 아기가 엄마의 뱃속에 있을 때 음식, 스트레스 등의 열독을 받아 생긴 것으로 이해하고 있다.

또한 아기가 아직 모유 수유를 해야 하는 한 살 이전에 이유식을 너무 빠르게 시작해도 몸속에 음식의 독이 누적되어 태열이 생기기도 한다.

그렇기 때문에 한의학의 태열 처방은 주로 해독을 위주로 구성되어 있다.

아토피에 도움이 되는 식품과 약재

🌰 잣

잘 알려지지 않은 것 중의 하나가 잣이다.

잣은 나쁜 살을 없애고 피부를 희게 하는 작용이 있다. 태열을 푸는 작용도 있다.

잣을 짓찧어서 한번에 6g 정도를 따뜻한 물로 먹으면 좋다. 특히 어린아이들은 약을 잘 먹지 않아서 아토피를 고치기가 더 힘든 경우가 많다. 잣은 아이들이 두려움 없이 먹을 수 있는 좋은 치료제이기 때문에 잣을 이용한 음식을 많이 해주면 몸도 튼튼해지고 태열도 풀리는 1석 2조의 효과를 볼 수 있다.

🌿 금은화

한약 중에 금은화라는 약재가 있다. '피부병의 성약(聖藥)'이라고 전해 내려오는데, 모든 피부

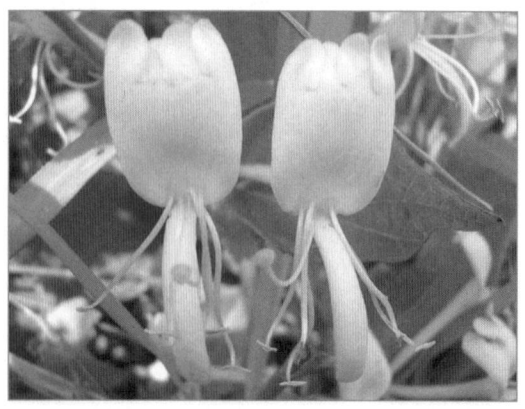

병과 염증에 해독 작용을 한다.

한번에 4g 정도를 따뜻한 물에 우려내어 차처럼 마시거나 보리차처럼 물 대신 마신다. 오랜 기간 마셔야 효과가 있다.

목욕물로 사용해도 좋다.

보습제

아토피의 가장 큰 문제점은 피부의 보호 기능이 정상보다 떨어져 있다는 것이다.

씻기만 해도 자연적으로 배출되는 보호 기름이 제거되어 피부의 증세가 악화되고, 기름이 제거되면 피부가 마르고 갈라지게 된다. 만약 갈라진 틈 사이로 균이 들어가면 진물이 나고 피부가 두꺼워지는 2차 감염이 되어 더욱 환자를 괴롭게 한다. 따라서 기름을 제거하는 비누나 샤워 젤, 거품비누 등은 피해야 한다.

염분이 포함된 센물은 피부의 기름을 더 많이 제거하므로 연수기를 이용하여 단물로 바꾼다고 하나 아직 명확한 근거는 없다고 한다.

그렇기 때문에 보습제의 선택도 매우 중요하다. 순하다고 말하는 목욕용품도 문제가 많은 경우가 있기 때문에, '영국의사협회'에서는 목욕 후 바르는 보습제는 반드시 피부에 기름기가 남아 미끈거리는 느낌을 주는 제품을 사용하도록 권고하고 있다.

만약에 미끈거리는 느낌이 없다면 오히려 피부의 기름을 제거하는 작용이 있다고 보아도 된다. 끈적거리고 미끈거려서 느낌이 안 좋을 수 있지만 이것이 효과가 있다는 증거이다.

아토피에 권장할 만한 음식

① 야채나 과일(SOD 물질)을 매일 충분히 섭취한다.
② 가능하면 담백한 음식을 선택한다.
③ 유제품 대신 두유를 선택한다. 콩 알레르기가 있으면 두유도 금한다.
④ 백미 대신 현미를 선택하며 가능하면 잡곡밥을 선택한다.
⑤ 화학조미료를 첨가하지 않은 음식을 선택한다.
⑥ 고기의 경우 삶거나 끓여서 먹는다.
⑦ 기름은 식물성 기름을 선택한다.

아토피에 해로운 음식

① 100℃ 이상으로 조리된 음식 : 주로 기름에 튀기거나 구운 음식, 볶은 음식도 해롭다.
② 육식을 금함 : 돼지고기, 닭고기, 쇠고기, 해물류를 특히 튀기거나 볶은 상태로 먹지 말 것. 단, 회는 예외임.
③ 자극성이 강한 음식 : 매운 음식, 짠 음식, 화학조미료가 들어간 음식 등.
④ 유제품, 치즈나 버터가 들어간 음식 : 피자, 햄버거 등.
⑤ 아이스크림, 초콜릿, 과자 등.
⑥ 인스턴트식품 : 라면, 빵, 과자, 스넥 등.
⑦ 알레르기 유발 음식 : 딸기, 복숭아, 백미, 메밀, 사과 등 알레르기 현상이 확인된 경우.

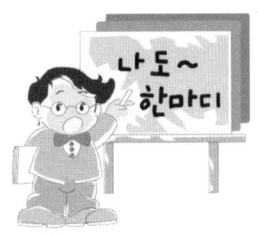

p.o.i.n.t
'아토피' 이야기
(왕충조 : 동의난달 의료위원, 해성한의원장)

목, 오금, 주와부…… 등 특히 피부끼리 연접하는 곳이면 더하고, 가렵고, 각질이 생기며, 심하면 피가 날 정도로 긁어 결국 피부는 코끼리 피부처럼 태선화(胎癬化)가 진행되며 피부색도 어두워진다.

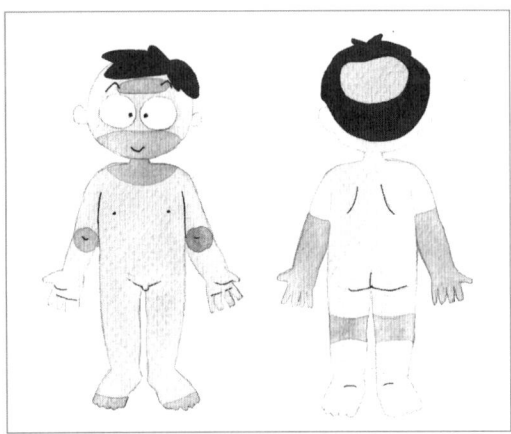

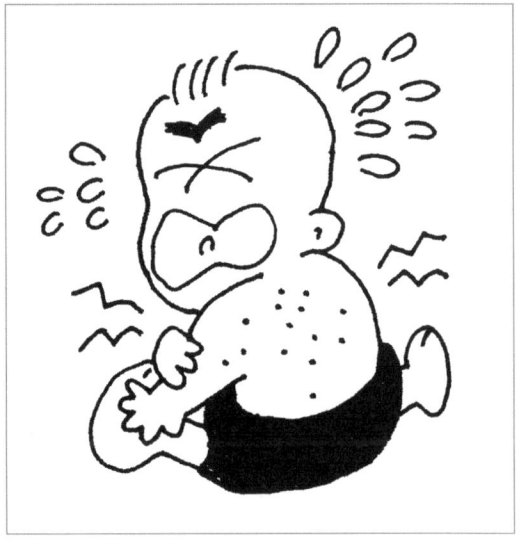

이것을 보통 한방에서는 태열(胎熱)이라고 하는데, 한참 성장발육 단계인 아이들의 몸에서 각종 대사가 이루어지면서 생긴 열(熱 : 相火)과 습담(濕痰)이 잘 발산되지 않아 발생한다. 그리하여 몸에 남아 있는 열과 습담들이 결국 몸에 정체되어 피부나 점막 부위에 여러 가지 염증성 질환을 유발시킨다. 물론 요즘 부각되고 있는 우리 식탁의 서구화된 변화, 환경 공해나 유전적인 요인도 직·간접적으로 영향을 미치고 있다.

소아 처방으로 널리 쓰이는 『육미지황탕』을 분석해 보면 이런 소아의 생리병태적인 요인들(기혈의 소모율은 높은 동시에 그 찌꺼기인 상화-습담의 생성율이 역시 높기 때문에 소아들은 땀이나 호흡, 대소변이 많은 이유이기도 하다.)을 잘 파악하고 있다는 사실을 알 수 있다.

일상생활에서의 주의점은 너무 찬 음료나 음식, 비린내 강한 어패류(갈치, 고등어……), 향신료 많은 음식(카레, 겨자, 후추……), 기름지고 칼로리가 높은 음식(인스턴트, 패스트푸드……) 등을 주의해야 하며 반면 보통 사찰 음식류를 적극 권유한다. 샤워 후 충분한 보습제 사용, 100% 면소재 의류를 권하고 카펫이나 천으로 된 커튼, 소파 등을 피해야 한다.

치료법으로는 자윤성(滋潤性), 윤량성(潤凉性) 약물인 맥문동, 생지황 등을 사용한 처방이 널리 사용되고 있으며, 동백기름이 함유된 피부용품도 많이 활용되고 있다. 끝으로 태열은 장기간 관리 및 치료를 요하므로 동시에 가족들의 많은 인내심도 절대적으로 필요하다.

Part 2. 여성·어린이 건강을 위한 가정요법

총명한 아이로 키우고 싶다

총명한 아이로 만드는 영양소

당질 – 뇌의 에너지원

뇌가 활동하기 위해서는 유일하게 포도당만을 에너지원으로 쓴다. 평균적으로 뇌의 무게는 1.4kg 정도로 우리 몸에서 차지하는 비중이 2% 정도도 안되는데, 우리 몸에 있는 포도당을 20% 이상 소모할 정도로 많은 양의 포도당을 필요로 한다.

따라서 머리를 좋아지게 하기 위해서는 곡류를 주식으로 세끼를 반드시 챙겨 먹어, 뇌에 당질을 충분히 공급해야 한다.

▶ 쌀, 보리, 감자, 고구마, 메밀 등의 곡류와 엿, 조청, 꿀 등이 좋다.

레시틴 – 기억력 향상

레시틴은 사람 뇌세포의 30%를 차지하는 주요 성분으로 뇌 기능에 중요한 역할을 한다. 레시틴은 신경전달물질인 아세틸콜린의 원료가 되는 물질로서, 신체 각 기관의 활동을 원활히 통제·조정하는 역할을 한다.

따라서 레시틴은 뇌세포에 활력을 주고 기억력을 강화시켜서 학습과 기억, 운동과 감각 기능을 키우는 데 필수적인 영양소이다.

▶ 콩(콩에는 질 좋은 레시틴이 가장 풍부하게 들어 있다.), 두부, 된장, 청국장, 호두, 잣, 등푸른 생선(고등어, 정어리), 곡물의 씨눈(현미), 간, 달걀노른자 등이 좋다.

지방 – 뇌의 활력소

사람 두뇌의 60%가 지방으로 구성되어 있을 정도로 지방은 두뇌 성장에 필수적인 성분이다. 그러나 지방이라고 다 똑같은 것이 아니므로, 질 좋은 지방을 섭취하는 것이 중요하다.

동물의 기름은 포화지방산으로 혈관에 침착되어 혈액순환을 방해하고 성인병을 유발하지만, 식물과 생선의 기름은 불포화지방산으로 콜레스테롤 침착을 막아주고, 혈액순환을 도와주며, 뇌세포에 활력소가 된다. 따라서 기름이 필요할 때에는 식물성 기름을 사용하도록 한다.

▶ 참깨, 들깨, 참기름, 들기름, 정어리, 호두, 콩, 잣, 땅콩, 해바라기 씨 등이 좋다.

단백질 – 뇌 성장, 민첩한 두뇌 회전의 밑거름

단백질은 세포 생산의 주재료로서, 뇌세포 발달을 위해서도 단백질이 필수적이다. 단백질은 사고와 자극에 대한 반응 속도를 높이고 집중력을 증가시켜 준다.

따라서 단백질 섭취가 부족하면 뇌세포의 성장이 방해되고, 기억력·사고력·자극에 대한 반응 능력이 떨어진다. 따라서 수험생은 매끼마다 단백질을 섭취해야 한다.

단백질 중에서도 식물과 생선의 단백질이 질이 좋고 소화, 흡수하기에 좋다.

▶ 우유, 콩, 두유, 두부, 김, 다시마, 미역, 생선, 조개류, 치즈, 달걀, 육류 등이 좋다.

🌀 비타민 B – 사고력 향상과 기억력 증진을 위한 촉매제

비타민 B군은 뇌의 피로를 감소시키고, 신경조직을 활성화시키며, 빈혈을 방지하는 역할을 한다. 특히 비타민 B1은 우리 몸에서 섭취한 당질을 에너지의 형태로 바꾸어서, 뇌와 손발의 말초신경에서 빨리 이용될 수 있도록 도와주는 역할을 한다. 만약에 비타민 B군이 부족하면 성격이 급해지고, 기억력과 판단력, 집중력이 떨어지므로 머리를 많이 쓰는 수험생은 비타민 B1을 충분히 섭취해야 한다. 비타민 B1은 현미나 배아미, 호밀빵 등 정제하지 않은 식품을 주식으로 먹으면 많이 섭취할 수 있다.

마늘, 부추, 파 등 냄새가 나는 채소에도 비타민 B1이 많이 함유되어 있으므로, 현미밥에 김치를 같이 먹으면 비타민 B1의 섭취는 걱정없다.

▶ 현미, 효소, 소맥배아, 녹황색 채소, 뱀장어, 멸치, 정어리, 콩, 토마토, 쌀겨, 감자, 시금치, 쑥, 셀러리, 우엉, 간, 냉이, 호두, 참깨, 땅콩, 마늘, 부추, 파 등이 좋다.

🌀 비타민 E – 학습 능력 향상

비타민 E는 '토코페롤'이라고도 하는데, 세포의 노폐물 제거 작용과 항노화 작용이 있어서 화장품 원료로도 많이 쓰이고 있다. 세포가 건강하려면 노폐물이 없어야 하는데 두뇌도 마찬가지이다. 두뇌에 노폐물이 쌓이면 반응에 둔해지고 학습 능력이 떨어지게 된다.

따라서 두뇌활동을 민첩하게 하려면 비타민 E를 많이 먹도록 한다.

▶ 현미, 쌀겨, 소맥배아, 밀싸눈, 옥수수, 콩, 우유, 달걀노른자, 수수, 생선류(장어, 가다랑어, 고등어, 꽁치, 참치 등), 식물성 기름(참깨, 올리브유, 땅콩기름, 참기름, 들기름 등) 등이 좋다.

🌀 비타민 C – 피로 회복, 스트레스 완화

비타민 C는 스트레스에 의한 장해를 억제하는 '항스트레스 비타민'이라고 알려져 있을 정도로 공부로 인한 스트레스, 피로 회복에 꼭 필요한 비타민이다.

그리고 비타민 C는 뇌혈관을 튼튼하게 해주고, 혈액순환을 원활하게 해주어서 기억력을 높여줄 뿐만 아니라, 좌우 뇌의 연결을 긴밀하게 해준다. 또한 철분 흡수를 도와주므로 빈혈 예방 효과도 있으며, 피부의 주성분인 콜라겐의 생성을 도와줘서 피부미용에도 좋다.

비타민 C는 열에 파괴되기 쉽고 물에 잘 녹으므로 가급적 날것으로 먹고, 영양소가 파괴되지 않도록 먹기 직전에 빨리 조리하여 바로 먹는다.

▶ 브로콜리, 감, 토마토, 당근, 귤, 오렌지, 레몬, 딸기, 양배추, 양상추, 김, 고구마 등이 좋다.

🌀 칼슘 – 집중력, 기억력 강화

학생들이 낮 동안 공부한 것은 밤에 잠을 자면

서 뇌에 저장되어 기록된다. 그런데 숙면을 취하지 못한 아이는 뇌에 정보를 깊이 저장시키지 못해 기억력이 떨어지게 된다.

영양소 중 숙면에 가장 큰 도움을 주는 것은 바로 칼슘이다. 칼슘은 뇌의 흥분을 가라앉혀서 숙면을 취하게 하고, 정서적으로 안정이 되게 한다. 만약 칼슘이 부족하면 성격이 예민하고 신경질적이 되며, 숙면을 취하지 못해 기억력과 집중력이 떨어지게 된다.

▶ 멸치, 뱅어포, 호두, 두유, 우유, 콩 등이 좋다.

머리를 좋게 만드는 식품

참깨

《동의보감》에서는 참깨를 '흑지마'라고 하여 "과로가 심한 경우에 참깨를 사용하면, 오장을 보충하고 기력을 돕고 피부를 부드럽게 하고 뇌를 충실히 한다."고 했다.

이와 같이 참깨는 육체와 두뇌 활동을 좋게 하는 효능이 있다. 참깨에는 질 좋은 단백질과 레시틴이 함유되어 건뇌(健腦) 작용이 있고, 비타민 E는 뇌의 노화를 억제하여 학습능력을 향상시켜 준다. 이밖에 칼슘, 비타민 B1·B2, 인, 철분이 균형 있게 들어 있다.

그리고, 참깨에는 소화 효소가 많이 들어 있어서 소화를 촉진시키고, 변비를 예방해 준다. 따라서 운동량 부족으로 소화가 잘 안되고, 변비가 있는 수험생들은 참깨로 죽을 쑤어 먹어도 좋다.

호두, 잣

호두와 잣은 레시틴이 풍부하여 기억력을 증진시켜 준다. 호두의 모양을 보면, 딱딱한 껍질 속에 열매가 있고, 그 열매는 좌우 대칭으로 쪼글쪼글 주름진 것의 생김새가 마치 뇌와 비슷하여 예로부터 건뇌 작용이 있다고 하였다.

잣과 호두는 고칼로리 식품으로 학생들이 기운이 없을 때나 입맛을 잃었을 때 죽을 끓여서 간식이나 아침식사 대용으로 먹이면 적은 양으로도 큰 효과를 볼 수 있다.

콩

'밭에서 나는 고기'라는 별명과 같이 콩은 성장에 필요한 필수아미노산을 풍부하게 함유하고 있다. 특히 콩은 뇌의 구성 성분인 레시틴이 가장 풍부하게 들어 있는 식품으로 기억력 증진을 위해 많이 먹는 것이 좋다.

우리나라 사람들 중 유당불내증이 있어서 우유를 먹으면 설사가 난다든지, 소화가 안된다고 하여 우유를 먹지 않는 사람들이 있는데, 이때는 우유 대신 각종 두유나 두부 등 콩 제품을 먹으면 영양분을 충분히 섭취할 수 있을 것이다.

다시마, 미역

다시마와 미역이 좋다. '바다의 보석'으로 알려진 다시마와 미역은 비타민 및 각종 미네랄이 다량 함유되어 있어 뼈의 성장발육을 돕고, 부기를 가라앉히고, 숙변제거 효과도 있어서 비만 방지에도 좋다.

또한 미역과 다시마에는 갑상선호르몬의 주요

성분인 요오드가 풍부하여 신진대사를 활발하게 하여, 공부하는 학생들에게 활력을 불어 넣어주고, 각종 질병에 대한 면역력을 길러준다.

그리고 혈액의 산성화를 방지하므로 공부나 운동으로 지친 아이들의 피로를 풀어주는 데 큰 도움이 된다.

호박

호박은 당질이 매우 풍부한 식품으로, 뇌 활동의 중요한 에너지원이 된다. 특히 호박의 당질은 다른 식품에 비해 소화흡수가 잘 되며, 위 점막을 보호하는 기능이 있어서, 위장이 약하고 소화가 잘 안되는 학생에게 좋다. 또한 호박은 이뇨 작용이 있어서 하루 종일 앉아 있는 수험생들의 하지부종에 부기도 내려주므로, 죽이나 범벅을 만들어 간식으로 먹이도록 한다.

DHA 함유 식품

DHA는 두뇌 기능을 강화시키는 대표적인 영양소로서, 뇌세포 구성 성분으로 알려진 레시틴을 만들어 낸다. 따라서 기억력을 증진시키고, 두뇌활동을 민첩하게 하도록 도와준다.

DHA는 고등어와 정어리와 같은 등푸른 생선에 풍부하며, 콩, 호두, 잣, 땅콩, 달걀노른자에도 많이 들어 있다.

멸치나 뱅어포와 같은 뼈째 먹는 생선에도 DHA가 풍부한데, 뼈째 먹는 생선에는 칼슘·인·셀레늄 등의 무기질이 많이 들어 있어서 뼈의 성장에 도움이 되고, 주위가 산만한 아이들의 정서를 안정시키는 효능도 있다.

총명한 아이로 만드는 한방차

백복령

복령은 소나무에 기생하는 일종의 버섯으로, 소화를 도와주면서 영양보충, 면역증강, 신진대사 촉진, 정신 안정 등의 작용을 통해 머리를 좋게 해주므로 수험생에게 매우 좋은 약재이다.

백복령 40g을 물 1,000cc로 1시간 30분 동안 끓여서 반으로 줄면 하루에 수시로 마신다.

원지

원지란 '뜻을 오래 기억한다'는 뜻을 가진 약재로, 그 이름처럼 기억력 증진과 건망증 치료에 좋은 약재이다. 《동의보감》에서는 "원지는 지혜를 돕고 귀와 눈을 밝게 하며, 건망증을 없애고 의지를 강하게 한다. 또한 심기(心氣)를 진정시키고 놀라고 가슴이 두근거리는 증세를 멎게 하며, 건망증을 치료하고 정신을 안정시킬 뿐만 아니라 정신을 흐려지지 않게 한다."고 하였다.

원지를 감초 끓인 물에 잠깐 끓여서 심을 제거하고 생강즙을 축여서 볶은 후, 원지 20g을 물 1,000cc로 1시간 30분 동안 끓여서 반으로 줄면 하루에 수시로 나누어 마신다.

석창포

예로부터 단오 때 창포물로 머리를 감으면 머리가 맑아진다는 풍습이 있었을 정도로 석창포는 정신을 맑게 하며, 두뇌 활동을 좋게 하는 명약이다. 따라서 공부하는 학생이나 정신노동자에게 제일 좋은 약재가 석창포이다.

석창포를 생강즙에 담근 후 말려서, 40g을 물 1,000cc로 1시간 30분 동안 끓여서 반으로 줄면 하루에 수시로 나누어 마신다.

위의 원지·석창포·백복령은 『총명탕』의 구성 약재로서, 함께 끓여서 3개월 이상 꾸준히 복용하면 수험생의 기억력 증진에 더욱 도움이 될 것이다.

산조인

산조인은 한방 신경안정제이다. 시험을 앞두고 불안 초조하고, 가슴이 두근거리고, 식은땀이 나며, 불면증과 건망증이 있을 경우에 복용 하면 신경이 안정되어 기억력과 집중력이 저절로 좋아지게 된다.

산조인을 살짝 볶은 후 40g을 물 1,000cc로 1시간 30분 동안 끓여서 반으로 줄면 하루에 수시로 나누어 마신다. 불면증이 있으면 잠을 자기 1시간 전에 마시도록 한다.

구기자

구기자는 예로부터 도를 닦는 사람에게 귀중한 영양원이었다. 구기자는 뇌를 보충해 주어 기억력을 증진시켜 주고, 눈을 밝게 해 주며, 뇌의 노화를 예방해 주는 자양강장제이다. 또한 구기자에는 비타민 C가 레몬보다 21배나 많이 함유되어 있어서 피로회복, 피부미용에도 좋다.

구기자 40g을 물 1,000cc로 1시간 30분 동안 끓여서 반으로 줄면 하루에 나누어 마신다.

용안육

용안육은 생긴 것이 마치 용의 눈과 같다 하여 그 이름이 붙여졌다. 용안육은 당분이 많이 함유되어 있어서 뇌에 영양분을 공급하므로 기억력이 떨어졌을 때나 건망증에 효과적이다.

또한 장시간 공부로 인해 뇌가 피로하여 잠을 이루지 못하고, 심장이 두근거릴 때 신경을 안정시켜 주는 데에 효과가 있다.

용안육은 껍질을 쪼개어 씨 부분을 먹는데, 하루 15알 정도를 물 1,000cc로 1시간 30분 동안 끓여서 반으로 줄면 하루에 수시로 나누어 마시거나 환으로 만들어 먹어도 좋다.

향부자

향부자는 우리 몸의 기운을 소통시켜 주는 역할을 한다. 수험생이 스트레스로 가슴이 답답하고, 소화가 안되며, 머리가 답답하고 불안한 경우, 신경을 안정시켜 주는 효능이 매우 뛰어나다. 또한 무리한 공부로 뇌에 과부하가 걸렸을 때 혈액순환을 촉진시켜서 뇌에 산소를 충분히 공급시켜 머리를 맑게 해주는 역할을 하므로 수험생들에게 꼭 권하고 싶은 약재이다.

향부자를 하루 저녁쯤 쌀뜨물에 담가두었다가 건져서 말린 후, 노릇하게 볶아서 밀폐용기에 보관한다. 하루에 향부자 20g을 물 1,000cc로 1시간 30분 동안 끓여서 반으로 줄면 하루에 수시로 나누어 마신다.

🌀 오미자

오미자는 자극에 대해 뇌가 민첩하게 반응해 주어 학습능률을 올려주며, 중추신경과 대뇌피질을 흥분시켜서 졸음을 쫓아준다. 그리고 비타민이 풍부하여 피로를 풀어주면서, 시력과 기억력 감퇴를 막아준다.

오미자를 살짝 흔들어 씻은 후 체에 받쳐 물기를 빼고 그늘에서 말려 밀폐용기에 보관한다.

뜨거운 물 1,500cc에 오미자 20g을 넣어 10시간 정도 우려낸 후 꿀을 조금 타서 마신다. 또는 끓는 물에 오미자를 넣어 한소끔 끓여서 꿀을 타서 마셔도 된다.

플러스팁+ 『총명탕』이란?

《동의보감》에 "『총명탕』은 건망증을 치료하고 오랫동안 먹으면 하루에 천 마디의 문장을 외울 수 있다."고 하였다. 그러나 사실 『총명탕』 자체는 아이큐나 지능을 높여주는 약이 아니라, 공부를 잘 할 수 있도록 도와주는 약이다.

『총명탕』의 정체는 바로 백복령·석창포·원지, 3가지 한약재에 불과하다.

백복령이란 소나무 뿌리에서 기생하는 균류에 의해 생긴 하얀 덩어리 중 소나무 뿌리가 관통한 부분으로, 이름처럼 정신을 맑게 해주는 효과가 강하다. 또한 비장 기능을 도와 소화를 촉진하고, 속을 편안하게 해준다.

원지(遠志)란 '뜻을 원대하게 한다'는 의미로, 그만큼 기억력을 증진시키는 효과가 있다. 지혜를 돕고 귀와 눈을 밝게 하며, 건망증을 없애고 의지를 강하게 해준다.

석창포는 몸에 막혀 있는 기운을 뚫어 귀와 눈을 밝게 하고, 머리를 맑게 하여 건망증을 치료하고 지혜를 길러주는 효과가 있다.

이 약재들은 두뇌활동과 연관되는 장기인 심장(心臟)과 비장(脾臟)으로 들어가 그 기능을 강화시켜 주는 효과가 있어 결국 기억력이 증진되고 머리도 좋아지게 할 수 있다. 또한 수험생들의 공부로 인한 과열된 머리의 열을 식혀줌으로써 정신을 안정시키고 뇌를 맑게 하며, 머리로 몰린 피를 내려줌으로써 소화 기능을 개선시켜 준다.

따라서 몸의 전반적인 컨디션을 가볍고, 상쾌하게 만들어 줌으로써 집중력이 강화되고, 공부가 잘 되는 것이다.

● 『총명탕』의 약재 구성

백복령, 원지(감초 달인 물로 축여 심을 제거한 다음 생강즙으로 법제한 것), 석창포 각 12g씩을 달여 먹거나 가루내어 8g씩 찻물에 타서 마신다.

Part 2. 여성·어린이 건강을 위한 가정요법

키가 큰 아이로 키우고 싶다

성장기의 식생활

성장기에는 아침 식사를 거르지 말고, 규칙적으로 하며, 잘 씹어 먹으며, 균형 잡힌 식사를 하도록 한다.

성장기에 부족하기 쉬운 단백질과 칼슘을 충분히 섭취하여 뼈와 근육의 발달을 도와주도록 한다. 편식을 하거나 음식을 잘 먹지 않아서 영양 불균형이나 영양 결핍이 되어도 키가 잘 크지 않지만, 비만이 되어도 키가 잘 크지 않는다.

'어릴 때 통통하면 자라면서 키가 된다.'고 대수롭지 않게 여기지만 이는 잘못 알고 있는 건강상식이다.

살이 찌기 시작하면 성장속도가 느려져 잘 클 수 없고 사춘기가 일찍 올 수 있기 때문이다. 어릴 때 비만이 되면 성인 비만으로 이어지고 성인병의 원인이 될 뿐만 아니라 키가 잘 크지 않기 때문에 정상 체중을 유지하는 것이 바람직하다.

운동

근육이 약하면 키가 잘 크지 않으므로 적절한 운동을 하여 근력을 강화하고 성장판에 자극을 주는 운동을 꾸준히 하는 것이 좋다.

운동의 강도가 너무 강하면 성장판을 손상시킬 수 있고, 너무 약하면 성장판에 자극을 줄 수 없어서 성장에 도움이 되지 않는다.

땀을 흘릴 정도로 20분 이상 운동을 하면 성장호르몬의 분비가 증가되고 키가 크는 데도 도움이 된다.

농구·배구·에어로빅·태권도 등이 좋으며, 운동할 시간을 내기 힘들 때는 줄넘기를 매일 10~20분 정도 하는 것이 좋다.

수면과 정서

저녁 10시 이후부터 성장호르몬이 많이 분비되므로 일찍 자는 것이 좋으며 숙면을 취하도록 한다. 성장호르몬은 잠든 후 1~2시간에 많이 분비되어 성장에 도움이 된다.

스트레스를 받으면 성장호르몬 분비가 절반 이상으로 줄어들므로 정서적으로 맑고 명랑한 생활을 하도록 도와준다.

생활 습관

음식을 한쪽으로만 씹거나, 엎드려 자거나, 방바닥에 구부려 앉거나, 의자에 비스듬히 앉거나, 다리를 꼬고 앉으면 척추나 골반이 비틀어지고, 지속적으로 압력을 많이 받는 부위에는 뼈가 잘 자라지 않아서 키가 클 수 없다.

● 어린이 키의 성장 예측키(cm)
남아 : (아버지 키+어머니 키+13)÷2=표준 예상키
여아 : (아버지 키+어머니 키-13)÷2=표준 예상키

치료 시기

중학교 3학년 여학생이 키가 작아 고민이라며 어머니와 함께 내원하였다. 초경이 초등학교 5학년 때 있었는데 4학년부터 키가 크지 않는다고 하였다. 검사 결과 성장이 멈췄다고 하자 어머니는 몹시 난감해 하는 표정이었다.

초경이 중학교 때 있었던 어머니들은 중학교에 다닐 때에도 키가 컸으므로 자녀들도 중학교에 다닐 때 키가 잘 클 것으로 생각한다.

그러나 요즈음 자녀들의 초경은 어머니 세대보다 2~3년 정도 앞당겨졌다. 그래서 자녀들의 키 크는 시기도 2~3년 빨라지게 되어 중학교 때 성장이 멈추는 경우가 많아졌다.

초경이 있고 1년이 지나면 성장이 둔화되고 2년이 되면 성장이 거의 멈춘다. 남학생도 변성기가 지나고 겨드랑이에 털이 점점 많아지면서 성장이 서서히 둔화된다.

그러므로 초등학교 입학 전부터 자녀의 키에 관심을 갖는 것이 바람직하다. 또래의 아이보다 눈에 띄게 작거나 1년에 4cm 이상 크지 않을 때는 성장 장애가 있는지 의심해 본다. 성장치료는 조기에 받을수록 효과적이며 사춘기 이전에 치료를 받는 것이 좋다.

치료

성장 장애란 같은 성별의 또래아이 100명을 키 작은 순서로 줄을 세웠을 때 앞에서 세 번째까지를 말한다. 5~6세에 또래의 아이들보다 키가 작고 1년에 5cm 이상 자라지 않으면 성장하면서 점점 키가 작게 된다.

그러므로 어려서부터 아이의 성장을 관찰해야 하며, 만일 표준 키보다 10cm 이상 작거나, 성장기 1년 동안에 4cm 이상 자라지 않을 때는 성장 장애인지 진료를 받아 보는 것이 좋다.

가뭄 끝에 봄비가 나뭇잎과 풀을 쑥쑥 자라게 하듯이 성장기에 허약한 기능을 보(補)해 주고, 원인이 있는 질환을 조기에 치료해 주며, 성장 발육을 촉진하는 한약으로 치료한다.

성장에 도움이 되는 홍화 씨·토사자·녹각교·녹용 등으로 동물실험을 한 결과, 뼈의 길이가 길어지고, 뼈의 강도와 골밀도가 높아지는 것으로 나타났다.

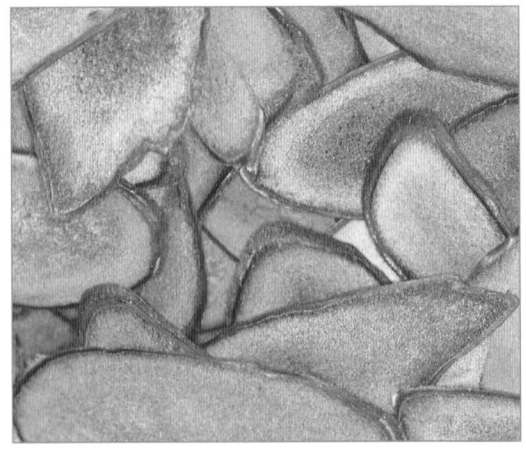

Part 2. 여성·어린이 건강을 위한 가정요법

수험생 건강을 챙기고 싶다

수험생의 건강을 돕는 대표 식품

호박·호박 씨

호박은 당질이 매우 풍부한 식품으로, 소화흡수가 잘 되며, 위 점막을 보호하는 기능이 있어서, 위장이 약하고 소화가 잘 안되는 학생에게 좋다.

또한 호박은 이뇨 작용이 있어서 하루 종일 앉아 있는 수험생들의 하지 부종에 부기도 내려주므로, 죽이나 범벅을 만들어 먹이도록 한다.

호박 씨는 100g당 550kcal의 열량을 내는 식품으로 수험생의 체력보강에 큰 도움을 준다. 호박 씨에 들어 있는 불포화지방산인 양질의 지방에는 머리를 좋게 하는 레시틴과 필수아미노산이 골고루 들어 있어 지친 수험생들의 뇌 피로를 풀어준다.

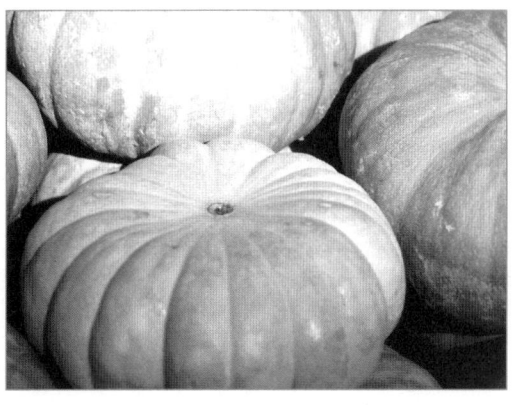

해조류

'바다의 보석'으로 알려진 다시마, 미역, 김 등의 해조류에는 비타민 및 각종 미네랄이 다량 함유되어 있어 뼈의 성장발육을 돕고, 부기를 가라앉히고, 숙변 제거 효과도 있어서 비만 방지에도 좋다.

또한 미역과 다시마에는 갑상선호르몬의 주요 성분인 요오드가 풍부하여 신진대사를 활발하게 하여, 학생들에게 활력을 불어넣어 주고, 각종 질병에 대한 면역력을 길러준다. 그리고 혈액의 산성화를 방지하므로 공부나 운동으로 지친 아이들의 피로를 풀어주는데 큰 도움이 된다.

현미

현미는 각종 비타민이나 미네랄·유기물이 풍부하게 들어 있고, 비타민 B1은 쌀의 당질을 에너지로 변화시키는 작용을 하므로 피로에 지친 수험생의 뇌를 회복시킨다. 또한 백미에 부족한 섬유질이 풍부하여 운동부족으로 인한 수험생의 비만과 변비 해소에도 도움을 준다.

대체로 밥맛을 잃기 쉬운 수험생들에게는 현미를 타지 않을 정도로 검게 볶아 물을 붓고 끓여서 그 물만 마셔도 효과가 좋다.

감자

감자는 주성분이 녹말인 알칼리성 식품으로 철

분·칼륨 등 무기질 성분과 비타민 B·C 복합체를 골고루 함유하고 있다. 인체에서 신진대사를 거치고 나서 산화된 노폐물을 중화시키는 역할을 하므로 수험생의 피로회복에 아주 좋다.

또한 꾸준히 먹으면 입시 스트레스를 해소시켜 심신을 안정시켜 주기도 한다. 감자를 먹을 때 우유나 치즈를 곁들여 먹으면 칼슘을 보완해주어 영양 효율이 높아진다.

두부

두부에는 레시틴은 물론, 고기 못지않게 우수한 단백질이 풍부하게 들어 있으며, 칼슘도 많이 들어 있는 알칼리성 식품이다.

두부를 만들 때 나오는 비지도 훌륭한 영양식품으로, 두부에는 없는 식물성 섬유와 미네랄이 듬뿍 들어 있다.

토마토

비타민 C 덩어리인 토마토는 고기나 생선 등 기름기가 있는 음식과 함께 먹으면 위 속에서 소화를 촉진하고 위의 부담을 가볍게 해서 산성 식품을 중화시키는 역할을 한다.

레몬·오렌지

레몬에는 비타민, 칼슘, 구연산이 풍부해서 몸에 활기를 주며 피로 회복에 좋다. 맛과 향이 강해서 즙을 내어 생선구이 등에 뿌려 먹으면 맛도 산뜻하고 입맛을 돋운다.

오렌지는 비타민 C가 평균 400mg 정도 들어 있으며, 저온에서 장기간 저장해도 영양소의 잔존률이 높다.

오렌지의 독특한 맛을 내는 주성분은 유기산이며 설탕, 포도당, 과당의 형태로 들어 있는 당질도 함유하고 있다.

우유

칼슘이 풍부한 데다가 칼슘의 흡수를 돕는 젖당·카제인(우유의 주요 단백질)이 들어 있으며, 신경의 흥분이나 초조감을 진정시키고 가슴이 두근거리는 증세를 가라앉히기도 한다.

칼슘이 부족하면 뼈가 약해지고 정신적인 스트레스의 원인이 되기도 한다.

특히 우유에 들어 있는 갈락토스는 뇌 조직의 발육에 없어서는 안될 물질이다.

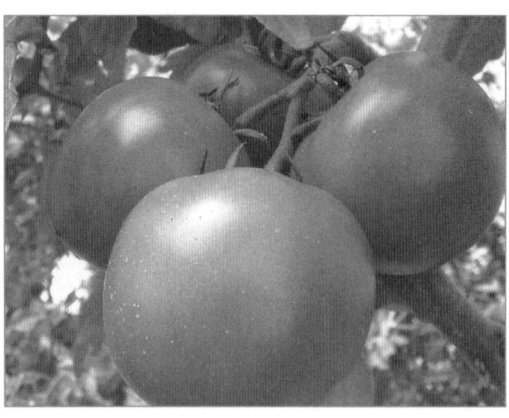
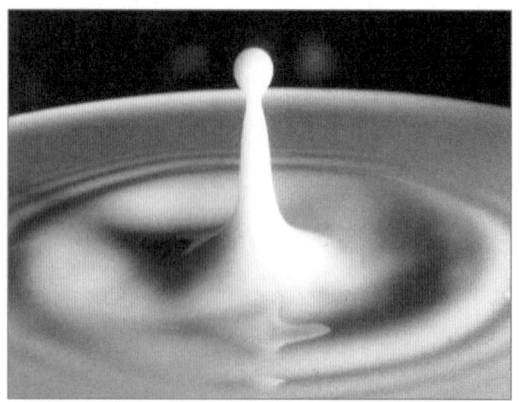

참기름 · 옥수수 기름

참깨를 볶아 기름을 짜낸 참기름과 옥수수의 배아에서 추출한 기름인 옥수수 기름은 식물성 기름으로 필수지방산과 지용성 비타민의 중요한 공급원이 되는 식품이다.

식물성 기름에는 리놀레산이나 리놀레인산 등의 불포화지방산이 풍부하여 체내에 쌓인 지방을 연소시키고 세포막을 튼튼하게 해준다.

또한, 기름의 산화를 막는 비타민 E는 부신피질호르몬의 분비를 원활히 하고 면역세포를 강하게 해주기 때문에 스트레스에도 강해진다.

된장 · 청국장

콩을 원료로 한 된장은 발효 작용으로 단백질이 아미노산으로 변하여 소화가 잘 되는 것이 특징이다.

소화흡수율은 95% 이상으로 식품 중에서 특히 효율이 높다. 된장에 들어 있는 필수아미노산은 달걀에 비해 손색이 없다.

그 중 리신은 밥과 함께 먹으면 영양가가 한층 더 높아지므로 영양면에서도 매우 합리적이다. 수험생에게 된장에 제철 나물이나 조개류를 넣고 국을 끓이거나 삶은 야채를 무쳐 먹여도 좋다.

청국장은 몸의 노폐물을 배출시키고 간의 해독 작용을 할 뿐만 아니라 혈관 내에 쌓인 콜레스테롤을 분해하는 작용도 한다.

등푸른 생선

양질의 단백질은 물론 수험생의 뇌세포 활동을 도와주는 불포화지방산인 DHA · EPA, 각종 영양소가 풍부하게 들어 있어 체력을 보강해 준다.

등푸른 생선은 바다 밑에 사는 흰살 생선과는 반대로 바다 표면 가까운 곳에 살기 때문에 물살에 따라 이리저리 헤엄쳐 다니면서 운동을 많이 하는 편이다. 그래서 근육이 단단하고 지방 함량이 20% 정도 더 높으며 비린내가 많다는 특징이 있다.

대표적인 등푸른 생선으로는 고등어, 꽁치, 정어리, 전갱이, 청어, 삼치, 가다랑어, 참치, 장어, 연어, 방어 등이 있다.

영양면에서는 흰살 생선에 비해 질 좋은 아미노산이 월등히 많을 뿐만 아니라 헤모글로빈 성분이 들어 있는 '혈합육'이 많아 살색이 주로 검붉은 빛을 띤다.

등푸른 생선을 조리할 때는 마늘, 생강, 파 등 향이 강한 양념이나 레몬, 식초, 청주 등을 사용하면 맛을 살릴 수 있다.

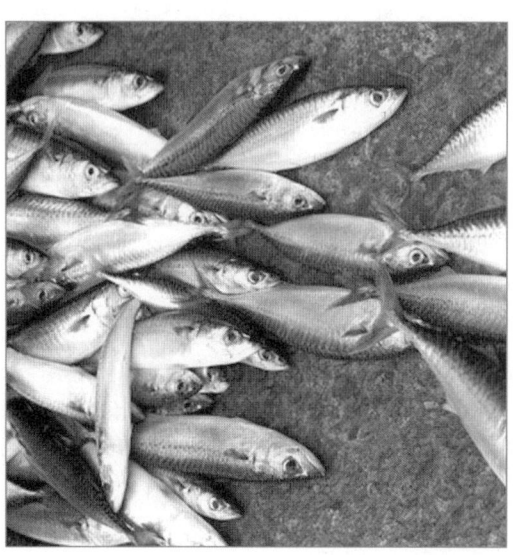

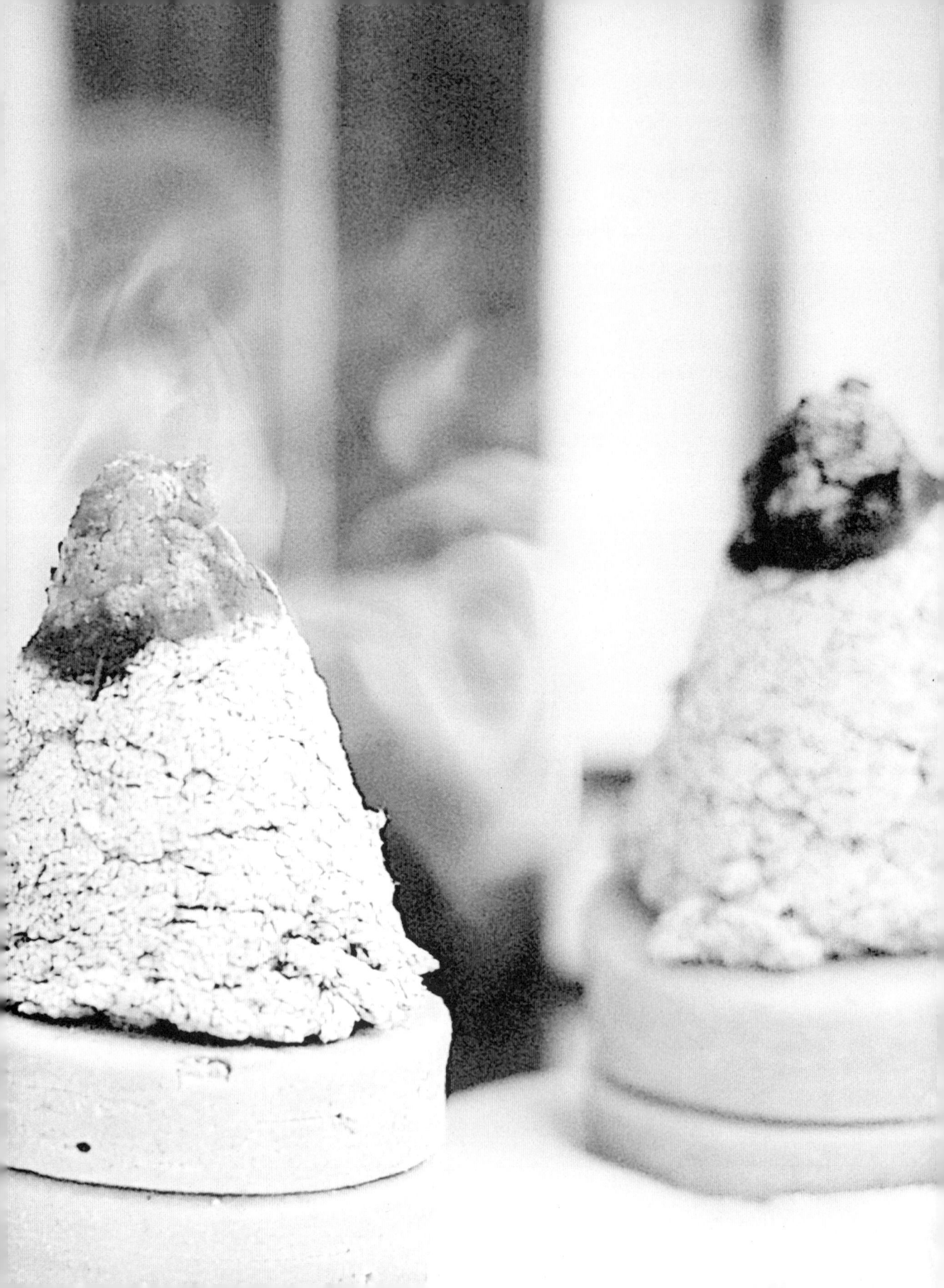

Chapter II
손쉽고 효과 좋은 특수요법

Part 1
꼭꼭 눌러주면 기가 살아나는 손쉬운 지압요법

Part 2
내 몸을 살리는 목욕요법

Part 3
활력을 높이는 족욕요법

Part 4
맞춤 건강을 위한 특선요법

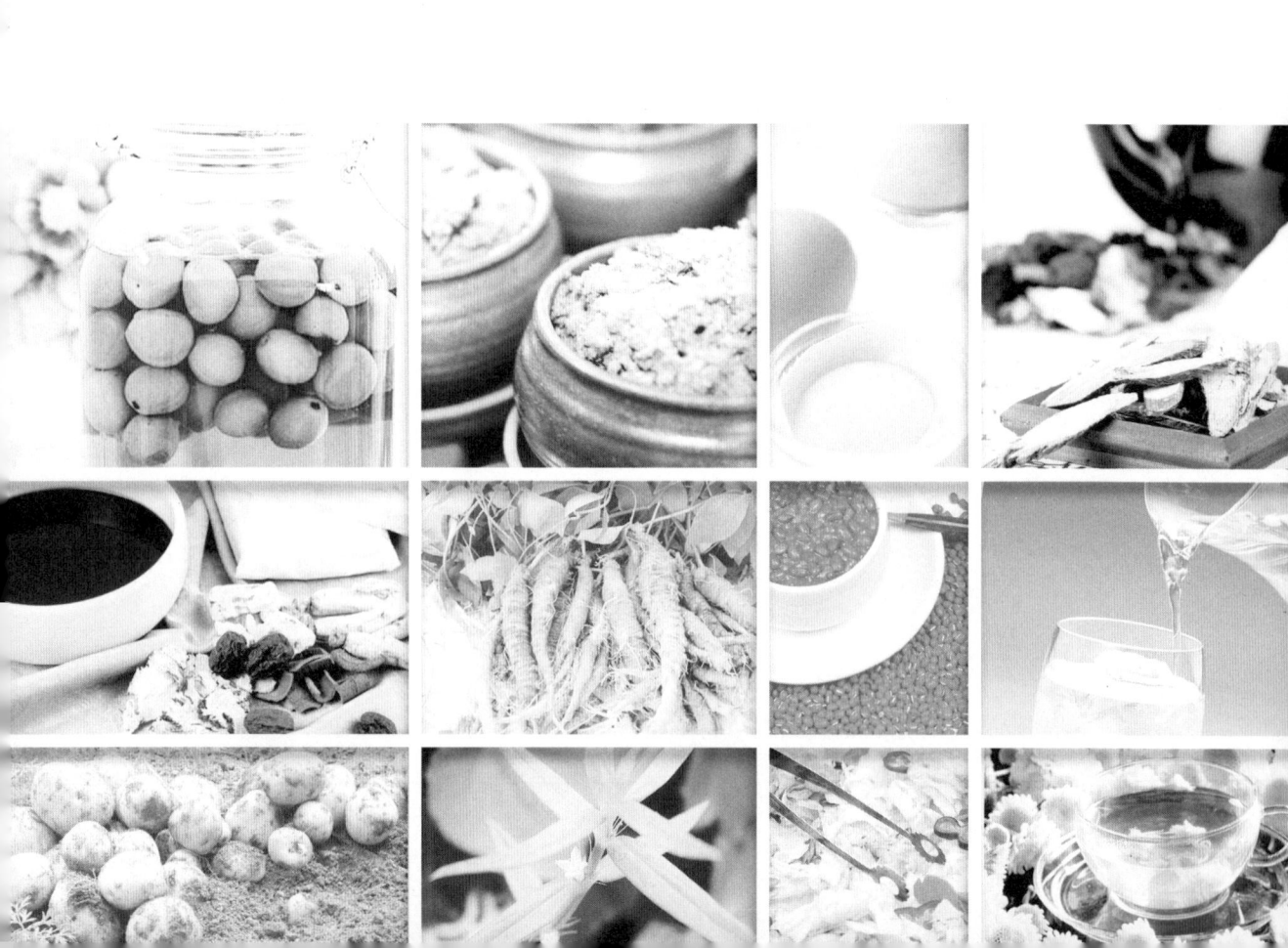

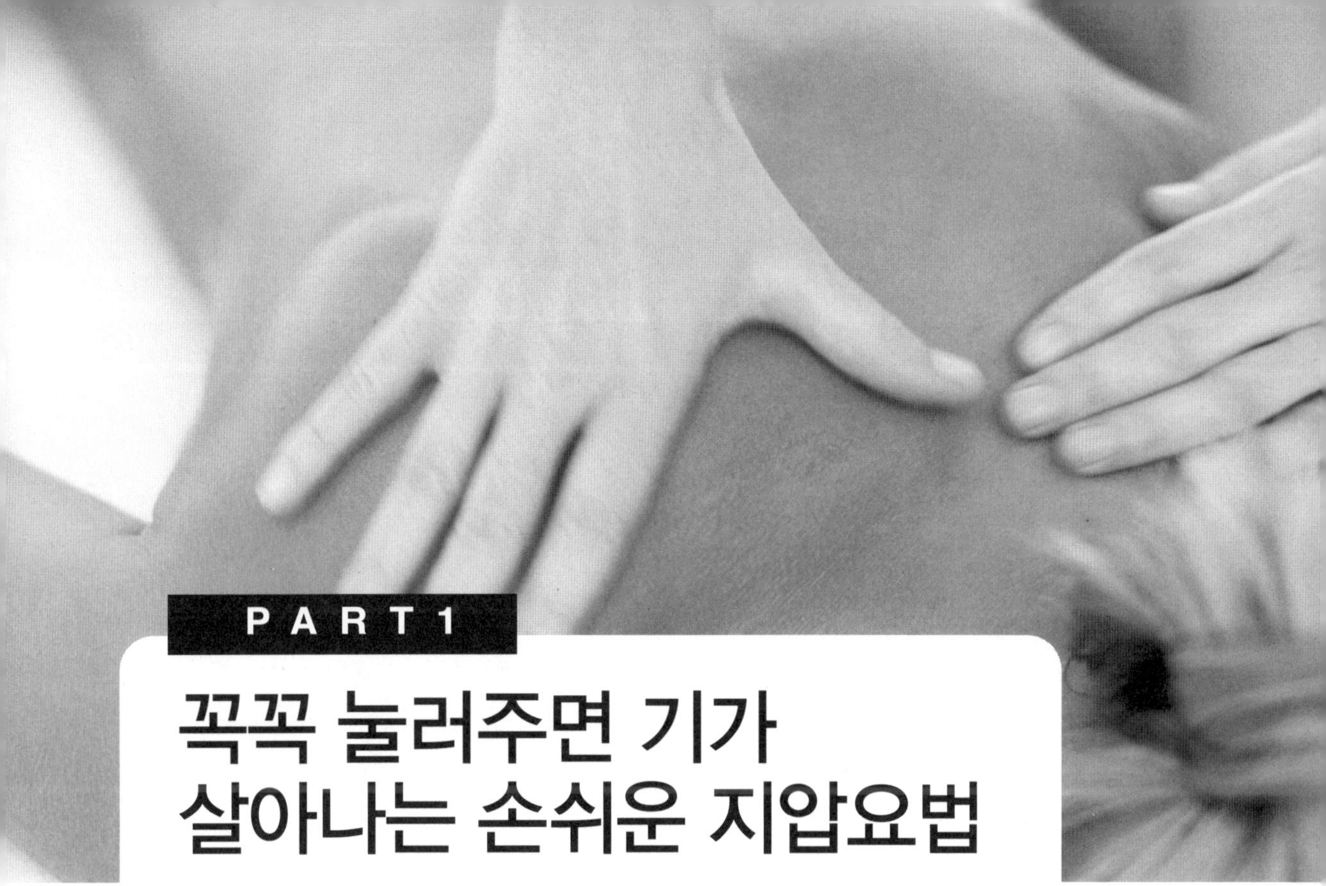

PART 1
꼭꼭 눌러주면 기가 살아나는 손쉬운 지압요법

- 머리 질환
- 생식기 질환
- 생리통이 심하다
- 심·순환계 질환
- 신경정신계 질환
- 소화기 질환
- 동통 질환
- 월경이 불규칙하다
- 부인과 질환
- 대사 질환

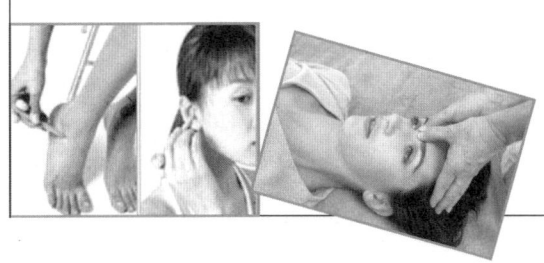
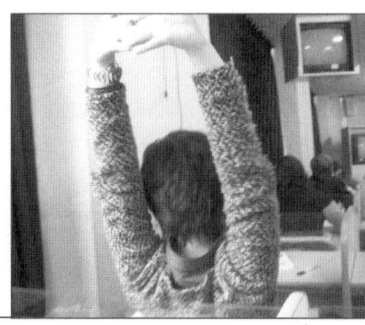

지압의 의미와 요령

한의학에서는 이러한 경락을 따라서 우리 몸의 에너지와 구성 성분이 되는 기혈이 흐르고 있다고 본다. 병이라는 것은 여러 경로를 통해서 나타나게 되지만 이러한 기혈의 순환이 막혔을 경우에도 오게 된다. 예전부터 내려오던 안마나 지압 등의 방법은 바로 경락 위에 분포한 경혈점을 자극함으로써 막혀 있는 기혈의 통로를 뚫어주어 병을 치료하는 데 목적을 둔다.

여기서 소개할 각 질환에 대한 지압 방법은 가장 기본적인 곳 몇 군데만 소개한 것이다. 증세의 상태나 부위에 따라서 위치와 방법이 달라질 수 있지만 제일 기본적이고 지압하기 편리한 곳만을 선택하여 설명해 놓았다. 모든 질환에는 전문 의사의 진찰과 처방이 기본적으로 선행되어야 하지만 간단한 불편감 정도는 아래 방법으로도 좋은 효과를 볼 수 있을 것이다.

〈지압법의 기본〉

① 컨디션이 좋지 않을 때는 피한다.

일반적으로 목욕을 한 후에는 강한 자극이나 뜨거운 자극(찜질요법)을 피하는 것이 좋다. 이때는 혈액순환이 좋은 상태라서 몸의 감수성이 예민해져 있으므로 오히려 기분이 나빠지는 경우가 있다. 또 너무 피곤할 때나 컨디션이 좋지 않을 때, 골절이나 발목을 삐었을 때, 또는 술에 취했을 때도 피하도록 한다. 만복일 때나 공복일 때 배 주변을 자극하는 것도 마찬가지다.

어린아이나 노약자, 임산부 등은 약간만 자극해도 과민 반응을 일으키는 경우가 있으므로 부드럽고 약하게 자극하도록 한다.

② '아프지만 기분 좋은 정도'로 자극한다.

자극할 때 아픔이 조금 느껴질 정도로 누르는 것이 중요하다. '조금 아프지만 기분은 괜찮아!' 하는 정도로 자극한다.

자극하기 전 먼저 양손 바닥을 30번 정도 비벼서 따뜻하게 한다. 차가운 손으로 누르면 누르는 부위의 근육이 긴장되어 자극 효과가 충분히 전달되지 않을 수도 있다. 또 손바닥을 비빔으로써 손에 기(氣)가 생기고, 그 기를 경혈로 보낼 수 있기 때문이다.

③ 조금이라도 매일 자극하는 습관을 들인다.

몇 번을 누르는가, 몇 분 동안 자극하는가는 개인마다 다르고, 그날의 컨디션에 따라 다르다. 기본적으로 하루에 몇 번을 자극하든, 한번에 몇 번 누르든 상관은 없다.

병을 예방할 목적이라면 1~2분 동안 5~10회 실행하는 것이 좋다. 증세가 심한 경우에는 기분이 좋아질 때까지 실행하면 된다. 한번에 너무 많이 해서 피부가 빨개질 정도로 하기보다는 매일 조금씩 지속적으로 하는 것이 중요하다.

④ 하나, 둘, 셋을 셀 동안 눌렀다가 풀어준다.

경혈 자극의 기본은 '눌러 자극하는 것'이다. 하나, 둘, 셋 하고 숫자를 세면서 3~5초 동안 눌렀다가 풀어준 다음, 다시 한 번 하나, 둘, 셋 하고 누르기를 반복한다.

풀어줄 때 피부에서 손가락이 떨어지지 않도록 한다. 호흡은 자연스럽게 하되 누를 때는 숨을 내쉬도록 한다. 풀어줄 때는 숨을 들이마신다.

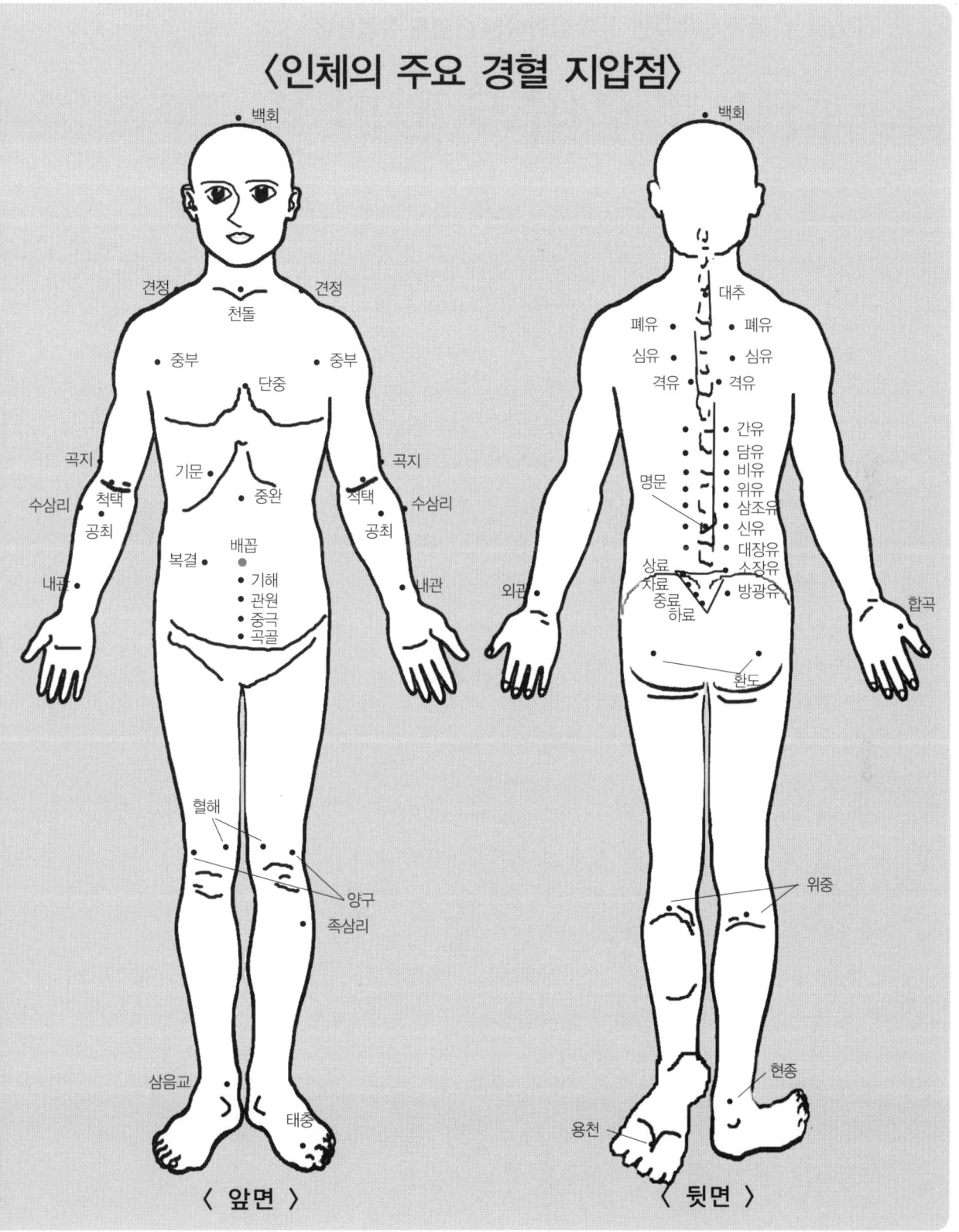

Part 1. 꼭꼭 눌러주면 기가 살아나는 손쉬운 지압요법

머리 질환

두통

두통의 원인은 기질적인 것, 심리적인 것, 목 부위의 긴장 등 여러 가지가 있다. 특정한 원인이 있는 질환적인 두통은 치료하는 것이 우선이나, 체질적인 두통, 즉 특별한 원인이 없는 편두통이나 만성적인 두통은 두면부의 여러 경혈을 자극함으로써 해소할 수 있다.

두통이 있을 때는 의자에 앉아 등을 의자에 꼭 붙이고 고개를 뒤로 한껏 젖히는 운동을 5~10초 동안씩 수시로 해주는 것이 좋다. 그러나 무엇보다 지압만큼 효과적인 치료법도 드물다.

두통과 관련된 경혈을 차례로 눌러주되 너무 세게 누르지 말고 가볍게 10초씩, 지속적으로 3회 정도 반복한다.

🌀 백회

일반적으로 가장 많이 알려진 부위는 '백회'라는 경혈이다. 머리 꼭대기에 있으며, 양쪽 귀를 연결하는 선과 양 눈썹 사이에서 뒷머리 한가운데를 잇는 선이 교차하는 지점에 있는 경혈이다.

즉, 머리의 가장 꼭대기에 위치한다고 보면 된다. 손가락으로 누르면 찌릿한 아픔이 있다.

욱씬거리는 두통에 효과적이며, 머리와 관련된 여러 증세에 이곳의 자극은 모두 효과가 있다.

이곳을 자극할 때는 양손으로 머리를 감싸고 양손의 가운뎃손가락을 겹친 후 천천히 눌러 자극한다. 2~3분 자극하면 뇌의 혈액순환이 좋아지고 통증이 완화되며 머리가 개운해진다.

주의할 점은 18개월 이전의 소아는 두개골의 봉합이 덜 이루어져 있기 때문에 이 부위를 비롯한 머리 주위의 지압요법을 써서는 안된다.

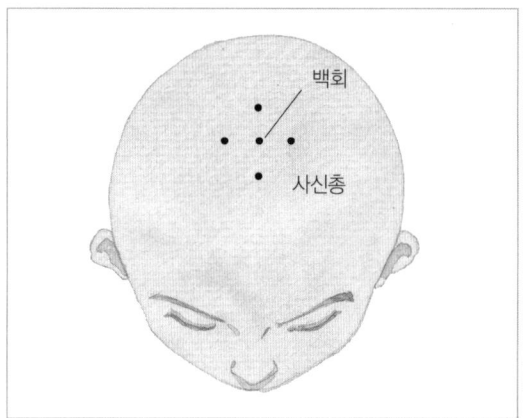

🌀 사신총

백회와 사신총을 지압해 주면 두피가 자극되면서 머리가 숨을 쉬게 되는 효과를 얻을 수 있다.

양쪽 귀에서 머리 꼭대기로 똑바로 올라간 선과 미간 중심에서 올라간 선이 교차하는 점이 '백회'이며, 백회의 전후좌우로 손가락 1마디 정도 나간 4개의 점이 '사신총'이다.

태양

기허에 의한 두통이나 울체와 울화, 분노에 의한 두통 등 스트레스성 두통이 있을 때는 '태양' 경혈을 지압해 주면 좋다. '태양' 경혈은 눈꼬리와 귀 사이에 있는데 음식을 씹으면 움직이는 곳이기 때문에 쉽게 찾을 수 있다.

신경이 예민해지면 이 부위에 파란색 핏줄이 도드라지게 튀어나오는 것을 볼수 있다.

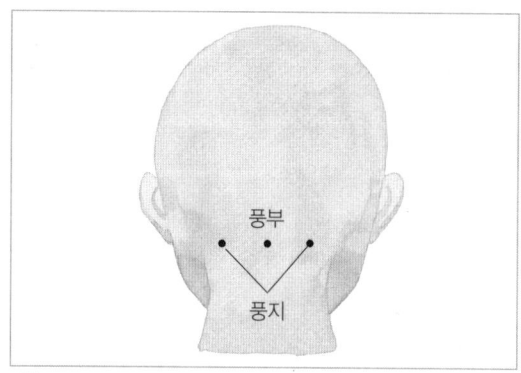

태충

'태충' 경혈은 자율신경실조에 의한 두통이나 고혈압성 두통, 스트레스성 두통에 효과적인 지압점이다.

엄지발가락과 둘째발가락 사이를 더듬어 올라가다 보면 뼈에 걸리는 곳을 만나게 되는데 이곳이 '태충' 경혈이다. 지그시 누르면 시큰하면서 발이 팽창하는 듯 느껴지기도 하고 아프다.

내관

소화기 장애에 의한 두통이나 신경성 두통에 효과적인 지압점이다.

손목을 안쪽으로 굽혔을 때 생기는 손목 주름 중앙에서 팔이 굽혀지는 부위까지를 6등분했을 때 손목으로부터 1/6 되는 지점이 '내관' 경혈이다.

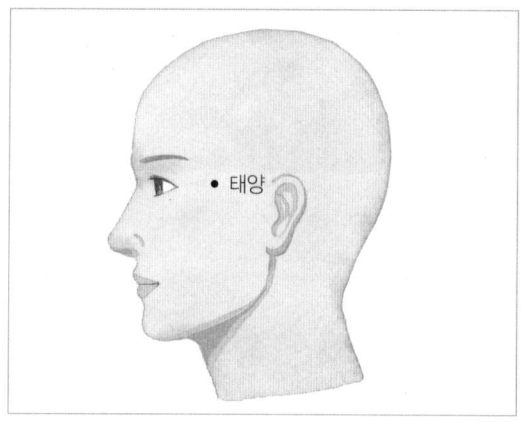

풍지, 풍부

'풍지' 경혈과 '풍부' 경혈은 모두 뒷머리에 있기 때문에 뒷머리에 주로 오는 후두통이나 감기, 중풍, 고혈압 등 '풍'에 의한 두통에 효과적이다.

'풍지' 경혈은 귀 뒤의 엄지손톱 크기로 볼록 튀어나온 유양돌기 뒤로부터 약간 아래쪽에 위치하고 있는 움푹 들어간 곳이다.

'풍부' 경혈은 2개의 '풍지' 경혈을 연결하는 직선상의 중간 지점으로 역시 움푹 들어가 있다. 목 뒤의 중간 지점에서 머리카락이 나기 시작한 곳을 더듬다 보면 쉽게 찾을 수 있다.

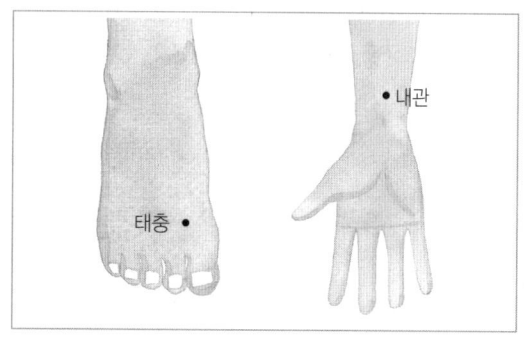

용천

'용천' 경혈은 열 에너지와 호르몬을 조절하는 곳이기 때문에 '음허두통'을 다스리는 데 효과적이다.

발바닥을 구부렸을 때 엄지발가락과 셋째발가락 사이에 생기는 사람 인(人)자 모양의 줄무늬 중앙이 바로 '용천' 경혈이다.

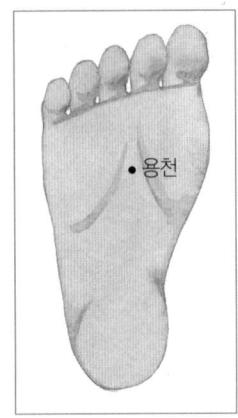

만성 피로

현대 사회는 TV, 컴퓨터 등 각종 매체의 발달로 인간의 눈을 혹사시키고 있다. 컴퓨터 앞에 앉아 장시간 눈을 혹사시키면, 눈이 침침해지고 부시거나 눈동자가 아프고 눈물이 나기 쉽다. 심하면 눈 주변에 가끔 경련이 일어나기도 한다. 눈이 피로할 때는 잠시 쉬면서 눈 주위의 주요 부위를 자극하면 피로가 풀린다.

찬죽

보통 눈동자가 아프고 압박감이 느껴질 때는 '찬죽'과 '승읍(承泣)'을 자극한다.

'찬죽'은 눈썹의 안쪽 끝부분에 위치해 있다. 눈을 감고 양손 엄지손가락을 '찬죽'에 대고 위에서 아래로 눌러 자극한다. 다른 4개의 손가락은 이마 위쪽을 가볍게 누른다.

승읍

보통 눈동자가 아프고 압박감이 느껴질 때는 '찬죽'과 '승읍(承泣)'을 자극한다.

'승읍(承泣)'은 양쪽 눈 아래에 위치한 경혈이다. 눈동자 한가운데에서 바로 아래 눈과 뺨의 경계 부위가 걸쳐지는 뼈 부위를 누르면 찌릿한 느낌이 드는데 이곳이 바로 '승읍'이다.

양손의 엄지손가락으로 아래턱을 누르고 집게손가락과 가운뎃손가락을 합쳐서 '승읍'에 대고 눌러 자극한다.

눈에 피로가 있을 때에는 위의 두 가지 경혈 이외에도, 눈 주위의 여러 부위를 눌러보아 압통점이 느껴질 때 수시로 자극하면 피로감이 확연히 개선된다.

귓불

평소 눈 주위를 중심으로 손으로 가볍게 눌러주는 지압을 해주는 것도 좋고, 특히 귓불을 자주 마사지하는 것도 눈의 피로를 푸는 데 효과적이다.

백회, 태양, 곡빈

이들 경혈은 모두 두정부나 측두부에 위치하는 경혈들이다.

'백회' 경혈은 좌우 양쪽 귀를 잇는 선과 양 눈썹 중앙에서 뒷머리를 잇는 정중선과 마주치는 교차점인 정수리에 위치하고 있다.

'태양' 경혈은 눈썹꼬리의 바깥쪽과 눈꼬리의 바깥쪽 중간 부분에 위치하고 있다.

'곡빈' 경혈은 협골궁에서 위쪽으로 손가락 1~2마디만큼 위의 수평선이 귀 바로 옆 머리카락과 교차하는 곳에 위치하고 있으며, 입을 벌렸을 때 오목하게 들어가는 부분이다.

이들 경혈들은 모두 눈의 피로를 말끔히 풀어주며 눈의 피로로 동반되는 두통 등을 풀어주는 긴요한 경혈이다.

동자료, 정명, 사죽공

이들 경혈들은 모두 눈 둘레에 위치하고 있는 경혈들이다.

'동자료' 경혈은 눈꼬리에서 손가락 1마디만큼 바깥쪽의 오목하게 들어간 부분에 위치하고 있다.

'정명' 경혈은 눈 안쪽과 콧날 사이에 있는 오목하게 들어간 부분에 위치하고 있다.

'사죽공' 경혈은 눈썹의 바깥쪽 끝을 손가락으로 누르고 상하로 움직이면 뼈의 작고 오목한 부분에 닿게 되는데 바로 그 부분에 위치한다.

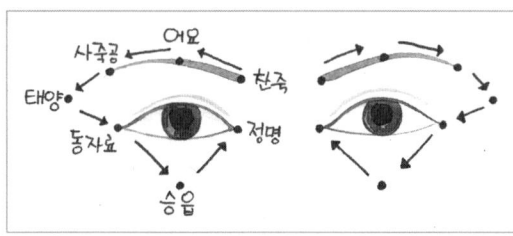

천주, 풍지

'천주' 경혈은 목뒤의 머리카락이 나 있는 부분에 2개의 굵은 근육이 있는데, 이 근육의 바깥쪽에 오목하게 들어간 부분에 위치하고 있다.

'풍지' 경혈은 목 뒤쪽에 머리카락이 나는 부분에 승모근이라는 2개의 굵은 근육의 양 바깥쪽에서 약간 떨어져서 오목하게 들어간 부분에 위치하고 있다.

이들 경혈들은 모두 눈의 피로뿐 아니라 눈의 피로에 의해 목이 뻐근하고 머리가 무거울 때도 효과가 있는 경혈들이다.

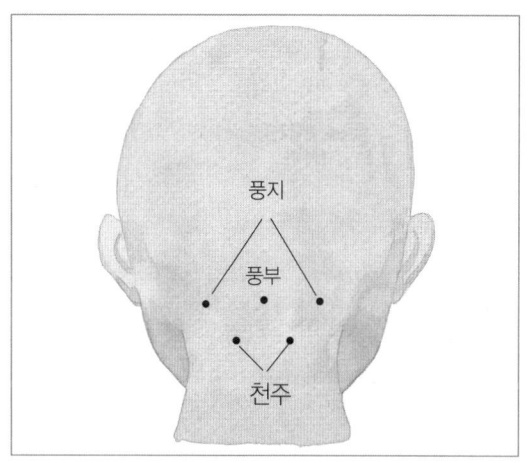

견정, 견중수

'견정' 경혈은 뒷목 부분과 어깨 끝의 중간 지점에 위치하고 있다.

'견중수' 경혈은 제7경추(머리를 앞으로 숙였을 때 목뼈 중 가장 툭 불거지는 뼈) 아랫부분에 오목하게 들어간 부분에서 옆으로 손가락 2~3개 정

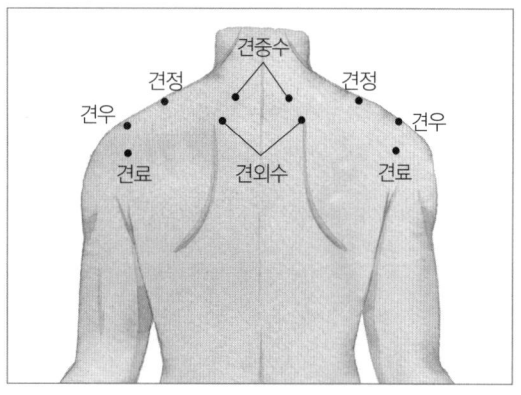

도 어깨 쪽에 위치하고 있다.

이들 경혈들은 모두 눈의 피로와 동반되는 어깨의 뻐근함을 완화시켜 주는 경혈들이다.

간수, 신수

'간수' 경혈은 제9흉추에서 좌우 양쪽으로 3cm 떨어진 곳에 위치하고 있다.

'신수' 경혈은 제2요추에서 좌우 양쪽으로 3cm 떨어진 곳에 위치하고 있다.

이들 경혈들은 척추를 사이에 두고 좌우에 각 1개씩 있는데, 간 기능을 좋게 하여 간과 밀접한 관계인 눈을 좋게 하며, 신장을 좋게 하여 신수(腎水)를 눈에 충분히 공급시켜주는 경혈들이다.

백내장

백회

좌우 양 귀를 잇는 선과 좌우 미간의 중앙에서 똑바로 올라간 선이 교차하는 점에 위치한다.

찬죽, 사죽공, 정명, 동자료, 태양

이들 경혈들은 모두 눈 주위에 위치하고 있는 경혈들이다.

'찬죽' 경혈은 좌우의 눈썹 안쪽에 위치하고 있는 경혈이다.

'사죽공' 경혈은 눈썹의 바깥쪽 끝을 손가락으로 누르고 상하로 움직이면 뼈의 작고 오목한 부분에 닿는데, 바로 그 부위에 위치하고 있다.

'정명' 경혈은 눈 안쪽과 콧날 사이에 있는 오목하게 들어간 부분에 위치하고 있다.

'동자료' 경혈은 눈꼬리 바깥쪽에서 손가락으로 1마디만큼 떨어진 곳으로 뼈 옆에 오목하게 들어간 곳에 위치하고 있다.

'태양' 경혈은 눈썹 바깥쪽 끝과 눈꼬리 바깥쪽 사이의 한가운데 있는 경혈이다.

합곡, 상양

이들 경혈들은 모두 손에 위치하고 있는 경혈들이다.

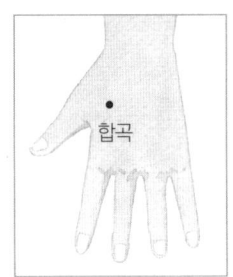

'합곡' 경혈은 엄지와 둘째손가락 사이의 손등을 거슬러 올라가면 두 손가락의 뼈가 만나는 곳에서 더 이상 올라갈 수 없는 함몰 부위에 위치하고 있다.

'상양' 경혈은 둘째손가락의 손톱 바로 옆으로 엄지손가락 쪽에 위치하고 있다.

사백

눈 아래를 손가락으로 짚으면 눈동자가 들어간 뼈의 오목한 부분의 아래 부분에 닿는데, 이곳에서 손가락 1마디만큼 내려간 곳에 위치하고 있다.

여태, 광명, 족삼리

이들 경혈들은 모두 발과 다리에 위치하고 있는 경혈들이다.

'여태' 경혈은 둘째발가락의 발톱 뿌리 부분에 위치하고 있다.

'광명' 경혈은 바깥쪽 복사뼈 중앙의 가장 높은 곳에서 맨 위로 손가락 5마디만큼 올라간 곳에 위치하고 있다.

'족삼리' 경혈은 슬개골의 바로 바깥쪽 아래에 오목하게 들어간 부분이 있는데, 이 오목한 부분과 바깥쪽 복사뼈의 하단 중앙을 연결한 선으로 오목하게 들어간 부분에서 아래로 손가락 3마디만큼 내려간 곳에 위치하고 있다.

🌀 명문, 간수

이들 경혈들은 모두 등에 위치하고 있는 경혈들이다.

'명문' 경혈은 제2요추의 중심에 위치한다.

'간수' 경혈은 제9흉추에서 좌우 양쪽으로 3cm 떨어진 곳에 각각 1개씩 위치하고 있다.

《동의보감》에는 이 경혈들 외에도 "내장(內障)에는 족궐음과 족소음경의 양교맥을 쓴다."고 기록하였다.

또한 예막을 없애는 방법으로 다음과 같은 방법을 제시하고 있다.

"게사니깃[鵝翎]; 거위의 깃을 잘라서 검은자위나 흰자위에 대고 빨아 당기게 한다. 그러면 예막이 몰리는데 이때에 그것을 갈고리 끝에 걸어 잡아당겨서 베어 버리면 곧 밝게 볼 수 있게 된다. 피가 나오는 것은 솜을 대서 멈춰야 한다. 3일이 지나면 낫는다."고 했다.

녹내장

🌀 풍부, 풍지

'풍부' 경혈은 후두부의 중심선으로, 머리카락이 나는 부분에서 위쪽으로 손가락 1마디만큼 올

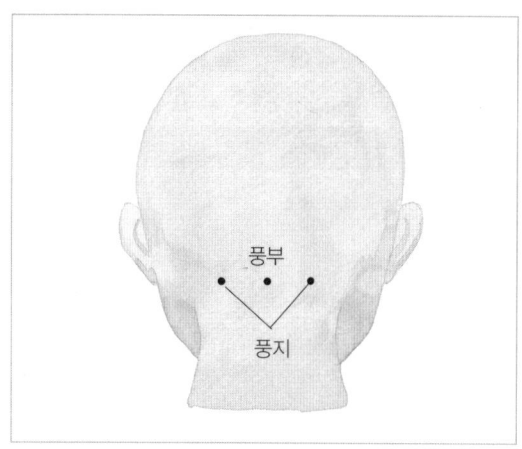

라간 부분에 위치하고 있다.

'풍지' 경혈은 목 뒤쪽에 머리카락이 나는 부분에 승모근이라는 2개의 굵은 근육의 양 바깥쪽으로 약간 떨어져서 오목하게 들어간 부분에 위치하고 있다.

🌀 통리, 합곡

'통리' 경혈에 대해 《동의보감》에는 "손목 뒤에서 3cm쯤 위에 있으며 수소음경의 낙혈이다. 여기서 갈라져 수태양경맥으로 간다."고 했다. 그만큼 중요한 경혈이다.

'합곡' 경혈은 엄지손가락과 둘째손가락의 사이를 손등에서 거슬러 더듬어 올라가다 보면 두 뼈 사이에 걸려 더 이상 올라가지 못하는 부분에 위치하고 있다.

🌀 신맥, 조해

'신맥' 경혈은 바깥쪽 복사뼈의 바로 아래이며, 손가락으로 누르면 오목하게 들어가는 부분에 위치하고 있다.

'조해' 경혈은 안쪽 복사뼈의 하단에서 맨 아래

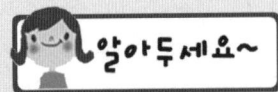 눈을 강화하는 비법

《동의보감》에는 눈병을 조리하는 방법으로 "시력을 돋우려면 늘 눈을 감고 있어야 한다."면서 "지나치게 책을 많이 읽거나 도박을 하여 눈병이 생긴 것을 간로(肝勞)라고 한다. 이 병은 3년 동안 눈을 감고 있지 않으면 치료하지 못한다."고까지 극언한 바 있으며, 또 "팽진인(彭眞人)은 눈병이 생겼을 때 밤낮을 가리지 않고 눈을 똑바로 뜨고 곧추보다가는 감고, 감았다가는 곧추보곤 하였다. 얼마 후에 또 그렇게 하기를 오랫동안 하였는데 가을 짐승의 솜털까지 볼 수 있게 되었다. 서진인(徐眞人)도 눈병을 앓았을 때 캄캄한 방에 단정하게 앉아서 눈알을 81번 굴리고는 눈을 감고 정신을 모으기를 반복하였는데, 몇 해 동안 하지 않아서 이상한 광채가 나더니 금고리처럼 되면서 영원히 어두워지지 않았다. 그리하여 서진인은 눈알을 굴렸더니 어두움 사라졌네 라는 노래까지 지었다."고 실화를 소개한 바 있다.

아울러 눈을 조리하는 좋은 방법으로 다음과 같이 제시했다.

▶ 두 손바닥을 뜨겁게 비빈 다음 두 눈을 매번 14번씩 눌러준다.
▶ 늘 손가락으로 두 눈썹 끝의 작은 구멍이 있는 곳을 27번 누르고 또 손바닥이나 손가락으로 양쪽 눈 밑의 관골 부위를 비빈다. 또는 손으로 귀를 40번 잡아당기면서 비비어 약간 따뜻하게 하고는 곧 손으로 이마를 쓸어올리는데, 눈썹 한가운데서부터 머리털이 난 짬 사이까지 27번 비비고는 침을 몇 번 삼킨다.

그러면서 "이렇게 늘 하면 눈이 밝아지는데 1년만 하면 밤에도 책을 볼 수 있게 된다."고 했다. 물론 이외에도 틈틈이 안근체조를 해주면 시력을 회복하고 눈의 노화를 방지할 수 있다. 안근체조를 할 때는 눈을 살며시 감은 채 실시하고 눈동자를 직접 누르지 않도록 주의한다.

① 눈과 눈 사이의 코를 엄지와 검지손가락으로 잡은 다음 양 손가락을 그대로 이마 쪽으로 밀어올린다. 이 동작을 3초 동안 실시한다.

② 역시 엄지와 검지손가락으로 코의 가장 굵은 뼈가 만져지는 부분을 세게 잡고 3초 동안 천천히 압박한다. 흐렸던 눈이 환해지면서 기분도 상쾌해지는 것을 느낄 수 있다.

③ 눈의 피로로 인해 두통과 어깨결림, 등근육의 경직까지 동반될 때는 눈두덩과 눈 밑을 동시에 가볍게 눌러준다. 양손의 검지손가락으로는 눈두덩, 양손의 엄지손가락으로는 눈 밑을 동시에 살짝 눌러주되 압박하는 시간은 1초면 적당하다. 1초 동안 살짝 눌렀다 떼기를 10회 되풀이한다.

로 손가락 1마디만큼 내려간 곳의 오목한 부분에 위치하고 있다.

🌀 상성, 백회

'상성' 경혈에 대해 《동의보감》에는 "이마 위에 있다. 코와 수직이 되게 올라가는데 머리털이 돋은 경계에서 3cm쯤 올라가 콩알이 들어갈 만한 정도로 오목해진 곳에 있다."고 했다.

'백회' 경혈은 좌우 양쪽 귀를 잇는 선과 양 눈썹 중앙에서 뒷머리를 잇는 정중선과 마주치는 교차점인 정수리에 위치하고 있다.

🌀 동자료, 정명, 사죽공, 찬죽

'동자료' 경혈은 눈꼬리에서 손가락 1마디만큼 바깥쪽의 오목하게 들어간 부분에 위치하고 있다.

'정명' 경혈은 눈 안쪽과 콧날 사이에 있는 오목하게 들어간 부분에 위치하고 있다.

'사죽공' 경혈은 눈썹의 바깥쪽 끝을 손가락으로 누르고 상하로 움직이면 뼈의 작고 오목한 부분에 닿게 되는데 바로 그 부분에 위치한다.

'찬죽' 경혈은 좌우의 눈썹 안쪽 끝에 위치하고 있다.

🌀 광명, 지오회

'광명' 경혈은 바깥쪽 복사뼈 중앙의 가장 높은 곳에서 맨 위로 손가락 5마디만큼 올라간 곳에 2개의 근육이 있는데, 이 2개의 근육 사이에 위치하고 있다.

'지오회' 경혈을 《동의보감》에서는 "새끼발가락과 네 번째 발가락 사이의 밑 마디 뒤 협계혈에서 3cm쯤 위의 오목한곳에 있다."고 했다.

🌀 거료

콧구멍의 높이에서 수평선을 긋고 그 수평선과 눈동자에서 똑바로 아래로 내린 선이 교차하는 부분에 위치하고 있다. 콧구멍에서 손가락 1마디만큼 바깥쪽 코의 양옆에 있다.

《동의보감》에는 이 경혈에 뜸을 뜬다고 했다.

🌀 간수, 명문

'간수' 경혈은 제9흉추에서 좌우 양쪽으로 3cm 떨어진 곳에 위치하고 있다.

'명문' 경혈은 제2요추의 중심에 위치한다.

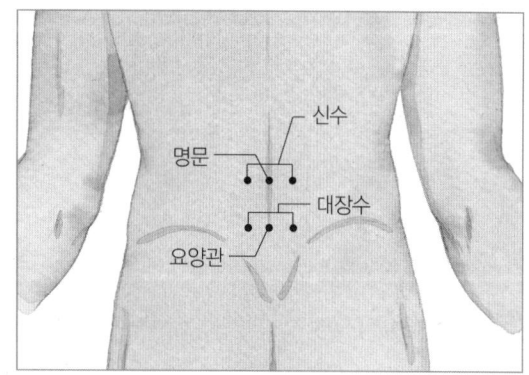

코 질환

콧물과 코막힘은 생활에 불편을 줄 뿐만 아니라, 머리를 띵하게 만들어 집중력을 떨어뜨리기도 한다.

알레르기 비염이나 축농증으로 인해서 이러한 불편감이 생길 수도 있지만 별다른 원인도 없이 코의 불편감이 나타나는 경우도 많이 있다.

코 주변의 중요한 부위를 자극하여 언제나 상쾌함을 유지하도록 하자.

🌀 영향

코 양쪽 한가운데 부분의 움푹 들어간 지점이 코의 순환을 좋게 하는 데 효과가 있다.

'영향(迎香)'이라는 경혈인데 미간과 양쪽 코끝의 중간지점을 눌러보면 찌릿하게 느껴지는 부위가 바로 그곳이다.

엄지손가락과 집게손가락으로 좌우의 코 중간 부위를 누르고, 위를 향해 눌러 자극한다. 그 다음 힘을 풀어주고 다시 눌러 자극한다. 30초에서 1분 동안 반복한다.

코의 여러 질환에는 코와 주위의 근육을 마사지하되 위의 코 순환점을 중점적으로 마사지한다. 우선 코를 잘 풀고 나서 양손 집게손가락을 30번 정도 서로 비벼 따뜻하게 만든다.

집게손가락의 옆면으로 콧날의 양면을 힘껏 비빈다. 눈 안쪽 끝에서 콧방울까지 50번 정도 비빈 다음 마지막으로 코 양측 옆을 자극한다.

귀울음

귀 질환 중 가장 흔히 볼 수 있는 귀울음은 청각 신경계의 장애로 일어나는 현상으로, 고혈압 이상, 갱년기 장해, 당뇨병, 스트레스, 난청, 노화 등이 원인이다.

한의학에서는 신경성으로 나타나거나 신장 기능계의 이상으로 생긴다고 본다. 오랫동안 계속되면 불쾌해지고 초조해지기 쉽다.

귀울음은 기본적으로 의료인의 진단이 선행되어야 하지만, 다음과 같은 방법을 병행하면 치료에 많은 도움이 된다.

🌀 이문, 청궁, 청회

귓구멍 앞에 약간 두툼한 곳 앞쪽 부분에 있는 세 개의 경혈로, 위에서부터 '이문(耳門)', '청궁(聽宮)', '청회(聽會)'가 있다.

손으로 만져보면 귀 바로 앞에 약간 함몰되어 있는 부위가 바로 이 세 경혈들이다. 이 부분을 또 다른 말로 '귀울음대'라고도 한다.

이 부위를 자극할 때에는 우선 양손가락을 서로 비벼 따뜻하게 한다. 가운뎃손가락의 배면으로 힘을 주어 '귀울음대'를 아래위로 100번 정도 마사지한다.

귀가 따뜻해지면 잠시 쉬었다가 다시 반복한다. 양쪽 귀를 동시에 실행한다.

이 부위의 자극은 귀울음뿐만 아니라 중이염, 난청 등 귀의 제반 증세에 좋은 효과를 볼 수 있다.

이와 함께 귓바퀴의 뒷부분을 위와 같은 방법으로 함께 자극하면 더욱 좋다.

Part 1. 꾹꾹 눌러주면 기가 살아나는 손쉬운 지압요법

소화기 질환

소화 질환

폭음과 폭식이 계속되거나 스트레스가 쌓이면 위가 아프고, 소화가 안될 뿐만 아니라, 식욕이 떨어지는 등 위장의 기능이 흐트러진다. 위장의 기능을 바로잡는 복부의 경혈을 자극해서 지친 위장을 회복하도록 하자.

식욕부진, 소화불량, 위장허약 등을 개선하는 데 효과적이다.

중완

가슴뼈 제일 아래 끝에 위치한 명치와 배꼽을 연결하는 선 한가운데에 있는 경혈로서 '중완(中脘)' 이라고 불리는 부위가 있다.

이곳이야말로 몸 가운데 중에서도 한가운데라고 할 수 있다.

이 '중완' 은 위장의 기능을 바로잡고 활성화시켜 주는 경혈이다.

먼저 양손을 겹쳐 손의 온기로 경혈을 따뜻하게 한 다음, 양손의 집게손가락과 가운뎃손가락을 겹쳐 '중완' 에 대고 눌러 자극한다.

다만, 식후 배가 부른 상태에서는 자극하지 않도록 하자. 또한 이 부위를 자극할 때는 똑바로 위를 보고 누운 채로 무릎을 굽히고 자극하는 것이 좋다. 복부 근육의 긴장이 그 자세에서 가장 잘 풀어지기 때문이다.

복부 마사지

손바닥 전체를 이용한 복부 마사지도 효과가 좋다.

먼저 양손바닥을 맞닿아 비벼 마찰열

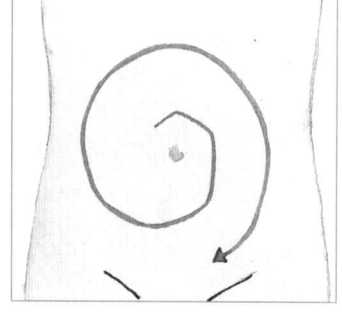

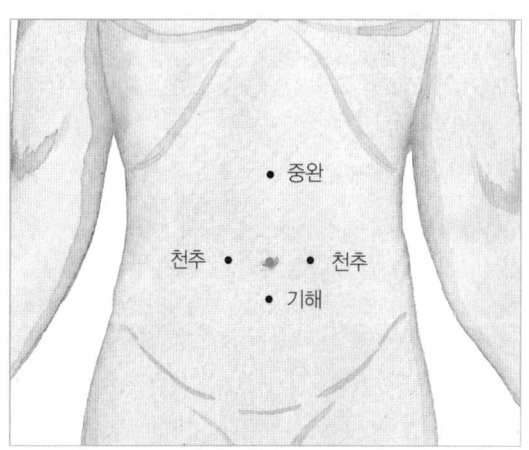

이 일어나게 한다. 그 다음 복부의 배꼽을 중심으로 시계방향으로 천천히 눌러 마찰열이 복부에 전해짐과 동시에 복부 근육의 마사지를 한다.

이 방법은 옛날 우리 엄마들의 손을 약손으로 만들어준 전통적인 방법이기도 하다.

위염

천추
배꼽 양옆으로 손가락 2마디만큼 떨어진 곳에 위치하고 있다.

복근의 기능을 높여서 만성적으로 위 기능이 좋지 못한 것을 근본적으로 개선할 수 있는 경혈이다.

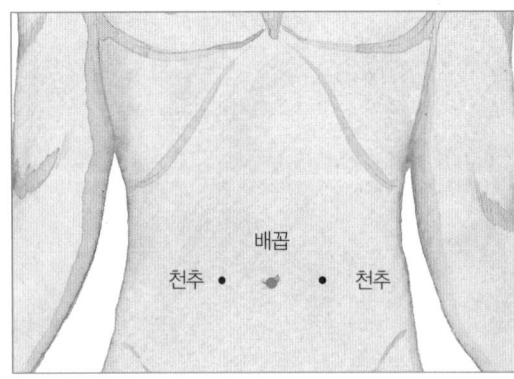

배꼽
천추 ● ● 천추

소상
엄지손가락의 손톱 내측에 위치하고 있다.

급성위염일 때 특히 효과가 있는데, 지압을 한 후에도 통증과 복부 팽만감 등 불쾌감이 가시지 않으면 바늘을 소독한 후 이곳을 찔러 피를 빼면 효과가 빨리 나타난다.

흔히 민간에서 이 부위를 위와 같은 요령으로 피를 빼는 방법을 쓰고 있다.

거궐
명치 한가운데 위치하고 있다.

급성위염일 때 특히 이 부위가 불쾌하거나 통증을 느낀다. 명치의 불쾌감을 비롯해서 위장 증세에 두루 응용할 수 있는 경혈이다.

만성위염의 경우에는 지압도 필요하지만 뜸을 뜨는 것이 효과적이다.

곡골
복부의 중앙선상을 따라 배꼽으로부터 아래로 내려가다가 치골 약간 윗부분에 위치하고 있다. 복부의 여러 증세를 진정시켜 주는 효과가 있다.

위수
제12흉추에서 좌우 양쪽으로 3cm쯤 떨어진 등의 근육에 위치하고 있다.

등의 중앙보다 약간 아래에 위치하고 있는데, 척추의 양쪽으로 각각 1개씩 있다. 위장의 통증을 내리며 위의 기능을 활발하게 해준다.

내관
팔 안쪽 손목의 중심선상으로 손목의 구부러진 부분에서 손가락 2마디만큼 올라간 곳에 위치하고 있다.

위장의 통증을 내리고 위 기능을 조절한다.

족삼리
종아리의 바깥쪽으로, 무릎아래쪽으로 손가락 3마디만큼 내려간 곳에 위치하고 있다. 위의 통증을 진정시키며 소화기 기능을 강화시키는 데 아주 효과적인 경혈이다.

만성위염인 경우에는 뜸을 시술하는 방법이 더욱 더 효과가 좋다.

위하수

합곡, 곡지
'합곡'은 손등에서, 엄지손가락과 둘째손가락

사이를 더듬어 올라가다 보면 뼈에 걸려 더 이상 올라가지 않고 걸리는 부위에 위치하고 있는 경혈이다. 위장 기능을 강화하는 효과가 크다.

'곡지'는 팔꿈치의 구부러진 부분으로 엄지손가락 쪽 방향으로 오목하게 들어간 부분에 위치한다. 소화기 기능 전반을 조절하는 경혈이다.

불용

8번째의 늑골 앞쪽으로, 명치의 양쪽 부분에 위치하고 있다. 소화 장애 또는 위장통증 등을 조절하고 진정시키는 효과가 크다.

한편 명치에 위치하고 있는 '거궐' 경혈과 함께 명치로부터 배꼽 사이의 복부 정중앙선상에 위치하고 있는 '중완' 경혈을 함께 지압해 주면 더욱 효과적이다.

위수

제12흉추를 사이에 두고 척추로부터 양옆으로 약 3cm 떨어진 곳에 각각 1개씩 위치하고 있는 경혈이다. 위장의 기능을 높이고 위액의 분비를 촉진하여 소화 기능을 활발하게 돕는 경혈이다.

한편 '위수' 경혈 바로 위에 위치하면서 비장 기능을 돋우는 '비수' 경혈을 함께 지압해 주면 더욱 효과적이다.

소화성궤양

거궐, 불용, 중완

'거궐' 경혈은 복부의 명치 한가운데에 위치하고 있다.

'불용' 경혈은 명치의 양쪽 부분에 위치하고 있는데, 위통과 위경련을 진정시켜 준다.

'중완' 경혈은 복부의 중심선상으로, 명치와 배꼽의 중간 부분에 위치하고 있다.

궤양성 통증을 완화시키는 효과가 있다.

여태

두 번째 발가락의 발톱에서 세 번째 발가락 쪽의 가장자리에 위치하고 있다. 위통과 위경련을 진정시키며 위산의 과잉 분비를 막아준다.

삼음교, 족삼리

'삼음교' 경혈은 다리 안쪽의 복사뼈에서 손가락 3마디만큼의 윗부분에 위치한다.

'족삼리' 경혈은 종아리의 바깥쪽으로, 무릎 아래에서 대략 손가락 3마디만큼 내려간 곳에 위치하고 있다.

궤양성 통증을 진정시키는 효과가 크다.

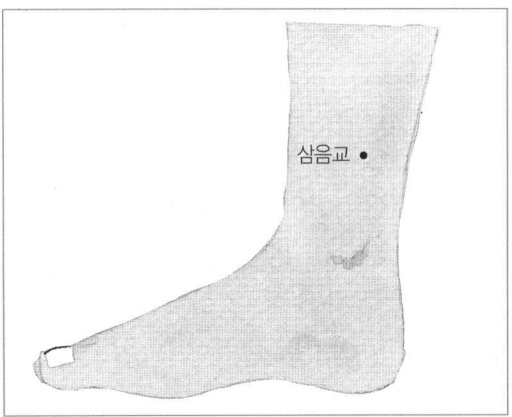

황수, 천추, 대거

'황수' 경혈은 배꼽 양옆에 있다. 즉 배꼽에서 손가락 1마디만큼 바깥쪽 부분이다.

소화 기능을 높이는 효과가 크다.

'천추' 경혈은 배꼽 양옆에서 손가락 2마디만큼 떨어진 부분에 위치하고 있다.

'대거' 경혈은 배꼽의 바깥쪽으로 손가락 2마디만큼 떨어진 곳에서 다시 손가락 2마디만큼 내려간 부분에 위치하고 있다.

격수, 담수, 비수

'격수' 경혈은 제7흉추에서 좌우 양옆으로 3cm 정도 떨어진 지점에 위치하고 있다. 척추를 중심으로 좌우에 각 1개씩 있다. 어깨뼈의 아랫부분 안쪽에 해당한다.

위액 분비를 조절하는 효과가 있다.

'담수' 경혈은 제10흉추에서 양옆으로 3cm 정도 떨어진 지점에 위치하고 있으며 좌우에 각 1개씩 있는데, 알칼리성의 담즙 분비를 촉진하여 위산을 중화시키는 역할을 한다.

'비수' 경혈은 제11흉추에서 좌우 양옆으로 3cm 정도 떨어진 데 위치하고 있다. 척추를 중심으로 좌우 각 1개씩 있다. 위액 분비를 조절해준다.

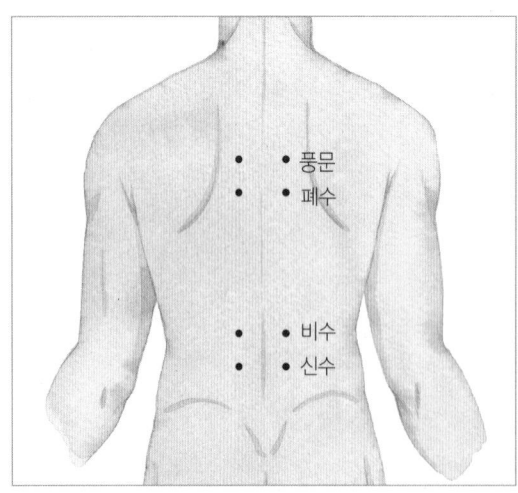

위암

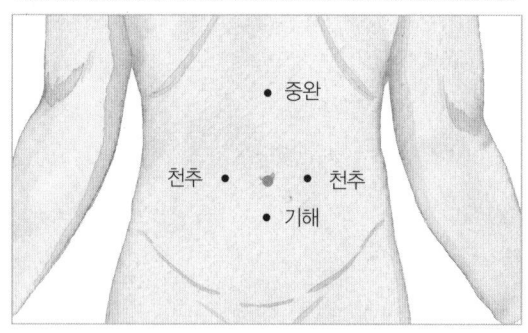

중완

'중완' 경혈은 명치와 배꼽의 중간 부위인 복부의 정중앙선상에 위치하고 있다.

자주 지압해 주고 뜸을 뜨면 효과가 있다.

또 발의 복사뼈 뒤 우묵한 곳에 자기의 나이 숫자만큼 뜸을 뜬다. 또는 기해혈에도 뜸을 뜬다.

족삼리

족삼리 경혈은 무릎에서 아래쪽으로 손가락 3마디만큼 내려가 정강이뼈 바깥쪽 큰 힘줄 안쪽 오목한 곳에 위치하고 있다.

이 경혈에 뜸을 떠도 된다.

현추

제13등뼈 아래에 있는데, 엎드리게 한 다음 경혈의 위치를 잡는다. 지압도 하고 뜸도 뜬다.

비수

제11흉추에서 좌우 양쪽으로 약 3cm 떨어진 곳에 각 1개씩 있다.

비근혈

《동의보감》에는 "비괴를 치료하는 데는 비근혈을 쓴다. 이 혈은 13번째 등뼈 아래에서 양옆으로

11cm쯤 나간 곳에 있는데 흔히 왼쪽에 뜸을 뜬다. 만일 비괴가 좌우에 다 생겼으면 좌우 혈에 다 뜬다."고 했다.

《동의보감》에는 이외에도 다음과 같이 뜸을 시술하면 좋다고 했다. "첫째로, 볏짚 속대로 환자의 엄지발가락 끝에서 발 뒤축 한가운데까지 잰다. 다음 그 한 끝을 꽁무니 끝에 대고 올려 재어 다른 한 끝이 닿는 곳에서 양옆으로 부추 잎 하나의 너비 정도씩 나가서 뜸을 뜨는데, 병이 왼쪽에 있으면 오른쪽에 뜨고 오른쪽에 있으면 왼쪽에 뜬다. 그런데 침을 1cm 정도의 깊이로 놓은 다음 뜸을 7장씩 떠야 효과가 있다.

두 번째, 둘째발가락이 갈라진 곳에 5~7장씩 뜸을 뜨는데, 병이 왼쪽에 있으면 오른쪽에 뜨고 오른쪽에 있으면 왼쪽에 뜬다. 뜸을 뜬 다음 하룻밤 지나서 배가 끓으면서 덩어리가 움직이는 것이 느껴지면 효과가 있다."

변비

변비가 만성화되면 배가 팽팽해지고 아프며, 더욱 심하면 어깨결림이나 현기증이 일어나기도 한다. 또 대장에 쌓여 있는 변이 부패하여 독소를 내뿜게 되면 대장암에 걸릴 위험도 있다.

변비를 해소하는 경혈을 자극하면 장의 움직임이 활발해진다.

간사

손목의 손바닥 쪽 손목주름에서 팔꿈치 쪽 위쪽으로 엄지를 제외한 손가락 네 개를 합친 너비 정도 떨어진 곳으로 타고 올라와 보자. 비교적 잘 잡히는 2개의 팔뼈가 있는데 그 사이에 '간사(間使)'라는 부위가 있다.

누르면 약간 아프다. 이 부위를 엄지손가락으로 눌러 자극한다. 좌우 교대로 실행한다.

가능하면 매일 정해진 시간에 화장실 변기 위에 앉아 천천히 눌러 자극하면 좋다. 자극하는 동안 장이 움직이는 것이 느껴진다.

대거

배꼽을 중심으로 좌우로 사선을 그었을 때 배꼽의 좌우 사선 방향 아래쪽에 '대거(大巨)'라는 경혈이 있다.

즉, 배꼽에서 바로 아래로 손가락 세 개를 합친 정도 내려간 위치에서 좌우 바깥쪽으로 또다시 손가락 세 개 합친 정도 떨어진 곳에 있다. 변비가 있으면 이곳이 단단하며 누르면 약간 아프게 느껴진다.

다리를 어깨넓이로 벌리고 편안하게 서서 양손 엄지손가락을 '대거'에 대고 좌우 동시에 천천히 누른다. 아침에 일어나 화장실에 가기 전이나 잠들기 전 누운 채로 자극해도 효과가 있다.

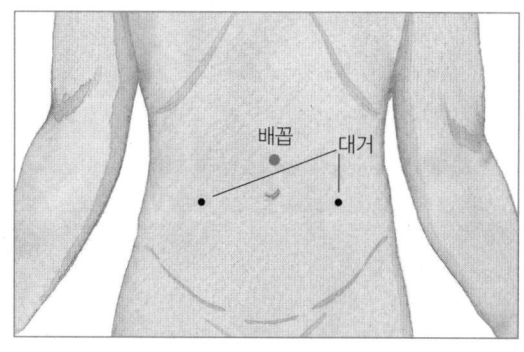

설사

제2요추

설사 중세가 그리 심하지 않을 때는 제2요추를 1~2번 눌러주는 것만으로도 쉽게 효과가 나타난다. 제2요추를 누를 때는 양손으로 턱을 괴여서 엎드리게 한 다음 넓적다리 밑에 베개를 받쳐 허리가 구부려지도록 만든다.

이런 자세를 계속 유지한 상태에서 제2요추 옆을 엄지손가락으로 다리 쪽으로 힘이 가도록 2분 정도 지긋이 눌러주면 된다.

중완, 천추, 관원

배꼽 중심으로부터 명치 끝 사이에 있는 '중완'이라는 경혈과 배꼽 가운데에서 양옆으로 6cm 되는 곳에 있는 '천추' 라는 경혈, 그리고 배꼽 가운데로부터 9cm 아래에 있는 '관원' 이라는 경혈을 차례차례 내려가면서 손가락으로 세게 누르면서 비벼준다.

소화가 잘 되지 않으면서 설사가 동반될 때 실시하면 좋은 방법이다.

대장수, 소장수

소장염과 대장염이 겹쳐서 배가 심하게 아프고 설사도 심할 때는 꽁무니뼈의 '대장수' 라는 경혈(제4, 제5요추 사이에서 양옆으로 6cm 되는 지점)과 '소장수' 라는 경혈('대장수' 경혈에서 아래로 3cm 되는 지점)을 엄지손가락으로 세게 누르면서 비벼주면 효과를 볼 수 있다.

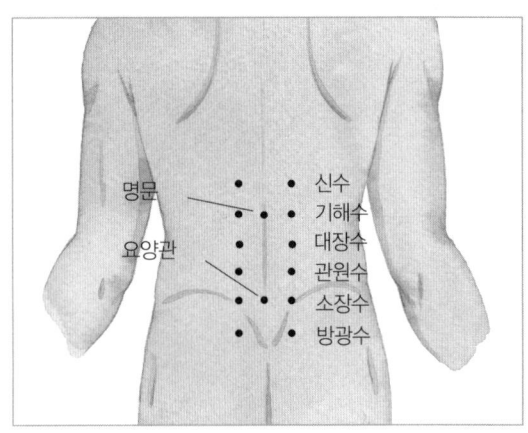

식욕부진

손바닥은 작은 인체라 하여 우리 몸의 여러 장기와 배속시켜 영역을 나눌 수가 있다.

이 중에서 아이가 밥맛이 없을 때는 소화 기능과 관련된 '비·위·대장구'를 지압해 준다.

밥을 잘 먹지 않던 아이가 입맛이 좋아져 밥을 찾게 될 뿐만 아니라, 음식을 먹다 체했을 때나 아이가 우유를 먹다 토할 때 지압을 해주어도 체기가 내려가는 데 도움이 된다.

짜증과 신경질 등으로 까탈스러운 아이의 신경성 식욕부진에는 '수심' 을 함께 지압해 준다.

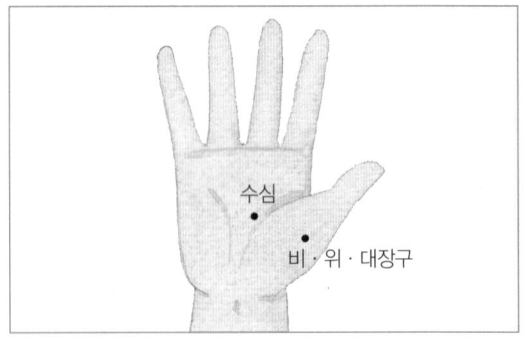

Part 1. 꼭꼭 눌러주면 기가 살아나는 손쉬운 지압요법

생식기 질환

방광염

자주 소변을 보고 싶거나 배뇨 직후 심한 통증이나 잔뇨감이 남는 방광염은 여성에게 많이 나타나는 증세이다.

초기라면 운동요법 등의 관리만으로 치료가 되지만, 만성화되면 치료하기가 상당히 어려운 질병이므로 의사의 지시에 따라 완치될 때까지 꾸준히 치료를 받도록 한다.

이러한 방광염도 역시 아래의 경혈요법을 병행하면 치료시기를 앞당길 수 있다.

방광염에는 우선 허리와 아랫배를 따뜻하게 해주고 허리와 아랫배의 경혈을 지압해주는 것이 좋다. 허리는 척추 양쪽을 따라 위에서 아래로 '신수(腎俞), 기해수(氣海俞), 대장수(大腸俞), 관원수(關元俞), 소장수(小腸俞), 방광수(膀胱俞)'를 지압해 준다.

허리 부분의 지압점은 재발이 잦고 만성화된 방광염에 치료 효과가 좋다. 특히 신수와 방광수가 방광염 치료에 가장 중요한 지압점이므로 이 부분에 신경을 써서 지압을 해주도록 한다.

계속해서 복부의 '수분(水分), 관원(關元), 수도(水道)'를 지압해 준다.

'수분'과 '수도'는 몸의 수분 배출을 조정하는

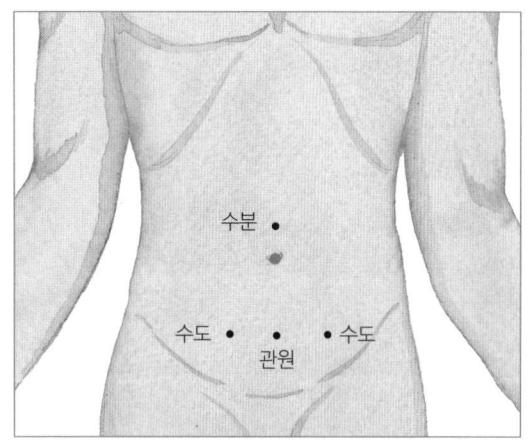

효과가 있어서, 방광염으로 소변이 시원치 않을 때 지압해 주도록 한다.

'관원'은 인체의 기운이 축적되어 있는 하단전으로 방광과 해부학적으로 일치하는 지점이므로, 지압을 해주거나 1일 2회, 1회에 5장씩 뜸을 떠주면 더욱 좋다.

단, 임산부의 경우 허리의 지압점은 손가락으로 지그시 눌러주도록 하며, 복부는 지압과 뜸이 위험할 수 있으므로 따뜻하게 찜질을 하거나 손바닥으로 부드럽게 마사지하는 것이 좋다.

중극

하복부의 방광 바로 위에 '중극(中極)'이라는 부위가 있다. 치골 위쪽 중앙에서 1cm 정도 위에 위치해 있다.

눌러보면 방광에 찌릿한 자극이 전해진다. 이

부위를 자극하게 되면 방광과 요도의 저항력을 높여 잔뇨감이나 염증을 빨리 치료해 준다.

보통 이 부위를 드라이어의 따뜻한 바람을 2~3분 쐬게 하는 방법으로 자극을 하게 된다. 이때 꼬리뼈 주변도 따뜻하게 해주면 더욱 효과적이다.

기타 지압점

• **허리 지압점** 옆구리의 가장 아래에 있는 갈비뼈의 끝부분과 같은 높이에 있는 척추가 제2요추다. 이 제2요추의 양쪽으로 손가락 2마디만큼 떨어진 곳이 '신수'다.

신수에서부터 척추를 하나씩 내려가면 '기해수, 대장수, 관원수, 소장수, 방광수'가 있다.

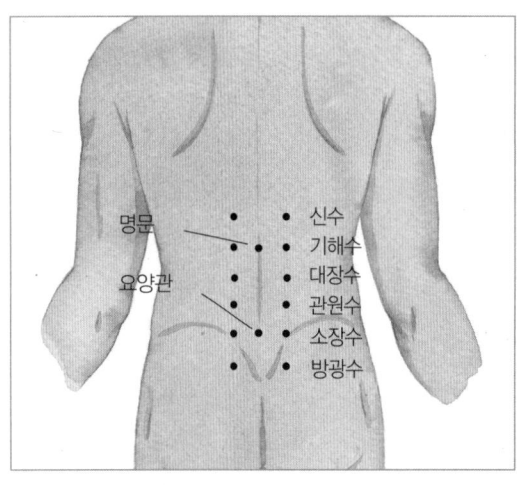

• **복부 지압점** 배꼽 위로 손가락 한마디만큼 올라간 점이 '수분'이다. 배꼽에서 아랫배 아래의 딱딱한 뼈(치골)까지를 이은 직선을 5등분했을 때, 배꼽에서 3/5 아래의 점이 '관원'이다.

'관원'에서 양쪽으로 손가락 두 마디만큼 나간 지점이 '수도'이다.

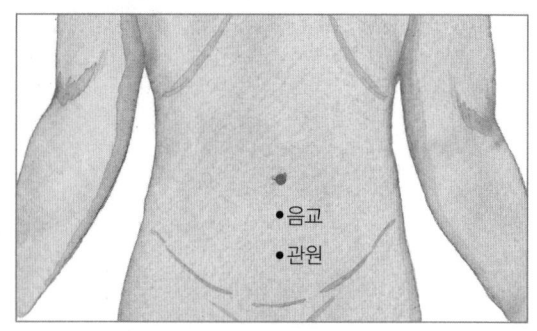

전립선 질환

관원, 곡골, 음교

'음교' 경혈은 배꼽에서 손가락 1마디만큼 내려간 곳에 위치한 경혈로, 복부의 정중앙선상에 위치하고 있다. 《동의보감》에는 "소변이 조금씩 나오거나 막힌 데…… 음교 경혈에 침을 놓는다."고 했다.

'관원' 경혈은 배꼽 아래에서 손가락 3마디만큼 내려간 곳에 있으며 복부의 정중앙선상에 위치하고 있다. 《동의보감》에는 "소변이 조금씩 나오거나 막힌 데는 관원 경혈에 2.5cm 깊이로 침을 놓는다."고 했다.

'곡골' 경혈은 배꼽에서 손가락 5마디만큼 내려간 곳으로 치골의 중심 위쪽에 있다.

이들 경혈들은 모두 전립선 질환에 유효하다.

중극, 수도

'중극' 경혈은 배꼽에서 손가락 4마디만큼 아래로, 복부의 정중앙선상에 위치하고 있다.

전립선 질환에 의한 배뇨 곤란 때 매우 효과적인 경혈인데 지압으로 개선이 잘 안될 때는 뜸을 뜨도록 한다.

'수도' 경혈은 '중극' 경혈 좌우로 손가락 2마디만큼 떨어진 곳에 위치하고 있다.

'대혁' 경혈과 '수도' 경혈이 정중앙선상의 '중극' 경혈을 중심으로 일직선상에 놓여 있다.

이들 모든 경혈들이 전립선 질환에 유효하다.

🌀 방광수, 포황

엉치뼈 - 즉 천골에는 4개의 오목하게 들어간 부분이 있다. 이를 '후천골공'이라고 하는데, '방광수' 경혈은 엉치뼈 위에서 2번째로 오목하게 들어간 부위 - 즉 제2후천골공 부위에서 손가락 1마디만큼 바깥쪽 부분에 위치하고 있다.

전립선 질환으로 소변이 잦을 때 효과적인 경혈이다.

'포황' 경혈은 제2후천골공 부위의 바깥쪽으로 손가락 2마디만큼 떨어져 있다. 그러니까 '방광수'와 '포황' 경혈은 일직선상에 있는 것이다. 따라서 천골을 중심으로 넓은 범위를 지압하면서 마사지해 주면 좋다.

🌀 위중, 위양

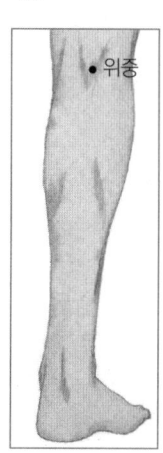

'위중' 경혈은 엎드려서 무릎을 펴면, 무릎 뒤쪽에 있는 옆주름의 중앙에 위치하고 있다.

'위양' 경혈은 '위중' 경혈에서 손가락 2마디만큼 옆에 위치하고 있다.

《동의보감》에는 "소변이 잘 나오지 않는 데는…… 위중, 위양……에 침을 놓는다."고 했다.

🌀 음릉천, 삼음교, 여구

'음릉천' 경혈은 안쪽 복사뼈 위에서 종아리 안쪽을 손가락으로 만지면 무릎 근처에 돌출된 뼈가 만져지는데, 그 직전에 위치하고 있다.

'삼음교' 경혈은 안쪽 복사뼈의 위에서 손가락 3마디만큼 올라간 뼈 뒤쪽의 가장자리에 위치한다.

《동의보감》에는 "소변이 조금씩 나오거나 막힌 데는 삼음교(1cm 깊이로 놓는다), 음릉천에 침을 놓는다."고 했다.

'여구' 경혈은 안쪽 복사뼈의 하단에서 손가락 5마디만큼 위쪽으로 근육이 없는 정강이뼈 안쪽에 위치하고 있는데, 전립선 질환으로 소변이 원활하지 않을 때 매우 효과적인 치료점이다.

따라서 안쪽 복사뼈에서 무릎까지 폭넓게 지압하고 마사지 해주는 것이 좋다.

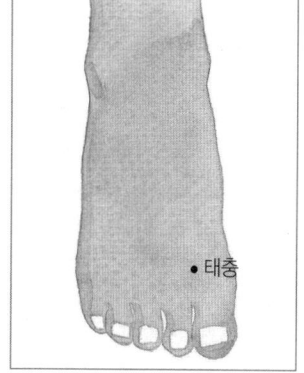

🌀 태충

발등의 높은 부분으로, 엄지발가락과 둘째발가락 사이를 거슬러 올라가면 뼈에 걸려 더 이상 올라가지 않는 함몰 부위에 위치하고 있다.

성기능 장애

심수

'심수' 경혈은 유정, 몽정 등에 효과가 있는 치료점이다. 심리적으로 음경위축이 생겨 임포텐츠가 고착된 경우에도 효과적인 치료점으로 알려져 있다. '심수' 경혈은 제5흉추의 좌우 양쪽으로 손가락 2마디만큼 떨어진 곳에 있다.

이렇게 척추를 사이에 두고 손가락 2마디만큼 떨어져 좌우에 위치하고 있는 경혈들 – 예를 들어, 폐수(제3흉추) · 간수(제9흉추) · 비수(제11흉추) · 삼초수(제1요추) · 신수(제2요추) · 대장수(제4요추) 등을 함께 지압해 주면 효과가 아주 좋다.

중극, 관원

앞에 인용한 《동의보감》에 "유정과 몽설에는…… 중극, 관원 등의 혈에 침을 놓거나 뜸을 뜨기도 한다."고 했는데, '중극' 경혈은 복부 중심선상으로, 배꼽 아래로 손가락 4마디만큼 내려간 곳에 있다.

비뇨생식기의 모든 질환에 유효한 경혈이다. 이 경혈에서 손가락 1마디만큼 올라오면 '관원' 경혈이 있다. 이름 그대로 '관'은 빗장을 뜻하며, '원'은 원기를 뜻한다.

따라서 '관원' 경혈은 건강의 근본이 되는 원기를 담당하는 경혈이다. 신장 경락, 비장 경락, 간장 경락 및 임맥이 우리 몸 안에서 교차하는 지점이다.

대혁, 곡골

'대혁' 경혈은 배꼽에서 손가락 4개 마디만큼 아랫부분으로 몸의 중심선에서 약간 바깥쪽 부분에 위치하고 있다. 임포텐츠에 가장 잘 이용되는 경혈이다.

《동의보감》에도 "허로로 정액이 저절로 흘러나오는 데는 대혁, 중봉 경혈에 침구를 시술한다."고 했다.

'곡골' 경혈은 복부의 정중앙선상으로, 배꼽에서 손가락 5마디만큼 내려간 곳, 즉 치골의 중심 위쪽에 있다. 신허(腎虛)에 의한 모든 증세를 완화시켜 주는 경혈이다.

《동의보감》에는 "유정과 오장이 허약하고 마르는 데는 곡골 끝 한 혈에 28장의 뜸을 뜬다. 이 혈은 음경 위의 치골 중앙(횡골 중앙, 반달처럼 구부러진 곳)에 있다."고 했다.

삼음교

'삼음교' 경혈은 안쪽 복사뼈의 위에서 손가락 3마디만큼 올라간 뼈 뒤쪽의 가장자리에 위치하고 있다. 예로부터 임포텐츠나 부인과 질환 및 허약 체질이나 위장이 약한 체질을 개선하고 건강 증진을 목적으로 뜸을 뜨는 경혈로 잘 응용되던 경혈이다.

《동의보감》에는 "몽설이 있을 때 삼음교혈에 14장의 뜸을 뜨면 효과가 매우 좋다."고 했다.

차료, 중려수

천추에 있는 '차료' 경혈에 하루에 5장씩 쑥뜸을 떠주는데 한 달 동안 7~10일 정도를 꾸준히 떠주고, 한 달 단위로 몇 개월간 지속해야 효과를 볼 수 있다.

'차료' 경혈은 혼자 찾기 어려우므로 한의사의 도움을 받는 것이 좋다. 또 천추에 부항을 붙이거나 마사지를 해주는 방법 역시 좋은 효과를 볼 수 있다.

'차료' 경혈은 불임치료에 효과적인 경혈로 꼽히며 천추는 음경의 발기와 상당히 밀접한 관계가 있기 때문에 발기부전에 만족할 만한 효과를 얻을 수 있다.

'중려수' 경혈도 성기능 장애를 해소하는 데 큰 도움이 되는 경혈이다. 제3천골공에서 손가락 2마디만큼 바깥쪽 부분에 위치하고 있다. 그러니까 '차료' 경혈의 바로 옆이다. 이 경혈 역시 혼자 찾기 어려우니 한의사의 도움을 받는 것이 좋다.

신수

신기가 가장 충만한 부위이기 때문에 이름도 '신수'라고 한 경혈이다.

생명력이 한껏 깃들여 있는 이 경혈은 등에 위치하고 있는데, 제12늑골의 앞쪽과 같은 높이로, 척추에서는 5cm 바깥쪽에 위치하고 있다.

이곳을 자극하면 신기가 용솟음치게 되며, 부신호르몬의 분비를 촉진하며 부교감신경을 활발케 해준다. 그래서 발기 능력을 높여주고 팽창력을 한껏 높여준다.

《동의보감》에는 "소변이 뿌옇고 정액이 저절로 흘러내리는 데 신수 경혈에…… 14장의 뜸을 뜨면 효과가 매우 좋다."고 했다.

남성 갱년기 장애

천추, 중완, 관원

갱년기 장애로 열감을 느껴 견디기 어렵고 스태미나가 현저히 떨어졌을 때 지압을 해주면 좋은 경혈들이다.

특히 갱년기 장애로 위나 장 기능에 장애가 와서 속이 울렁거리고 도통 식욕이 없으며 배가 부글거리고 소변도 상쾌하지 못할 때는 이들 경혈을 지압해 주는 것만으로도 도움이 된다.

배꼽 양옆으로는 '천추'라는 경혈이 위치해 있고, 배꼽 위에서 명치 중간의 복부 정중선상에는 '중완' 경혈이 위치해 있으며, 배꼽 아래에서 손가락 3마디만큼 내려오면 '관원' 경혈이 위치해 있다. 이들 경혈을 하나하나 찾아 정성껏 지압해 준 후 손바닥으로 배꼽 둘레를 마사지하듯 지압해 주고 따뜻한 물에 적신 타올로 이 둘레를 찜질해 주면 효과가 그만이다.

족삼리

무릎 밑에는 소화기를 비롯한 내장기 기능을 강화하고 갱년기 장애에 의한 열감을 덜 타게 하는 '족삼리'라는 경혈이 위치해 있다. '족삼리' 경혈은 무릎을 직각으로 구부리고 같은 쪽 손의 엄지손가락을 같은 쪽 무릎의 슬개골 위에 두고 둘째, 셋째손가락을 종아리에 대고 펼쳤을 때 셋째손가락의 끝이 닿는 곳에 위치하고 있다.

대추, 신주

목뼈 둘레에는 보허 작용이 강하고 갱년기 장

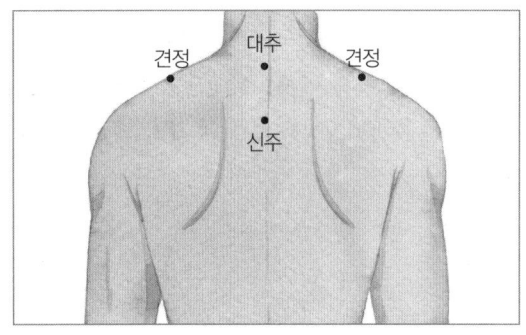

애에 의해 열감을 느꼈다가 오한이 들었다가 하면서 한열이 오가는 증세를 가볍게 덜어줄 수 있는 '대추'와 '신주'라는 경혈이 있다.

'대추' 경혈은 제7경추 하단에 위치하고 있다. 머리를 앞으로 약간 구부릴 때 목 뒤에 툭 튀어나오는 가장 큰 뼈가 제7경추이다.

'신주' 경혈은 제3흉추극돌기 바로 아래에 위치하고 있다. 그러니까 제7경추에서 헤아려 아래로 세 번째 뼈의 아래다.

풍지

'풍지' 경혈은 목 뒤쪽에 머리카락이 나는 부분에 승모근이라는 2개의 굵은 근육의 양 바깥쪽에서 약간 떨어져서 오목하게 들어간 부분에 위치

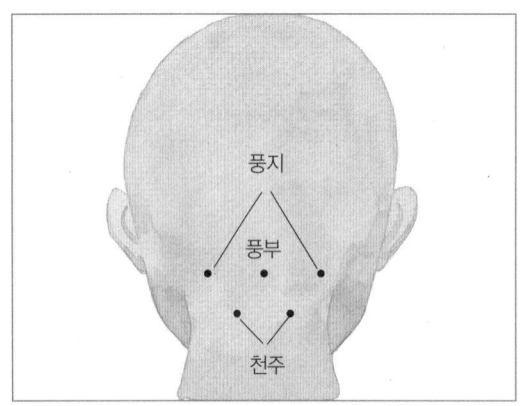

하고 있다.

갱년기성 고혈압의 경우에는 '풍지' 경혈 주위에서 밤알 크기의 경결된 부위가 촉지되는 수가 있다. 대략 80%에서 이런 응어리가 만져지는데, 주로 좌우 어느 한쪽에만 촉지되며, 만일 좌우의 응어리 크기가 비슷하면 뇌출혈은 일어나지 않는다.

이것은 뇌혈류 기능의 강약차가 심하지 않기 때문이다. 따라서 이 부위를 잘 지압해 준다.

이때 '백회' 경혈을 함께 지압해 주면 좋다. '백회' 경혈은 눈썹 사이에서 뒷머리까지 이은 정중앙선과 양 귀 끝을 연결한 선이 교차하는 머리의 정수리 부위에 위치하고 있는 경혈이다.

천유

갱년기성 고혈압의 경우에는 '천유' 경혈에서도 연필 크기의 반 정도의 크기로 길이는 약 5cm 정도인 응어리가 촉지되는 수가 있는데, 목이 짧고 '풍지' 경혈에서도 응어리가 함께 촉지 되는 경우에는 중풍에 걸리기 쉽다.

여하간 이 부위에 응어리가 뭉치면 혈압의 고저차는 매우 심해진다. 따라서 위험해질 수 있으므로 자주 지압해 주는 것이 좋다.

'천유' 경혈은 귓불의 뒤쪽에 있는 유양돌기라는 뼈의 돌출에서 비스듬하게 아래에 위치하고 있다.

천주

'천주' 경혈은 '풍지' 경혈보다 약간 아래의 안쪽에 있다. 그러니까 머리카락이 나는 부분을 기

준으로 하면 좋다. 만일 '풍지' 경혈에 응어리가 잡히는 경우에는 '천주' 경혈에도 응어리가 생길 수 있다. 그렇게 되면 갱년기 장애와 고혈압이 발병하여 증세를 악화시킬 수 있다.

따라서 이 부위를 자주 지압해 주어 응어리가 뭉치지 않도록 해주어야 한다.

예풍

갱년기 장애의 증세 중 귀가 울리고 귀가 먹먹하게 막히는 경우가 있다. '이명' 및 '이몽' 이라 불리는 증세인데 이런 증세를 해소시키는 데 가장 뛰어난 경혈이 바로 '예풍' 경혈이다.

안면근육이 실룩실룩거리고 파르르 떨리거나 혹은 안면이 뻣뻣하고 아플 때도 효과가 있는 경혈이다. '예풍' 경혈은 귓불 뒤쪽에 불거져 나온 돌기인 유양돌기의 아래에 위치하고 있다.

배수혈

'배수혈'은 척추를 중심으로 좌우 3cm 떨어진 곳에 위치하고 있는 경혈들을 통틀어 일컫는 용어이다. 그러니까 폐수, 간수, 격수, 비수, 위수, 신수, 대장수, 소장수, 방광수 등이 모두 흉추·요추·천추를 중심에 두고 좌우에 위치하고 있는 배수혈들이다.

갱년기 장애 때는 부종이 잘 일어나서 얼굴이나 손이 부어 찌뿌듯하고 손가락을 구부리면 뻑뻑한 느낌을 주는데, 이때 척추를 따라 위에서 아래까지 지압을 해주면 좋다.

물론 부항을 이들 경혈에 시술하는 것도 좋다.

백회, 태양

갱년기 장애에 수반되기 쉬운 증세로 두통이 있다. 이때의 두통은 편두통의 양상을 띠는 경향이 많으며 어지럼증이나 구역감, 신경질 등이 주로 함께 나타나는 것이 특징이다.

이때에도 '백회' 경혈과 '태양' 경혈을 함께 지압해 주는 것이 좋다.

'백회' 경혈은 두 눈썹 중앙에서 뒷머리로 이은 정중앙선과 양 귀 끝을 잇는 선이 머리 꼭대기에서 교차하는 점에 위치하고 있다.

'태양' 경혈은 눈초리 끝과 귀 사이에 위치하고 있는데 음식을 씹을 때 움찔움찔하면서 요철이 생기는 부위에 위치하고 있다.

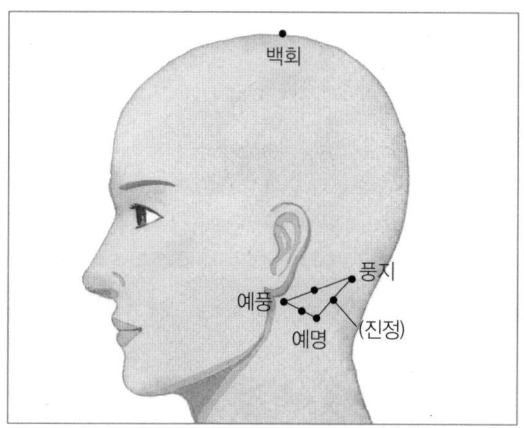
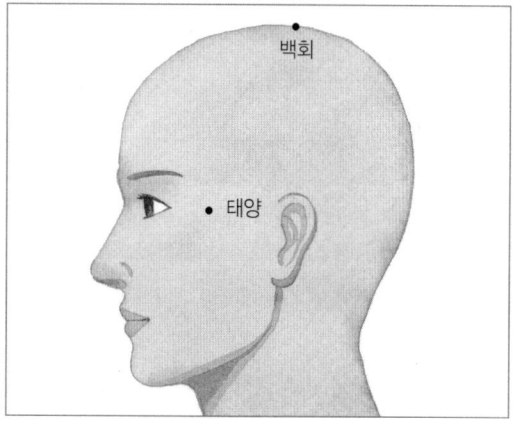

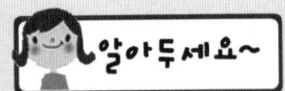 ## 성기능 장애를 해소하는 특수비법

1. 마사지

● 회음 부위 마사지

항문과 고환 사이의 회음 부위를 손가락으로 자주 마사지해 준다. 손가락에 오일을 묻히고 하면 기분도 상쾌해지려니와 피부도 보호된다.

회음은 매우 중요한 부위이다. 그래서 이 부위를 자극하기 위해 예로부터 '복식 항문 호흡법'이라는 것이 개발되기까지 하였다.

무릎을 꿇고 앉아 호흡을 가다듬고 항문으로부터 기를 빨아들인다는 생각으로 숨을 크게 들이마신 후 이 기를 등으로 돌려 머리 꼭대기까지 올리고, 다시 이 기를 이마로부터 복부까지 내린다는 생각으로 숨을 돌리는 요법이 바로 '복식 항문 호흡법'이다. 이런 요법은 여러 가지 목적으로 행하고 있지만, 그 중 중요한 것 하나가 회음을 자극하려는 데 있다. 이처럼 회음은 중요하다. 따라서 회음을 자주 마사지해 줘야 한다. 그리고 평소에 이 부위에 땀이 고이지 않도록 통풍이 잘 되게 해줘야 한다. 그러기 위해서는 몸에 달라붙는 팬티를 입지 말고 트렁크 스타일의 헐렁한 팬티를 입는 것이 바람직하다.

달라붙는 팬티는 음낭을 수축, 이완시켜 고환의 온도를 조절해 주는 기전에 이상을 일으켜서 발한에 의한 온도 조절이 되지 못해 고환 밑이 습해지고 회음에 땀이 고여 정력이 떨어지기 때문이다. 여하간 회음 마사지는 해면체에 자극을 주는 요법이요, 발기력을 높이고 전립선을 자극하여 정력 및 회복력의 증강에 도움을 주는 요법이다.

● 마스터베이션하듯 하는 음경 마사지

반드시 사정하지 않더라도 음경을 마스터베이션하듯 자주 마사지해 준다. 늘 쓰는 기계에는 녹이 슬지 않듯 음경도 자주 자극을 주는 것이 바람직하다.

그 방법의 하나가 마사지를 해주는 것인데, 무한한 상상력을 발휘하면서 마사지를 자주 해주면 뇌하수체가 자극되어 섹스 메커니즘이 제대로 작동할 수 있다.

● 치골과 성기 주변 마사지

수시로 치골과 성기 주변을 자주 마사지하여 단련해야 한다. 그리고 발기를 시킨 후 음경의 인대를 단련해야 한다. 발기한 음경을 의식적으로 밑으로 밀어내리면서 음경에 힘을 잔뜩 주고, 아울러 음경에 의식적으로 밀어내리는 힘에 반대되는 힘을 위로 가하면서 치켜올리고자 노력한다. 한편에서는 음경을 밀어내리고 음경을 밀어올리는 이 의식적인 단련법을 계속하면 발기했을 때 매우 힘있게 된다.

물론 이때 잘 되지 않으면 손으로써 밀어내리고 음경 자체로써 밀어올리는 훈련을 할 수도 있지만 궁극에 가서는 반드시 의식적으로 단련하는 방법을 터득해야 한다.

그래야 스스로의 의식적인 노력만으로도 발기를 지탱할 수 있으며, 음경의 휘는 각도를 향상시킬 수 있고, 음경이 질 속에서 의식적으로 꿈틀거리면서 묘한 자극을 가할 수 있는 능력을 갖출 수 있기 때문이다.

음경의 휘는 각도를 발기의 반발력이라고 하는데, 이것은 음경 상부에 따라 평행하게 있는 인대의 힘에 의한 것이므로, 이 인대를 단련코자 하는 의도가 이 단련법의 숨은 뜻이라 하겠다.

● 둘째손가락 마사지

수시로 손을 마주 잡고 둘째손가락을 비벼주거나 둘째손가락을 구부려서 좌우로 갈고리 모양으로 걸고 이를 잡아당기기도 한다. '오링 테스트'라는 진단법이 있는데, 이 테스트란 것이 둘째손가락을 깍지 끼고 잡아당겨 쉽게 풀어지는가 아니면 쉽게 풀어지지 않는가의 정도에 따라 건강의 여부를 알아내는 것이다.

그만큼 둘째손가락이 인체 건강과 큰 관계가 있기 때문이다.

결국 정력이란 국부적인 힘을 뜻하는 것이 아니라 전신 건강과 크게 관계 있는 것이다. 그러므로 이를 부지런히 자극하여 전신 건강도 도모하고 나아가 하반신의 혈액순환을 촉진하고 신진대사를 활발케 하여 향상시켜야 한다.

● 발바닥 마사지

발이 쇠퇴하면 정력이 떨어진다. 인체 모든 기능이 발바닥에 나타나며, 특히 신장 기능이 발바닥 중앙에 위치한 용천이라는 경혈로부터 비롯되기 때문이다.

신장 기능은 내분비호르몬 기능을 포함하고 있다. 그래서 항상 발바닥을 마사지해 주어 발바닥의 순환을 촉진시켜 줘야 한다.

발바닥의 순환이 좋아지면 전신의 피로가 풀리고 신장 기능이 촉진되어서 발기력이 높아지고, 하반신의 혈액순환도 좋아져서 지구력도 좋아진다.

자갈, 대나무를 밟거나 지압 슬리퍼를 신거나, 혹은 혼자서 자주 발바닥을 쓸듯이 마사지를 해 주면 된다. 확실히 자율신경이 자극되어 간뇌를 중추로 하는 불수의근의 운동이 활발해지고 여러 가지 신경계가 아울러 활성화되는 것을 실감할 수 있게 된다.

● 척추 마사지

허리가 약하면 정력 또한 떨어지게 마련이다. 예로부터 '요자신지부(腰者腎之府)'라 하여 허리를 신장 기능의 반응처라고 했다. 발기 중추나 사정 중추도 다 여기에 연계되어 있다. 따라서 허리를 강화시키기 위해 정좌하고 등을 펴고 두 손바닥으로 척추를 마사지하거나, 앉은 채 두 발을 앞으로 뻗어 150° 가량 벌리고 척추를 마사지한다.

발기 반사의 강도를 높이고 대뇌의 긴장을 이완시키며 고환의 작용을 활발하게 해준다.

● 미혈 마사지

미혈 요법이란 한 마디로 정염을 불러일으킬 수 있는 부위를 지압으로 자극해 주는 요법을 말한다. 먼저 엄지손가락으로 사타구니에서 무릎 안쪽까지 가벼이 솔질하듯 쓸어내린다.

다음 성기와 항문의 중간에 있는 회음 경혈을 중지로 천천히 문질러 준다. 발기력을 높일 수 있는 기막힌 부위다. 다음에는 손바닥으로 배꼽 밑을 조용히 문지른 뒤 치골 변두리를 지압하고, 이어 제2요추 옆 3cm 위치의 신수 경혈로부터 천골까지 마사지한다. 또 발바닥 중앙의 오목한 곳에 용천 경혈이 있는데, 이곳을 따뜻하게 마사지하는 것도 효과적이다.

2. 천골진공법과 자하거약침법

● 천골진공법

예로부터 강정단련법으로 알려진 묘법들이 많다.

원래는 일자상전(一子相傳)과 마찬가지로 비공개가 원칙이었던 이 비법들 중에는 성기를 일광욕시키는 연기법이나, 냉각시키는 신냉법을 비롯하여, 반좌법·환정법·회음 자극법·타근기상법 등 희한하고 효과 좋은 단련법들이 많다.

그 중 하나가 천골진공법이다.

천골이라면 생식신경이 집중된 허리 밑의 꽁지 부분의 뼈를 말한다. 음부신경총(陰部神經叢)이 여기에 있다. 이 부위를 누르면 부교감신경이 자극을 받아 흥분성을 높인다. 이 부위의 지압 내지 진공요법은 그런 까닭에 묘법이 아닐 수 없다. 유고 출신 베슬러 여사가 전세계를 놀라게 했던 강정 비기(秘技)의 비밀이 바로 이 요법에 있었던 것이다.

● 자하거약침법

자하거약침은 강장자양, 강정보익의 효과가 매우 큰 약침요법의 하나이다. 물론 성장촉진 작용이 있으며, 조직재생 작용, 항체형성촉진 작용, 면역증강 작용, 호르몬생성 작용(유사 작용), 외분비촉진 작용, 혈액응고증 부활 작용, 항알레르기 작용, 항감염(항바이러스) 작용 및 항스트레스 신경안정화 작용 등이 있다. 자하거약침액은 태반의 융모조직에서 추출하여 가수분해한 황갈색의 약침제재이다.

함유성분에는 각종 간세포나 상피세포, 신경세포 등을 생성하는 세포증식 인자, 다종의 인터페론, 인터루킨, 코로니 형성자극 인자를 함유하고 있다.

또 면역에 관여하는 글로블린, 알부민을 함유하고 있으며 각종 호르몬 및 그 전구체, 즉 성선자극호르몬 (예를 들어 남성의 정자 형성을 자극하는 호르몬 등), 성장호르몬, 갑상선자극호르몬, 부신피질자극호르몬, 주로 전립선과 정낭에서 추출되며 장과 자궁의 혈관확장에 관여하는 프로스타글란딘, 그리고 55종의 각종 효소, 세포 내 DNA·RNA 등의 핵산 형성에 관여하는 핵산 관련 물질, 각종 아미노산·Na·Ca·K·Mg·P·Ir 등의 미네랄, 뮤코다당체, 비타민 등을 함유하고 있다.

Part 1. 꼭꼭 눌러주면 기가 살아나는 손쉬운 지압요법

동통 질환

삼차신경통

영향

양쪽 콧망울 옆에 '영향'이라는 경혈이 있는데, 손가락으로 'V'자 모양을 만들어 이 부위를 자주 가볍게 문질러 준다.

삼차신경통일 때는 아픈 쪽 윗입술에서 콧날개에 가까운 부위에 '판기점(板機點)'이라는 곳이 있어서 이 부위를 세게 누르면 자지러질 듯 통증이 온다.

예풍

귀 뒤 뒷머리카락이 시작되는 부위에 톡 튀어나온 엄지손톱 크기의 돌기된 뼈가 만져지는데, 이곳을 유양돌기라고 한다. 이 돌기의 둘레에 '예풍'이라는 경혈이 있지만 가정에서는 정확히 찾을 수 없기 때문에 그냥 이 돌기의 둘레를 지긋이 빙빙 돌리면서 문질러 준다.

삼차신경통은 갓셀신경근 내의 영양혈관이 경련을 일으켜 일시적으로 빈혈이 되기 때문에 오는 것이라는 설이 있다.

그래서 양방에서는 갓셀신경근에 알코올 주사를 놓거나 이 신경근을 전기로 찌르거나 혹은 절제하는 수술을 한다. 바로 '예풍'을 중심으로 자극을 주면 도움이 된다.

태양

양쪽 눈꼬리 바깥쪽의 '태양' 경혈을 지압한다. 눈과 귀 사이에 푸른 혈관이 지나는 곳인데, 엄지손가락으로 꼭 눌렀다가 떼기를 반복한다.

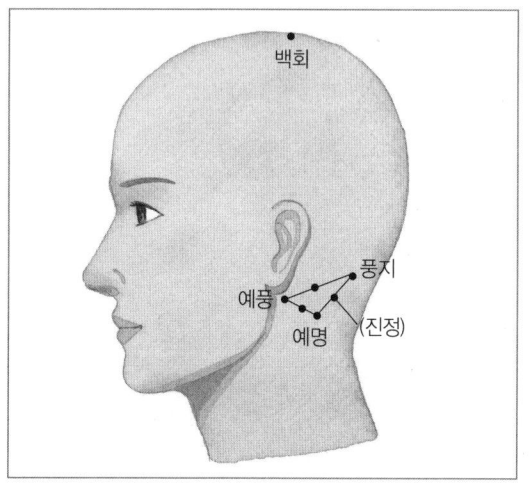

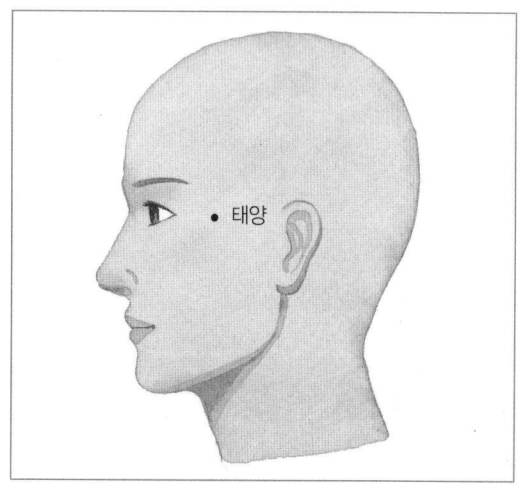

Chapter II 손쉽고 효과 좋은 특수요법

늑간신경통

폐수

제3흉추 돌기 아래에서 좌우 양옆으로 3cm쯤 떨어진 곳에 있는 경혈이다.

양 엄지손가락 지문 부위로 지그시 누르고 떼기를 반복하면서 지압한다.

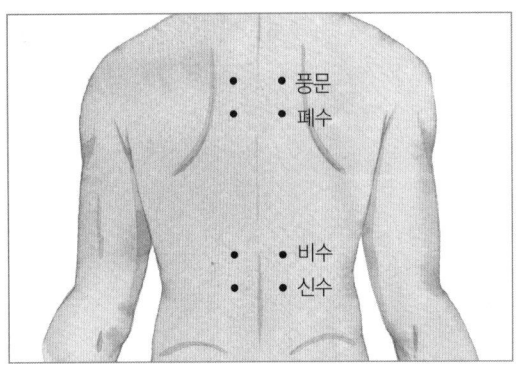

외관

손등의 손목에는 세로 주름이 있는데, 여기에서부터 팔 위로 세 손가락 위에 위치하고 있는 경혈이다. 지압을 하면서 이곳에 뜸을 뜨는 것도 좋다.

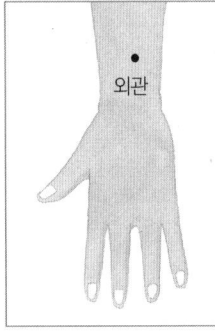

양릉천

무릎 밑 아랫다리 바깥쪽에 있는 비골소두(腓骨小頭)의 앞쪽 아래의 함몰 부위에 있는 경혈이다. 담낭 경락에 속한 경혈이기 때문에 늑간의 통증을 푸는 데 특효가 있으며, 이외에도 슬통, 좌골신경통 등에도 유효한 경혈이다.

좌골신경통

신수

제2요추 돌기의 좌우 양옆으로 약 3cm 떨어진 부위에 위치하고 있는 경혈이다. 즉 배꼽과 상대되는 허리에 위치하고 있는 경혈이다.

좌골신경통을 비롯해서 유정, 임포텐츠, 소변빈삭, 어지럼증, 귀울림, 기관지염 등에 효과가 있는 경혈이다.

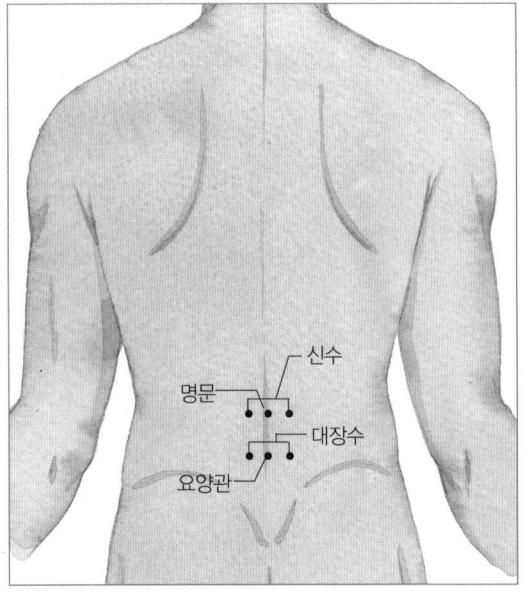

용천

발바닥 중앙에 사람 '인(人)' 자 주름이 지는 부위에 위치하고 있는 경혈이며, 이름 그대로 물이 용솟음치는 효과가 있는 경혈이므로 신수(腎水)를 보강하는 효과가 크다.

풍시

직립 상태에서 양팔을 내려뜨렸을 때 양손의

셋째손가락 끝이 대퇴부 측면에 닿는 부위에 있는 경혈이다.

만성 관절염

관절염 급성기에는 지압을 해서는 안된다. 만성 관절염의 경우에는 다음 경혈을 지압해 주면 도움이 된다.

🌀 태연, 대릉

'태연' 경혈은 손바닥쪽으로 손목이 구부러진 지점으로 엄지손가락쪽에 가까운 곳에 위치하고 있다.

'대릉' 경혈은 손목의 손바닥쪽 중앙 부분에 위치하고 있다.

이 두 경혈은 모두 굳어진 손가락을 부드럽게 펴게 해주며, 손에 힘이 없고 굳어졌거나, 관절에 통증이 있을 때 이를 완화시켜 준다.

🌀 양계, 양지

'양계' 경혈은 손등을 위로 하고 손가락을 펼치듯이 하여 엄지손가락을 뒤로 젖히면 엄지손가락의 뿌리 쪽에 2개의 딱딱한 줄기가 나타나는데, 그 줄기의 중앙부에 손목의 옆주름에 위치하고 있다.

'양지' 경혈은 앞에 이야기한 2개의 줄기 사이에 생기는 오목하게 들어간 부분의 중앙에 위치하고 있다.

즉 손목 옆주름의 중앙이 '양지'이고 손목의 옆주름에서 엄지손가락 쪽으로 옆에 있는 점이 '양계'이다.

이 두 경혈은 팔과 손의 굳어짐, 저림, 통증을 완화시켜 주는 경혈이다.

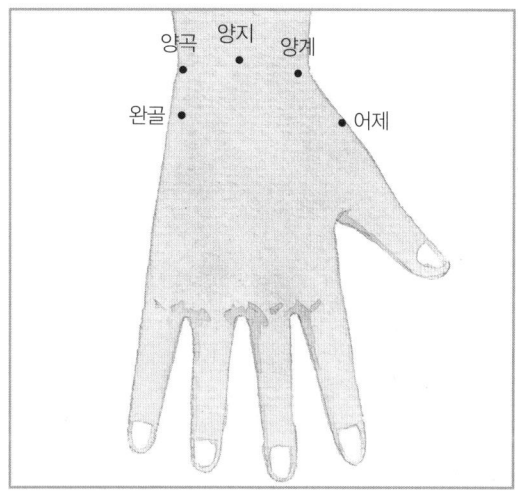

🌀 척택, 곡택

'척택' 경혈은 팔꿈치의 안쪽 구부러진 곳의 중앙에 있는 딱딱한 힘줄의 엄지손가락쪽 부분에 위치하고 있다.

'곡택' 경혈은 팔꿈치 안쪽의 구부러진 곳의 중앙에 있는, 딱딱한 힘줄의 새끼손가락쪽 부분에 위치하고 있다.

이 두 경혈은 모두 팔의 안쪽 부분에서 팔꿈치에 걸친 통증과 굳어진 것을 풀어주는 경혈이다.

🌀 태계, 해계

'태계' 경혈은 발 안쪽 복사뼈의 바로 뒤쪽 부분에 위치하고 있다.

'해계' 경혈은 발목의 앞면 중앙 부분에 위치하고 있다.

이들 경혈은 발의 혈액순환을 좋게 하고, 발목

의 통증이나 굳어진 것을 풀어주며, 복사뼈나 발뒤꿈치가 굳어지면서 통증이 있을 때 이를 완화시켜 주는 경혈이다.

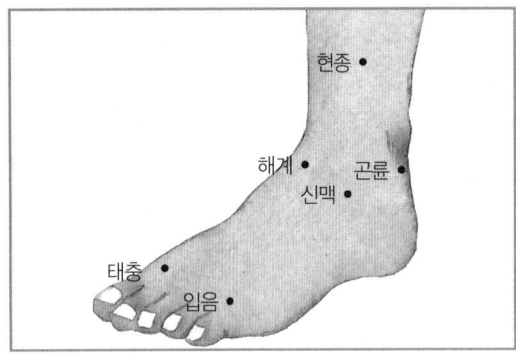

🌀 외슬안, 내슬안

'외슬안' 경혈은 무릎을 구부렸을 때 슬개골의 바로 아래 바깥쪽에 생기는 오목하게 들어간 부분의 중앙에 위치하고 있다.

'내슬안' 경혈은 위와 같은 자세에서 슬개골의 바로 아래 안쪽에 생기는 오목하게 들어간 부분의 중앙에 위치하고 있다.

이 두 경혈은 무릎의 통증을 완화시켜 준다.

🌀 용천

'용천' 경혈은 발바닥 가운데 사람 '인(人)' 자 모양의 주름이 있는 중앙에 위치하고 있다.

《동의보감》에는 "늘 낮과 저녁 사이에 양쪽 발의 벌건 살 부분을 비비되 한손으로 발가락을 잡고 다른 한손으로 한참 동안 비비면 발바닥에 뜨거운 감이 느껴진다.

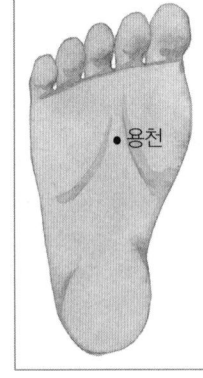

이때에 곧 발가락을 약간 움직여야 한다. 피곤할 때에는 좀 쉬어야 한다. 그리고 다른 사람이 비벼주는 것도 좋으나 자기가 비비는 것보다는 못하다. 이와 같이 하면 다리 힘이 강해지면서 다리가 여위거나 약해지는 병과 시고 아픈 병이 생기지 않는다."고 했다.

요통

인간은 직립보행을 하기 때문에 체중의 대부분을 허리로 지탱한다. 그러므로 장시간 같은 자세로 앉아 있거나 하루 종일 서서 일을 하게 되면 허리에 부담이 가고, 인대와 근육이 피로해져 요통을 일으키기가 쉽다.

요통은 만성화되기 쉬우므로 갑자기 통증이 느껴지면 즉시 경혈 자극을 실행하도록 한다.

🌀 명문

배꼽 바로 뒤, 등뼈 한가운데에 '명문(命門)'이라는 경혈이 있다. 더 상세히 위치를 말하자면 허리 쪽의 척추를 아래에서부터 헤아려서 3번째의 척추 바로 위에 해당한다. 생명의 문이라는 이름처럼 생명력의 근원으로, 건강 유지나 체력을 증진시켜 주는 경혈로 불린다.

양손의 가운뎃손가락을 겹쳐서 가볍게 누른다. 손이 닿지 않는 경우는 한쪽 손가락으로 눌러 자극해도 좋다.

🌀 신수

'신수(腎俞)'는 '명문(命門)' 바로 옆에 있는 경혈로, 등뼈에서 좌우로 손가락 두 마디 정도 떨어

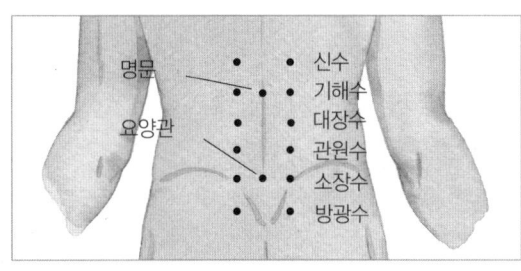

진 곳에 있다.

요통은 신장 기능이 저하되어 일어나는 경우도 많다.

'신수'는 신장 기능을 활성화시켜 요통의 부담을 현저히 줄여 준다. '신수'도 좌우의 경혈에 각각 엄지손가락을 대고 가볍게 누른다. 주먹을 쥔 후 손등 쪽을 경혈에 대고 눌러도 좋다.

기타 요통 지압점

- 무릎 뒤쪽 정중앙의 '위중(委中)'이라는 혈과
- 외측 복사뼈와 아킬레스건 사이의 '곤륜(崑崙)'을 눌러주는 방법과

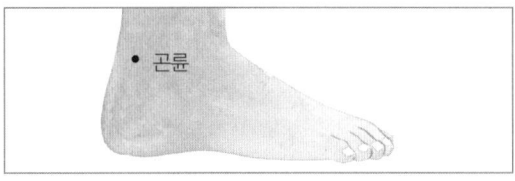

- 귀에서 사람의 척추에 해당하는 귓바퀴 안쪽의 약간 딱딱하고 돌출되어 있는 연골 부위(대이륜 부위)를 하루에 10여 차례 이상, 수시로 마사지하거나 지압하는 방법이 있다.

견갑통

자세가 나쁘거나 운동부족, 과다한 스트레스, 장시간 동안의 컴퓨터 사용 등은 어깨결림의 원인이다. 어깨결림은 어깨 주변의 근육이 오랫동안 긴장되어 있어 근육이 굳어지거나 혈액순환이 나빠지면서 일어나는 현상이다.

만성화되어 심할 경우, 목 디스크와 만성적인 두통을 유발할 수 있으므로 수시로 운동을 통해 풀어주는 것이 좋다. 근육이 뭉치기 전에 다음과 같이 자극하는 습관을 들이도록 하자.

견정

어깨의 정중앙, 어깨뼈의 등 쪽에 있는 '견정(肩井)'이라는 지점이 있다. 생명의 젖줄이 되는 샘물이라는 말이 들어가 어깨의 우물이라는 이름을 붙인 것처럼 어깨의 여러 경혈 중에서도 가장 중요한 곳이라 할 수 있다.

어깨 근육이 뻣뻣해지면 손이 저절로 올라가 굳어진 근육을 주무르게 되는 곳이 바로 이곳이다. 가운뎃손가락으로 꾹꾹 눌러 자극하는 방법만으로도 아주 좋은 효과가 있다.

계속 누르면서 자극받는 쪽 팔을 가볍게 구부리고 어깨를 돌리면 한결 효과가 있다. 앞으로 돌리기와 뒤로 돌리기를 20~30번 실행한다.

'견정(肩井)' 뿐만 아니라 그 주위를 만져보아서 융기가 느껴지거나 압통이 느껴진다면 위와 같은 방법으로 자극하면 모두 효과가 있다.

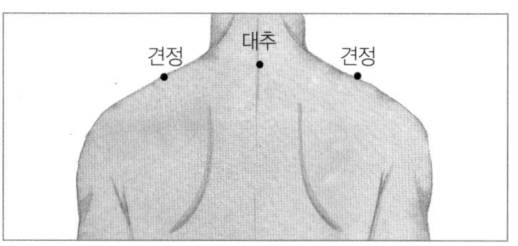

Part 1. 꼭꼭 눌러주면 기가 살아나는 손쉬운 지압요법

심·순환계 질환

고혈압

고혈압의 원인에는 유전적인 질환과 비만이나 지나친 염분 섭취, 정신적인 스트레스 등 여러 가지가 있다. 특히 고혈압 증세가 계속되면 뇌졸중이나 심근경색 등 목숨을 위협하는 병으로 발전할 가능성이 높아진다. 식사와 운동요법을 병행하면서 경혈을 자극하면 효과를 거둘 수 있다.

단, 기존에 혈압약을 복용하던 환자의 경우 갑작스런 중단은 위험을 초래할 수 있으므로 주의를 요한다. 지압요법은 어디까지나 치료를 보완하는 보조요법임을 명심하자.

혈압 강하점

목을 앞으로 숙였을 때 튀어나오는 커다란 뼈에서 좌우 양쪽으로 2cm 떨어진 곳에 있는 곳을 '혈압 강하점'이라고 한다.

아침, 저녁으로 이 혈압 강하점을 자극하면 혈압이 점점 떨어진다.

강압구

귀의 자극을 통해서도 혈압을 떨어뜨릴 수 있다. 귓바퀴 안쪽의 상부를 보자. 아래로부터 올라온 능선이 두 개로 다리처럼 갈라지는 부분이 있다. 이 갈라진 부위와 귓바퀴 사이에 삼각 모양이 생기는데 이 부위를 '삼각와'라고 한다.

삼각와의 상부 귓바퀴에 가까운 부위를 '강압구'라고 한다. 혈액순환을 좋게 하여 혈압을 내리는 데 도움이 되는 경혈이다. 집게손가락의 배면을 '강압구'에 대고 상하로 문지른다.

양쪽 귀를 동시에 문지르는 것을 아침, 저녁으로 해주면 혈압을 떨어뜨리는 효과를 볼 수 있다.

백회

고혈압에 의한 두통이나 머리 무거움, 현기증 등의 증세를 다스릴 수 있는 경혈이다.

양쪽 귀에서 똑바로 올라간 선과 양 눈썹 중심에서 똑바로 올라간 선이 교차하는 머리 꼭대기 정중앙에 위치하고 있다.

천정

고혈압에 의한 목과 어깨의 결림증을 완화시킬 수 있는 경혈이다.

심장과 머리 부분을 연결하는 많은 혈관이나 신경이 통해 있는 경혈로 목의 중간에 있는 갑상연골의 돌기에서 손가락 한 마디만큼 아래의 높이에서 목 옆의 근육 뒷부분에 위치하고 있다.

이때 목 중간쯤에 있는 연골이 약간 튀어나온 결후 부분에서 다시 약 5cm 아래로 내려가면 만져지는 오목한 뼈를 가볍게 지압해 주고, 아울러 이 부위의 양쪽으로 만져지는 산 모양의 뼈를 함께 지압해 준다.

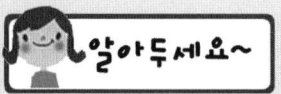
저혈압의 눈 피로와 어지럼증 해소 비법

● **제1운동(눈 윗부분 마사지)**
좌우 손가락으로 눈썹 안쪽 가장자리 밑쪽을 8박자로 8회 반복 마사지한다.
● **제2운동(코 언저리 마사지)**
엄지와 검지 손가락으로 코 언저리를 집고 밑으로 내리고 밀어 올리기를 8박자로 8회 반복한다.
● **제3운동(양볼 마사지)**
양손의 중지와 검지를 모아 콧망울 외측의 바로 옆에 대고 엄지손가락으로 아래턱의 움푹 패인 곳을 지탱하고 중지만을 떼어 밑으로 내려 검지로 양볼의 중앙부를 8박자로 8회 반복하여 마사지한다.
● **제4운동(눈 주위 마사지)**
양손 엄지의 볼록한 부분을 좌우의 관자놀이에 대고 엄지 이외의 네 손가락으로 주먹을 만들어 검지의 제2관절로 눈 주위를 위쪽을 먼저, 그리고서 아래쪽을 안에서 바깥으로 눌러 쓰다듬기를 8박자로 8회 반복하며 마사지한다.

누를 때는 숨을 멈췄다가 힘을 뺄 때 심호흡을 하는 식으로 10회를 반복한 후 손바닥으로 목을 부드럽게 문질러주고 끝내면 된다.

합곡

고혈압에 의한 나른함, 두통, 머리 무거움, 또는 안저출혈 등을 다스리는 데 효과가 있는 경혈이다. 손등에서 엄지손가락과 집게손가락의 사이를 거슬러 올라가다 보면 뼈에 걸려 더 이상 올라가지 않는 곳에 위치하고 있다.

즉, 이 부위를 세게 누르면 전기가 오는 듯 찌릿한 느낌이 강하게 오는 곳이다.

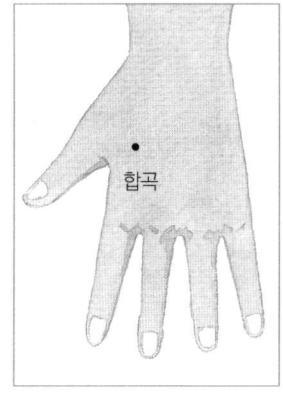

이때 내관, 수삼리, 곡지를 함께 지압해 준다.

내용천

혈액순환이 좋아지면서 고혈압을 다스릴 수 있는 경혈이다.

'용천'이라는 경혈은 발바닥 중앙에 생기는 사람 인(人)자 모양의 주름 중앙에 위치하고 있는 경혈인데, '내용천'은 이보다 내측에 위치하고 있다. 즉 엄지발가락 쪽 발바닥에 볼록하게 올라간 부분을 중심으로, 발바닥 쪽 오목하게 들어간 부분에 위치하고 있다.

주먹으로 좌우 교대로 가볍게 100번 정도 두드리듯 '용천' 경혈과 함께 '내용천'을 함께 지압한다.

삼음교

혈압 조절과 상당히 관계가 깊은 3개의 음경락이 교차하는 지점이라고 해서 '삼음교'라고 하는

데, 안쪽 복숭아뼈 위로 세 손가락쯤 올라간 부위에 위치하고 있다.

이때 태계, 족삼리를 함께 지압해 준다.

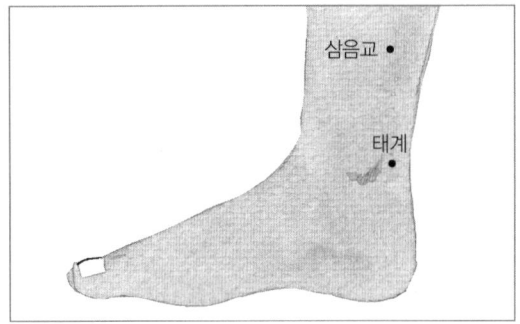

🌀 신수

늑골 중에서 가장 아래(제12늑골)의 끝과 같은 높이에 있으며 척추를 사이에 두고 옆으로 약 3cm 양쪽에 위치하고 있다. 이때 신수 경혈보다 위로 척추 양옆에 위치하고 있는 궐음수, 심수, 격수, 간수 등을 함께 지압해 준다.

즉 등에 있는 이들 경혈들은 혈압을 조절하는 데 요긴한 경혈들이다.

한편, 등의 경혈만큼 효과가 있는 경혈들이 복부에도 있다. 예를 들어 기문, 중완, 대거, 관원 경혈들이 그것이므로 평소에 복부를 손바닥으로 자주 마사지해 주는 것이 좋다.

부정맥

🌀 마사지

두 손을 마주 비벼 손바닥에 열이 나게 한 후 두 눈을 가볍게 꼭꼭 눌러주며, 양손으로 목 주위 – 특히 목의 옆부분을 가볍게 쓸어주듯이 마사지해 준다.

🌀 뜸 시술

① 부류

안쪽 복숭아뼈의 중심에서 손가락 2마디만큼 올라간 높이이며 아킬레스건의 앞쪽 가장자리에 위치하고 있다.

《동의보감》에는 이 경혈을 "뜸으로 보하면 6맥을 잘 회복시킨다."고 했다.

하복부가 당기는 듯 아프거나 위장병, 손·발의 부종 및 부정맥을 치료하는 데 도움이 된다.

② 합곡

손등을 위로 하고 손가락을 펴서 뒤로 쫙 젖히고 엄지손가락과 집게손가락의 뿌리, 뼈와 뼈가 접하는 부분에 위치하고 있다. 누르면 통증이 느껴진다. 가장 폭넓게 쓰여지는 경혈이다.

③ 중극

복부 중심선상으로 배꼽 아래에서 손가락 4마디만큼 내려간 곳에 위치하고 있다.

④ 기해

복부 중심선상으로 배꼽 아래에서 손가락 1마디보다 적은 반 폭만큼 내려간 곳에 위치한다.

⑤ 간사

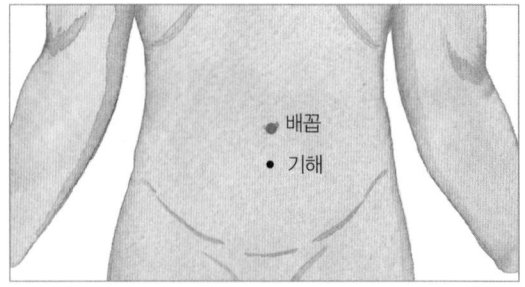

《동의보감》에 의하면 "손바닥 뒤에서 9cm 올라가 두 힘줄 사이 우묵한 곳에 있다." 했으며, "헛구역이 멎지 않고 팔다리가 싸늘하며 맥이 끊어진 데는 간사혈에 30장의 뜸을 뜬다. 이것들은 다 죽어가는 사람을 살려내는 방법이다."라고 했다.

협심증

🌀 간사

《동의보감》에 의하면 "손바닥 뒤에서 9cm 올라가 두 힘줄 사이 우묵한 곳에 있다."고 했으며, "헛구역이 멎지 않고 팔다리가 싸늘하며 맥이 끊어진 데는 간사혈에 30장의 뜸을 뜬다. 이것들은 다 죽어가는 사람을 살려내는 방법이다."라고 했다.

🌀 족삼리

슬개골의 바로 바깥쪽 아래에 오목하게 들어간 부분이 있는데, 이 오목하게 들어간 부분과 바깥쪽 복사뼈의 하단 중앙을 연결한 선으로 오목하게 들어간 부분에서 아래로 손가락 3마디만큼 내려간 곳에 위치하고 있다.

🌀 음릉천

안쪽 복사뼈의 위에서 종아리 안쪽을 손가락으로 어루만지면 무릎 근처에 돌출된 굵은 뼈가 만져지는데, 바로 그 직전에 위치하고 있다.

🌀 대돈

엄지발가락의 발톱 밑 살이 시작되는 부위에 위치해 있다.

가슴의 통증, 마음의 고통을 내려주며 졸도, 간질 등에도 효과가 있는 경혈이다.

🌀 내관

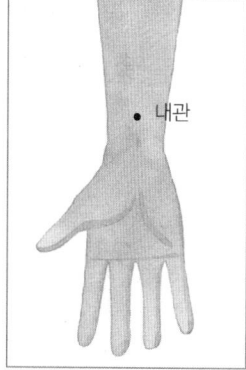

손바닥을 위로 하고 손목을 구부려서 손가락으로 팔 앞쪽을 더듬으면 중앙에 2개의 근육을 발견할 수 있다. 이 경혈은 그 2개의 근육 사이로 손목의 구부러진 곳에서 손가락 2마디만큼 팔꿈치 쪽 방향에 있고 누르면 통증을 느낄 수 있다.

《동의보감》에는 "수궐음심포락에 병이 생겼는데 실하면 가슴이 아프다. 이때에는 내관혈에 침을 놓는다."고 했다.

중풍 전조증

🌀 규음

머리 옆부분, 양쪽 귀의 바로 뒷부분에 위치하고 있다. 머리의 혈액순환을 좋게 하고 귀를 밝게 한다.

🌀 천주, 풍지

'천주' 경혈은 목 뒷부분에 머리카락이 나기 시작하는 자리에 두 개의 굵은 근육이 있는데, 이 근육에서 바깥쪽으로 오목하게 들어간 곳에 위치하고 있다.

'풍지' 경혈은 바로 이 두 개의 굵은 근육의 바깥쪽을 약간 벗어나서 오목하게 들어간 부분에 위치하고 있다.

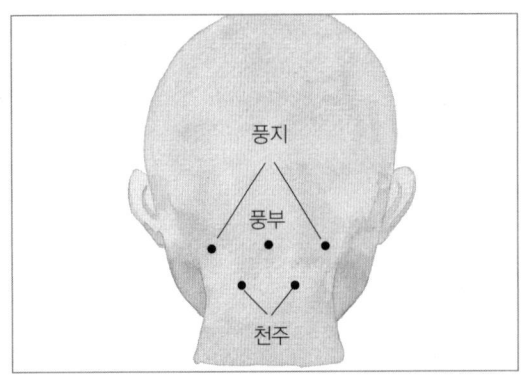
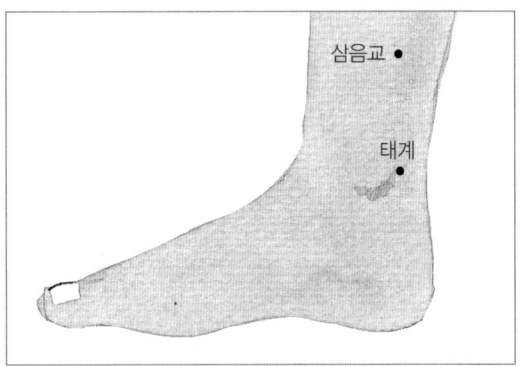

중풍 전조증으로 피로, 무기력하고 어지러우며 머리가 상쾌하지 못할 때 효과가 있다.

심수, 신수

'심수' 경혈은 제5척추를 사이에 두고 약 3cm 떨어진 좌우 양쪽에 각 1개씩 있다. 좌우의 어깨뼈 안쪽에 해당한다.

'신수' 경혈은 가장 아래 갈비뼈의 끝과 같은 높이에 있는 척추의 양옆으로 3cm 만큼 떨어진 곳에 좌우 각 1개씩 있다.

혈액순환에 장애가 있어 중풍 전조증이 심해지거나 신장이 간직하고 있는 수분의 부족으로 중풍 전조증이 악화되려는 것을 막을 수 있다.

용천, 태계

'용천' 경혈은 발가락을 구부렸을 때 발바닥 가운데에 오목하게 들어간 부분에 위치한다.

'태계' 경혈은 발의 안쪽 복사뼈의 바로 뒤쪽에 위치하고 있다.

신장의 기능을 원활케 하여 중풍 전조증이 악화되지 않게 하며, 심적 불안감을 진정시키고 혈액순환의 악화를 막으며 현기증도 개선해 준다.

족삼리

종아리의 바깥쪽으로, 무릎 아래에서 손가락 3마디만큼 내려간 곳에 위치하고 있다.

천장

목 옆부분으로, 목의 중간에 있는 갑상연골의 돌기에서 손가락 1마디만큼 아래의 높이에서 목 옆의 근육 뒷부분에 위치하고 있다.

심장과 머리 부분을 연결하는 많은 혈관이나 신경이 통해 있는 곳이다.

중풍 후유증

비노, 곡지, 수삼리

'비노' 경혈은 팔꿈치의 주름에서 어깨쪽에 걸쳐서 손가락 7마디만큼 올라간 부위에 위치하고 있다. 오목하게 들어간 이 부위를 누르면 팔 전체에 짜릿한 통증이 전해진다.

'곡지' 경혈은 팔꿈치를 구부렸을 때 엄지손가락 쪽으로 오목하게 들어간 부분에 위치한다.

'수삼리' 경혈은 팔 앞쪽 부분의 엄지손가락 쪽의 측면에 위치하고 있는 경혈이다. 손바닥을 위로 하고 팔꿈치 안쪽의 구부러진 곳에서 엄지손가락으로 나온 뼈까지를 선으로 연결하고, 그 선을 5등분하여, 팔꿈치에서 1/5 정도에 있다.

이들 경혈들은 중풍으로 상체 마비나 근육의 경직이 생겼을 때 좋다.

풍문, 궐음수

'풍문' 경혈은 제2흉추의 좌우 양쪽으로 손가락 2마디만큼 떨어진 곳에 위치하고 있다.

'풍문'은 이름 그대로 '풍이 드나드는 문'이므로 중풍 후유증을 치료하려면 이 경혈을 꼭 지압해 주는 것이 좋다.

'궐음수' 경혈은 어깨뼈의 안쪽으로, 제4흉추를 사이에 둔 양쪽으로 3cm 떨어진 곳에 좌우 각 1개씩 있다. 중풍 후유증으로 가슴이 답답하든가 상체가 마비되었을 때 효과가 있다.

예풍

귓불 바로 뒤에 있는 뼈의 돌출을 유양돌기라고 하는데, 바로 그 뼈 앞에 작고 오목하게 들어간 부분의 중앙에 위치하고 있다. 귓불을 뒤로 누르면 정확하게 이 경혈에 닿는다.

'예풍'이라는 이름 그대로 '풍'에 효과적인 경혈이므로 중풍 후유증으로 안면근육이 경직되어 있거나 언어가 불분명하거나 현기증, 귀의 통증이나 울림, 어깨결림 등에 두루 효과가 있다.

천돌

목덜미에서 손가락을 아래로 향하게 하면 좌우의 쇄골 안쪽에 오목하게 들어간 부분에 위치하고 있다. 중풍 후유증으로 목소리가 잘 나오지 않거나 음식물을 삼키기 어렵거나 숨쉬기 곤란할 때 유효한 경혈이다.

집게손가락을 열쇠 모양으로 구부려 이 경혈을 아래로 향해 꾹 누른다.

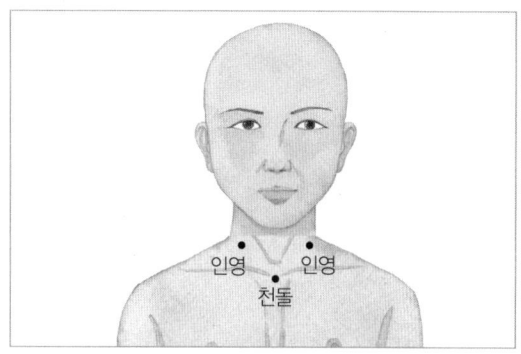

함염

머리카락이 나는 얼굴 모서리에서부터 귀 위쪽 방향으로 선을 긋고, 그 선상에서 이를 꽉 깨물면 얼굴 양쪽의 근육이 융기하는 곳에서 약간 아래에 있다. 흔히 말하는 관자놀이가 '함염'이다.

중풍 후유증에 의한 두통, 후두부 통증, 안면마비, 손과 발의 통증 등에 효과적이다.

대장수

제4요추에서 바깥쪽으로 손가락 2마디만큼 떨어진 곳에 위치하고 있다. 허리의 좌우에 있는 큰 뼈-즉 장골-의 가장 윗부분을 연결한 선을 야코비선이라고 하는데, 이 선이 제3, 제4요추 중간을 지나가므로 이 선을 기준으로 하면 제4요추를 쉽게 찾을 수 있다.

중풍 후유증으로 배변이 순조롭지 못하거나 등의 결림, 혹은 허리와 다리에 힘이 없을 때 유효한 경혈이다.

소장수

요추 밑으로 꽁무니뼈는 편평한 뼈인데, 이것을 '천추'라고 한다. 천추에는 좌우 각 4개의 오목하게 들어간 부분이 있는데, 그 중에서 가장 위쪽으로 오목하게 들어간 부분의 바깥쪽으로 손가락 1마디만큼 떨어진 곳에 위치하고 있다.

중풍 후유증으로 배뇨 및 배변의 상태가 원활하지 못하거나 하지무력증이 있을 때 효과적인 경혈이다.

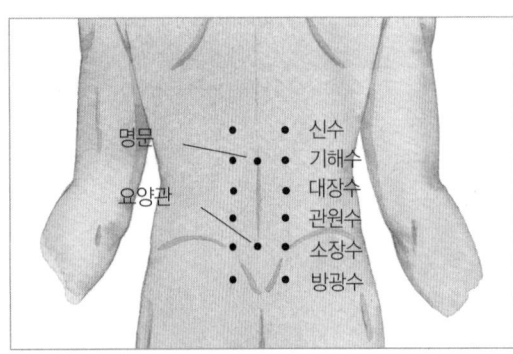

혈해, 위중, 족삼리

'혈해' 경혈은 슬개골의 안쪽 가장자리를 손가락 3마디만큼 올라간 부위에 위치하고 있다. 다리를 쭉 펴고 무릎에 힘을 주면 무릎 안쪽에 오목하게 들어간 부분이 생기는데, 이 오목한 부분의 위쪽에 있다.

'위중' 경혈은 무릎 뒤쪽에 있는 옆주름의 중앙에 위치하고 있다.

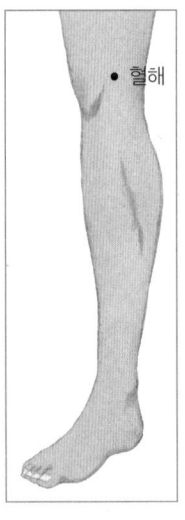

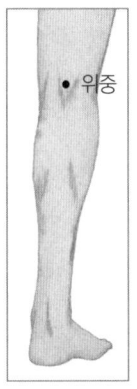

'족삼리' 경혈은 종아리의 바깥쪽으로, 무릎 아래에서 손가락 3마디만큼 내려간 곳에 위치하고 있다. 이들 경혈들은 혈액순환을 촉진하고 중풍 후유증에 의한 하지무력이나 하지통증을 다스리며 어깨결림이나 두통에도 효과적이다.

중풍 구안와사(안면신경마비)

인중

《동의보감》에는 "풍사가 처음 침범하면 그 쪽은 늘어지고 정기가 있는 쪽은 켕기기 때문에 입과 눈이 왼쪽 또는 오른쪽으로 비뚤어진다.

이때에는 빨리 인중 부위를 문질러 주며 정수리의 머리털을 뽑아주고 귓불 아래에 뜸을 3~5장 떠 준다."고 했다.

양백

눈썹의 중앙에서 손가락 1마디만큼 위쪽 부분에 위치하고 있다.

안면신경마비로 미간, 눈 둘레, 코 주위의 통증과 마비가 심할 때 효과가 있는 경혈이다.

동자료

눈꼬리에서 손가락 1마디만큼 바깥쪽 뼈의 오목하게 들어간 부분에 위치하고 있다.

눈의 경련이나 눈이 비뚤어지고 잘 감기지 않는 것을 치료한다. 눈썹 꼬리 옆의 '사죽공' 경혈과 함께 지압해 주면 효과가 있다.

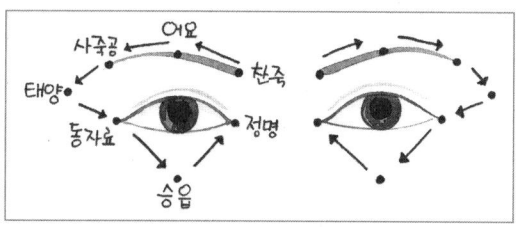

정명
눈의 안쪽과 콧날 사이에 있는 뼈의 오목한 부분에 위치하고 있다.

안면신경마비로 눈 주위에 통증이 있으며 코 둘레도 아프고 감각이 둔할 때 효과가 있는 경혈이다.

관료
눈꼬리의 맨 아래 볼뼈가 볼록하게 올라간 부분의 아래쪽에 위치하고 있다.

안면신경마비로 뺨이 굳어졌을 때 좋은데, 이 경혈로부터 하관까지 마사지해 주면 좋다.

사백
눈 아래 뼈의 한가운데에서 손가락 1마디만큼 아랫부분에 위치하고 있다.

이 경혈을 중심으로 뺨 전체와 눈 꼬리쪽과 귀, 입술 주위까지 함께 마사지한다.

예풍
귓불 뒤에 볼록 들어간 부분에 위치하고 있다. 얼굴의 마비와 경련을 풀면서 진정시키는 효과가 있는 경혈이다.

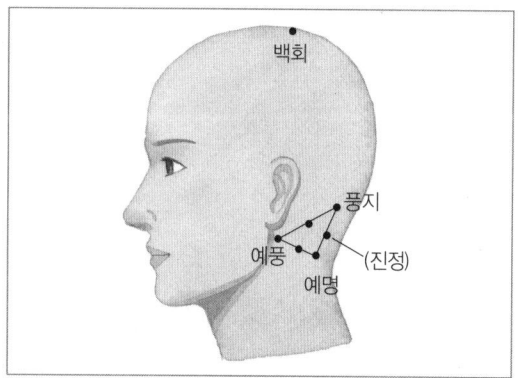

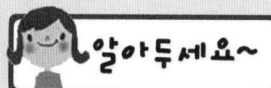 구안와사의 외용법

《동의보감》에는 구안와사가 되었을 때 우선 '인중' 경혈을 자극한 다음 천남성·초오 각 40g, 백급 4g, 백강잠 7개를 함께 가루로 내서 "생강즙에 개어 늘어진 쪽에 발라준다. 늘어졌던 것이 제대로 되면 약을 곧 씻어 버려야 한다."고 했으며, 그 다음에는 혀가 제대로 작용하게 하는 약을 써야 하는데 그 처방으로는 백부자·백강잠·전갈을 각각 같은 양으로 해서 가루내어 한번에 8g씩 술에 타서 먹는다고 했다.

또 구안와사의 외용법으로 『천선고(天仙膏)』를 소개하고 있다.

천남성(큰 것) 1개, 초오(큰 것) 1개, 백급 8g, 백강잠 7개를 가루내어 두렁허리피(선어피)에 개서 고약을 만들어 비뚤어진 쪽에 붙이는 방법인데, 비뚤어진 것이 바로서면 곧바로 씻어 버려야 한다고 했다.

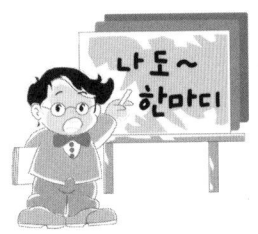

p.o.i.n.t
'젊음을 유지하게 하는 건강 도인법'
(최형일 : 동의난달 의료위원)

1. 발가락 주무르기
앉아서 오른쪽 다리는 펴고 왼쪽 다리는 굽혀서 오른쪽 무릎 위에 올린다.

오른손 1, 2, 3지로 왼발 5지를 잡고 부드럽게 진동하듯 문질러 준다. 발가락은 5지에서 1지 순서로 하고 온몸에 긴장을 이완시키고 경락의 울결을 풀어준다.

2. 발목운동
처음 발가락을 주무르는 자세에서 왼손으로 왼쪽 발목을 잡고 오른손으로 왼쪽 발끝을 잡아 최대한 굴신시킨다. 천천히 하는 것이 좋다.

굴신하는 자세로 발목을 회전시킨다. 최대한 크게 원을 그리면서 시계방향으로 하고 반시계방향으로도 한다. 발목을 잘 회전시키면 비위경락이 강화되면서 비위 기능이 좋아진다.

발목이 약하여 잘 삐는 사람에게도 튼튼한 발목을 갖게 해준다.

3. 허리 굽혀 발 잡기
처음 자세에서 양손을 마주잡고 허리를 편 다음, 허벅지에 배를 붙이는 기분으로 상체를 앞으로 숙인다. 잘 안 내려간다고 탄력을 줘서 하면 근육을 상할 수 있으니 천천히 내려갔다가 천천히 올라와야 한다.

용천혈로 몸 안의 나쁜 기운이 빠져나가므로 손으로 용천을 막으면 안된다.

이 동작은 유연성을 측정할 수 있는 척도로 사용되기도 하고, 상당히 중요한 동작이므로 신중하게 해야 한다.

4. 고관절 풀기
오른쪽 다리는 쭉 펴고, 왼쪽 다리를 가슴에 붙여서 껴안고 두 손은 깍지를 낀다. 이때 왼쪽 발바닥의 오목한 부위를 오른쪽 팔꿈치의 오목한 곳에 대고, 왼쪽 무릎을 왼쪽 팔꿈치의 오목한 곳에 대서 몸에 안정되게 꽉 껴안고 좌우로 최대 가동범위까지 흔들어 준다.

이때는 탄력을 이용해도 좋다.

이 동작은 요각통과 고관절 질환을 다스린다.

5. 앉아서 옆으로 굽히기
오른쪽 다리는 정면에서 오른쪽 45° 정도로 쭉 펴고 왼쪽 다리는 굽혀서 발바닥이 오른쪽 다리 허벅지 내측에 가게 앉고 몸은 정면을 본다. 오른쪽 팔은 오른쪽 다리 위로 펴고 왼쪽 팔은 머리 위를 거쳐 오른손 방향으로 굽힌 채로 오른쪽으로 몸을 굽힌다.

이 동작은 오른쪽 옆구리는 최대한 굽히고 왼쪽 옆구리는 최대한 펴져야 한다.

오른쪽 손이 오른쪽 발 위에 있다가 다시 몸을 일으켜 세운다. 이 상태에서 오른쪽 발을 내전시켜 발의 내측이 땅에 닿게 하고 몸을 왼쪽으로 틀어서 오른쪽 다리가 뒤로 가게 뻗고 양손을 몸 양쪽에 짚는다. 몸을 최대한 왼쪽으로 더 틀어서 오른쪽 발끝을 본다. 그리고 제자리로 돌아온다.

1에서 5까지의 순서대로 반대쪽도 한다.

6. 무릎 돌리기

양쪽 발을 붙이고 서서 양쪽 손으로 무릎을 감싸쥐고 최대한 크게 원을 그리며 무릎운동을 한다. 양쪽 다 실시한다.

천천히 하면 슬관절 질환을 치료할 수 있다.

7. 허리 굽혀 뒤로 깍지 끼고 몸통 돌리기

어깨넓이로 서서 뒤로 깍지를 낀 채로 허리를 앞으로 120° 정도 숙인다. 깍지 낀 손을 최대한 들어올리고 몸통을 왼쪽으로 돌린다. 이때 시선은 왼쪽을 보고 깍지 낀 팔은 오른쪽으로 간다. 다시 몸통을 오른쪽으로 돌리고 팔은 왼쪽으로 간다.

즉, 팔과 목은 고정시킨 채로 몸통을 좌우로 회전시키는 것이다.

이 동작은 상기가 잘 되는 사람에게 아주 좋다.

8. 허리 굽혀 땅에 손닿기

양쪽 발을 붙이고 서서 허리를 서서히 굽히면서 양쪽 손을 앞에 모아서 발 앞쪽 땅바닥에 닿게 한다. 천천히 허리를 펴고 이번에는 허리를 굽혀 발의 왼쪽에 손을 닿게 한다. 오른쪽도 실시한다. 천천히 내려갔다가 좀 멈추어 있다가 천천히 올라와야 한다.

9. 손을 깍지 끼고 위로 올리면서 윗몸 뒤로 젖히기

어깨넓이로 서서 앞으로 깍지 낀 손을 뒤집어 머리 위로 올리면서 왼쪽 발을 내밀고, 팔과 가슴을 내밀면서 뒤로 약간 젖힌다. 발을 바꿔 반대쪽도 실시한다.

10. 옆구리 굽히기

어깨넓이로 서서 위로 깍지를 뒤집어서 끼고 왼쪽으로 최대한 숙인다. 바로하고 오른쪽도 실시한다.

11. 팔 들고 손목 돌리기

어깨넓이로 서서 양쪽 팔을 수평으로 들고 양쪽 손에는 탁구공을 쥐듯이 힘을 빼서 오므리고 뒤로 손목을 회전시킨다. 최대한 회전해서 잠시 멈춰 있다가 다시 앞으로 최대한 회전해서 멈춰 있고 이 동작을 반복한다. 느리게 할수록 효과가 좋다.

이 동작은 오십견 및 견관절 질환을 예방 및 치료하는 효과가 있다.

12. 목 돌리기

어깨넓이로 서서 양손을 옆구리에 대고 머리를 정면으로 본다. 왼쪽으로 최대한 고개를 돌렸다가 정면으로, 다시 오른쪽으로 돌리고 정면으로 돌아온다. 정면에서 고개를 앞으로 최대한 숙이고 정면으로, 다시 뒤로 최대한 젖힌 다음 정면으로 돌아온다.

오른쪽 앞과 왼쪽 뒤, 왼쪽 앞과 오른쪽 뒤도 반복한다. 정면에서 목을 왼쪽으로 크게 회전시킨다. 오른쪽도 회전시킨다.

이외에도 많은 방법이 있지만, 일단 이것만이라도 열심히 하면 유연함을 잃지 않을 것이다.

중요한 것은 좋은 방법을 지식으로만 알고 있는 것보다는 하나라도 건강을 위해서 지속적으로 실천하는 것이다.

위의 방법을 다하면 물론 좋겠지만 각각의 방법이 매우 효과가 좋으므로 한가지 방법이라도 지속적으로 하면 매우 좋을 것이다.

건강한 생활을 위해서 유연한 생각과 유연한 몸을 가꾸어 보자.

Part 1. 꼭꼭 눌러주면 기가 살아나는 손쉬운 지압요법

부인과 질환

생리통

생리 전이나 생리중에 허리와 아랫배가 아프거나 두통 또는 현기증, 초조함으로 인해 일상생활이 원만하지 못한 증세가 생리통이다.

통증에는 개인차가 있으나 참을 수 없을 정도로 심해서 매 생리 때마다 진통제를 복용하는 사람도 있다.

진통제는 내성이 있으므로 반복하여 사용할수록 당장에는 편할지 모르지만 다음 통증 때는 더욱 힘들어짐을 기억하자.

부인과 질환에 뛰어난 효과를 보이는 아래의 두 경혈은 생리 때의 불쾌한 증세를 완화시켜 주고 생리불순을 개선하는 데도 도움을 준다.

생리통에는 하단전 즉, '관원(關元)' 혈에 한번에 5장씩 뜸을 뜨거나 지압을 해주는 것도 좋다. 그리고 허리가 끊어질 듯이 아플 때에는 생식기의 기능을 관장하는 '신수(腎兪)' 혈에 5장씩 뜸을 뜨거나 지압을 해주는 것이 좋다.

또한 자궁과 경락으로 연결되어 있는 '혈해(血海)', '음릉천(陰陵泉)', '삼음교(三陰交)'는 자궁과 관련된 여성 질환에 필수적인 지압점으로, 압봉이나 좁쌀을 생리기간 동안 붙이고 있으면 좀 더 지속적인 효과를 얻을 수 있다.

🌀 혈해

'혈해(血海)'는 생식기의 혈액순환을 촉진하는 부인병의 명혈로 불린다. 무릎관절 상부의 안쪽에서 대퇴 내측으로 2.5cm 위에 있는 지점이다.

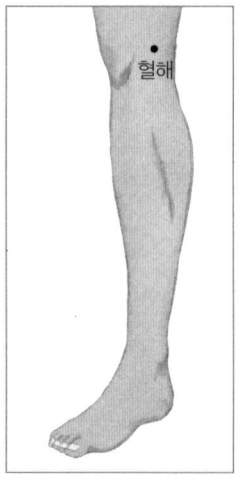

자극하는 방법은 우선 엄지손가락으로 대퇴골 쪽을 눌러 자극한다. 근육질인 사람은 힘껏 누르지 않으면 자극이 전해지지 않으므로 의자에 앉아 양다리를 동시에 실행하면 좋다. 자극한 다음 드라이어로 따뜻한 바람을 쐬어 주면 더욱 효과적이다.

🌀 삼음교

'삼음교(三陰交)'라는 혈 자리도 부인과 계통의 질환에 특효가 있는 경혈이다. 호르몬 분비를 조절하고 생식기 발육을 촉진한다.

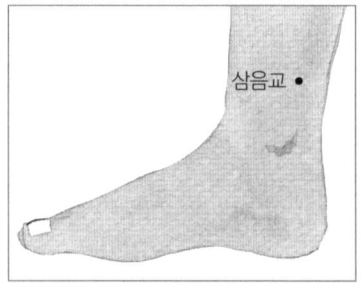

발목 안쪽 복사뼈에서 엄지손가락

을 제외한 네 개의 손가락을 합친 너비 정도 위로 올라가면 앞쪽으로 커다란 뼈가 만져질 것이다. 바로 뒤에 있는 작은 뼈와의 사이에 붙어 있는 근육 부위가 '삼음교'이다. 눌러보면 찌릿한 자극이 아래위로 타고 느껴질 것이다.

이 부위를 엄지손가락으로 수시로 눌러 자극한다. 생리가 시작되어 아랫배나 허리가 아플 때 자극하면 효과적이다. 자극 후 드라이어로 따뜻한 바람을 쐬면 더욱 좋은 효능을 볼 수 있다.

생리통의 기타 지압점

- **관원** 배꼽에서 5cm 아래 또는 손가락 네 마디 아래 지점이다.
- **신수** 옆구리의 가장 아래에 있는 갈비뼈의 끝부분과 같은 높이에 있는 척추가 제2요추이다. 이 제2요추의 좌우 양쪽으로 3cm 또는 손가락 두 마디만큼 떨어진 점이 신수이다.
- **음릉천** 종아리 안쪽을 손으로 만지면서 위로 올라가다 보면 무릎 근처에서 튀어나온 뼈에 걸리게 된다. 이 뼈 바로 아래 움푹 들어간 점이 음릉천이다.

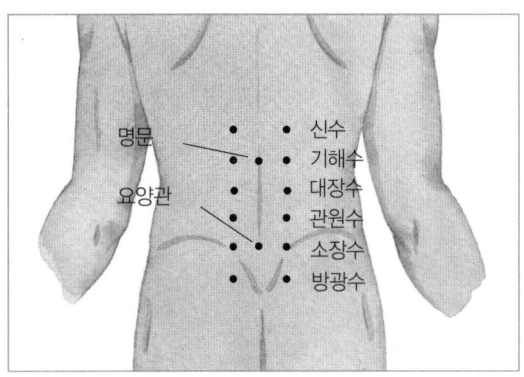

냉·대하

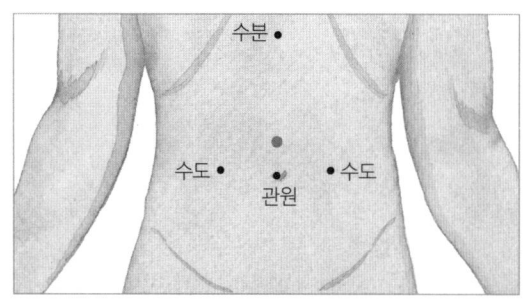

자궁을 뜻하는 '포문(胞門)' 또는 '자호(子戶)' 혈은 대하에 특효 혈 자리로 '관원(關元)'과 함께 한번에 5장씩 매일 뜸을 뜨면 아랫배가 따뜻해지면서 대하의 양도 줄어든다.

이것이 여의치 않을 때에는 아랫배 전체를 따뜻하게 찜질하거나 두 손을 비빈 후 아랫배를 지긋이 눌러주는 것도 도움이 된다.

그리고 대하와 함께 생리불순과 생리통이 있는 여성들은 자궁의 기혈순환을 도와주는 '삼음교(三陰交)'와 '혈해(血海)'를 같이 지압해 주는 것이 좋다.

- **포문(자호), 관원** 배꼽에서 5cm 정도(손가락 네 마디) 아래에 관원이 위치하고, 관원에서 양쪽으로 3cm 정도(손가락 세 마디) 나가면 포문이 위치한다.
- **삼음교** 안쪽 복사뼈에서 5cm 위의 지점에 위치한다.
- **혈해** 슬개골 안쪽에서 손가락 세 마디 정도의 위쪽에 위치한다.

Chapter Ⅱ 손쉽고 효과 좋은 특수요법

Part 1. 꼭꼭 눌러주면 기가 살아나는 손쉬운 지압요법

신경정신계 질환

스트레스

🌀 머리 지압

스트레스로 인해 두통이나 어지럼증이 심할 때는 우선 머리를 낮게 하고 누워서 몸을 따뜻하게 해주어야 한다. 그리고 손가락을 쫙 펴서 옆머리에서 뒷머리 쪽으로, 앞머리에서 뒷머리 쪽으로 빗질하듯 두피를 자극해 주면 머리도 맑아지고 어지럼증도 해소되는 효과를 볼 수 있다.

특히 '백회'와 '솔곡' 경혈을 중심으로 그 둘레를 꼭꼭 지압해 준다. '백회' 경혈은 머리 정수리 정중앙에 위치하고 있으며, '솔곡' 경혈은 귓바퀴 바로 위 옆머리에 위치하고 있다.

또 '천주' 경혈을 지압한다. 이 경혈은 이름 그대로 '하늘을 떠받치는 기둥'으로 머리에서 가장 중요한 주치혈이 된다. 머리를 맑게 하여 기억력을 도모하고 피로에 따른 뒷목 경직을 풀어 주며, 불안하고 초조한 마음을 진정시키는 데 매우 중요한 경혈이다.

뒷머리의 머리카락이 시작되는 부위 중앙에 오목한 곳이 있는데, 이 오목한 곳에서 좌우 양쪽으로 2cm 떨어진 곳에 위치하고 있다.

지압을 할 때는 그 부위가 새큰하게 팽창, 확산하는 느낌이 느껴질 정도로 해서 그 느낌이 머리

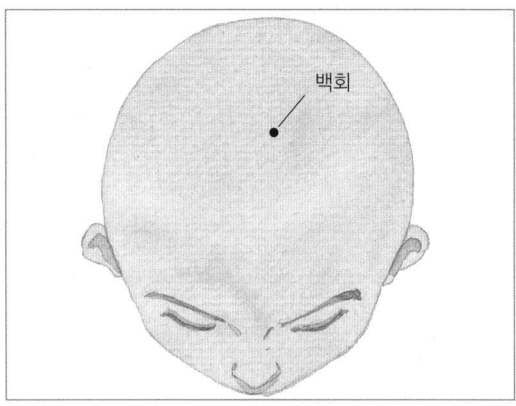

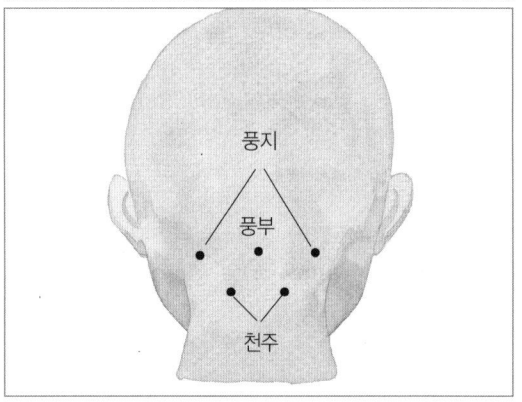

정수리 부위까지 확산되도록 하는 것이 효과가 있다.

🌀 손 지압

'합곡' 경혈을 지압하면 좋다. '합곡' 경혈은 엄지손가락과 검지손가락 사이를 거슬러 올라가다가 뼈와 맞닿는 부위에 있는 오목한 부분에 위치하고 있다.

이곳을 다른 손의 엄지손가락으로 꽉 눌러주면

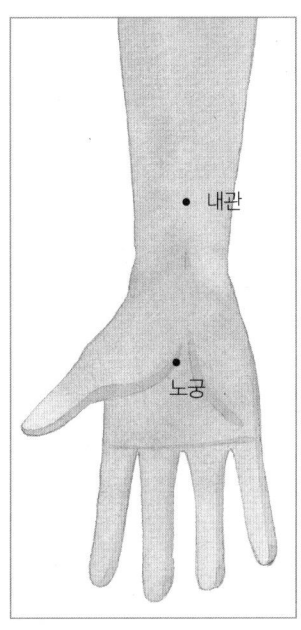

스트레스에 의한 두통, 어지럼증, 소화장애, 가슴 답답함 등을 예방하고 치료할 수 있다.

또 '어제'와 '노궁' 및 '내관' 경혈을 지압해 준다.

'어제' 경혈은 엄지손가락쪽 손바닥의 불룩한 부위에 위치하고 있으며, '노궁' 경혈은 다섯 손가락을 가볍게 쥐었을 때 셋째손가락과 넷째손가락이 손바닥에 닿는 점에 위치하고 있다.

'내관' 경혈은 손바닥을 위로 하고 우선 팔꿈치 횡문 중앙에 손가락을 대면 약간 굵은 인대가 만져지는데 이 인대의 새끼손가락 쪽으로 약간 오목한 곳에 A점을 찍는다. 이제 팔목 관절 횡문 중앙을 만져보면 두 개의 인대가 만져지는데 이 두 개의 인대 사이 중 가장 굵은 횡문상에 B점을 찍는다. A점과 B점을 연결하여 6등분하고 B점에서 1/6 되는 곳이 바로 '내관' 경혈이다.

대개 손목에서 4cm 정도 위가 되며, 지압하면 울리는 듯한 통증이 느껴지며, 때로는 마비감 같은 것이 손끝이나 팔꿈치, 또는 액와(겨드랑이)나 흉부로 확산되기도 한다.

발 지압

스트레스를 해소해 주는 대표적인 경혈은 '임읍'과 '공손' 및 '용천' 이다.

'임읍' 은 넷째발가락과 다섯째발가락 사이를 더듬어 발등 위로 올라가다가 뼈가 맞닿아 더 이상 올라갈 수 없는 오목한 곳에 위치한 경혈이다.

'공손' 은 엄지발가락 안쪽 밑으로 툭 불거져 나온 뼈에서 다시 2cm 정도 떨어진 뒤쪽에서 찾을 수 있는데, 보다 쉽게 말하면 발등 피부와 발바닥 피부가 맞닿는 경계선이라고 할 수 있다.

'용천' 은 발바닥 가운데 새겨진 사람 인(人)자

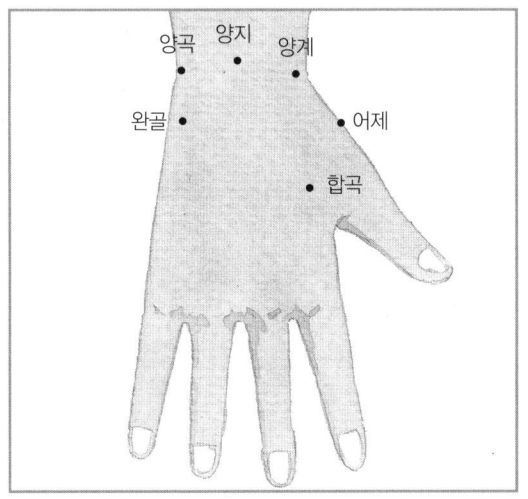

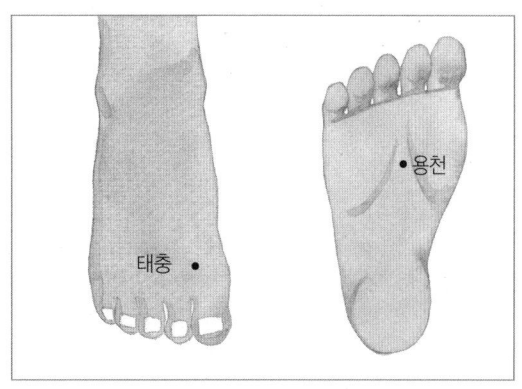

모양의 주름 중앙에 위치해 있는 경혈이다.

스트레스가 심할 때 이들 경혈을 꽉 누르면 상당히 심한 통증이 느껴지는데, 5분 동안 꼭꼭 눌러주고 비벼주고 하다가 떼었다 하기를 반복하면서 지압하면 된다.

한편 《동의보감》에는 "기가 치미는 데는 태충혈에 뜸을 뜬다."고 했다.

'태충' 경혈은 엄지발가락과 둘째발가락 사이를 거슬러 올라가다가 뼈와 맞닿는 부위에 있는 오목한 부분에 위치하고 있다.

🌀 등 지압

《동의보감》에는 스트레스로 "숨이 찰 때는 나이 수만큼 대추혈에 뜸을 뜨고, 폐수혈에 100장…… 또는 나이 수만큼 제5추 아래에 뜸을 뜬다."고 했다. 뜸을 뜨기 어려우면 이들 경혈과 함께 '간수' 경혈을 지압해 준다.

'대추' 경혈의 '대추' 란 제일 큰 척추를 의미한다. 제일 도드라지게 튀어나온 척추를 말한다.

앉은 채 목을 앞으로 깊이 숙이면 목뼈 중의 하나가 유달리 툭 불거지는데, 이 돌출이 된 뼈가 제7경추의 돌기이며, 이 돌기 바로 밑에 생기는 함몰부가 '대추'에 해당한다.

이 경혈은 예로부터 청뇌영신(淸腦寧神)의 효능이 있다고 일컬어져 왔듯이, 머리를 맑게 하고 정신을 안정시키는 데 큰 몫을 한다.

그리고 '폐수' 경혈은 제6흉추 돌기와 제5흉추 돌기 사이점에서 좌우 양쪽으로 각 3cm 떨어진 곳에 위치하고 있으며, '간수' 경혈은 제9흉추 돌기의 좌우 양쪽으로 3cm 떨어진 곳에 있다.

🌀 복부 지압

《동의보감》에는 "모든 기병에는 기해혈에 (침 뜸을) 놓는다. …… 신궐혈에 14장…… 뜸을 뜬다."고 했다. 또 스트레스로 "냉기가 있어서 배꼽 아래가 아플 때는 관원혈에 뜸을 100장 뜬다."고 했다. 뜸을 뜨면 좋지만 어려운 경우에는 지압을 한다.

'기해' 경혈은 '기의 바다' 즉, 원기의 변동이 집중하는 경혈이다. 스트레스로 무기력하고 피로하며 의기소침하여 의욕마저 상실되어 있거나 신경과민의 증세를 나타낼 때 효과가 있다.

배꼽에서 치골결합(음모가 나 있는 부분에서 만져지는 뼈)까지를 5등분하여, 배꼽에서 1/5 되는

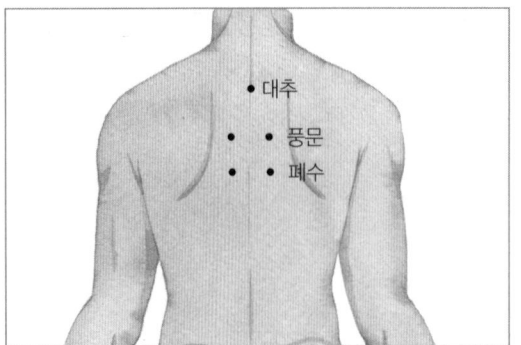

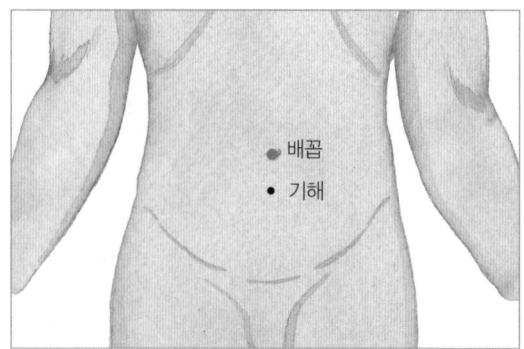

곳을 A점[음교(陰交)], 2/5 되는 곳을 B점[석문(石門)]이라 하고, A점과 B점의 중간이 '기해' 경혈이다.

'신궐' 경혈은 배꼽 부위에 있으며, '관원' 경혈은 이름 그대로 '원기의 관문' 역할을 하는 경혈이다. 원기가 드나드는 문의 역할을 하기 때문에, 스트레스 해소의 기본 경혈이 된다. 배꼽에서 치골결합(음모가 나 있는 부분에서 만져지는 뼈)까지를 5등분하여, 배꼽에서 3/5 아래에 위치하고 있다.

물론 경혈을 일일이 점검할 필요 없이 잠들기 전에 배를 두들겨 주는 것도 좋은 방법이다. 양손바닥을 사용해 치골근에서 명치 부근까지 오르내리며 가볍게 두들겨 주면 신경이 안정되는 효과를 볼 수 있다.

피로

백회
뇌의 피로회복과 정신력 강화, 신경 안정의 효능이 있다. '백회'는 양쪽 귀에서 머리로 올라가면 만나게 되는 정중앙점이다.

천주
머리를 맑게 하여 기억력과 집중력을 높여주고 피로로 인한 두통이나 불안·초조한 마음을 진정시키는 효능이 있다.

'천주'는 뒷머리의 머리카락이 시작되는 부위의 중앙 오목한 곳에서 좌우 양쪽으로 2cm 떨어진 곳에 있다.

노궁
피로회복에 가장 중요한 지압점이다. 육체적·정신적으로 과로했을 때 피로를 풀어주는 효능이 있다.

'노궁'은 주먹을 가볍게 쥐면 둘째손가락과 셋째손가락이 손바닥에 닿는 중간 지점이다.

예풍
'예풍' 경혈은 귓불 뒤쪽의 오목한 곳으로 이곳을 꼭꼭 누르고 문질러 주면 긴장감을 해소하는 데 도움이 된다.

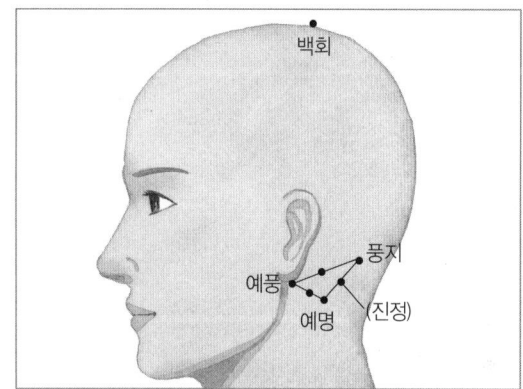

용천
정신력을 강화시켜 주는 지압점이다. 여기를 지압하면 기운이 샘솟아 피로가 풀어지고 정신이 맑아진다.

'용천'은 발바닥을 오므려 'ㅅ'자가 생길 때 두 선이 만나는 점에 위치한다.

불면증

안면(安眠)
하루 종일 활동을 하고 나면 어깨근육이 가장

심하게 굳기 때문에 잠들기 전에 어깨근육을 풀어주는 것이 좋다. 어깨를 눌러 풀어준 다음에는 '안면' 경혈을 지압해 주도록 한다.

'안면' 경혈은 귓불 뒤에 솟아 있는 유양돌기 뒤쪽의 오목한 곳으로 이곳을 손가락으로 가볍게 눌러주면 숙면을 취할 수 있다.

🍃 지양, 격수, 간수

7번과 8번 흉추 사이의 '지양' 경혈과 '지양' 경혈에서 좌우 양쪽으로 각각 3cm 떨어진 지점의 '격수' 경혈을 지압해 준다. 혹은 이들 경혈에 뜸을 15장씩 뜬다.

9번과 10번 흉추 사이에서 좌우 양쪽으로 각각 3cm 떨어진 곳에 위치한 '간수' 경혈도 지압해 주거나 뜸을 떠준다.

🍃 실면

'실면' 경혈이란 발바닥 뒤축의 정중앙으로 이곳을 약간 뾰족한 것으로 강하게 누르면서 비벼주면 피로를 풀어주고 숙면을 취하는 데 도움이 된다.

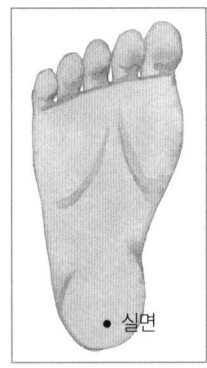
● 실면

🍃 삼음교

복사뼈 안쪽 중심에서 위로 9cm 정도 올라가 굵은 정강이뼈가 있는 기슭의 '삼음교' 경혈에 각각 5장씩 뜸을 떠주면 숙면을 취하는 데 도움이 된다.

🍃 기해

'기해' 경혈은 배꼽과 치골까지의 거리를 5등분했을 때 배꼽에서 1/5 지점과 2/5 지점 중간 부위를 가리킨다.

이곳을 손가락으로 지그시 눌러주고 문질러 주면 의욕을 북돋고 마음을 차분하게 가라앉히는 효과가 있다.

'기해' 경혈은 생기발랄한 에너지를 충전시키는 경혈이므로, 기분이 우울하거나 의욕이 없을 때 지압해 주면 좋다.

🍃 태양

'태양' 경혈은 눈 옆쪽에 오목하게 들어간 관자놀이로, 이곳을 손가락으로 지압해 주면 눈이 피곤하거나 머리가 아플 때 효과를 볼 수 있고 잠을 잘 이루지 못할 때도 좋다.

또는 이 부위에 마늘을 붙여도 좋은데, 방법은 생마늘을 얇게 저며 '태양' 경혈에 붙이고 반창고로 고정시켜 두면 된다.

보통 1시간 정도 붙이고 있으면 머리가 개운해지고 피로도 풀리는 효과를 얻을 수 있다.

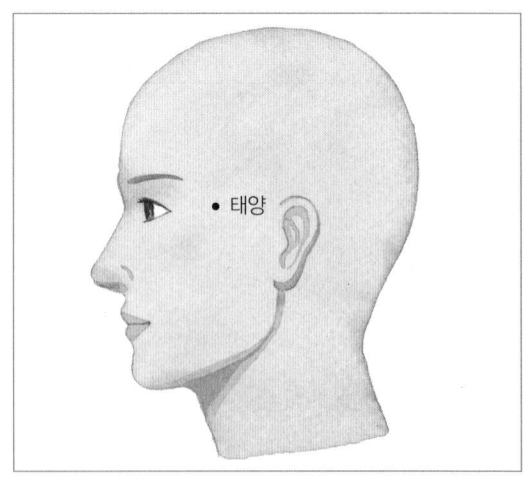
● 태양

알아두세요~ 봄을 타고, 더위를 타서 피로할 때의 지압

'봄을 탄다'는 병으로, 피로를 무척 느끼는 경우가 있다.

이때는 우선 배꼽을 중심으로 양손을 겹쳐 놓고 5초 동안 압박한 후 이를 10여 회 반복하고 빙글빙글 회전하면서 복부 마사지를 행한다.

이때 반드시 시계 돌아가는 방향으로 마사지를 해야 한다. 그리고 '천주'와 '용천' 경혈을 지압한다.

'천주'는 후두부 머리털 언저리에서 목덜미 방향으로 움푹 들어간 곳에서 좌우 2cm 떨어진 부위로 목을 앞뒤로 운동할 때에 움직이는 근육의 가장자리에 있는 경혈이다.

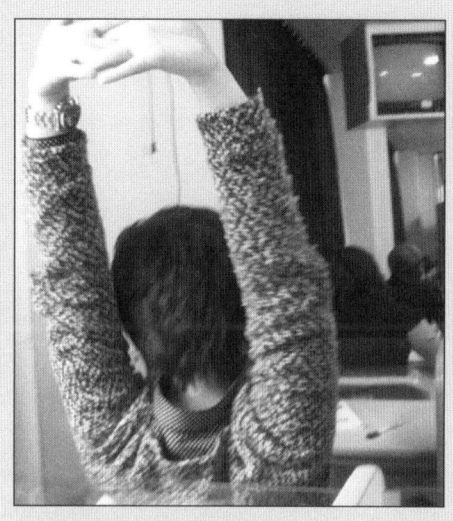

이 부위를 지압해 보면 그 즉시 머리 속이 상쾌해지는 것을 경험하게 될 것이다.

'용천'이라는 경혈은 발가락 3, 4지 사이 족지의 전면과 후면 사이의 앞에서 1/3 부위에 있다. 다시 말해서 발바닥에 '사람 인(人)'자가 생기는 교차점으로 움푹한 곳이다.

또 '여름을 탄다' 혹은 '더위를 탄다'는 병으로, 무척 피로를 느끼는 경우도 있다.

이렇게 더위로 속이 울렁거릴 때는 배꼽 양쪽의 천추, 황수를 지압해서 위장 기능을 조절한다. 또 무릎 밑의 '족삼리' 경혈을 자주 지압하면 내장기의 기능이 훨씬 좋아지게 되고 더위를 덜 타게 되며 피로를 곧 잊게 된다.

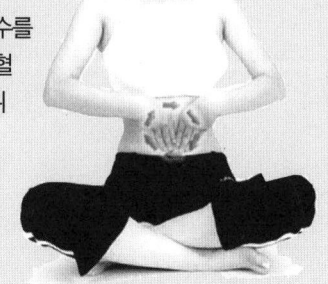

물론 더위로 위장 기능이 좋지 못하면 '중완' 경혈을, 장의 기능이 좋지 못하고 소변의 색과 양에 이상이 생기면 '관원' 경혈을 덧붙여 지압한다.

또 흉추 3~4번 사이에 있는 '신주' 경혈을 자주 지압하면 더위를 덜 타게 되며 피로가 쉽게 풀리게 된다.

Part 1. 꼭꼭 눌러주면 기가 살아나는 손쉬운 지압요법

대사 질환

당뇨병

🌀 당뇨병으로 갈증이 심한 경우

당뇨가 있으면 소변의 양이 증가하고 자연히 갈증도 심해지는데, 이때는 '예풍' 경혈을 지압하는 것으로 증세를 다스릴 수 있다.

'예풍'은 귓불 뒤의 엄지손톱만한 크기로 튀어나온 유양돌기 바로 앞에 있는 오목한 곳이다.

이외에도 '폐수', '어제', '인중' 경혈 등을 지압해 주면 좋다.

'폐수' 경혈은 제3흉추에서 좌우 양쪽으로 3cm 떨어진 곳에 위치하고 있으며, '어제' 경혈은 엄지손가락 끝의 볼록한 부분에서 손목 방향으로 향해 그 옆까지 간 곳에서 손바닥과 손등과의 피부 경계에 위치하고 있다.

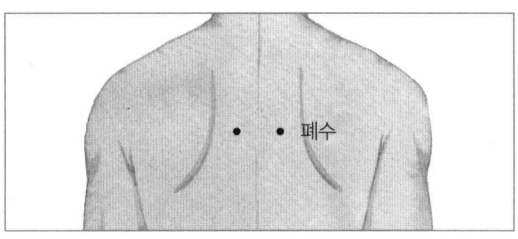

'인중' 경혈은 코와 윗입술 사이의 홈 중앙에 위치하고 있다.

🌀 당뇨병으로 다식의 증세가 심한 경우

당뇨병은 췌장의 인슐린 분비 이상이나 인슐린 저항성이 주요 원인이지만, 위장과 대장에 열이 축적되어 발병하는 질환이기도 하다.

위장과 대장에 열이 축적되어 있으면 활활 타오르는 난로 위에서 눈덩이가 금방 녹아 버리듯 음식을 아무리 먹어도 금방 소화가 되어 끊임없이 허기에 시달리게 된다. 또 속에 열이 축적되어 있기 때문에 구취도 심해진다.

이런 경우에는 입술의 양쪽 가장자리에서 바깥쪽으로 1cm 되는 지점에 있는 '지창' 경혈을 지압해 주면 좋다.

이외에도 위수, 비수, 중완, 족삼리, 양릉천, 내정 경혈 등을 지압해 주면 좋다.

'위수(胃俞)' 경혈은 제12흉추에서 좌우 양쪽으로 3cm 떨어진 곳에 위치하고 있으며, '비수(脾俞)' 경혈은 제11흉추에서 좌우 양쪽으로 3cm

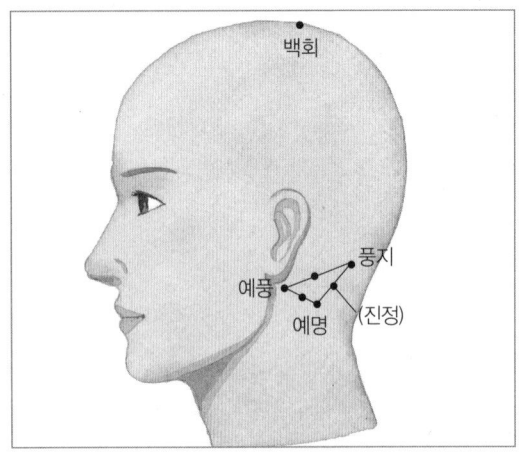

떨어진 곳에 위치하고 있다. '중완(中脘)' 경혈은 명치와 배꼽을 잇는 상복부 정중선상의 중앙에 위치하고 있다.

'족삼리(足三里)' 경혈은 슬개골의 바로 바깥쪽 아래에 오목하게 들어간 부분이 있는데, 이 오목하게 들어간 부분과 바깥쪽 복사뼈의 하단 중앙을 연결한 선으로 오목하게 들어간 부분에서 아래로 손가락 3마디만큼 내려간 곳에 위치하고 있다.

'양릉천(陽陵泉)' 경혈은 바깥쪽 복사뼈에서 무릎으로 향하여 맨 위로 만지면서 올라가면 무릎 아래에 비골소두라는 작고 둥근 뼈의 융기가 있는데, 그 앞의 바로 아래에 위치하고 있다.

'내정(內庭)' 경혈은 발등에서 둘째와 셋째 발가락의 경계선에 위치하고 있다.

당뇨병으로 소변이 잦은 경우

소갈증 중에 소변이 자주 마려우며 야간 빈뇨까지 심한 경우, 또는 소변에 기름이 낀 듯한 경우에는 '신수' 경혈을 중심으로 지압해 준다.

'신수(腎俞)' 경혈은 제2요추에서 좌우 양쪽으로 3cm 떨어진 곳에 위치하고 있다. 옆구리의 가장 아래에 있는 늑골의 끝부분과 같은 높이에 있는 척추가 제2요추이다.

이외에도 관원, 부류, 중려수, 용천 경혈 등을 지압해 주면 좋다.

'관원(關元)' 경혈은 배꼽 아래에서 손가락 3마디만큼 내려간 하복부 정중선상에 위치해 있으며, '부류(復溜)' 경혈은 안쪽 복사뼈의 중심에서

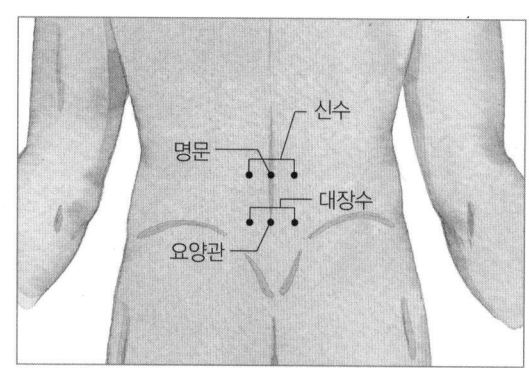

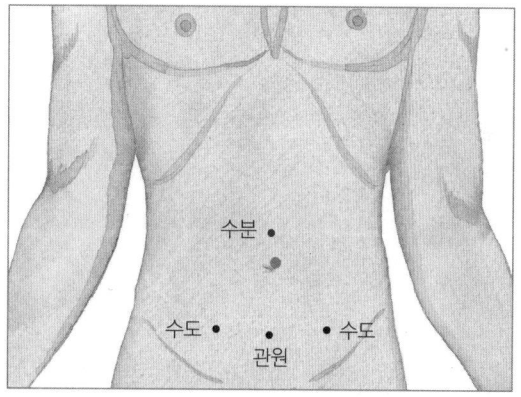

손가락 2마디만큼 올라간 높이인 아킬레스건의 앞쪽 가장자리에 위치해 있다.

'중려수(中膂俞)' 경혈은 제3후천골공의 바깥쪽으로 손가락 2마디만큼 가까운 곳에 위치하고 있다. 초심자의 경우에는 이 경혈을 찾기 어려우므로 이 경혈의 둘레, 즉 엉치뼈에서부터 꽁무니뼈까지를 넓게 쓸어주고 문지르면서 지압한다.

'용천(湧泉)' 경혈은 발바닥 가운데에 사람 인(人)자 모양의 주름이 잡히는 중앙에 위치하고 있다.

당뇨병으로 인한 눈의 합병증 예방

당뇨병으로 인한 눈의 합병증을 예방하기 위해서는 '인당' 경혈을 지압한다.

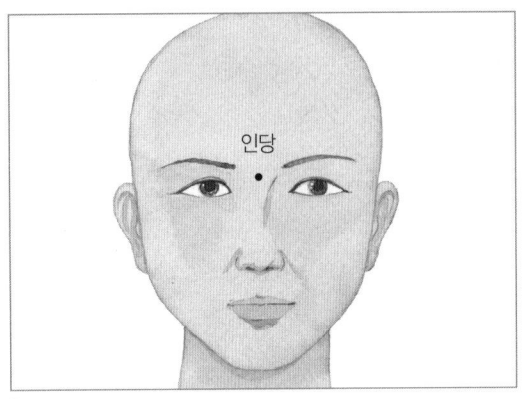

'인당(印堂)' 경혈은 눈썹 사이에 있다. 엄지손가락으로 상하좌우 방향으로 지그시 누르면서 밀어주면 혈압상승에 따른 불면증과 어지럼증, 고혈압으로 인한 메스꺼움과 두통을 해소하는 효과가 있다.

또 당뇨로 인해 눈이 피곤하고 아플 때는 '사백' 경혈을 지압하는 것도 좋다.

'사백(四白)' 경혈은 얼굴 중앙에 해당하는 곳으로 앞을 직시한 상태에서 눈동자 중심선에서 바로 2cm 위에 위치하고 있다.

또 눈의 합병증으로 두통이 있을 때는 '사죽공' 경혈과 '태양' 경혈 주위를 폭넓게 지압해 주도록 한다.

'사죽공(絲竹空)' 경혈은 눈썹 바깥쪽 끝의 함몰 부분에 있고, '태양(太陽)' 경혈은 눈의 꼬리와 귀의 중간 지점으로 광대뼈 위에 있다. 따라서 눈썹 바깥쪽 끝부터 귀의 중간 지점까지가 모두 두통에 효과적인 지압 부위가 되는 셈이다.

이때 코끝과 윗입술 사이에 있는 '인중(人中)' 경혈을 함께 지압해 주면 더욱 효과적이다.

복부 비만

천추

'배꼽 주무르기'를 하여 1개월 만에 4kg이나 감량되었다는 임상 경험이 발표된 바도 있다. 엄지를 제외한 네 손가락을 가지런히 펴고 손가락을 밑으로 향하게 해서 둘째손가락 끝을 배꼽에 갖다 대면 새끼손가락이 닿는 부분이 '천추' 경혈이다. 배꼽 양쪽에 두 개의 경혈이 있다.

즉 배꼽의 좌우 4cm 부위로 이곳을 누르면 된다. 엄지를 수직으로 세워 이곳을 강하게 누르되, 약간 배 안쪽을 향하듯 누른다는 기분으로 호흡을 5번 할 동안 눌렀다가 2~3번 호흡할 동안 쉬고 다시 누르기를 5번 정도 반복한다.

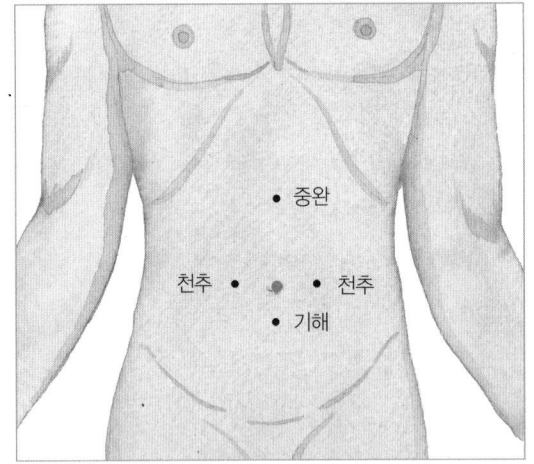

중극

엄지를 제외한 네 손가락을 가지런히 펴서 배꼽 밑에 가로로 갖다 대면 둘째손가락이 배꼽 바로 밑에 얹히고 새끼손가락은 아랫배에 닿는데,

배꼽에서 아랫배로 정중선을 그어 새끼손가락이 닿는 부위가 바로 '중극'이라는 경혈이다. 배꼽 밑 정중선상에 한 개의 경혈이 있다.

다시 말해서 배꼽과 치골결합을 5등분했을 때 치골결합에서 1/5 위쪽에 위치하고 있다.

생식기에 분포되어 있는 간장 경락과 체내의 수분대사에 직접 영향을 미치는 비장 경락과 실제로 비뇨생식기 계통을 주관하는 신장 경락이 이곳에서 서로 교차한다.

이곳을 엄지로 강하게 누른다. 약간 성기 쪽을 향하듯 누르되, 2~3분 동안 누른다. 또 이 부위에 엄지를 제외한 네 손가락을 나란히 갖다 대고 반대쪽 손을 그 위에 얹어 양쪽 8개 손가락을 함께 사용하여 누름과 동시에 주물러 준다.

관원

배꼽과 치골 위를 잇는 정중선을 5등분했을 때 배꼽에서 3/5 아래에 위치하고 있는 경혈이다. '관원' 경혈은 모든 생명활동을 추진하는 근본이 되는 에너지가 깊숙이 머무는 곳이다.

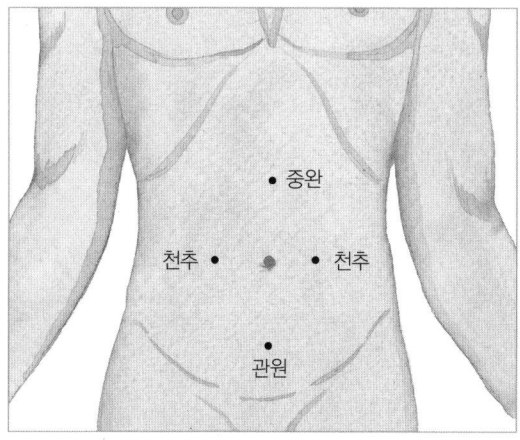

이 부위를 자꾸 누르고 자꾸 주무른다. 누르면 벌떡벌떡 뛰는 박동을 느낄 수 있다.

중완

오목가슴 함몰 부위에서 만져지는 불룩 튀어나온 돌기에서 배꼽까지 직선을 그으면, 그 중심점에 위치하고 있는 경혈이 '중완'이다.

대맥

배꼽에서 그은 가로 직선과 제11늑골 끝에서 그은 세로 직선이 만나는 점이 '대맥' 경혈이다. 좌우 2개가 있다. 이 부위를 누르고, 누르기를 마친 후, 이 부위의 군살을 양손으로 크게 움켜쥐고 약간 비트는 듯한 자극을 준다. 뻐근한 느낌이 측복부에서 측요부로 파급될 정도로 한다. 이곳에 군살이 가장 많이 찌기 때문이다.

* 이렇게 각각의 경혈을 누르고 주무르기를 다 마치면 이제는 관원-중완-대맥-중극을 잇는 커다란 원형을 따라 손바닥으로 둥글게 시계바늘 돌아가는 방향으로 마사지하도록 한다.

다리 비만

삼음교

체내에는 매우 중요한 경락 12개가 있다. 이 중 비만에 깊이 관여하는 경락은 비장 경락, 간장 경락, 신장 경락의 3개이다. 플러스 성질을 띤 경락이 아니고 마이너스 성질을 띤 경락이기 때문에 3개의 음경락이라고 한다.

이 3개의 음경락이 인체 내에서 유일하게 교차

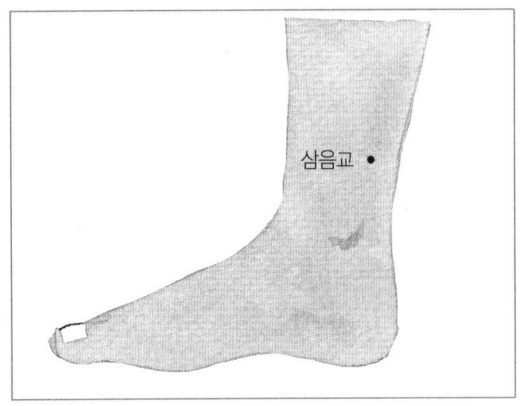

족삼리

무릎을 60°로 굽혀 대퇴부, 하퇴부, 족저면을 삼각형으로 만들면 하퇴부를 형성하고 있는 두 개의 뼈 사이에 위치하고 있다.

무릎에 손바닥을 얹고, 이 경혈을 누른 후, 무릎을 손바닥으로 둥글게 마사지한다. 무릎의 군살과 하퇴부 군살이 함께 빠진다.

위중

무릎 관절 뒤 오금에 생기는 가로주름의 가운데에 있다. 지압하여 전기가 오는 듯 짜릿하고 저린 느낌이 발바닥까지 확산되도록 한다. 이곳의 지압만으로도 뒷모습이 예뻐진다.

승산

바깥 복사뼈와 같은 높이의 발뒤꿈치 부분과 '위중' 경혈(오금 중앙)을 직선으로 잇고 1/2 되는 점을 정한 후 여기에서 2cm 내려온 곳에 있다. 지압 후, 양손으로 이 부위 근육을 감싸쥐고 위로 밀어 올린다. 또 누운 채 다리를 90°로 들어올리고, 이 부위를 지압한다.

하는 지점이 딱 한 곳이 있다. 바로 '삼음교' 라는 경혈에서 교차한다. 따라서 비만에 관여하는 3개의 경락을 따로 자극할 것 없이 '삼음교' 한 곳만 자극해도 충분하다.

우선 오른쪽 발을 왼쪽 무릎 위에 올린다. 엄지를 제외한 네 손가락을 가지런히 가로로 펴서 새끼손가락을 안쪽 복사뼈 윗선에 갖다 댄다. 안쪽 복사뼈에서 정중앙으로 직선을 그어 둘째손가락이 닿는 부위가 바로 '삼음교' 경혈이다.

이 부위에 엄지를 대고 강하게 누른다. 허벅지 쪽을 향하듯 누르되, 3분 이상 자극하도록 한다. 이제 오른쪽을 끝냈으면 왼쪽 발을 오른쪽 무릎 위에 올리고 삼음교 경혈을 찾아 자극한다.

풍시

곧바로 서서 팔을 대퇴부에 드리워 댔을 때 가운데 손가락 끝이 대퇴부에 닿는 부위이다.

이곳을 누르고, 누르기를 마친 후, 엄지와 4개의 손가락으로 작은 원을 만들어 경혈 주위를 부드럽게 마사지한다.

엉덩이 비만

신수

'신수' 경혈은 제2요추돌기의 좌우 양쪽으로 각 3cm 떨어진 곳에 위치하고 있다.

엉덩이의 제일 위쪽에서 만져지는 뼈인 장골릉

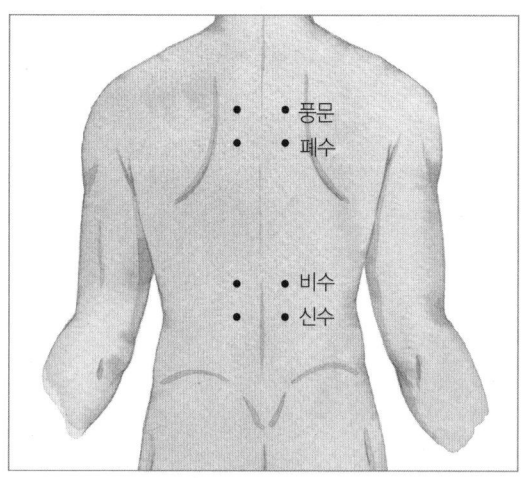

을 좌우 연결하면 이 선이 제4요추돌기를 통과하므로, 이것을 기준으로 제2요추돌기를 찾아낼 수 있다. 즉 배꼽과 같은 높이의 허리뼈가 바로 제2요추돌기이다. 물론 이것은 누구에게나 통용될 만큼 꼭 정확한 것은 아니다.

이곳을 누르고 마사지하면 생명력, 기력, 의욕이 넘쳐흐르게 되고 생식기 발육이 정상화되며 생리불순까지 개선될 수 있다.

누르기를 마친 후, 손바닥으로 근육을 엉덩이쪽으로 밀어내듯이 마사지한다.

환조

'환조' 경혈은 모로 누워 대퇴부를 똑바로 폈다가 굽혔다가 하면 고관절 바깥쪽에 돌출된 크고 둥근 뼈의 2cm 위쪽에 오목하게 들어가면서 춤추듯 생겼다 없어졌다 하는 곳이 있는데, 이곳이 환조 경혈의 위치다.

지압한 후, 손바닥으로 환조 경혈에서 척추 쪽으로 둥글게 마사지한다.

승부

'승부' 경혈은 엉덩이와 대퇴부가 이어지는 부분에 생기는 주름의 중앙에 위치하고 있다. 엉덩이를 위로 치켜올리듯이 자극을 준다.

턱과 목 비만

*기본 경혈을 꼭 함께 쓴다.
즉 천추, 중극, 삼음교, 신수 경혈이 기본 경혈이다.
턱과 목의 군살을 빼려면 이들 기본 경혈과 함께 다음 경혈을 쓰면 된다.

협거

아래턱 각진 곳에서 약간 위쪽 함몰부에 위치하고 있다. 입을 벌리면 움실움실 움직이는 함몰부이다.

따라서 입을 위, 아래, 좌우 또는 휘파람을 불듯이 마음껏 내밀기도 하면서, 이 경혈을 누른다.

이렇게 잘 누르기를 마친 후에는, 콜드크림을 바르고 콧망울 방향을 향해 세게 미는 듯이 마사지한다.

대영

아래턱 각진 곳과 아래턱 끝에서 아랫입술 중앙점을 똑바로 잇는 선을 그었을 때, 이 선상으로 턱에서 3cm 올라간 곳에 위치하고 있다.

잘 누르고, 누르기를 마친 후, 콜드크림을 바르고 귀 쪽으로 치켜 올리듯이 마사지한다.

천정

목젖과 같은 높이에서 바깥쪽 6cm 되는 점과 쇄골 윗선 중앙점을 이은 선상의 중간에 위치하고 있다.

턱을 앞으로 힘껏 내밀고 목을 좌우로 돌리면 반대쪽 목에 굵은 흉쇄유돌근이 나타나는데, 이 근육 중앙부에서 2cm 아래에 있다. 갑상선 자극 효과가 있다.

이 부위를 잘 누르고, 누르기를 마친 후, 콜드크림을 바르고 아랫입술 방향으로 치켜 올리듯이 마사지한다.

어깨와 등 비만

*** 기본 경혈과 함께 다음 경혈을 이용한다.
즉 천추, 중극, 삼음교, 신수 경혈이 기본 경혈이다.**

🌀 견정

제7경추와 견봉각 끝을 연결하는 직선상의 중앙에 위치하고 있는 경혈이다.

제7경추란 7번째 목뼈다. 목을 앞으로 깊숙이 숙였을 때 목뒤에 가장 불룩 튀어나온 뼈가 바로 이 뼈다.

'견봉각'은, 어깨 끝을 만져보면 둥근 뼈 모양으로 융기된 것이 만져지는데, 이것이 바로 견봉각이다.

다시 한 번 설명하면, 머리를 앞으로 숙였을 때 목뼈 중 가장 튀어 나온 뼈인 제7경추와 어깨 끝에서 만져지는 둥근 뼈 모양의 융기 부위를 직선으로 연결하고, 그 한가운데 지점이 곧 '견정' 경혈이다.

이곳을 지압한 후, 흉추 방향으로 밀듯이 마사지한다.

🌀 대저

제7경추에서 좌우 양쪽으로 3cm 떨어진 곳이 '대저' 경혈이다. 누르기를 마친 후, 흉추쪽을 향해 마사지한다.

🌀 궐음수

제7경추를 찾은 후 차례로 뼈를 더듬어 내려가면 제1흉추, 제2흉추, 제3흉추, 제4흉추에 이르게 되는데, 제4흉추에서 좌우 양쪽으로 3cm 떨어진 곳이 '궐음수' 경혈이다.

이곳도 잘 누른 후, 흉추를 향해 세게 마사지한다.

🌀 신주

체중 조절과 관계가 있는 지압점 중 빼놓을 수 없을 만큼 효과적인 지압점이 '신주'라는 경혈인데 세 번째 흉추 아랫부분에 움푹 들어간 곳이다. 앉은 채 머리를 앞으로 숙이면 뒷목덜미에 돌출된 뼈가 보이는데 이것이 제7경추이고 바로 아래에 제1흉추가 있다.

제1흉추 밑을 차례로 짚어 내려가면 쉽게 제3흉추를 찾을 수 있는데 그 돌기 아래의 움푹 들어간 부분이 바로 '신주' 경혈이다.

'신주' 경혈을 지압하면 자세를 바르게 할 수 있을 뿐 아니라 어깨와 겨드랑이에 군살이 붙어 축 늘어지는 것도 방지할 수 있다.

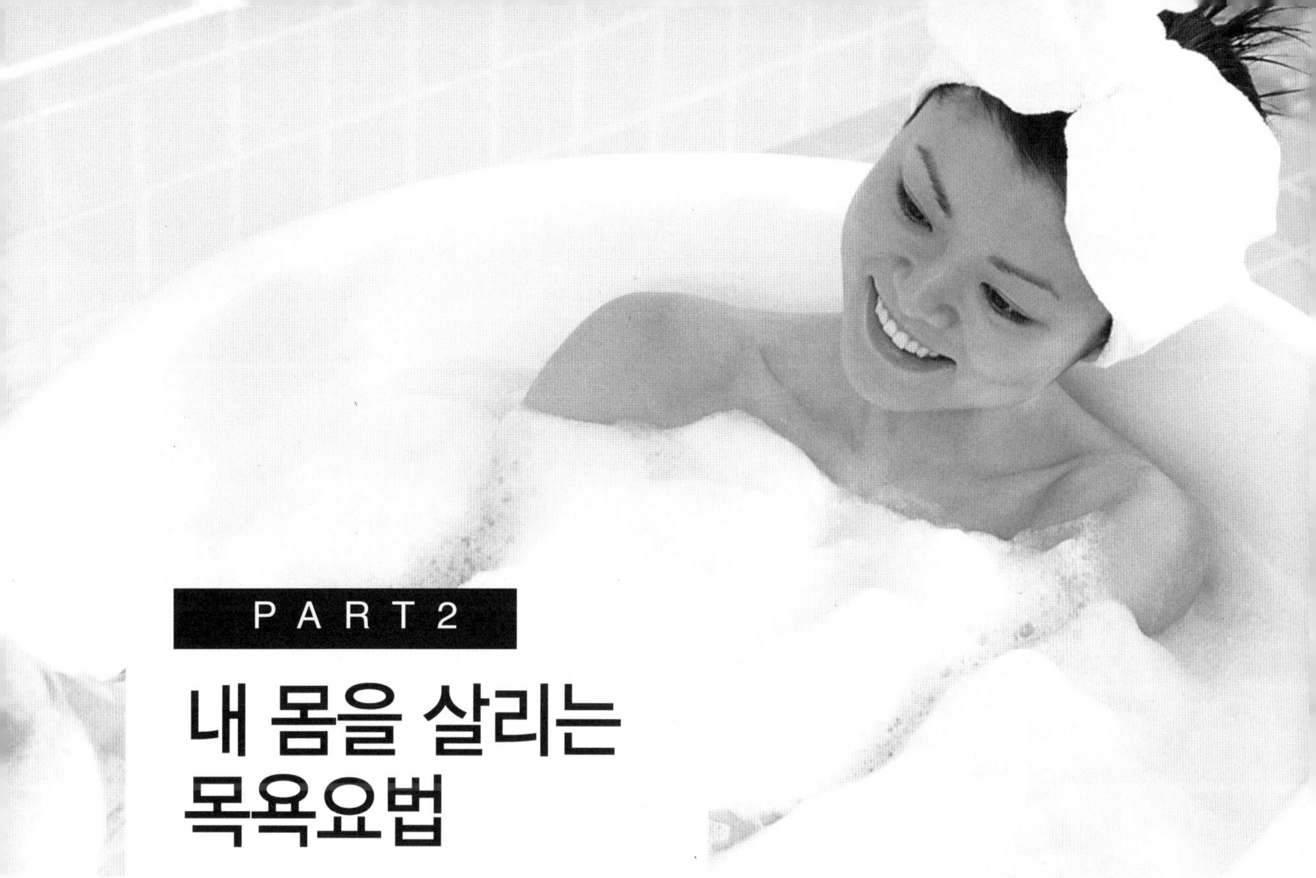

PART 2
내 몸을 살리는 목욕요법

- 피부를 위한 목욕법
- 여성에게 도움이 되는 목욕법
- 몸 상태에 따른 피로회복 목욕법
- 근골격계 질환에 좋은 목욕법
- 질환을 치료하는 목욕법
- 약초를 이용한 치료 목욕

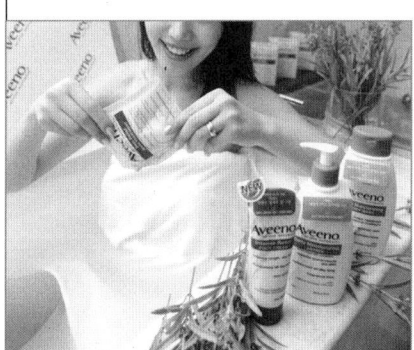
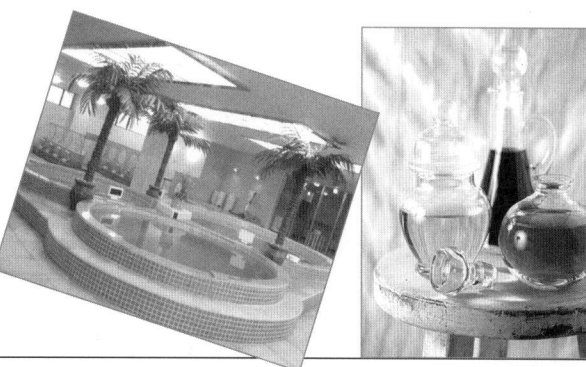

Part 2. 내 몸을 살리는 목욕요법

피부를 위한 목욕법

피부를 위한 소금 목욕

소금 목욕 다이어트는 체중을 줄인다는 것보다는 부기를 빼주거나, 노폐물을 제거해 주어 피부를 부드럽게 해주는 효과가 있다.

소금 목욕은 체중을 유지하고, 탄력 있는 몸매를 만들기에 좋은 방법이다.

소금의 종류

반드시 화학소금이 아닌 천연소금이어야 한다. 막소금이라고 하는 굵은 소금과 죽염 등을 이용하면 좋다. 건조한 피부는 소금으로만 마사지를 하면 피부의 지방분과 수분까지도 빼앗겨 더욱 건조해질 수 있다. 이럴 경우에는 소금에 꿀, 요구르트, 올리브 오일, 계란 흰자 등을 섞어서 사용하도록 한다.

소금 목욕, 이렇게 하세요!

▶ 방법1

① 소금은 가능한 입자가 가는 것을 사용한다.
② 샤워를 하고서 소금을 손바닥에 놓는다.
③ 소금과 같은 양의 꿀을 부어 잘 섞는다.
④ 온몸을 칠하듯이 마사지한다.

이렇게 하면 피부도 고와지고 땀의 배출도 촉진되어 부기가 빠진다.

▶ 방법2

① 소금+(올리브 오일+요구르트+계란 흰자)를 1:1의 비율로 섞는다.
② 매번 만들어 쓰기 번거로우면 한꺼번에 만들어 냉장고에 넣어 두고 써도 좋다(보관 기간은 5일 정도로 한다.).

▶ 방법3

① 뜨거운 물을 담은 욕조에 소금이나 죽염을 3~4큰술 넣고 녹을 때까지 젓는다.
② 욕조 속에서 15~20분 동안 스펀지로 부드럽게 마사지 해준다.

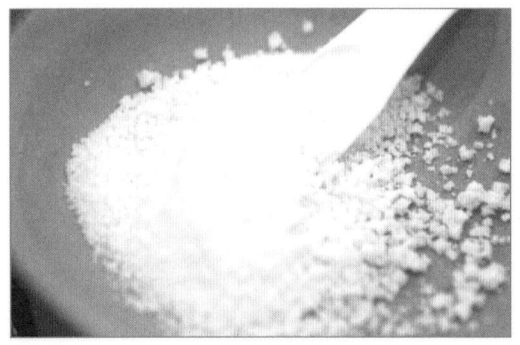
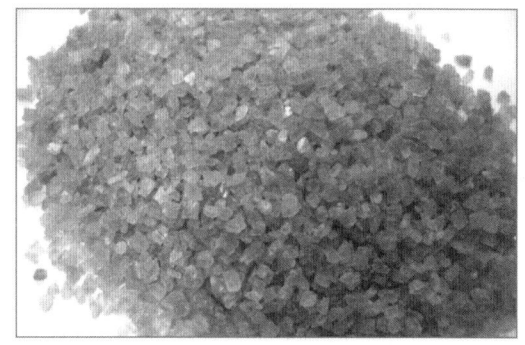

🌀 소금 마사지하기

① 지방이 뭉친 곳이나 부어서 탄탄한 곳을 마사지한다.
② 다리는 발쪽에서 무릎으로, 무릎에서 허벅지로 밀어올리듯이 한다.
③ 배는 옆구리에서 배꼽을 향해 문질러 준다
④ 엉덩이는 힙을 올리듯이 허벅지에서 허리 쪽으로 올려준다.

피부 건조를 막는 귤껍질 목욕

추운 계절이 되면 건조하고 차가운 바람에 수분을 빼앗겨 혈액순환이 좋지 않게 된다. 이로 인해 피부의 신진대사가 잘 이루어지지 않기 때문에 피부는 거칠어지고 탄력이 없어진다. 게다가 실내 난방이 피부를 건조시켜 갖가지 트러블로 고민하는 사람들이 늘어나게 된다.

이러한 환경 속에서 피부의 건조를 막고 신진대사를 원활히 할 수 있는 가장 손쉽고 효과가 큰 목욕법이 귤껍질(진피)을 이용한 목욕법이다.

귤껍질의 산뜻한 방향 성분이 피부에 자극을 주어 모세혈관의 혈액순환을 왕성하게 해준다. 따라서 피부 표면의 스트레스가 풀리고 내장의 작용이 활발해진다.

귤껍질에서 침출된 리모넨이라는 정유 성분은 피부를 아름답게 해주는 작용을 한다. 이 성분은 피부 표면의 수분 증발을 막아주는 엷은 막을 만들어 윤기와 보습 시간을 오래 유지시켜 주고 또한, 근육이 굳어서 생기는 뻐근한 통증이나, 동상, 습진, 가려움증, 아토피성 피부염 등의 피부 질환에도 효과가 있다.

귤껍질 목욕법을 통해 피부의 신진 대사가 활발해지기 때문에 마사지를 하는 것과 같은 효과를 얻을 수 있다.

🌀 귤껍질 목욕하기

귤껍질 목욕을 하려면, 먼저 귤을 흐르는 물에 깨끗이 씻어 껍질을 벗긴 다음 가위나 칼로 가늘게 썬다. 이것을 통풍이 잘 되는 음지에서 말려 가제 주머니 속에 두 주먹 정도 넣고 입구를 묶어 둔다. 그리고 욕조에 물을 받은 다음 이 가제 주머니를 띄운다. 정유 성분은 물에 잘 녹지 않으므로 욕조에 들어갈 때 잘 저어 주고 욕탕 안에서도 가끔씩 저어 준다.

귤껍질 두 주먹(신선한 귤 2~3개) 분량에 유자 1개를 옆으로 두 쪽 내고, 생강은 큰 것으로 1개를 껍질째 잘게 썰어 가제 주머니 속에 넣고 입구를 꼭 묶어 탕물에 띄우는 방법도 있다.

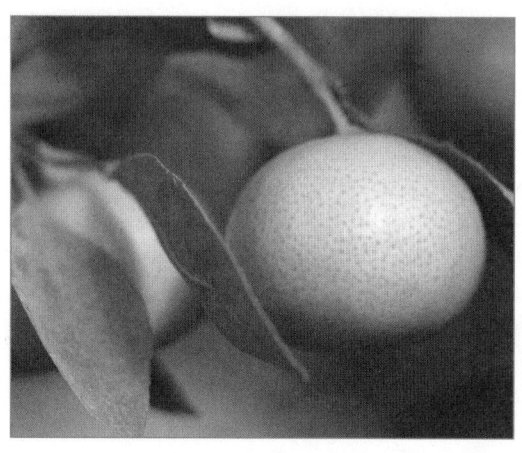

잔주름 예방을 위한 삼백초 목욕

삼백초는 보습 작용이 뛰어나서 거친 피부나 잔주름 등의 피부 트러블에 효과가 있다. 따라서 땀띠, 습진, 두드러기 등의 치료에 크게 한몫을 하는 소염성의 입욕제로 쓰인다.

세면용(될 수 있으면 얇은) 수건을 꿰매어 그 속에 깨끗이 씻은 삼백초 생잎을 대충대충 썰어 듬뿍 넣고, 주머니 입구를 꼭 묶은 다음 탕물에 띄워 목욕한다. 이때 삼백초 주머니를 몇 번씩 손으로 주물러 유효 성분이 잘 우러나도록 한다.

생잎을 구할 수 없을 때는 마른 삼백초를 사용하면 된다. 삼백초에 묻은 먼지를 잘 씻어 헹구어 낸 다음 푹 삶아 주머니 속에 그 물과 같이 넣고 탕물에 띄워 목욕하면 된다.

삼백초 목욕법은 살균 작용과 조직 재생 작용이 뛰어나 여드름 피부를 개선시켜 주며, 보습 효과가 뛰어나 거친 피부를 윤기 있게 하고 잔주름까지 예방하는 효과가 있다.

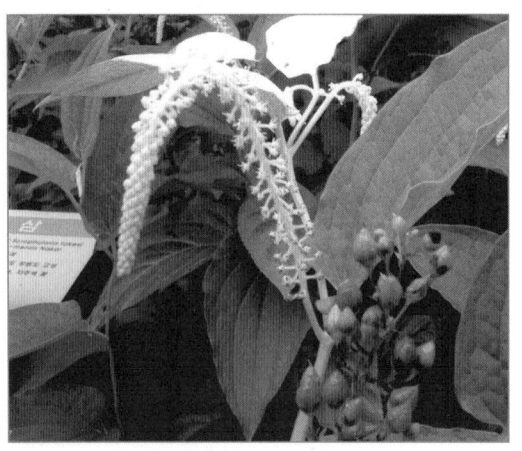

백발, 탈모의 개선을 위한 생강 토닉 요법

백발이나 탈모는 나이가 많은 사람에게만 나타나는 것이 아니다. 젊은층, 더구나 중·고등학생에게서도 볼 수 있고, 중년층에서 특히, 탈모나 백발로 고민하는 사람이 의외로 많다.

우선 심한 걱정거리나 스트레스가 모발에 악영향을 준다는 사실은 이미 잘 알려져 있다. 그 중 스트레스가 가장 큰 원인이라 할 수 있다. 게다가 요즘 여성들은 다이어트를 많이 하는데, 그 여파로 탈모나 백발 현상이 일어나기도 한다.

먼저, 스트레스를 받으면 자율신경의 균형이 무너지게 된다. 자율신경의 긴장을 관할하는 교감신경 작용이 이완을 관할하는 부교감신경의 작용보다 강하게 되며, 그 결과 혈관이 수축되고 혈행의 악화로 젊은 대머리, 젊은 백발이 된다.

이러한 두발 트러블을 가지고 있는 사람은 모근에 적당한 자극을 주기 위하여 두피를 문지르곤 한다. 이러한 두피를 문질러 주는 방법이 효과가 좋으며 하루에도 몇 번씩 해주는 것이 바람직하다. 하지만 이것은 모발이나 두피를 상하게 하는 역효과를 내기도 한다.

탈모, 백발, 그리고 모발에 윤기나 힘이 없는 트러블은 단순히 모발이나 두피만의 문제가 아니다. 체력이 쇠퇴해지고 영양 상태가 악화되어 혈액순환이 좋지 않게 되면 건강한 두발은 유지될 수 없다.

생강 토닉을 만들어서 생강의 혈행 촉진 작용

을 이용하여, 두피의 혈액순환을 높여줌으로써 모발의 상태를 개선할 수 있다. 탈모, 백발의 고민은 물론, 숱이 적은 문제점도 어렵지 않게 해결해 준다.

그러나 모발의 상태가 좋지 않은 것이 단순히 두피의 문제가 아니고 몸의 상태가 나쁘거나 유전적인 요인 때문인 경우에는 생강 토닉 사용만으로는 불충분할 것이다.

이때 생강의 농도를 높이면 어떨까 하고 생각하겠지만, 그 문제는 자신의 피부 상태가 강한지를 판단한 후 결정하는 것이 바람직하다(만일 생강 토닉을 발랐을 때 피부가 가려우면 생강의 농도를 묽게 하면 된다.).

생강 토닉은 모발 그 자체를 자라나게 하기보다는 어디까지나 두피의 혈행을 좋게 하는 것이다. 즉, 건강한 모발이 자라나도록 힘이 되어주는 것이다. 그런 만큼 두피의 마사지는 매우 중요하다. 그러므로 마사지는 토닉을 발랐을 때만 할 것이 아니라 시간이 날 때마다 1분씩 하도록 한다. 하루에 몇 번씩 하면 그 효과를 확실히 볼 수 있다.

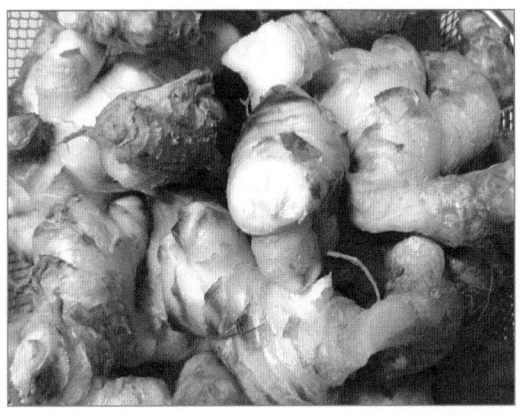

여드름을 위한 박하, 녹차 목욕

잘게 썬 박하를 구입해 찬물에 씻은 후 거즈나 면 주머니에 싸서 욕조에 넣는다. 멘톨이라는 박하에 함유된 성분이 가려움증과 염증을 치료해 주며 나른한 몸에 활기를 찾아준다.

모공이 큰 피부와 탄력이 적은 피부에 좋다. 또한 모공을 청결히 하고 수렴 작용이 뛰어나 앞가슴 부위나 등에 여드름이 난 사람이 하면 효과를 볼 수 있다.

녹차 잎은 각성 작용이 있어 잠을 깨게 해주며 체내 수분대사를 촉진시켜 소변을 순조롭게 변통시켜 준다. 이외에도 구취를 없애주고 염증을 가라앉히는 작용을 하기 때문에 여드름과 같은 피부 질환에 좋고, 아토피성 피부염에도 좋은 효과를 보인다.

녹차 잎을 망에 넣고 우려내거나 먹고 남은 티백을 5~6개 모아 욕조에 넣고 5분 정도 지난 후에 목욕한다.

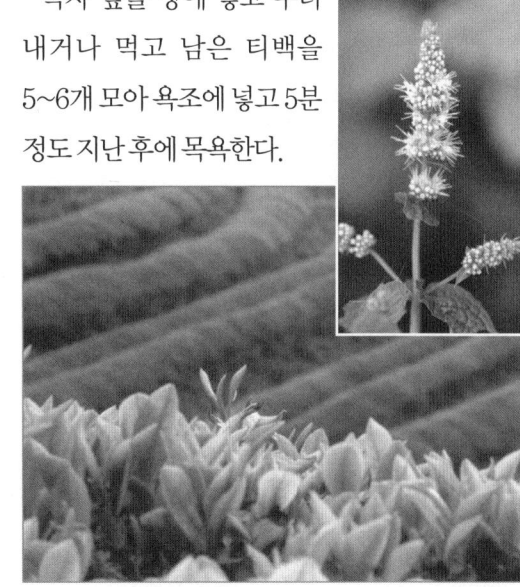

알레르기와 아토피를 위한 목욕법

미네랄과 비타민이 풍부한 미역은 아토피성 피부염 등 알레르기성 피부를 진정시키는 효과가 탁월하다. 미역을 소금기가 없도록 물에 씻은 다음 잘게 썰어 면 주머니에 싸서 뜨거운 물에 담근 후 목욕한다.

차조기에는 알레르기를 억제하는 성분이 들어있어 아토피성 피부염에 효과적이다. 20g 정도의 차조기를 잘게 썰어 면 주머니에 넣은 뒤 욕조에 담근다. 하루에 한 번씩 꾸준히 하면 알레르기 피부를 개선할 수 있다.

햇볕을 조금만 쬐도 구진이 오돌오돌 돋거나 빨갛게 되는 피부, 많은 사람이 별 탈 없이 사용하는 크림을 발랐는데도 부작용이 일어나는 피부, 조금만 긁어도 그 자리가 부풀어 오르고 벌겋게 되는 피부 등을 민감성 피부라고 한다.

이런 민감성 피부는 선천적으로 피부가 약한 경우도 있지만, 대부분의 경우는 피부 관리를 잘못해서 스스로 피부를 민감하게 만든 것이다.

피부가 민감하게 변하는 이유 중 가장 큰 것은 바로 물리적 자극들이다. 공연히 만지거나 지나치게 함부로 다룸으로써 피부가 망가지는 일이 화장품 부작용보다 훨씬 많다.

때밀이 수건으로 얼굴을 닦아내는 것은 피부를 망치는 최고의 지름길이다. 때밀이 수건으로 자주 얼굴을 닦아내게 되면 얼굴에서 수분이 증발하게 되고, 외부의 해로운 물질들을 막아주는 힘이 약해져서 언젠가는 민감한 피부가 된다.

어떤 팩이 좋다고 매일 팩을 하는 것도 피부를 망치는 것이다. 팩을 매일하게 되면 피부를 보호하는 각질을 지나치게 닦아낼 뿐만 아니라, 닦아내는 것 자체가 자극이 되기 때문에 피부에 문제를 일으킨다.

또 얼굴을 자주 만지거나 쓸어주는 것이 건강에 좋다고 해서 하루에도 몇 번씩 얼굴을 벅벅 쓸어주는 사람이 있는데, 이것 역시 좋은 습관이 아니다. 세안할 때와 화장할 때를 제외하고는 되도록 얼굴에 손을 대지 않는 것이 좋다.

세안을 깨끗이 해야 된다고 너무 심하게 비누로 닦고, 스크럽 크림으로 닦아내고, 또 알코올이 들어간 화장수를 듬뿍 적셔 닦아내는 것도 피부를 지나치게 건조시키는 것이므로 좋지 않다.

또한 세안 후에도 문질러서 닦는 것보다는 수건으로 눌러서 물기를 닦아내는 것이 피부에 자극이 없다.

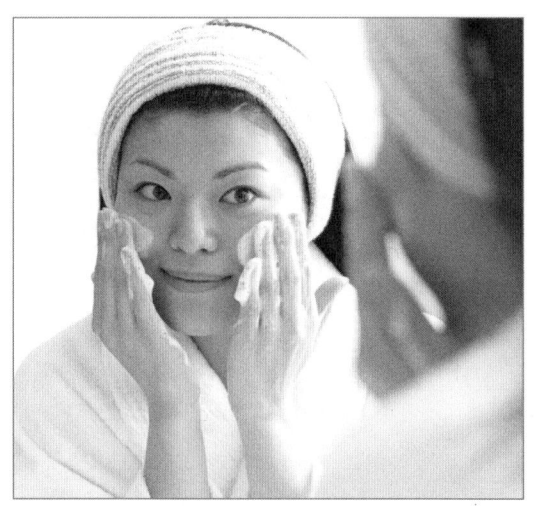

Part 2. 내 몸을 살리는 목욕요법

근골격계 질환에 좋은 목욕법

어깨가 결릴 때는 솔잎 목욕

어깨가 결리는 견비통엔 솔잎 목욕이 좋다.

솔잎에는 다량의 엽록소, 인체에 꼭 필요한 필수아미노산, 담즙 분비 촉진 성분인 정유를 비롯해서 지용성 비타민 A 등이 함유되어 있으며 요통, 근육통, 어혈로 인한 통증, 신경통, 타박상 등에 좋다.

솔잎을 천에 싼 다음 뜨겁게 하여 아픈 뼈마디에 하루 두 번 정도 갈아 붙인다. 이렇게 며칠간 계속하면 통증이 가라앉는다.

연한 솔잎 다섯 말을 잘게 썰어 소주 다섯 말에 담가 양지 바른 곳이나 따뜻한 방 아랫목에 두 달 정도 두면 솔잎주가 되는데, 이 솔잎주를 욕조에 반 되 정도 풀어 목욕을 해도 좋다. 솔잎 성분 중 피넨, 켐빈 등이 우리 몸의 혈액순환을 원활하게 돕는 작용을 한다.

따라서 고혈압이나 심장병 환자들이 이용하면 뇌졸중을 예방하는 데도 도움이 된다.

만성 류머티스성 관절염에 좋은 겨자 목욕

겨자는 혈관을 이완시켜 혈액순환을 좋게 하고, 통증을 완화하는 작용이 있다. 겨자 분말 100g을 헝겊에 싸서 욕조물에 우려낸 뒤 가슴 아랫부분만 입욕한다. 환부가 벌겋고 후끈후끈해질 때까지 하면 효과가 있다.

단, 목욕할 때 겨자물이 얼굴에 튀지 않도록 주의하고 목욕이 끝나면 충분한 수면과 휴식을 취하도록 한다.

관절염에 좋은 한약재

당귀 10g, 유향·몰약·속단·천촉·감초 각 5g씩을 끓여 목욕물에 넣거나 환부를 찜질하면 좋다.

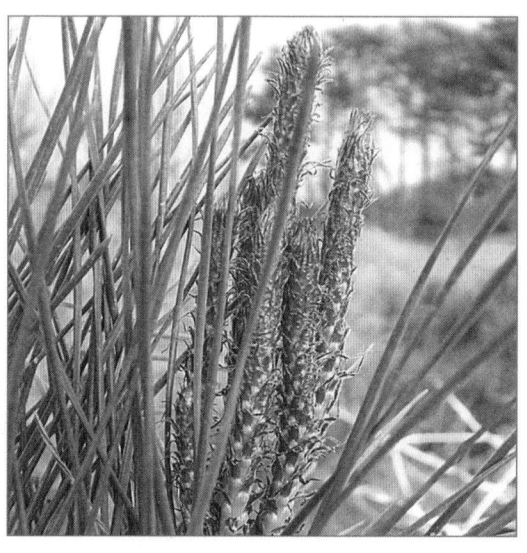

Chapter Ⅱ 손쉽고 효과 좋은 특수요법

Part 2. 내 몸을 살리는 목욕요법

여성에게 도움이 되는 목욕법

저혈압과 냉증에 좋은 식초 목욕

혈액순환을 좋게 하는 식초 목욕은 저혈압이나 냉증에 좋다. 건조한 피부를 부드럽게 해주고 신체를 이완시켜 피로회복에 좋다.

잠자기 전 식초 목욕을 하면 잠을 푹 잘 수 있다. 욕조에 물을 절반 가량 채운 후 식초를 한 컵 섞어 목욕을 한다. 머리를 헹굴 때 대야에 식초 1방울을 떨어뜨리면 비듬 방지에도 좋다.

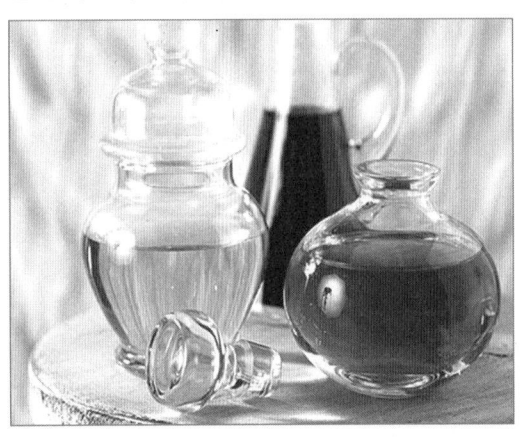

몸을 따뜻하게 해주는 익모초·쑥 목욕

익모초와 쑥은 성질이 따뜻해 예로부터 부인과 질환에 효과가 있는 민간요법으로 널리 사용되어 왔다. 생리불순이나 냉·대하 등 여성 질환과 가려움증에 도움이 된다.

그늘에서 말린 약쑥(한약방이나 건재약국에서 살 수 있다) 500~600g을 끓는 물에 살짝 데쳐낸 후 다시 물을 붓고 달인다. 이 물을 욕조에 풀어 입욕한다.

이 방법이 번거롭다면 마른 쑥을 직접 자루에 넣어 욕조에 담가도 좋다. 익모초와 쑥을 동량으로 달인 물을 사용해도 좋다.

국화·쑥 목욕

국화와 쑥을 같이 사용하면 부인병뿐만 아니라 혈액순환, 두통, 변비, 장염, 불면 퇴치에 좋다. 야생 들국화 잎 4근, 쑥 잎 4근을 함께 담가 우러나오면 물에 타서 목욕한다.

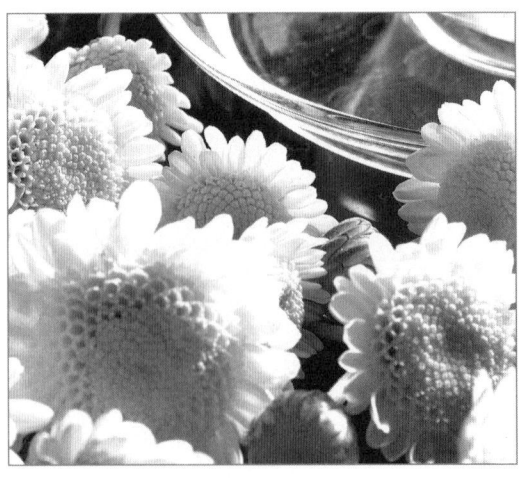

Part 2. 내 몸을 살리는 목욕요법
질환을 치료하는 목욕법

초기 감기에 좋은 파·생강 목욕

파와 생강은 몸을 따뜻하게 해주고, 땀을 내게 하는 작용 및 스태미나 강화 작용이 있어 초기 감기 기운이 있을 때, 파와 생강으로 목욕을 하면 효과만점이다.

파의 밑부분 60g과 생강 10g을 함께 넣고 찧어 물에 넣거나 혹은 파와 생강을 잘게 썰어 주머니에 넣고 욕조에 띄운 후 목욕한다.

파와 생강을 갈아서 짠 즙을 물에 넣어 목욕하면 그 효과가 더 커진다.

해열 작용이 있는 귤껍질 목욕

비타민 C가 감기에 좋다는 것은 상식이다. 그렇다면 귤껍질은 어떨까? 귤껍질은 소화를 도와주고 위장을 튼튼하게 하는 작용을 한다.

특히 해열 작용이 뛰어나기 때문에 감기에 효과가 좋다.

귤껍질과 생강을 1:1로 하여 끓인 것을 욕조에 타거나, 건조시킨 것을 주머니에 담아 39~40℃ 정도의 욕조에 담그고 목욕한다.

껍질을 말릴 때는 반드시 깨끗이 씻어 잔류 농약을 없애도록 한다.

피로회복을 도와주는 청주 목욕

청주 속에 들어 있는 오리제브렌 성분은 피부에 수분을 공급하고 혈액순환이 원활하도록 돕는 뛰어난 피로회복제이다.

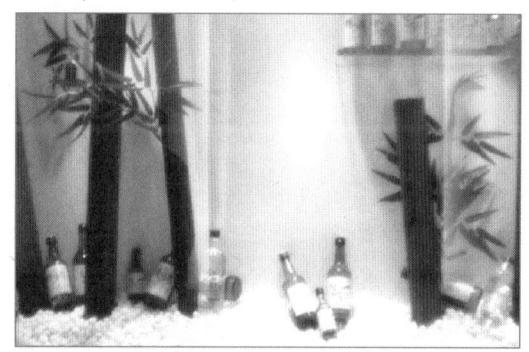

청주에 목욕을 하면 하루 동안에 쌓인 피로가 싹 풀린다. 청주에 들어 있는 알코올을 피부로 흡수하여 신체를 보온하고 신진대사를 촉진시켜 피로회복이나 감기를 예방하는 효과가 있다.

욕조에 40℃ 정도의 따끈한 물을 반쯤 채워 청주 1,000cc를 붓고 잘 저은 후 입욕한다. 청주를 따뜻한 물과 섞어 몸에 뿌려도 좋다.

감기에 좋은 자소엽

자소엽이라는 한약재는 피부의 혈관을 확장하고 땀샘을 자극하여 땀을 내게 하는 작용을 한다.

특히 감기에 수반되는 두통, 무기력 등의 증세에 좋은 효과를 보이며 속이 메슥거리거나 구토 증세가 동반되는 경우에 더욱 좋은 효과가 있다.

우울증과 히스테리, 불면증 등의 정신적인 증세를 안정시키는 성분도 들어 있다.

열은 나면서도 땀이 나지 않는 감기의 초기 증세를 보일 때에는 자소엽 100g을 달인 물을 욕조에 넣고 섞은 뒤 그 물로 따뜻하게 목욕을 하면 효과가 좋다.

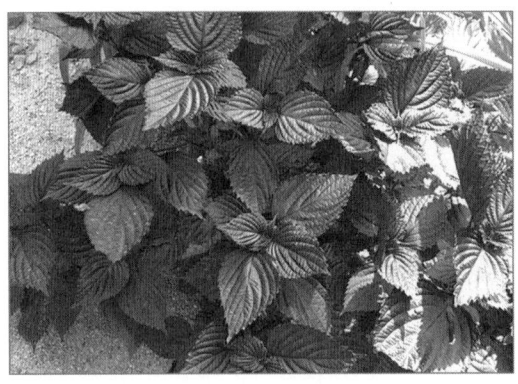

관절염·위궤양에 좋은 고온 목욕

고온 목욕은 42℃ 이상의 고온에서 목욕을 하는 방법이다.

고온탕욕의 특징으로는 먼저 목욕 후에 상쾌함을 느낄 수 있으며, 진통 효과와 위산분비 억제 작용이 있고 관절염이나 류머티즘 또는 위염, 위궤양 등의 증세가 있는 사람에게 효과적으로 작용한다.

• 잘못된 상식

술(알코올)은 간에서 해독되어 아세트알데히드로 변하는데 이 과정에서 가수분해가 된다. 게다가 술은 콩팥에서 항이뇨호르몬을 억제하여 소변량이 늘어나게 만든다.

그 결과로 우리 몸은 수분 부족 상태에 놓이게 되는데, 이때 땀을 빼면 술이 빨리 깬다는 생각에서 고온욕이나 사우나를 하게 되면 수분 부족은 더욱 악화되어 건강에 해롭다.

실제 술은 해독된 다음에 대부분이 콩팥을 거쳐 오줌으로 배설되고, 땀으로 배설되는 것은 거의 미미한 양(2~10%)이라 사우나를 하면 술이 빨리 깬다는 것은 잘못된 상식이다.

그리고 술을 마신 뒤 대개 2시간 이내에는 욕탕에 들어가지 않도록 해야 한다.

술을 마신 후 바로 목욕을 하는 것은 오히려 위험한데, 술이 피부의 혈관을 확장한 상태(얼굴과 피부가 빨개진 상태)에서 욕탕에서 피부의 혈관 확장이 더 이루어지면 내장 혈압이 갑자기 뚝 떨어져 쓰러지게 되어 간혹 돌연사하는 경우도 볼 수 있기 때문이다.

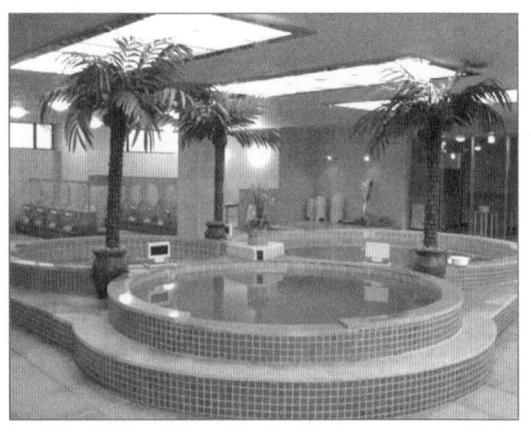

Part 2. 내 몸을 살리는 목욕요법

몸 상태에 따른 피로회복 목욕법

활력을 주는 냉수욕(15~21℃)

건강을 더욱 강화하고 저항력을 키우기 위한 찬물 목욕이다. 정력을 강화하기 위해 생식기 주변에 지나친 찬물 자극을 주는 것은 오히려 좋지 않다. 시간을 최소화하고 목욕이 끝난 후 체온이 유지되도록 몸을 보호한다.

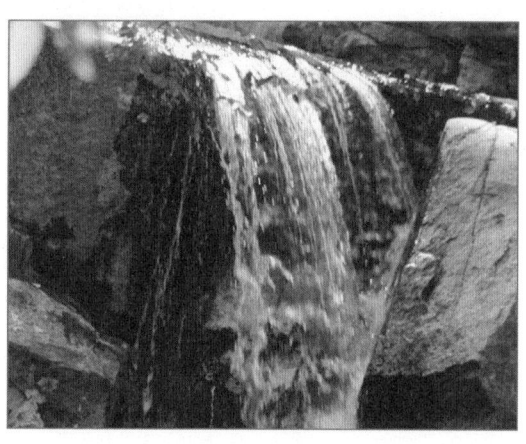

긴장을 풀어주는 저온욕(21~30℃)

몸에 특별한 이상은 없지만 운동부족, 나태 등으로 규칙적인 생활자세가 흐트러진 경우에 좋은 목욕 온도이다. 원기를 회복시켜 주고 상쾌한 느낌을 가지게 하여 몸에 활기를 불어넣는다.

탕욕이 아닌 가벼운 샤워 정도가 좋다.

몸에 휴식을 주는 온욕(30~35℃)

몸 상태가 특별히 나쁘지 않은 상태에서 청결과 위생상의 목욕에 가장 적당한 온도이다. 미지근한 물로 신경과 근육을 진정시켜 건강한 몸 상태를 유지해 준다. 각질 제거를 위해 몸을 불리는 경우에도 좋다.

장시간 할 경우, 신체의 열을 빼앗길 우려가 있으므로 5~10분 정도로 간단하게 한다.

만성 피로를 풀어주는 미온욕(36~38℃)

몸과 비슷한 온도로 자극이 없기 때문에 장기적인 육체 피로를 풀어주는 데 그만이다. 주부, 직장인, 수험생 등 만성피로를 느끼는 사람들에게 가장 적당한 목욕 온도이다.

10~20분 정도의 목욕시간이 좋다

정신적인 피로 해소에 좋은 중온욕(38~41℃)

정신적인 피로를 푸는 데 아주 좋다. 지속적인 온열 효과로 혈액순환을 돕고 긴장을 완화시키기 때문에 스트레스, 신경성 질환, 정신적인 피로에 효과가 있다.

10분 내외의 시간이면 마음이 안정이 되고, 20~30분 할 경우에는 스트레스가 해소되고 느긋해진다.

심한 육체 피로를 풀어주는 고온욕(39~45℃)

육체 피로의 원인물질인 젖산을 제거하는 데에는 고온욕(39~45℃)이 효과적이다. 고온의 자극으로 교감신경이 흥분되어 몸에 활력을 주기 때문이다.

이런 고온욕은 5~10분 정도가 적당하다.

냉온욕의 효과와 해서는 안되는 사람

냉온교대욕은 혈관의 탄성을 증가시키고 혈액순환을 더 원활하게 하는 효과가 있다. 또 냉온교대욕은 여름에 더위를 덜 타게 하고 겨울에도 추위를 잘 견디게 한다고 한다.

그러나 이 냉온교대욕도 나이가 많고 허약한 사람이나 질병으로 인해 몸이 약해진 사람, 성인병(고혈압, 당뇨 등)이 있는 사람은 삼가야 한다.

이런 사람들은 반신욕(미온에서 하반신만 욕조에 담그는 방법)이 좋다. 하반신을 욕조에 담그고 약 20분 정도 경과되면 몸에서 땀이 나기 시작하고 내부 장기의 혈액순환도 촉진되어 체내 노폐물을 배출하는 효과가 있기 때문이다.

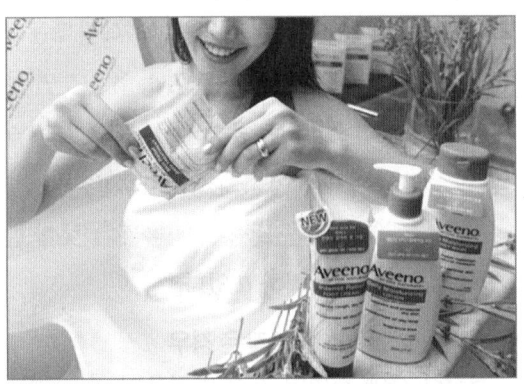

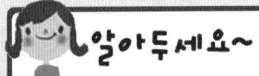 **고혈압·동맥경화증·심장병 등이 있을 때의 목욕법**

미온욕(36~38℃, 따뜻하다고 느낄 정도)을 해야 한다. 고온욕(39~45℃, 뜨겁다고 느낄 정도)이나 냉수욕(15~21℃)은 좋지 않다. 의사들의 말에 따르면, "물의 온도가 체온(36.5℃)보다 약간 높은 미온욕은 피부 혈관을 확장시켜 피가 피부로 몰리게 되고, 내부 장기로 가는 혈류량은 상대적으로 줄어들게 해서 혈압을 낮추고 심장의 부담도 줄어들게 한다. 그러나 물의 온도가 45℃ 정도로 올라가는 고온욕은 오히려 피부 혈관을 수축시켜 내장으로 혈액이 모이게 되어 혈압이 일시적으로 올라가고 심장에 부담을 준다. 이런 피부 혈관의 수축과 혈압의 상승은 냉수욕에서 더 심하게 나타난다"고 하였다.

그러므로 고혈압이나 동맥경화증, 심장병 등이 있는 사람은 미온욕을 하는 것이 좋다. 입욕시간은 20~30분, 주 1~2회 하는 것이 좋다.

Part 2. 내 몸을 살리는 목욕요법

약초를 이용한 치료 목욕

🌀 기침으로 가래가 많고 숨이 찰 때는……

통후추 7알, 복숭아 씨 10알, 치자 열매 10g에 물을 붓고 달여 그 물이 1,500cc가 되도록 달인 다음 수온이 40~50℃일 때 두 발을 담근다.

이렇게 1일 3회, 1회 30분씩 계속하면 기침이 줄어든다.

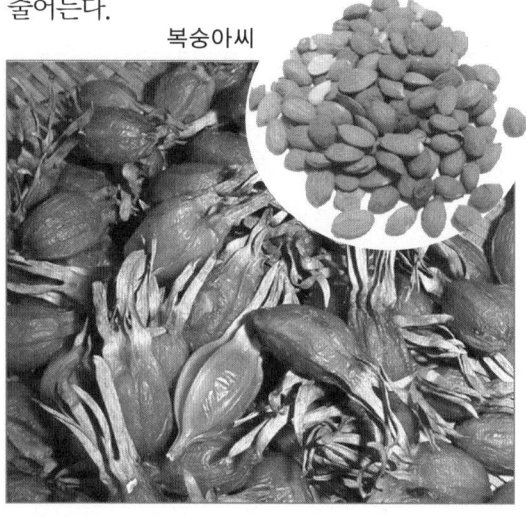
복숭아씨

🌀 요통 환자

황등경엽 적당량을 쌈지에 넣어 욕조에 담근 다음 30분 후 입욕, 20분 동안 욕조 안에 들어가 있는다. 1일 2회 정도 하면 효과를 볼 수 있다.

🌀 중풍 후 수족마비의 경우

산근초·투골초·홍화 각 3g씩을 물 2,000cc에 넣고 10분 동안 센불에서 끓인 다음, 약물의 온도가 50~60℃가 되면 15~20분 동안 마비된 손이나 발을 담근다.

1일 3회, 한 달 동안 꾸준히 담그며, 담그는 동안 손가락, 발가락을 움직이면 큰 효과를 볼 수 있다.

🌀 배가 아프고, 배에서 소리가 나는 설사에……

통후추 9g, 약쑥 5g, 투골초 9g을 끓여서 1일 3회, 1회 30분~1시간씩 두 발을 담근다.

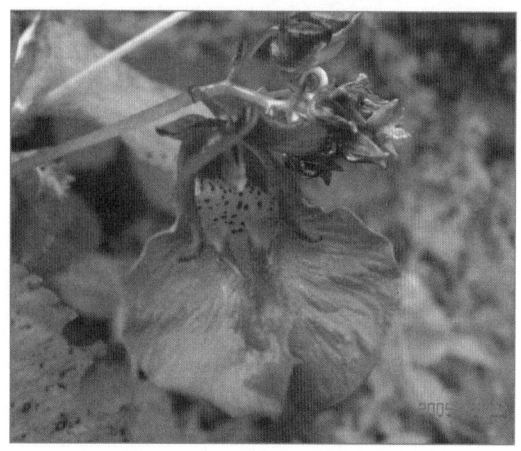

🌀 여드름이 있을 때……

노회 60g을 찧어서 즙을 낸 다음 그것으로 1일 2~3회, 10일 동안 환부를 씻는다.

🌀 신허요통

육계 50g, 오수유 100g, 생강 150g, 총두 50g, 화초 80g을 쌈지에 넣어 더운 욕조에 30분 동안 담근 다음, 20분 동안 목욕한다.

🌀 주근깨가 있을 때……

녹두를 씻어 끓여서 그 물로 1일 3회 세안을 하거나 백출, 향초 적당량을 물에 며칠 동안 담가 두었다가 그 물로 매일 세안한다.

🌀 불면증

오수유 20g을 끓인 다음 식초를 부어 하루에 한번씩 30분 동안 발을 담그면 쉽게 잠을 잘 수 있다.

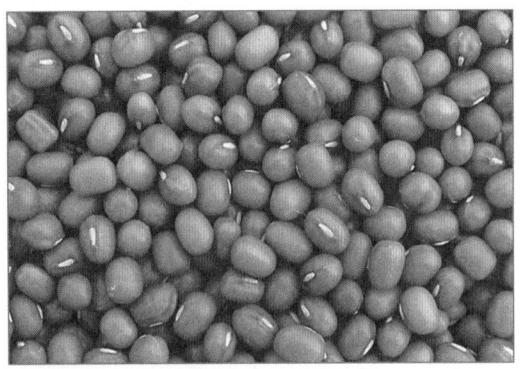
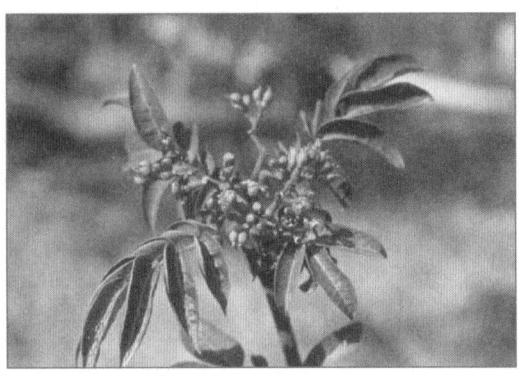

플러스팁+ 임신 초기의 고온 목욕, 유산 위험을 증가시킨다

임신 초기에 뜨거운 물이 담긴 욕조에서 목욕을 자주 하면 유산 위험이 높아진다는 연구 결과가 나왔다. 미국 샌프란시스코 지역 카이저 의료원의 연구진이 1,063명의 임신 초기 임산부를 대상으로 2년 동안 추적 관찰한 결과, 뜨거운 물이 담긴 욕조욕, 월풀욕(소용돌이가 나는 기포 목욕), 자쿠지(기포목욕) 등을 했던 임산부는 이들을 한 번도 이용하지 않은 임산부에 비하여 임신 20주 미만의 임신 초기에 유산할 위험이 최소 1.7배에서 최대 2.7배까지 증가한 것으로 나타났다.

이러한 현상은 목욕의 횟수와도 비례하는 것으로 나타났다.

일주일에 한 번 미만의 고온 욕조욕을 했을 경우엔 1.7배, 일주일에 한 번은 2배, 일주일에 한 번 이상은 2.7배로 유산률이 높았던 것으로 밝혀졌다. 연구진은 이에 대해 "유산의 원인은 뜨거운 물을 이용하는 과정에서 임산부가 과체온 상태에 이르기 때문일 것"이라고 분석했다.

기존의 동물실험에서도 임산부의 과체온은 태반과 혈관 등에 장해를 일으키고, 기형과 유산의 위험을 증가시키는 것으로 알려졌다. 연구진은 "뜨거운 물을 사용한 욕조욕의 빈도 및 임신 주수 모두 유산에 영향을 미칠 수 있고, 과체온에 따른 유산 위험은 엄마가 불편감을 느끼기 전에도 발생할 수 있다."고 경고했다. 그러나 불임과의 연관성은 유추할 수 없었다고 덧붙였다.

또한 임신 중 목욕을 할 때는 뜨거운 물을 이용한 욕조욕보다는 땀의 발산을 통해 어느 정도 체온조절이 가능한 '사우나'를 하라고 조언했다.

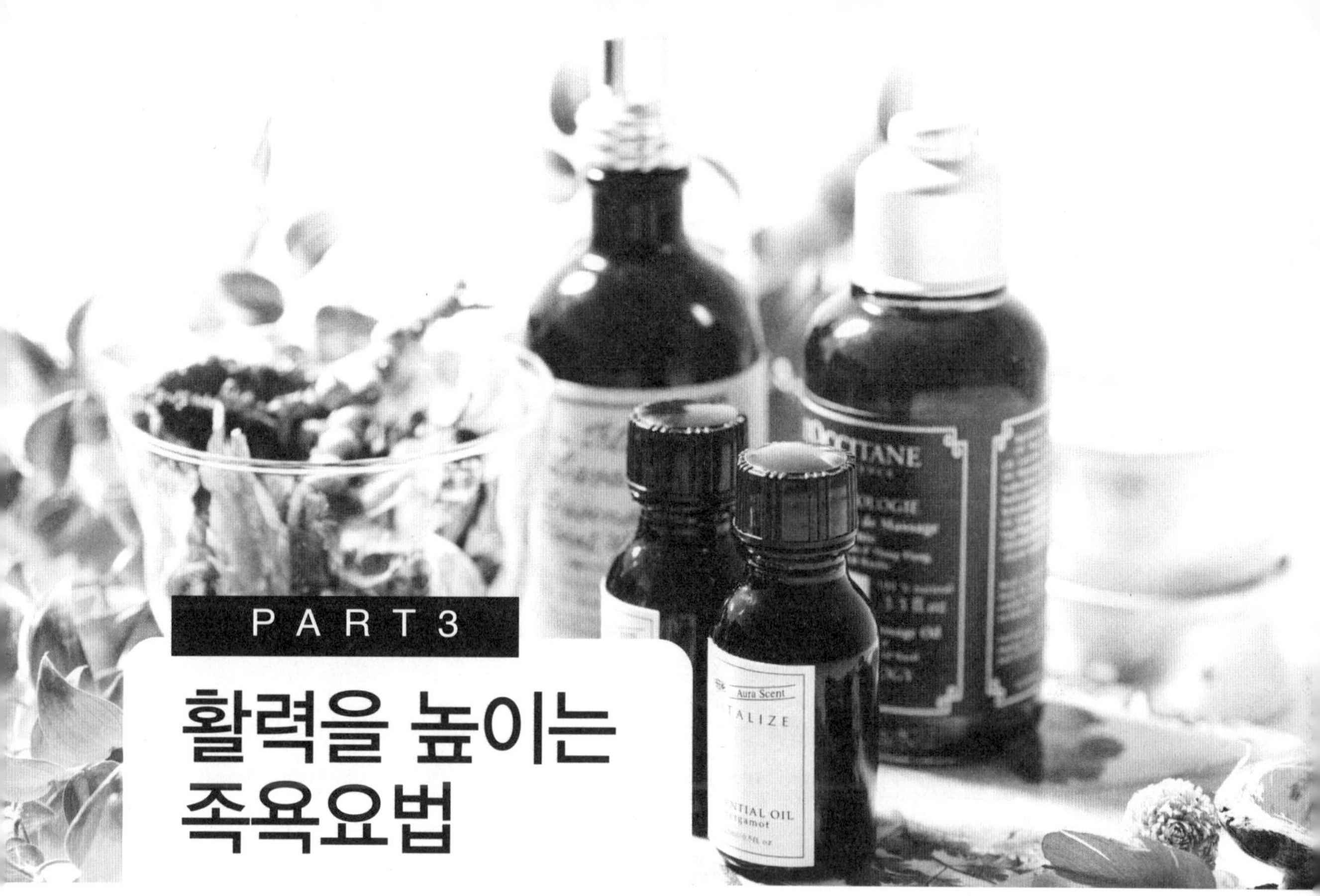

PART 3
활력을 높이는 족욕요법

- 족욕요법
- 족욕의 천연 재료
- 이런 증세엔 이런 족욕!

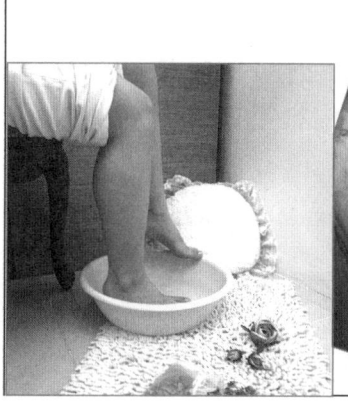
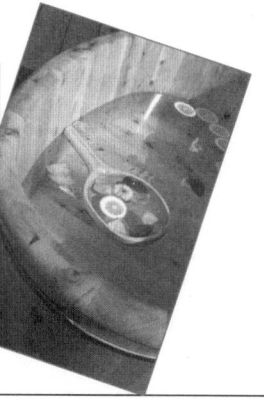
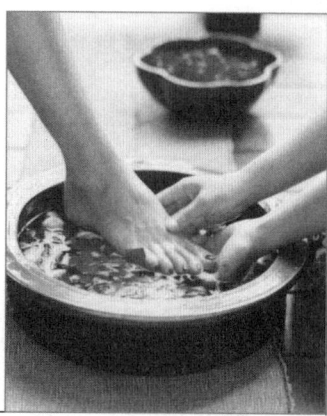

Part 3. 활력을 높이는 족욕요법

족욕요법

기본적인 족욕(각탕)법

최근에는 플러그를 전원에 꽂기만 하면 24시간 적절한 온도를 유지해 주는 족욕(각탕)기도 나왔지만, 여기에서는 극히 일반적인 족욕(각탕)법을 소개하기로 한다.

① 양동이나 족욕(각탕)기에 더운물(42℃ 가량)을 종아리까지 잠길 정도로 넣고, 입욕제(入浴劑)를 1~2스푼 넣는다.

② 고루 섞은 다음 그 속에 두 발을 담그고, 발이 물의 온도에 익숙해지면 물의 온도를 조금 더 올려 42~43℃를 유지할 수 있도록 컵 등으로 더운물을 보충한다

단, 심장병, 고혈압, 중증의 당뇨병, 위·십이지장 궤양 등이 있는 사람, 42℃가 뜨겁게 느껴지는 사람은 알맞은 온도로 내린다.

③ 족욕(각탕) 시간은 보통 15~20분 정도가 적당하다.

그러나 일반적으로는 발이 핑크색 또는 빨갛게 되거나, 온몸이 따뜻하게 느껴진다든지, 겨드랑이나 이마에 아련할 정도로 땀이 배거나, 허리 언저리가 따뜻하다고 느껴질 때가 가장 적당한 시간이다.

④ 적당하다 싶을 때 발을 꺼내 잘 닦은 다음 양말을 신거나 담요 등으로 감싸서 보온해 준다.

자신의 몸 상태에 알맞는 족욕(각탕)법을 실행한 후에 그대로 쉬고 있으면 숙면도 취할 수 있다.

⑤ 족욕(각탕)을 위해 준비해야 할 것으로는 양동이 또는 족욕(각탕)기, 온도계, 의자, 입욕제, 보온 물통, 작은 컵, 큰 목욕 수건, 수건 2장, 깔개(비닐) 등이다.

온냉교대 족욕(각탕)

양동이 또는 족욕(각탕)기나 세숫대야를 준비한다. 더운물의 온도는 40~45℃, 찬물의 온도는 15~18℃가 적당하다. 더운물을 넣은 통 옆에 찬물을 넣은 양동이를 나란히 놓는다.

의자에 앉아 발을 더운물 속에 담근 후 몸이 충분히 따뜻해졌다 싶을 때 두 발을 찬물 쪽으로 옮긴다. 이것을 되풀이하는 것이다.

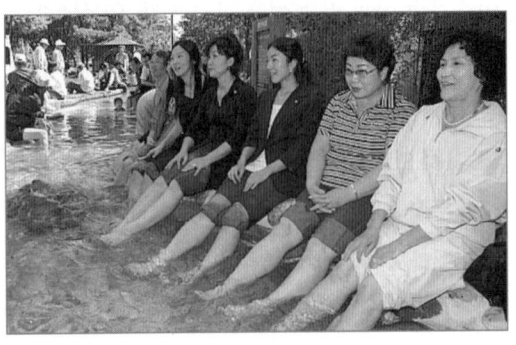

물에 담그는 시간은 엄격하게 정해진 것은 아니지만, 더운물에는 충분히, 찬물에는 잠깐만 담그는 것이 원칙이다.

더운물과 찬물에 담그는 순서는 다음과 같다.
① 첫번째, 더운물에 10분, 다음 찬물에 1분.
② 두 번째, 더운물에 5분, 다음 찬물에 1분.
③ 세 번째, 더운물에 5분, 다음 찬물에 1분.
④ 네 번째, 더운물에 5분, 다음 찬물에 1분.
⑤ 다섯 번째, 더운물에 5분, 마지막으로 찬물에 30초.

주의할 점은 증세에 따라 시간차를 고려할 수도 있다는 것을 항상 기억해 두도록 한다.

족욕(각탕)기(또는 양동이)에서 발을 꺼내면 마른 수건으로 발바닥, 장딴지, 특히 발가락 사이를 잘 닦는다. 그 다음에는 양말을 신거나 담요 따위로 싸서 보온한다.

온냉교대욕의 족욕(각탕)법은 기본적인 족욕(각탕)법보다는 시간이 더 걸리지만, 만성병(냉증이 원인인 질병)으로 고통을 받는 사람에게는 매우 효과가 높은 방법이다.

냉증을 치료하기 위한 보통의 족욕(각탕)은 말초 혈관을 확장시켜 혈류를 좋게 하는 방법인데, 온냉교대욕은 혈관을 확장시키기도 하고 수축시키기도 함으로써 혈관의 탄력성을 기르고 혈액순환을 원활하게 하는 데 목적이 있다.

혈관의 수축과 확장은 자율신경의 조화로운 조정과 강화에 효과가 있고, 온욕은 부교감신경, 냉욕은 교감신경을 자극한다. 이 온냉교대욕에 의해 이들 신경의 기능을 강화, 정상화함으로써 냉증에 강한 체질을 만드는 것이다.

족욕(각탕)의 온도

기본적인 족욕(각탕)법과 마찬가지로 족욕(각탕)의 온도에 따라 그 효과가 달라진다.

① 탕온(湯溫)이 44~45℃가 고온욕이다.

고온탕에 들어가면 피부가 뜨거워지고, 살갗이 따끔따끔 찌르는 듯하다고 느끼는 사람이 있다. 이런 사람은 교감신경이 지나치게 자극을 받아 근육과 혈관이 모두 일시적으로 긴장되고 수축된 상태이므로 조심해야만 한다. 잠시 뒤에 혈관이 확장되어 상승했던 혈압도 내려가지만, 긴장과 수축의 되풀이는 심장 같은 부위에 큰 부담이 된다.

따라서 고온 족욕은 심장병, 당뇨로 혈당치가 지나치게 높은 사람, 혈압에 이상이 있는 사람은 피해야 한다.

② 물의 온도가 40~43℃를 온욕(溫浴)이라 하고, 38~39℃를 미온욕(微溫浴)이라 한다.

고온욕에 비하여 조금 덜 뜨거우며, 고온욕처럼 갑작스런 근육·혈관 등에 긴장을 주지 않으며, 혈관이 확장되고 혈행도 좋아지며 근육도 이완된다.

이 상태에서 적당한 시간 동안 족욕(각탕)을 하게 되면 세포의 대사 기능이 높아지고, 몸속의 생명 활동이 가장 활발해진다. 건강을 지키거나 일반적인 병의 예방에 가장 효과적인 온도이다.

③ 물의 온도가 18℃ 이하에서 족욕(각탕)하는 것을 냉수 족욕(각탕)이라고 하는데 이 온도는 미지근하다기보다는 좀 차가운 느낌이 든다.

냉수 족욕(각탕)은 피부에 대한 차가운 자극으로 교감신경이 자극을 받고, 혈관과 근육도 긴장, 수축된다. 시간이 지나면서 몸의 표면을 따뜻하게 하는 생리 작용이 시작되지만, 심장과 혈압에 부담이 되기 때문에 고온 족욕(각탕)과 마찬가지로 심장병, 고혈압, 신체에 중증의 질환이 있는 사람이나 어린이와 노인은 삼가야한다.

족욕(각탕)의 시간

특수요법으로서의 족욕(각탕)법에는 그 방법에 따라 일반적으로 정해진 시간이 여러 가지 있는데, 병의 회복이나 일상적인 건강법, 젊어지기 위한 수단으로서의 탈냉증 족욕(각탕)법에서는 보통 10~20분이 좋다.

족욕 시간은 앞에서 말한 바와 같이 몸이 알맞게 따뜻해질 정도이다. 땀이 줄줄 흐를 정도로 오래 하는 것은 금물이며, 겨드랑이나 이마에 약간의 땀이 밸 정도가 알맞다.

족욕(각탕)의 주의점

① 족욕(각탕)을 할 때, 내과(內踝 : 안쪽 복사뼈)에서 손가락 4개를 겹친 부위가 있는 삼음교(三陰交)까지는 잠기도록 해야 한다. 간장과 비장, 신장의 세 경락이 교차하는 점이 삼음교이다. 이 부분을 목욕물의 온도로 자극하도록 한다.

② 족욕(각탕)을 하면서 반드시 복식호흡을 한다든가, 족욕(각탕) 후에 신체 수정법을 실시한다든가, 아킬레스건의 신전법(伸展法), 발목 돌리기, 발가락 주무르기, 발바닥의 특수 경혈인 용천(龍泉), 족심(足心), 실면(失眠) 3점에 대한 누르기와 비비기, 또는 장딴지 지압 등 족욕(각탕)의 탈냉증 체조를 하도록 한다.

③ 족욕(각탕) 후 바로 잠자리에 들지 않을 때는 견사양말이나 면양말을 신고 꼭 보온하도록 한다.

④ 강한 알레르기, 중증의 당뇨병, 심장병, 혈압이 높은 사람 등은 때로 반응이 나타나는 일이 있으므로 38~39℃ 정도의 다소 낮은 온탕에서 시간을 조금 길게 잡는 등, 알맞게 조정하도록 한다.

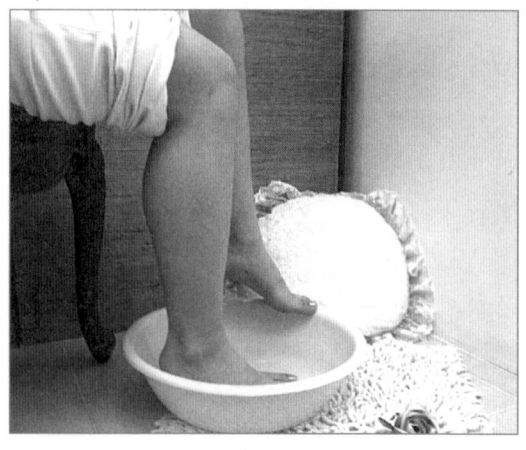

Part 3. 활력을 높이는 족욕요법

이런 증세엔 이런 족욕!

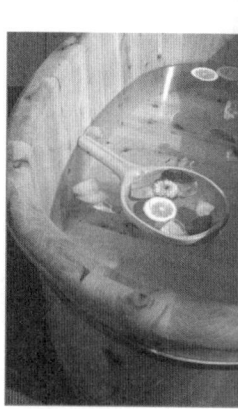

만성 피로 · 스트레스

피로와 스트레스가 쌓이면 몸이 무거워지고 무기력증에 빠지기 쉽다. 마음이 불안하고 짜증이 많아지면서 생활의 활력도 점차 사라진다.

따뜻한 물은 부교감신경을 자극해 몸과 마음을 편안하게 안정시킨다. 족욕으로 땀을 흘리면 피로물질이 빠져나와 몸이 가뿐해지고, 혈액순환이 활발해져 신체 리듬도 정상으로 돌아온다.

아침에 족욕을 하면 보다 상쾌하고 즐거운 하루를 시작할 수 있다.

저녁에 하는 족욕은 하루 종일 쌓였던 피로와 스트레스를 풀어주고, 뭉쳐 있던 근육을 이완시키면서 몸을 편안하게 만들어 준다. 또한 숙면을 유도하기 때문에 머리가 복잡하고 항상 피곤한 사람에게 아늑한 휴식을 제공해 준다.

만성 피로에는 특히 고온 족욕이 효과적이다. 뜨거운 물이 혈액순환을 순간적으로 활성화해서 근육 속에 쌓여 있던 피로물질인 젖산을 몸 밖으로 빨리 내보낼 뿐만 아니라 몸의 면역력을 높여주기 때문이다.

그러나 혈압이 높거나 심장 계통에 질환이 있는 사람은 급격한 혈액의 흐름으로 몸에 부담을 줄 수 있으므로 피해야 한다.

이렇게 하세요!

① 38~40℃의 따뜻한 물에 20분 동안 발을 담근다.

② 1주일에 2~3회는 42~45℃의 뜨거운 물에서 족욕을 한다. 단, 15분을 넘기지 않도록 한다.

③ 모과 · 레몬 · 천일염을 입욕제로 사용하면 스트레스 해소에 도움이 된다.

④ 좋아하는 음악을 듣거나 명상을 하며 몸과 마음을 편안하게 이완시킨다.

⑤ 족욕이 끝나면 발의 물기를 꼼꼼하게 닦고 양말을 신어 보온한다.

⑥ 휴식을 취하면서 발바닥의 움푹 들어간 부분을 힘있게 두드려 주면 피로가 더 잘 풀린다.

소화불량 · 변비

운동 부족과 스트레스, 잘못된 생활 습관은 만성 소화불량과 복부팽만감, 변비 등의 원인이 된다. 소화불량은 더부룩함과 속쓰림 등으로 이어지는데 계속 방치하면 위의 기능이 나빠지고 나아가 오장육부의 활동도 저하되기 때문에 꾸준한 관리와 치료가 필요하다.

소화불량과 변비가 심할 땐 하루에 한 번 족욕을 하자. 혈액순환과 장의 운동이 활발해져 속이 편안해진다. 따뜻한 물이 온몸을 가라앉게 하고 위산의 분비도 정상으로 돌아오게 한다.

식사 직후에는 족욕을 하지 않도록 한다. 위에 필요한 혈액이 온몸으로 퍼져 소화기능이 떨어지기 때문이다. 최소한 한 시간 이상 지난 다음에 하는 것이 좋다.

이렇게 하세요!

① 38~40℃의 따뜻한 물에 발을 담그고 20분 동안 족욕을 즐긴다.

② 창포를 우려낸 물을 입욕제로 사용한다. 소화가 잘 안되고 복부팽만감이 느껴질 때 효과적이다.

③ 배꼽의 양 옆을 중지를 이용해 3초씩 꾹꾹 눌러주면 변비를 예방하는 데 효과가 있다. 또 가운데 세 손가락으로 명치부터 배꼽 위까지 일직선으로 눌러주면 위통과 속쓰림, 복부팽만감을 줄일 수 있다.

④ 1주일에 3회, 냉온 족욕을 한다. 42~45℃의 더운물과 15~18℃의 찬물에 교대로 발을 담그면 만성 소화불량을 해소할 수 있다.

⑤ 족욕이 끝나면 발의 물기를 꼼꼼하게 닦고 양말을 신어 보온한다.

⑥ 휴식을 취하면서 발목을 돌리면 소화력이 증진된다. 한 손으로는 발목을 잡고 다른 손으로 발끝을 감싸쥔 다음 원을 그리면서 돌린다.

⑦ 엄지발가락과 새끼발가락을 꾹꾹 눌러준다.

소화 기능 향상과 변비 치료에 좋다.

어깨결림·요통

장시간 같은 자세로 일하거나 잘못된 자세가 습관화되면 근육이 뭉치면서 뒷목과 어깨, 허리에 통증이 찾아오기 쉽다. 또 나이가 들면서 기혈의 순환이 나빠지거나 근육이 노화되는 것, 운동 부족, 스트레스, 비만과 갱년기 장애 등도 어깨결림과 요통의 원인이 된다. 이럴 땐 족욕으로 몸을 따뜻하게 하고 혈액순환을 촉진시키면 몸속 노폐물과 피로물질이 빠져나가서 쑤시고 결리는 증세가 가라앉고 한결 부드러워진다.

족욕을 할 때는 바른 자세를 유지해서 어깨와 허리의 부담을 줄이도록 한다.

허리가 많이 아플 때는 의자 대신 바닥에 앉아 두 무릎을 세우고 허리를 앞으로 숙인 상태에서 족욕을 하면 한결 편안해진다. 가볍게 어깨와 허리 스트레칭을 해주면 더욱 효과적이다.

이렇게 하세요!

① 38~40℃의 따뜻한 물에 발을 담그고 20분 동안 족욕을 즐긴다.

② 솔잎 우려낸 물을 입욕제로 사용하면, 쑤시고 결리는 통증이 많이 가라앉는다.

③ 통증이 심할 땐 냉온 족욕을 한다. 42~45℃의 더운물과 15~18℃의 찬물에 발을 번갈아가며 담그고 찬물에서 마무리한다.

④ 족욕을 하면서 어깨와 허리를 부드럽게 움

직여준다.

⑤ 족욕이 끝나면 발의 물기를 꼼꼼하게 닦고 양말을 신어 보온한다.

⑥ 휴식을 취하면서 발바닥의 움푹 들어간 부분을 힘 있게 두드려 준다. 혈액순환이 원활해지고 피로가 더욱 빨리 회복된다.

당뇨

당뇨 환자들은 발이 예민하고 약해 탈이 나기 쉽다. 당뇨에 걸리면 피부의 면역성이 저하되고 감각이 둔해지기 때문이다. 상처도 쉽게 나고 잘 아물지 않으며 합병증으로 이어지기 쉽다. 말초혈관까지 혈액순환이 잘 되지 않아 발과 종아리의 혈액 공급이 부족해지면서 발 조직이 마비되는 경우도 발생한다.

따라서 당뇨 환자들은 발에 상처가 나지 않도록 각별한 주의를 기울이고 평소에 체중을 잘 조절해서 발과 다리에 부담을 덜어줘야 한다.

그리고 항상 발의 상태를 청결하게 관리하는 것이 필요하다. 매일 깨끗하게 씻고 잘 말려줘야 한다. 이럴 때 미지근한 물에서 족욕을 하면 발의 더러움과 노폐물을 깨끗하게 제거할 수 있어 도움이 된다. 특히 족욕은 혈액순환을 원활하게 하고 발 근육을 부드럽게 이완시키기 때문에 당뇨 환자의 발 건강에 효과가 있다.

당뇨 환자들이 족욕을 할 때는 무엇보다 물의 온도를 정확히 지켜야 한다. 체온과 비슷한 미지근한 물에서 서서히 시작하고 뜨거운 물에 갑자기 발을 담그는 것은 절대로 피해야 한다. 발의 감각이 무뎌져 화상을 입을 가능성이 있기 때문이다. 물의 온도를 맞출 때에는 반드시 온도계를 사용하도록 한다.

또 시작하기 전, 발에 상처나 물집은 없는지 반드시 살펴봐야 한다. 발에 상처가 있다면 족욕을 하지 말고 적절한 치료부터 받는다.

이렇게 하세요!

① 38~40℃의 따뜻한 물에 발을 담그고 20분 동안 족욕을 즐긴다.

② 20분을 넘기지 않는다. 몸이 따뜻해지고 살짝 땀이 나며 발이 붉게 변하는 정도가 좋다.

③ 족욕이 끝나면 반드시 헤어드라이어를 사용해 발의 물기를 완벽하게 제거한다.

④ 발 전용 보습크림을 충분히 바른다. 발뒤꿈치와 발바닥이 트고 갈라지는 것을 방지해 준다.

⑤ 양말을 신고 편안하게 휴식을 취한다.

숙취 해소

과음 뒤에 찾아오는 숙취는, 간에서 미처 소화하지 못한 알코올 성분들이 몸과 반응하면서 나타나는 것이다. 술을 마시면 소변이나 땀으로 수분과 미네랄이 많이 배출되기 때문에 몸이 나른해지고 무기력해진다.

숙취를 예방하려면 무엇보다 자신의 적정 음주량을 초과하지 않는 것이 중요하다. 공복 상태에서 술을 마시는 것도 피해야 한다. 가장 효과적인 숙취 해소법은 목욕이다. 그렇지만 만취한 상태에서 하는 목욕은 금물이다.

최소한 술을 마신 2시간 후나 다음 날 아침에 하는 것이 좋다. 또한 고온탕이나 사우나는 몸에 급격한 변화를 초래해 심장에 부담을 주기 때문에 위험하다.

그러므로 숙취 해소에 가장 적당한 온도는 체온보다 약간 높은 38~40℃로 따뜻한 물에 두 발을 담그고 혈액순환을 촉진시키면 간에 신선한 혈액이 충분하게 공급돼 해독 작용이 원활히 이루어진다.

이렇게 하세요!

① 38~40℃의 따뜻한 물에 발을 담그고 20분 동안 족욕을 한다.
② 청주 한 컵을 물에 섞으면 숙취 해소에 도움이 된다.
③ 이마와 겨드랑이에 땀이 나기 시작하면 족욕을 끝낸다.
④ 발의 물기를 닦아낸 다음 엄지발가락을 꾹꾹 눌러 자극한다.
⑤ 양말을 신고 칡즙이나 꿀물, 유자차 등을 마시면서 휴식을 취한다.

불면증·두통

현대인들을 괴롭히는 만성 두통과 불면증의 증세를 유발하는 원인은 개인에 따라 다르지만, 대부분 과도한 스트레스와 정신적 불안감에서 오는 경우가 많다.

이럴 땐 우선 복잡한 머리를 안정시키고 편안한 휴식을 취하는 것이 필요하다. 스트레스를 받으면 신체 리듬이 가라앉고 오장육부의 기능도 저하되기 때문에 무엇보다 몸과 마음을 이완하여 신진대사를 촉진시켜야 한다.

불면증에는 38~40℃의 따뜻한 물에서의 족욕이 효과가 있다. 부교감신경을 효과적으로 자극해 정신을 안정시키기 때문이다.

두통의 원인이 되는 스트레스와 긴장감 역시 족욕을 통해 해소할 수 있다. 두통이 아주 심할 때는 하루 2번 이상, 아침·저녁으로 족욕을 하면 몸과 마음이 가뿐해지고 증세가 완화된다.

이렇게 하세요!

① 38~40℃의 물에 20분 동안 발을 담근다.
② 로즈마리와 페퍼민트 오일을 조금 섞는다. 기분이 상쾌해지고 불면증과 두통이 해소된다.

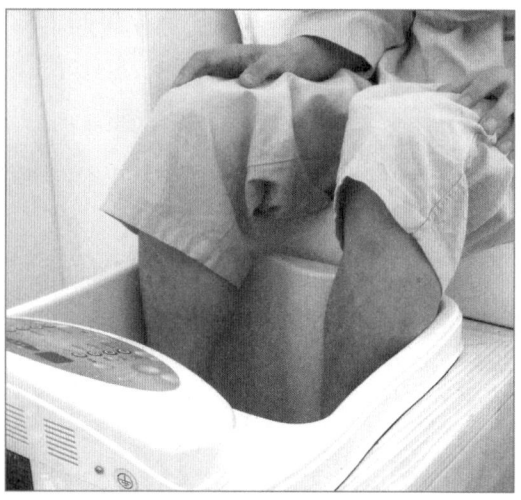

③ 이마, 겨드랑이에 땀이 나면 끝낸다.
④ 발의 물기를 잘 닦은 다음 양말을 신고 온도를 따뜻하게 유지한다.
⑤ 취침 한 시간 전에 하면 숙면을 취하는 데 도움이 된다.

생리통 등 여성 질환

생리통과 생리불순, 무월경 등의 여성 질환은 하체가 차고 자궁에 혈액이 부족할 때 잘 나타난다. 또한 심리적으로 불안하거나 스트레스를 많이 받아 신체 리듬이 깨지는 것도 원인이다.

이럴 땐 우선 휴식을 취하면서 몸을 따뜻하게 해주는 것이 중요하다. 족욕을 하면 발부터 하체까지 따뜻해지기 때문에 냉증이 해소되고 자궁의 혈류가 원활해진다. 이렇게 하체의 혈행이 좋아지게 되면 자궁과 골반도 튼튼해진다.

또한 족욕은 생리중일 때도 부담 없이 할 수 있다는 장점이 있다. 특히 생리통이 심한 여성의 경우, 두 발을 미지근한 물에 담그고 하체를 따뜻하게 하면 통증을 완화시킬 수 있다.

🌀 **이렇게 하세요!**

① 38~40℃의 물에 20분 동안 발을 담근다.
② 쑥, 솔잎, 당귀를 입욕제로 사용하면, 하체의 혈행을 원활하게 하고 냉증을 없애준다.
③ 안쪽 복사뼈에서 손가락 네 마디 정도 위에 있는 삼음교를 꾹꾹 눌러주면, 생리통을 해소하는 데 도움이 된다.
④ 이마, 겨드랑이에 땀이 나면 끝낸다.
⑤ 발의 물기를 잘 닦아낸 다음 양말을 신고 편안하게 누워 휴식을 취한다.

고혈압·심장 질환

고혈압이나 심장 질환을 앓고 있는 사람들은 목욕을 할 때 세심한 주의가 필요하다. 너무 뜨거운 물과 급격한 온도 변화는 심장에 무리를 줄 수 있기 때문이다. 그러나 체온보다 조금 높은 온도에서 족욕을 즐기면 몸에 전혀 부담이 되지 않으면서 혈액의 흐름이 천천히 좋아지기 때문에 높았던 혈압을 내리는 효과를 얻을 수 있다.

족욕을 하는 도중 가슴이 답답하거나 몸이 지치면 잠시 물 밖으로 발을 꺼내고 휴식을 취하는 것이 좋다. 20분을 다 채우려 하지 말고 몸 상태에 맞게 조절한다. 혈압이 높은 사람은 고온 족욕이나 냉온 족욕은 하지 않는다.

🌀 **이렇게 하세요!**

① 38~40℃의 물에 20분 동안 발을 담근다.
② 이마, 겨드랑이에 땀이 나면 끝낸다. 땀이 나지 않더라도 20분을 넘기지 않는다.
③ 족욕 중간에 가슴이 답답하거나 몸이 지치면 물 밖에서 잠시 휴식을 취한다.
④ 족욕이 끝나면 발의 물기를 잘 닦고 양말을 신어 온도를 유지한다.
⑤ 바닥에 누워 혈액의 흐름을 느끼면서 몸을 편안하게 이완시킨다.

Part 3. 활력을 높이는 족욕요법

족욕의 천연 재료

쑥

쑥은 기본적으로 따뜻한 성질을 갖고 있어 몸이 차고 저린 사람에게 아주 좋다. 특히 하체와 자궁을 따뜻하게 만들어 주기 때문에 냉증, 생리통, 생리불순, 갱년기 장애 등으로 고생하는 여성들에게 효과적이다.

만성 소화불량이나 신경통에도 효과가 있고, 거칠고 푸석한 발을 한결 매끄럽게 만들어 준다.

이렇게 하세요!

① 말린 약쑥 한 움큼을 면주머니에 넣고 뜨거운 물에서 잘 우려낸다.
② 우려낸 물을 잘 섞은 다음 20분 동안 족욕을 즐긴다.
③ 면주머니도 같이 물에 띄운다.

솔잎

솔잎은 몸을 따뜻하게 만드는 효과가 뛰어나 냉증을 완화시킨다. 여기저기 쑤시고 결릴 때 솔잎을 사용하면 혈액의 흐름이 원활해져 통증이 빠르게 가라앉는다. 특히 솔잎에 들어 있는 엽록소와 아미노산은 어깨결림, 요통, 근육통을 해소하는 데도 효과가 크다.

솔잎의 은은한 향을 맡으며 족욕을 즐기면 몸과 마음이 이완되고 편안해진다.

이렇게 하세요!

① 솔잎 200g을 면주머니에 넣고 팔팔 끓여 잘 우려낸다.
② 우려낸 물을 고루 섞어 20분 동안 족욕한다.
③ 면주머니도 같이 물에 띄운다.

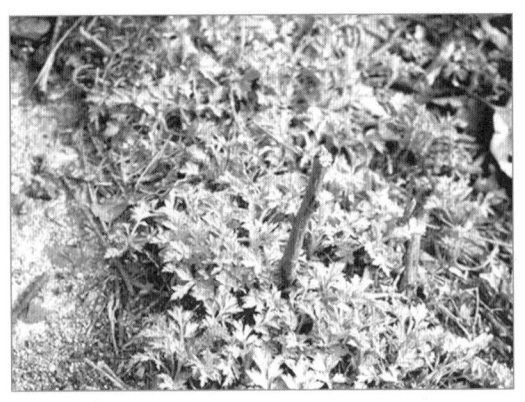

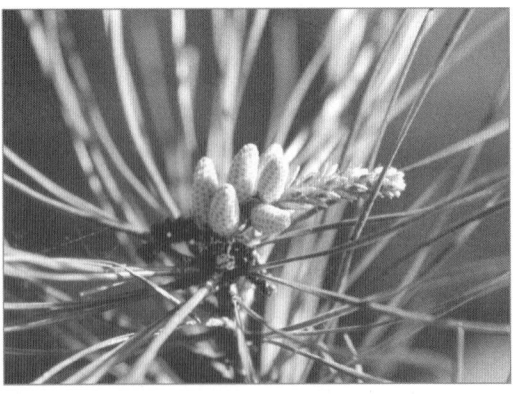

모과

모과는 사과산과 구연산이 많이 포함되어 있어 신진대사를 촉진시키고 피로를 빠르게 회복시킨다. 가래를 없애주는 성분이 있어 감기나 기관지염에도 좋을 뿐만 아니라 소화가 잘 안될 때도 효과가 있다.

또한 모과의 향기는 기분까지 상쾌하게 해준다.

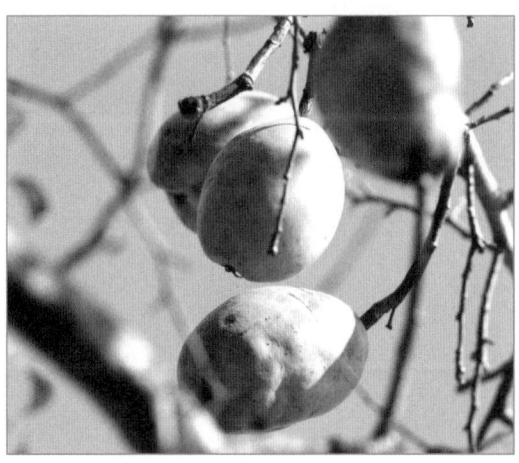

이렇게 하세요!

① 모과 1/2개를 적당한 크기로 썬다.
② 물에 띄우고 20분 동안 족욕을 즐긴다.

생강

생강은 열을 내리고 땀을 내며 혈액순환을 촉진시키기 때문에 발열·오한·기침·콧물 등 감기의 증세를 완화시킨다.

이렇게 하세요!

① 생강 2~3개를 얇게 썬다.
② 면주머니에 넣고 물에 띄운다.

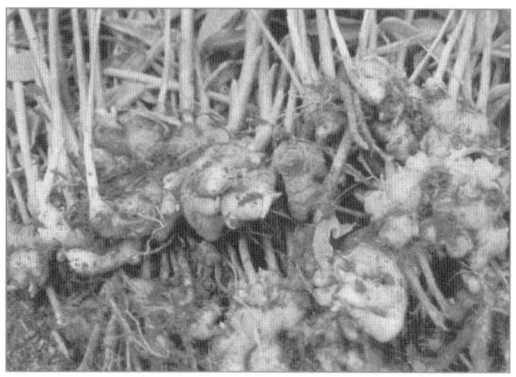

귤껍질

귤껍질은 근육의 통증을 풀어주는 효과가 있어 어깨결림, 요통, 근육통에 좋다. 또한 피부 탄력을 높여준다. 게다가 상큼한 향기는 몸과 마음을 편안하게 해준다.

이렇게 하세요!

① 귤껍질을 면주머니에 넣고 뜨거운 물에 우

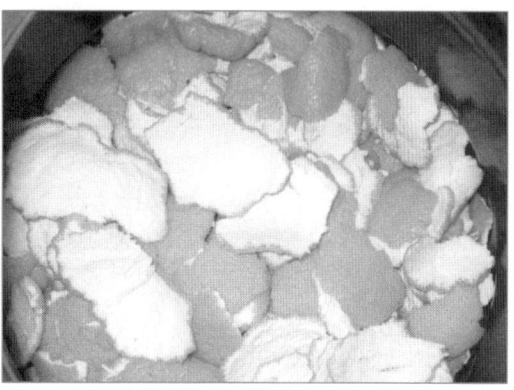

려낸다.

②우려낸 물을 섞고 20분 동안 족욕을 한다.

③레몬이나 유자, 생강을 같이 사용하면 효과가 더욱 높아진다.

감초

감초에는 몸속 노폐물과 독소를 제거하고 세포를 재생하는 성분이 들어 있어 지친 몸에 활력을 가져다 주고 신경을 안정시킨다. 과도한 스트레스로 심신이 피로할 때 효과적이다.

🌀 이렇게 하세요!

①감초를 광목주머니에 넣고 처음부터 찬물에 넣어 팔팔 끓여 우려낸다.

②감초의 물이 잘 우러나면 족욕물과 잘 섞고 20분 동안 족욕을 한다.

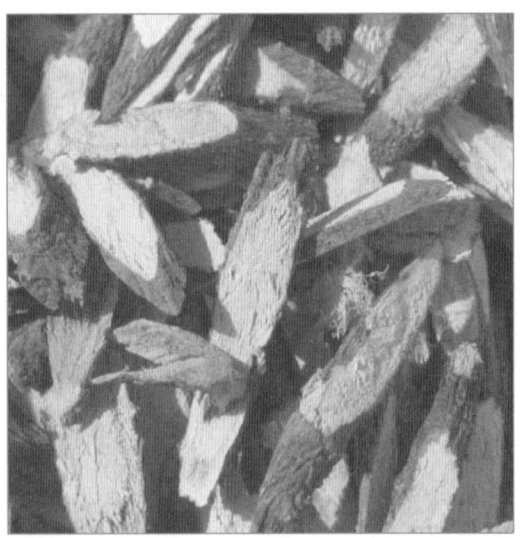

청주

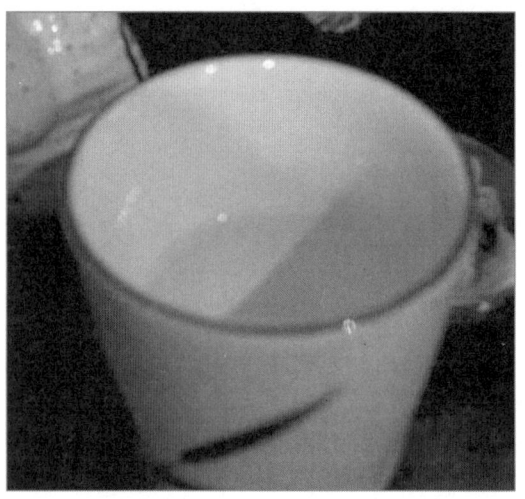

혈액순환을 촉진시켜 심신의 피로를 빠르게 회복시킨다. 또한 알코올 성분은 모공 속의 노폐물을 깨끗하게 빼내는 데 효과적이다.

감기 예방과 어깨결림, 변비에 좋다. 숙취 해소에도 도움이 된다.

🌀 이렇게 하세요!

①물에 2~3컵의 청주를 붓는다.

②20분 동안 편안하게 족욕을 즐긴다.

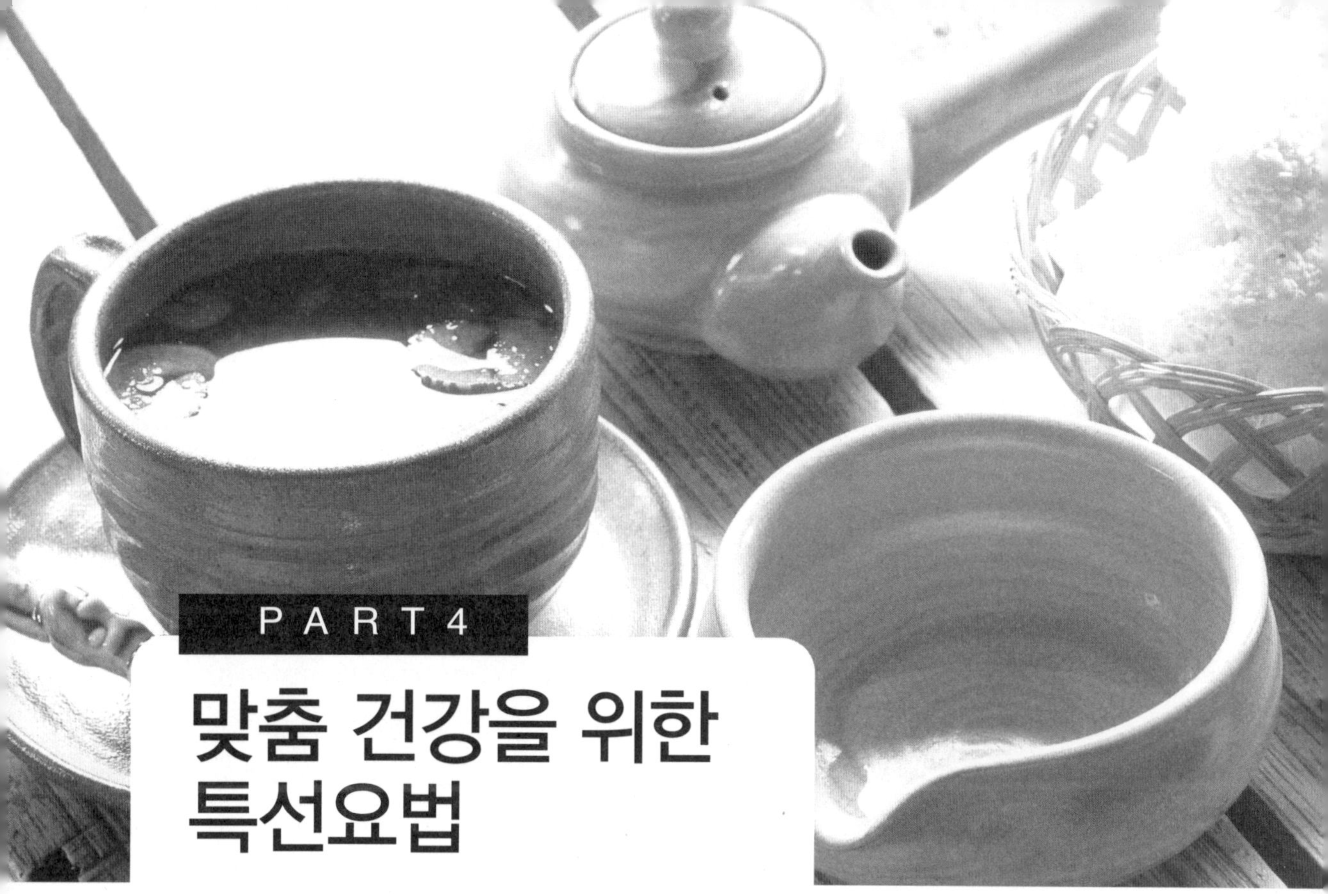

PART 4
맞춤 건강을 위한 특선요법

- 알로에 요법
- 버섯요법과 암 치료
- 홍국요법
- 구기자요법
- 약술
- 물의 효능과 '갈증과 비만'
- 프로폴리스 요법
- 식초요법
- 홍삼요법
- 산수유요법
- '대장금'의 궁중요리 따라하기

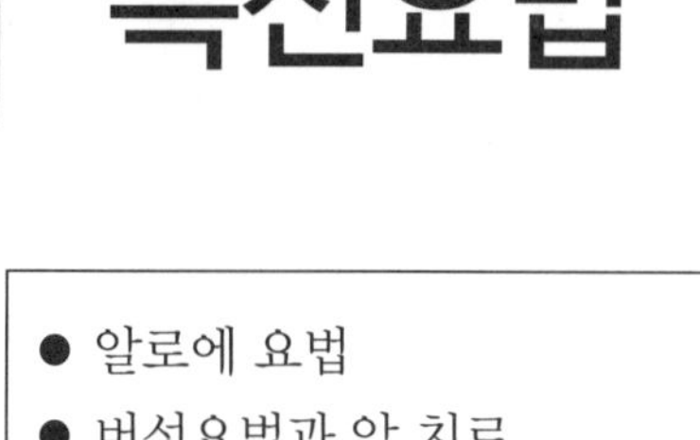

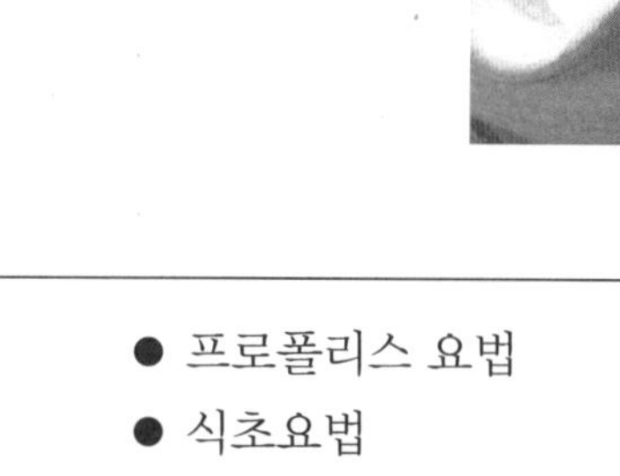

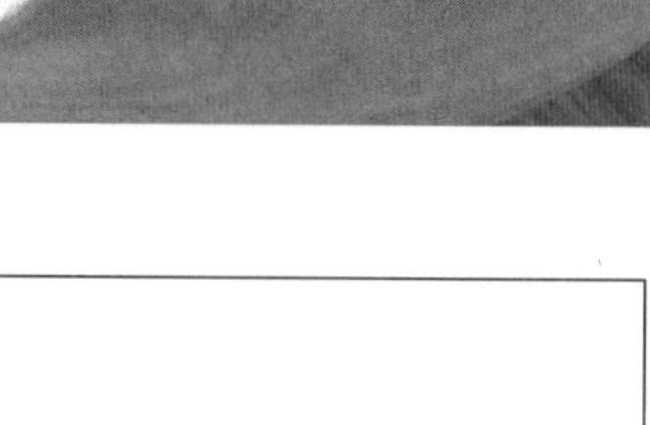

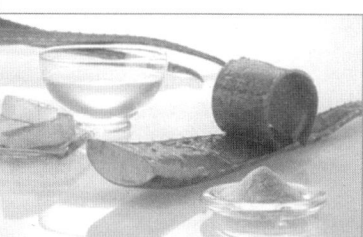
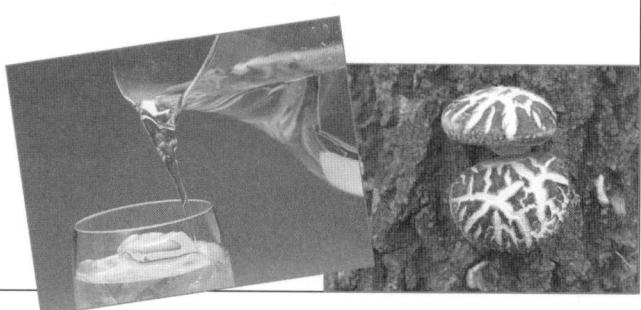

Part 4. 맞춤 건강을 위한 특선요법

알로에 요법

오늘날 현대인들은 생활 주변에 가득한 공해물질로 인해 건강이 항상 위협당하고 있다. 그래서 현대인들은 웰빙에 대한 관심이 늘면서 먹을거리와 건강식품에 많은 관심을 갖고 있다.

그 중에서 특히 알로에가 위장병과 알레르기 질환, 고지혈증, 변비 등 현대의학이 부딪치고 있는 난제를 해결한다는 점에서 웰빙족 사이에서 주목을 받고 있다.

예로부터 알로에는 "의사가 필요 없다."라고 말해질 만큼 가정만능약으로써 친숙하다.

알로에는 백합과에 속하는 다년생 초본으로 아프리카가 원산지이며 약 500여 종이 있다. 그 중에서 6~7종이 약용으로 쓰이고 있다.

알로에는 아라비아어로 '맛이 쓰다' 는 뜻이며, '노회' 는 aloe의 '로에' 를 한자어로 바꾼 이름이다. 우리나라에서도 요즘 널리 재배되고 있으며, 한방의서인 《본초강목》에 "노회로 피부병을 치료했다."고 했고 예로부터 변비에 사용했다.

알로에의 효능

🌀 해독 작용

한방의서에 의하면 알로에는 "맛이 쓰고 성질이 차서 충(蟲)을 죽인다"고 했다. 그래서 한방에서는 예로부터 강력한 해독제로 사용되어 왔다.

오늘날에는 알로에에 세균과 곰팡이에 대한 살균력이 있고 독소를 중화시키는 알로에틴이라는 성분이 있다고 밝혀졌다.

🌀 상처 치유 효과와 세포 부활 작용

알로에에는 궤양에 효과가 있는 알로에우르신과 항암 효과가 있는 알로미틴이 들어 있다. 또한 스테로이드, 사포닌, 항생물질, 상처 치유 호르몬 등 다양한 성분이 들어 있다.

그래서 세포 조직을 신속히 재생하고 보호하는 작용 즉, 부분 생체의 소생 작용을 한다.

따라서 알로에는 위궤양이나 십이지장궤양, 그리고 무서운 피부궤양 등의 세포 손상 부위를 신속히 아물게 하고 세포를 완벽하게 재생시켜 준

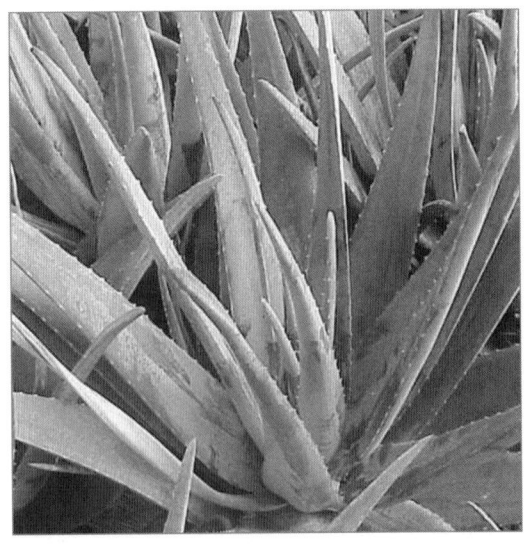

다. 그래서 민간에서는 알로에 잎의 액즙을 위장병에 내복하여 왔다.

알로에는 과로로 인한 피로 회복과 과음으로 인한 숙취 해소 등에도 효과가 있다.

알로에는 피부와 그 내면의 근육을 수축시킴으로써 피부결을 곱고 탄력있게 하며, 또한 매끄럽게 하여 잔주름 예방에도 도움이 된다. 또 탁월한 보습 효과로 건성피부와 지성피부를 중화시키는 효과가 있어 화장품 원료로도 쓰인다.

발뒤꿈치나 손가락마디 같은 데에 생긴 굳은 피부나 흉터에도 효과가 있다. 또한 여드름의 외용 또는 외용과 내복의 병용으로 사용하여 피부 보호 및 미용 관점에서 기능성 화장품으로서의 가능성을 보여준다.

건위 완화 작용과 식욕 증진 작용

알로에의 쓴맛이 나는 알로인, 알로에에모린 등은 훌륭한 고미 건위 성분이다. 따라서 위의 기능을 강화하고 식욕을 증진시킨다.

한편 알로에의 가장 뛰어난 효능으로서 완화작용을 들 수 있다.

이 완화 작용은 로마시대의 의서인 《그리스 본초》에도 명기되어 있고, 오늘날 세계 20여 개국의 약전에도 기록되어 있는 동서고금의 통용된 변비 치료제이다.

알로에의 잎을 잘라두면 유난히 쓴 황색 물질이 흘러나오는데, 이것이 바로 변비에 효과가 있는 물질이다.

그외의 효능으로 알로에의 베라는 췌장의 인슐린 분비 기능을 서서히 회복시켜 주기 때문에 당뇨병에 우수한 효능이 있고, 성선(性腺)의 호르몬 분비 활동을 기능적으로 도와주기 때문에 갱년기 장애나 정력 증강에도 효과적이다.

주의할 사항

알로에는 내장기 점막을 자극하는 효과가 엄청나게 크기 때문에 출혈성 소질이 있거나 설사가 잦은 어린이, 생리중이거나 임신중 또는 수유중의 여성, 소화성 궤양환자 등은 피해야한다.

복용 방법

알로에는 외용과 내복, 어떤 방법을 쓰든 좋다. 내복할 때는 겉껍질을 벗겨내고 속의 젤리질만 먹어도 된다. 아이들이 선뜻 먹지 않을 때는 유산균 음료를 넣고 믹서에 갈아서 주스처럼 만들어 준다.

외용을 위해서는 겉껍질의 한쪽 면만 벗겨내고 이용해야 빨리 마르지 않는다. 또는 속살만 긁어내서 으깬 다음 환부에 붙여도 좋다.

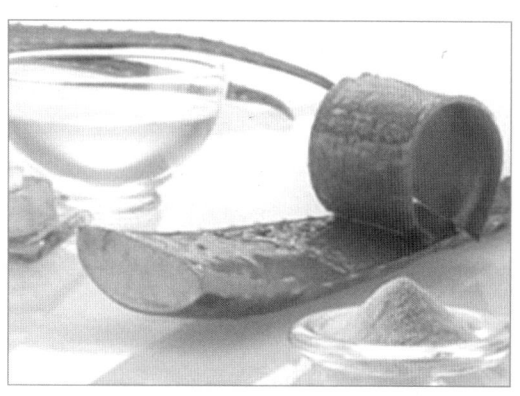

Part 4. 맞춤 건강을 위한 특선요법

프로폴리스 요법

프로폴리스란?

프로폴리스(봉교(蜂膠) : Propolis)는 꿀벌들이 자신들의 생존과 번식을 유지하기 위하여, 여러 가지 식물들이 생장점을 보호하기 위해 분비하는 수지(樹脂)와 같은 물질에 꿀벌 자신의 침샘 분비물과 혼합하여 만든 물질이다.

꿀벌들은 이렇게 만든 프로폴리스를 봉상(蜂箱 ; 벌통, 벌집)의 틈이 난 곳에 발라 병균이나 바이러스 또는 말벌이나 쥐와 같은 외부의 적들을 방어하고, 유충의 산란과 성장, 그리고 식량인 꿀이 적절히 숙성되고 보관되기에 적절한 위생 상태로 유지한다.

특히 여왕벌이 소방(巢房)에서 산란을 할 때 일벌들이 소방을 청소한 후 프로폴리스를 바름으로써 소독을 하며 산란된 알들이 안전하게 부화하여 유충들이 건강하게 자랄 수 있도록 한다.

프로폴리스란 말은 그리스어에서 유래된 것으로 프로(pro)는 '앞(Before)'을 뜻하고 폴리스(Polis)는 '도시(City)'를 뜻한다. 그러므로 두 어원을 합하면 '도시의 앞'을 의미하게 되고 여기에서 말하는 '도시'란 벌집을 뜻하므로 넓게 해석하면, '벌집 앞에서 안전과 질병을 막아주는 물질'이라는 뜻이다.

한의학적 이용

《동의보감》「탕액편」에 보면 노봉방(露蜂房 ; 말벌집)이라는 약재가 나오는데 이는 나무 위[木上]에 붙어 있는 크고 누런 벌집[大黃蜂巢]을 말하며, "경간(驚癎 ; 경기와 간질), 계종(몹시 놀라 팔다리가 가볍게 떨리는 증세), 옹종(擁腫 ; 욕창과 종기), 유옹(乳癰 ; 유방의 종기, 유선염, 유방암) 및 치통을 치료"하는 데 사용되었다. 그리고 《본초강목》에서는 "노봉방은 호봉의 봉소로서 이들의 효능은 거풍공독(拒風攻毒 ; 풍을 물리치고 독을 없앰), 산종지통(散腫止痛 ; 종기를 없애고 통증을 가라앉힘)이라"고 언급하고 있다.

외용으로는 "노봉방만을 달여서 유옹, 옹저, 악창(고치기 힘든 악성 부스럼)에 발라 씻어주라 하였으며 외과·치과 치료 및 살균 효과가 있다."고 하였다. 이는 현대과학에서 밝혀진 프로폴리스(Propolis)의 효능과 같은 임상 효과이다.

프로폴리스의 4대 주요 성분과 특성

① 플라보노이드(Flavonoid) 활성 유해산소 제거, 항균, 항염, 항궤양, 상처 치유, 면역 강화.

② 카페인산(Caffenic acid, phenethyl ester)

면역 증가, 항균, 항바이러스.
③ 아르케필린(Artepillin-c) 항암 작용, 암유전자 차단, NK세포 활성화.
④ 지테르펜(Gterpen) 항알레르기, 면역활성화, 헬리코박터파이로리균 억제 등.

프로폴리스의 작용

항균, 항염증 작용, 항곰팡이, 항세균, 항바이러스 작용, 활성산소 억제 기능, 항암 작용 등.

항균 작용

수만 마리의 벌들이 살고 있는 벌집의 온도는 34℃ 전후로 여러 균이 서식하기에 적합한 조건이지만, 프로폴리스 때문에 항상 무균 상태를 유지하고 있다.

꿀벌들은 벌집 입구와 내벽에 프로폴리스를 발라 병원균의 번식을 막고 있고 다른 생물의 침입 시 프로폴리스로 코팅하여 부패를 막는다.

여러 연구 결과, 고초균, 포도상구균, 백선균, 대장균, 트리코모나스균, 살모넬라균 등 여러 균에 효과가 있는데, 이는 프로폴리스가 박테리아에 의한 단백질 합성을 억제하여 항균 작용을 하기 때문인 것으로 밝혀졌다.

항산화 작용

체내에서 활성산소와 싸워줄 수 있는 유일한 방어물질은 SOD 효소이다.

SOD(Super oxid dismutase) 효소가 활발히 생성되어 활성산소와 합성하여 중화시키면 우리 몸에 활성산소가 생성되어도 아무런 문제가 없다.

그러나 사람이 나이 40세 이후가 되면 세포 내의 합성 능력이 급격히 떨어지므로 노화가 촉진되고 세포의 손상도 있게 된다.

SOD 효소의 기능을 높여줌으로써 활성산소의 분해 및 억제 작용에 기여할 수 있는 물질은 녹황색 야채와 씨앗, 나무의 껍질, 프로폴리스 등에 많이 함유되어 있다.

플라보노이드의 주요 작용

프로폴리스의 주요 효과가 플라보노이드 성분에 의한 것이라는 사실이 세상에 공표된 것은 1980년 '플라보노이드가 풍부하게 함유되어 있는 프로폴리스'라는 내용이 국제 프로폴리스 심포지엄의 주제로 채택되면서부터이다.

이 심포지엄에서 발표된 플라보노이드의 생화학적 작용은 다음과 같다.

① 포도구균 · 대장균 · 디프테리아균 · 기타 곰팡이균 등의 증식에 대한 저해활성을 유도한다.

② 세포막의 강화, 활성 작용으로 상처와 오염된 조직의 재생력이 뛰어나며 세포의 신진대사를 활발하게 한다.

③ 항알레르기 작용으로 독성을 방지한다. 알레르기를 일으키는 알레르겐을 원천적으로 봉쇄하며 알레르기 과잉반응에 대한 과잉억제 작용을 한다(비염, 아토피, 천식, 유행성 결막염).

④ 인터페론 생성을 촉진하여, 면역력 강화 작

용을 한다.

⑤ 생체 내 에너지 생산에 유익한 효소 반응을 증진시킨다.

⑥ 유해산소에 의한 과산화 반응을 억제한다.

⑦ 통증, 소염을 일으키는 물질을 억제하는 항염증 작용을 한다.

⑧ 혈관 벽의 경화를 방지해 혈관을 강화한다.

⑨ 혈액을 깨끗이 하여 흐름을 좋게 한다.

⑩ 테르펜(terpene)계 물질이나 플라보노이드 작용에 의해 암세포만을 선택적으로 해치운다.

⑪ 활성산소를 중화시킴으로써 항암 효과를 높이고 부작용을 경감시킨다. 방사선 치료에 의한 부작용을 경감시킨다.

⑫ 스트레스, 환경오염, 약물 피해 등으로 상처 받은 유전자를 원상태로 회복시킨다.

프로폴리스의 복용 및 외용법

프로폴리스 엑기스의 경우, 어른은 5방울부터, 어린이(5~12세)의 경우에는 3방울 정도, 유아(1~4세)의 경우에는 1~2방울부터 시작해서 복용하는 것이 바람직하다.

호전 반응에 문제가 없으면 필요에 따라 체중 kg의 1~2배 방울까지 마시는 경우도 있다(예 : 체중 50kg이면 1회 50~100방울을 1일 수회까지).

보통 미지근한 물에 프로폴리스 몇 방울을 떨어뜨려 마시면 된다. 물 대신에 우유나 주스 등에도 사용할 수 있다. 유아나 어린이를 위해 먹기 좋게 꿀을 넣어도 좋다.

스프레이 형태의 프로폴리스는 엑기스보다 먹는 방법이 쉽다. 한번 먹을 때 입안에 2~3번 뿌려 먹으면 된다. 하루에 먹는 양도 보통 3~5회 정도로 먹으면 되지만, 그 이상 먹어도 무방하다.

특히 꿀이 첨가되어 있는 프롭스프레이는 어린이가 먹기에 좋다.

치유 목적으로 음용할 경우, 환자의 감수성을 알아보기 위해 3~4일에 걸쳐 점진적으로 사용해야 한다.

보통의 치유에서는 2~3주 동안 경과하고도 만족할 만한 결과를 얻지 못할 경우에는 치유를 중지하고 다른 치유법을 검토해야 한다. 프로폴리스는 효과가 바로 나타나지 않고 기간이 경과해서 효과가 나타나는 일은 거의 없기 때문이다.

프로폴리스는 주의깊게 투여하는 것이 바람직하며 특히 최초로 사용할 때에는 어떤 언짢은 현상을 피하기 위해서라도 꼭 그렇게 해야 한다.

그러므로 어떤 종류의 처치라도 시작하기 전에 잠자리에 들기 전, 소량 사용으로 시험하여 보는 것이 바람직하다. 다음 날 아침에 아무런 언짢은 표시나 현상이 나타나지 않는다면 정규적인 정도의 치료를 시작하는 것이 가능할 것이다. 무엇보다도 꾸준히 하는 것이 중요하다.

프로폴리스의 외용법으로는 아토피, 무좀, 여드름, 화상 등 피부 질환에 원액을 발라준다. 변비일 때는 원액을 사용하여 관장한다.

Part 4. 맞춤 건강을 위한 특선요법

버섯요법과 암 치료

표고버섯

표고버섯은 조혈 작용을 돕고, 에르고스테린 성분 외에도 유리 아미노산을 비롯한 여러 가지 아미노산이 함유되어 있어서 체력보강과 식욕증진에도 효과가 있다. 또 장의 연동운동을 증진시켜 변비를 방지하기도 한다.

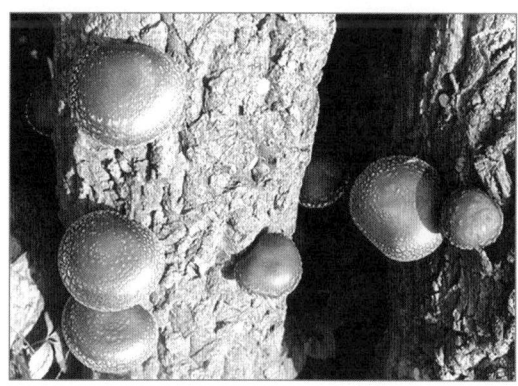

표고버섯은 반찬으로 만들어 먹어도 좋고, 어떤 국이든 국을 끓일 때 맹물을 붓지 말고 표고버섯을 끓인 물을 밑물로 써서 국을 끓여 먹어도 좋다. 특히 표고버섯을 잘게 부수어 꿀물에 담가 버섯이 꿀물을 흠뻑 빨아들인 후, 뒤적거리면서 잘 말린 다음 프라이팬에서 볶으면 과자처럼 바삭바삭 구워지는데, 이것을 거칠게 가루내어 용기에 담아 식탁에 항상 올려놓아 무슨 음식을 먹든 그때마다 조미료처럼 한 수저씩 떠서 음식에 넣어 먹으면 아주 좋다.

단, 표고버섯은 생것보다는 말린 것이 좋으며, 전기에 말린 표고버섯은 안되고 반드시 햇볕에 말린 표고버섯이어야 한다.

향기는 생표고와 건조표고가 다른데 그것은 건조표고에 케톤류가 많기 때문이다. 영양도 건조표고가 훨씬 좋으며, 특히 에르고스테린 성분은 태양광선에서 건조된 표고에서만 추출할 수 있다. 표고버섯을 가루로 낼 때 곱게 가루로 내는 것보다 거칠게 가루로 내야 효과가 좋다.

상황버섯

오래된 뽕나무 줄기에서 자생하는 상황버섯이 좋다. 상황버섯은 옛 책에 "늙은 뽕나무에 달린 황색버섯은 죽은 사람을 살리는 불로초"라고 했다. 자실체로부터 다당체, 단백질을 추출하여 상

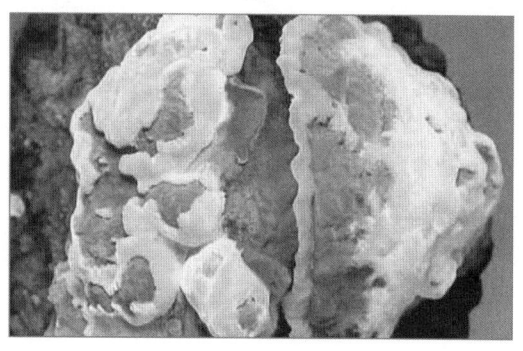

황버섯 성분을 분리, 정제한 분말을 체중 kg당 40~50mg을 투여한 결과, 거의 모든 암에 96.7%의 효과가 있는 것으로 알려졌다.

상황버섯은 1일 12~20g을 물 500~700cc로 끓여 반으로 줄인 후 하루 동안 여러 차례로 나누어 마셔도 좋고, 가루내어 1회 6g 정도씩, 1일 3회 온수로 복용해도 좋다.

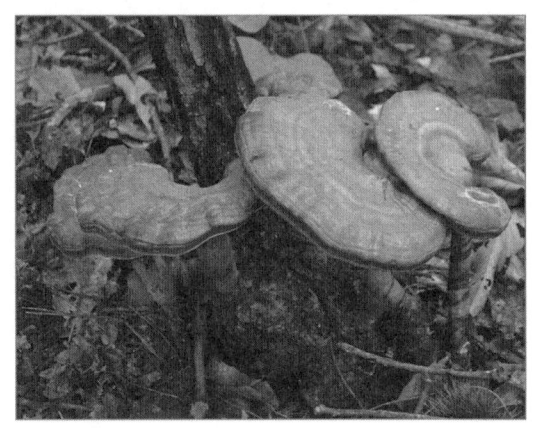

아가리쿠스버섯

아가리쿠스버섯은 '암 킬러 세포'를 3배 증가시킬 뿐 아니라 '암 킬러 세포'가 암을 파괴하는 능력을 40배나 강화시킨다고 하는데, 미국의 전 대통령 레이건의 피부암 치료에도 사용되었다는 버섯이다.

복용 방법은 상황버섯의 복용 방법과 같다.

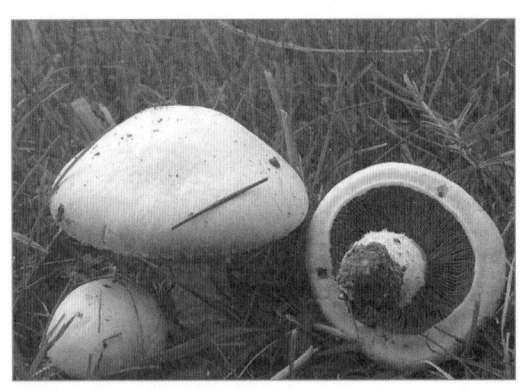

영지버섯

영지를 흔히 '불로초'라고들 부른다. 구멍버섯과에 딸린 이 버섯은 콩팥 모양을 띤 목질상으로 불가사의한 효능을 가진 묘약이기 때문에 일찍부터 불로초로 여겨져 왔던 것이다.

영지의 효능 중에서도 중추신경계와 간에 대한 작용이 뚜렷하다는 것은 빼놓을 수 없다.

즉 최면 작용, 진통 작용 및 간 기능 보호 작용이 있다는 것이다. 흰 생쥐의 복강 내로 10g/kg씩 영지 전탕액을 주사하면 불과 5분 만에 진통 작용이 나타나 1시간 이상 지속되며, 사염화탄소로 인한 간기능 손상 역시 덜해졌다는 실험 보고가 있을 정도다.

인체의 경우, 간염에 걸린 사람에게 영지를 일정기간 투여하면 GOT가 51에서 27 정도로, GPT는 43에서 28 정도로, 그리고 각종 자각 증세가 급속히 호전되었다고 한다.

물론 암의 면역 요법에도 효과가 있다는 보고가 있어 주목을 끌고 있다.

단, 영지는 인삼, 대추, 감초 등과 함께 끓여 먹는데, 감초는 많이 넣지 않는 것이 좋다.

저령버섯

저령은 일명 '무용버섯'이라고 하는데, 그 모양이 '돼지 똥'과 비슷하며 빛이 검기 때문에 '저령(猪苓)'이라 명명하고 약용하고 있다.

구멍버섯과에 딸린 이 버섯은 단풍나무에서 주로 번식하기에 일명 '풍수령'이라고도 하며, 또는 '주령'이라고도 부른다.

에르고스테롤, 비정형 다당류, 미량의 비오틴을 함유하고 있는데, 성분 중의 글루칸은 특히 균핵으로써 생체의 방위력을 증진시키는 효능이 대단하다. 과분자 다당체인 글루칸이라는 유기 성분은 일찍이 동물실험에서 그 항암성과 부작용이 없는 것으로 실증된 바 있다.

따라서 저령은 첫째, 항암 작용이 뚜렷하다고 할 수 있다. '암의 면역요법에 효과가 있는가?' 하는 것을 실험한 것 중 하나를 예로 들면 복수암의 경우, 흰 생쥐의 복강으로 1mg/kg의 저령 전 탕액을 주사한 결과, 35일이 경과하도록 10마리당 1마리 정도만 사망했을 뿐, 77%의 흰 생쥐는 암 조직이 현저히 파괴되는 아주 유효한 결과를 얻었다는 것이다.

저령은 둘째, 이뇨 작용이 뚜렷하다. 복약한 후 6시간 이내에 소변량은 62%가 증가되며, 소변 속의 염화물은 45%가 증가된다고 한다. 아마도 신세뇨관에서의 수분 재흡수를 억제함으로써 이같이 놀라운 이뇨 효과를 이룬 것이 아닐까 여겨진다. 약리 기전상, 신세뇨관에서의 수분 재흡수를 억제한다 함은 사구체 여과율(GFR)에는 뚜렷한 영향을 미치지 않으면서도 이뇨 효과를 얻을 수 있다는 장점이 강하다는 것을 의미한다.

이 까닭에 이뇨제로써 안심하고 쓸 수 있다는 얘기가 된다. 따라서 간경화나 간암 등에 의해 자주 야기되는 복수(腹水)나 부종, 소변불리에 폭넓게 응용할 수 있다는 것이다.

저령을 다량 복용해서 이뇨가 과다하게 되면 갈증과 번조감 등 탈수 증세가 있을 수 있으므로 다량 사용만은 피하면 된다. 일반적으로 간암 치료에는 1일 6~8g을 물 500cc로 끓여 반으로 줄면 하루 동안에 여러 차례로 나누어 마시면 된다.

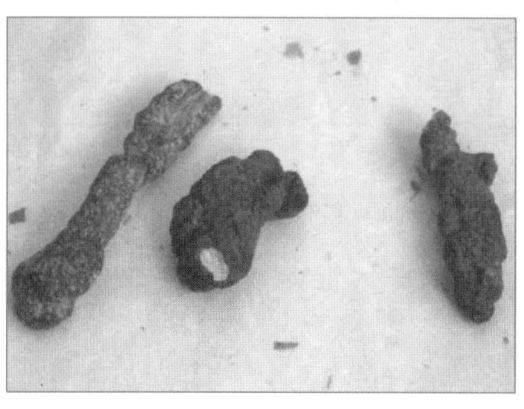

목이버섯

목이버섯은 예수를 팔아넘긴 유다가 목을 맨 나무에서 자랐다고 해서 '유다의 귀'라고도 부르는데, 흑색보다 백색의 목이버섯을 더 귀하게 여겨 '은이(銀耳)'라고 명명하고 각종 요리에 쓰고 있다.

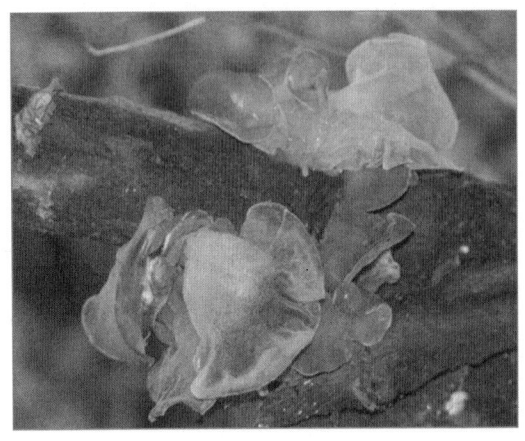

요리 중에서도 으뜸으로 꼽히는 것이 '은이갱(銀耳羹)'이라고 한다.

순백색의 말린 백목이버섯을 물에 넣어 불리면 흰 꽃이 핀 것처럼 반투명의 유백색이 되는데, 이렇게 잘 불린 버섯에 물을 더 붓고 말랑말랑한 투명 상태가 될 때까지 졸인 다음, 여기에 설탕을 넣고 끈적거릴 정도까지 졸여서 먹는 것이 '은이갱'이라고 한다.

괴화나무버섯

예로부터 괴화나무에 생기는 버섯을 일본에서는 '원숭이 그루터기 버섯'이라 불렀다고 하며, 우리나라 중국에서는 '괴룡(槐茸)'이라 해서 항암제로, 백혈병 치료제로, 또는 간장의 종대나 비장종대 등에 응용해 왔다. 물론 훌륭한 자양강장 효과가 있으며, 항노화 작용이 있고, 피부미용 효과가 있으며, 보혈(補血)·보기(補氣)·보폐(補肺)·보위(補胃) 효과가 있다.

현재 종묘 주위, 창경궁 주위, 성균관 주위 등에 괴화나무가 분포되어 있으며 무주구천동 일대에도 있는 것으로 알려져 있다.

운지버섯

운지버섯은 항암 작용 및 면역력 증강 작용으로 각종 질병의 치료와 예방에 응용되는데, 특히 위장의 연동운동을 항진시켜 주는 작용이 있어서 비위가 약할 때 좋은 약이다.

운지버섯 8~12g을 대추 20알과 함께 물 2컵 반 정도에 넣고 끓여 반으로 줄인 다음 하루 동안 나누어 마시면 된다.

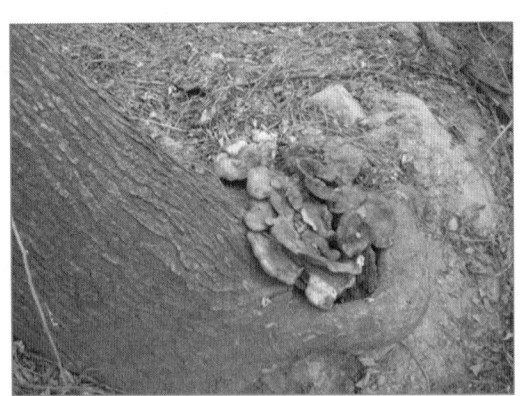

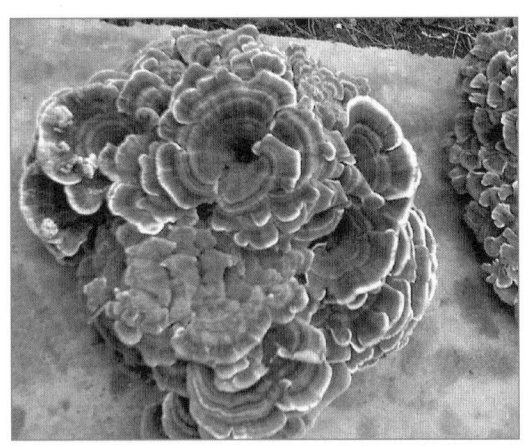

Part 4. 맞춤 건강을 위한 특선요법

식초 요법

식초의 효능과 활용

🌼 식초의 효능

식초는 초산·구연산·아미노산·호박산 등 60여 종 이상의 유기산이 포함되어 있는 필수 영양제이면서, 미네랄과 비타민 등 각종 영양소의 체내 흡수를 도와주는 촉진제이기도 하다.

식초는 체내의 잉여 영양소를 분해하며, 담즙이나 부신피질호르몬의 생성을 돕고, 피로물질인 유산의 생성을 막을 뿐 아니라 이미 생성된 유산을 분해한다.

따라서 비만 예방·간 기능 강화·성장 촉진·당대사 촉진·면역력 증강·피로회복 및 생체에 활력을 준다.

또 거어·지혈(止血)·익혈(益血) 작용을 한다. 혈액순환을 촉진하고 피를 맑게 하며 각종 출혈성 질환을 다스리며 혈액의 생성을 돕고 빈혈을 개선한다.

특히 산소와 헤모글로빈의 친화력을 높여 뇌에 충분한 산소를 공급하여 머리를 맑게 해주고 기억력을 증진시킨다.

특히 파로틴(일명 '회춘 호르몬')의 분비를 촉진하여 세포의 노화를 막고 뼈를 강하게 하고, 체

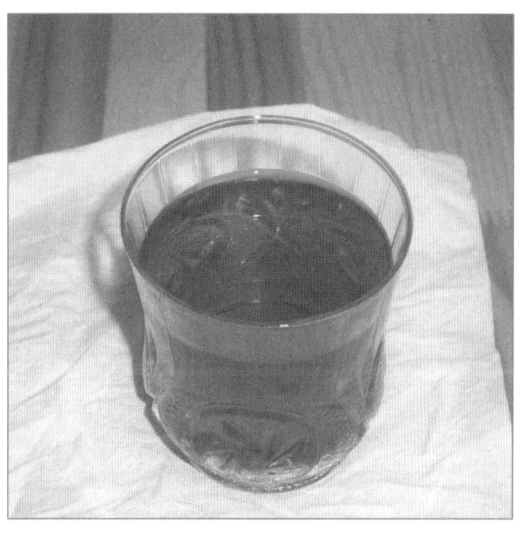

내의 칼슘 흡착력을 높여서 골의 질량을 늘린다. 타액과 위액의 분비를 촉진하여 식욕을 증진시키고 소화흡수를 도우며 갈증을 없앤다. 정장 작용까지 하여 배가 더부룩하고 꾸르륵거리며 변이 묽거나 설사하는 데도 좋다.

🌼 곡물식초와 과실식초

곡물식초 중 현미식초는 양조식초 중에서 아미노산을 가장 많이 지니고 있다. 필수아미노산 8종을 비롯해서 18종의 아미노산을 갖고 있다.

최근 세간의 관심을 끌고 있는 '흑초'도 현미식초의 일종이다. 과일식초 중 감식초는 비타민 C가 많은 것이 특징이며, 사과식초는 칼륨이 풍부한 것이 특징이다.

효과가 좋은 약용식초

콩식초와 스트레스성 질환

콩의 레시틴은 세포막을 강하게 하고 스트레스를 방어한다. 리놀레산도 스트레스를 방어한다. 식초의 초산은 부신을 활성화하고 부신피질호르몬의 분비를 원활하게 하여 스트레스를 방어한다. 따라서 콩식초(초두)는 각종 스트레스성 질환에 좋다.

깨끗이 닦은 노란 콩(백태)이 식초에 잠기도록 하여 5~10일 두었다가 식초는 생수에 희석하여 마시고 콩은 1회에 5~7알씩, 1일 2회 씹어 먹거나 말려서 가루내어 먹는다.

이때 식초는 현미식초를 쓴다. 과일식초를 쓰면 콩의 칼슘이 제대로 흡수되지 않는다. 한꺼번에 많은 양을 담그면 변질될 수 있으므로 2주일 정도 먹을 수 있는 양만 담그는 것이 좋다.

우유식초와 변비

변비에는 우유도 좋고 식초도 좋다. 식초는 장의 활동을 활발하게 해주고 탄산가스를 발생케 하여 변의를 재촉한다.

우유 200ml에 식초를 3~5티스푼 탄다. 한 티스푼씩 넣을 때마다 휘저으면 우유가 요구르트처럼 걸쭉해지는데, 이때 꿀을 소량 섞으면 먹기도 좋고 효과도 더 좋다. 아침 공복에 차게 마시되 한번에 마신다.

물론 콩식초(초두)도 변비에 좋다. 콩의 사포닌이 장의 벽을 자극하여 변통을 좋게 하며, 콩의 레시틴과 섬유질은 장의 연동운동을 촉진하면서 장에 고이는 음식의 찌꺼기 등을 체외로 밀어내므로, 장액의 분비를 촉진하는 식초를 배합하면 그야말로 금상첨화가 아닐 수 없다.

계란식초와 골다공증

골다공증에는 칼슘의 섭취를 늘려야 하는데, 계란이 좋다. 한편 식초는 칼슘의 체내 흡수율을 높이고 체내의 과잉 염분을 체외로 배출시킴으로써 골밀도를 유지시키고 뼈를 강화한다.

따라서 계란식초(초란)가 골다공증에 좋다. 기미나 노인들의 검버섯도 없앤다.

날계란을 젖은 행주로 닦아 물기를 없애 용기에 넣고, 계란 한 개당 180cc의 식초를 붓고 밀봉

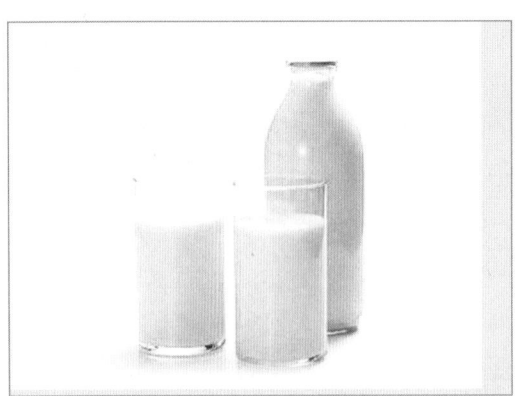

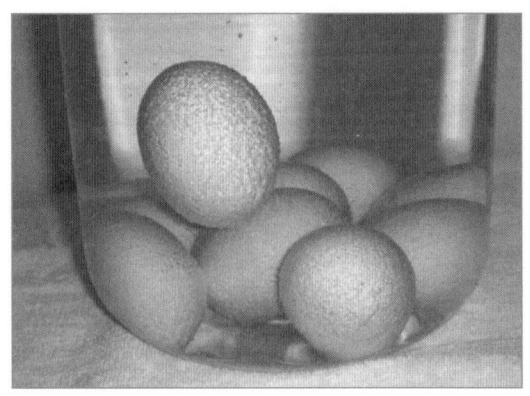

하여 약간 어두운 상온에서 7일 정도 두면, 계란 껍질은 녹고, 흰자는 굳어지고, 노른자는 그대로 남아 있는다. 이때 껍질 내부의 얇은 막을 젓가락으로 건져 버리고, 계란과 식초를 잘 섞어 냉장고에 보관하여, 1회에 20cc씩, 1일 1~2회 복용한다. 꿀을 타거나 물로 희석해도 좋다. 위장이 약하면 공복보다 식후에 마시는 것이 좋다.

마늘식초와 성인병

마늘의 알리신 성분은 콜레스테롤을 분해하고 혈액의 흐름을 원활하게 하므로 각종 성인병에 두루 좋다. 껍질을 벗긴 마늘을 식초에 담갔다가 먹는다.

부추식초와 정력 강화

부추는 허리와 무릎을 따뜻하게 하며 배가 살살 아프면서 자주 설사할 때 좋고, 특히 정력 강화에 그만이다. 식초는 정력 증진에 효과가 있다. 부추 생즙에 식초를 타서 마신다.

땅콩식초와 비만

땅콩식초는 장에서의 당분 섭취를 지연시켜 혈당을 강하하고 비만을 개선한다. 항비만 아미노산을 함유하고 있다. 땅콩을 내피째 식초에 담근

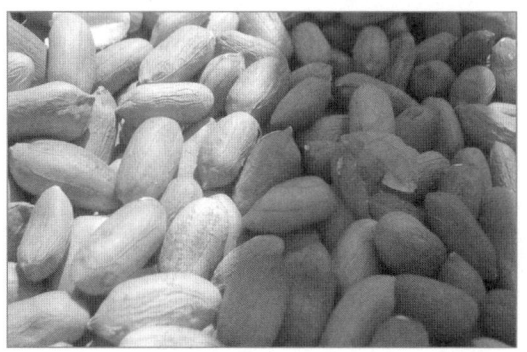

다. 일명 '초장생과(醋長生果)'라고 한다. 장생(長生)식품으로 알려져 있기 때문이다.

배식초와 지방간

지방간에는 배식초가 좋다. 배의 껍질을 벗기고 적당한 크기로 썰어 밀폐용기에 담고 배가 잠길 만큼 식초를 붓는다. 식초는 생수에 희석해서 마시고, 배는 배대로 씹어 먹는다.

양파식초와 치매

양파의 유화알릴 성분은 비타민 B1의 흡수를 도와 뇌에 에너지원을 공급하여 치매를 예방한다. 껍질 벗긴 양파를 4등분해서 용기에 담고 양파가 잠길 만큼 현미식초를 붓고 밀봉하여 냉장고에서 4~5일 정도 보관한 후 양파는 양파대로 먹고, 식초는 물에 타서 마신다.

외용약으로 효과가 좋은 약용식초

치자식초와 타박상

타박상에는 치자가루와 밀가루를 1:2의 비율로 섞고, 여기에 달걀흰자와 식초를 부어 고루 섞어 묽게 반죽하여 환부에 붙인다.

지골피식초와 풍치

잇몸이 붓고 아플 때는 지골피 150g을 식초 한 되에 넣고 달여 반으로 줄면 그 물로 5분씩 자주 양치한다.

몰약식초와 근골통

근육통이나 관절통에는 몰약(沒藥)을 식초에다 7일 정도 우려낸 후 이 식초를 환부에 바른다.

Part 4. 맞춤 건강을 위한 특선요법

홍국요법

홍국 제품이란?

'홍국(紅麴)' 이란 쌀에 홍국 균(菌)을 접종하여 생산한 발효물로서 식용에 적합하도록 제조, 가공한 것으로 건강기능식품 공전의 제조 기준과 규격에 적합한 건강기능식품을 말한다.

'홍국(紅麴)' 은 쌀을 누룩곰팡이(monascus purpureus)로 발효시켜 만든 붉은색 쌀이다. 즉, 멥쌀로 밥을 지어 누룩가루를 넣고 따뜻하게 띄운 다음에 더운 기운을 빼고 햇볕에 말린다. 약술, 곡주를 만드는 데 사용한다. 또한 생선이나 육류 요리에 맛을 좋게 하기 위해 사용한다.

중국은 당나라 때부터 홍국을 만들어 사용하였다. 홍국은 높은 혈중 콜레스테롤 수치의 개선에 도움이 된다.

홍국의 효능

중국 명(明)나라 이시진의 《본초강목(本草綱目)》에 "홍국은 약성이 온화하고 독성이 없어 소화불량과 설사를 다스리며, 혈액순환을 촉진하고 소화 기능을 튼튼하게 한다."고 기술되어 있다.

홍국으로 만든 술인 '홍국주(紅麴酒)' 는 산모의 어혈에 약재로 쓰인다. 어혈 또는 적혈(積血)이란 타박상 등을 입은 곳에 피가 제대로 돌지 못하여 한곳에 맺혀 있는 증세이다.

홍국이 만든 모나콜린 K(monacolin K)는 콜레스테롤 저하제인 로바스타틴과 같은 물질로 콜레스테롤을 저하시킨다. 모나콜린 K를 8주 동안 복용하면 혈중 중성지방질이 30% 정도 감소하고, 우리 몸에 해로운 저밀도 지단백(LDL)콜레스테롤이 25% 이상 낮아지며, 한편 우리 몸에 이로운 고밀도 지단백(HDL)콜레스테롤은 증가한다고 한다.

콜레스테롤과 중성지방은 물과 친하지 않아 수용성인 혈액 내를 잘 떠다닐 수 없으므로 단백질, 인지질, 유리콜레스테롤에 둘러싸여 둥글고 미세한 입자 형태로 혈액 내에서 운반된다.

이 입자를 지단백이라고 부르는데, 지단백에는 초저밀도 지단백, 저밀도 지단백, 고밀도 지단백 등이 있다.

초저밀도 지단백(VLDL)은 중성지방을 운반하는데, 중성지방은 신체 조직에 열량원으로 쓰이며 또한 동맥경화증의 요인이 되기도 한다. 초저밀도 지단백은 저밀도 지단백(LDL)으로 전환되며, LDL은 콜레스테롤을 조직에 쌓이게 한다.

한편, 고밀도 지단백(HDL)은 조직에 쌓인 콜레스테롤을 떼어 내는 역할을 하므로 HDL이 LDL에 비해 우리 몸에서 좋은 역할을 담당하고 있다.

콜레스테롤

혈액 중에 있는 지질 성분은 콜레스테롤, 중성지방, 인지질, 유리지방산 등이며, 이들 지방은 우리 몸에서 각기 중요한 역할을 한다. 즉, 콜레스테롤은 세포막 성분, 담즙산 합성, 스테로이드호르몬 합성 재료로 쓰이며, 중성지방은 우리 몸에 에너지를 공급하는 열량원의 역할을 한다.

그러니 이들 지방이 혈액 내에 지나치게 많아지면 여러 가지 문제를 야기시킬 수 있다.

콜레스테롤은 19세기 말기에 사람의 담석 중에서 발견된 동물 스테린으로, 지방 비슷한 촉감을 가진 백색 광택이 있는 인편상(鱗片狀)의 결정이다. 생물 세포의 성분으로, 특히 뇌신경 조직과 장기에 많이 함유되어 있으며, 생체 내에서 생산되고, 용혈물(溶血物)에 대해 적혈구를 보호하는 작용이 있다.

콜레스테롤은 뇌신경과 호르몬, 특히 여성호르몬인 에스트로겐과 남성호르몬인 테스토스테론, 담즙, 비타민 D 전구체를 만드는 데 필요한 성분이다.

홍국제품 복용시 주의사항

① 임신부, 수유부, 간질환 환자, 어린이, 청소년은 섭취를 삼가는 것이 좋다.

② 복통, 속쓰림, 어지럼증, 복부팽만감이 일어날 수 있다.

③ 콜레스테롤 조절 의약품을 복용하는 환자는 의사와 상담하여야 한다.

	제조 기준	규격
홍국	쌀(90% 이상)과 홍국균(10% 이하)을 이용하여 순수 고체발효(100% solide state fermentation)되어야 하며, 액체 발효되어서는 안된다. 모나콜린 K(monacoline K)만을 분리, 정제하여 사용해서는 안된다. 원료는 정선하여 이물질을 제거한 후 적절한 방법으로 살균 처리해야 한다. 원료에 접종된 홍국 균이 잘 자라고 다른 미생물의 생육이 억제될 수 있도록 철저히 관리해야 한다. 특히, 다른 곰팡이균에 의해 곰팡이 독소가 생성되지 않도록 한다.	성상은 연적색 또는 적갈색의 분말이다. 총 모나콜린 K 함량은 0.05mg 이상이 되어야 하며, 활성형 모나콜린 K(베타-히드록시산 형태)가 확인되어야 한다. 시트리닌(citrinine)은 50mg/kg이하여야 한다. 수분은 10% 이하여야 하며, 대장균군은 음성이어야 한다.
홍국 제품	최종 제품의 총 모나콜린 K의 함량이 1일 섭취량당 4mg~8mg이어야 한다. 합성 또는 분리, 정제된 모나콜린 K를 사용해서는 안된다. 부원료를 사용하는 경우, 최종 제품 중 주원료의 안전성, 기능성이 유지되도록 해야 한다.	성상은 고유의 색택과 향미를 가지며, 이미 및 이취가 없어야 한다. 총 모나콜린 K 함량(mg)은 표시량의 80%~120%여야 하며, 활성형 모나콜린 K가 확인되어야 한다. 수분은 10%이하여야 한다(단, 액상제품은 제외한다). 세균수는 1ml당 1000이하여야 하며, 대장균군은 음성이어야 한다.

Part 4. 맞춤 건강을 위한 특선요법

홍삼요법

홍삼 제품이란?

'홍삼농축액'이란 수삼을 증기 또는 기타의 방법으로 쪄서 익혀서 말린 홍삼으로부터 물이나 주정 또는 물과 주정을 혼합한 용매로 추출, 여과한 가용성 홍삼 성분을 그대로 농축한 것을 말한다.

'홍삼농축액분말'이란 홍삼농축액을 그대로 분말화한 것을 말하며, '홍삼분말'이란 홍삼(100%)을 분말화한 것을 말한다.

'홍삼 성분 함유제품'이란 홍삼농축액, 홍삼농축액분말, 홍삼분말 또는 가용성 홍삼 성분을 주원료[가용성 홍삼 성분으로 하여(홍삼 사포닌 70mg/g을 기준으로 할 때) 10% 이상]로 제조, 가공한 것으로 건강기능식품 공전의 제조기준과 규격에 적합한 건강기능식품을 말한다.

홍삼 제품의 기능성 내용으로는 원기회복, 면역력 증진, 자양강장에 도움을 준다.

홍삼의 제조공정

인삼은 대개 4년까지는 똑같이 자라지만 4년 이후부터는 토양, 환경, 재배자의 기술에 따라 질이 크게 달라진다. 환경과 재배 기술이 맞지 않으면 대부분 4년 이후부터 인삼이 썩기 시작한다. 또 6년이 넘으면 대부분의 인삼에서 목질화(나무처럼 딱딱해지는 것)가 진행된다.

홍삼은 인삼의 재배적지에서 생산된 좋은 품질의 6년근 수삼을 엄선하여 껍질을 벗기지 않은 상태로 장시간 증기로 쪄서 건조시킨 담황갈색 또는 담적갈색을 띠는 인삼이다.

즉, 밭에서 캔 수삼은 우선 크기와 모양 등을 따져 1등급부터 5등급까지 분류하여 씻기, 찌기, 건

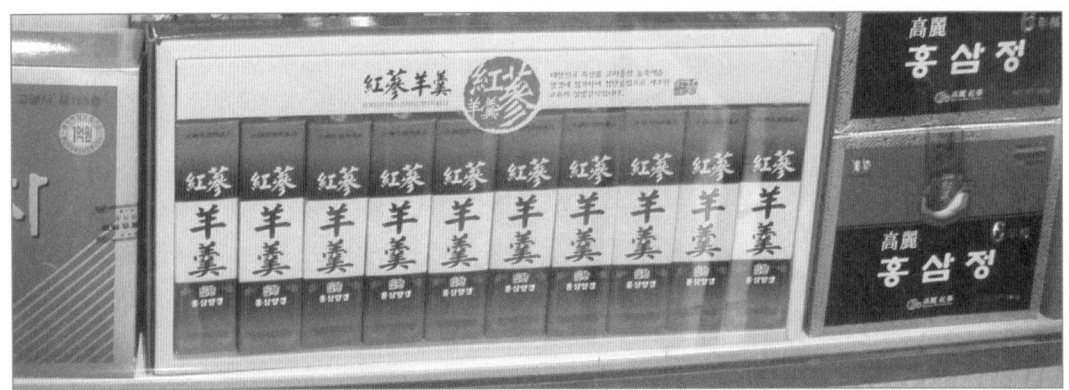

조를 거쳐 홍삼으로 변한다.

홍삼의 제조공정 과정에서 우리 몸에 좋은 여러 가지 새로운 생리활성 성분들이 생성된다. 이들 성분들은 수삼이나 백삼에는 없는 홍삼 특유의 성분이다. 또한, 홍삼은 수삼 등에 비해 오래 보관할 수 있다.

홍삼의 특징

① 홍삼은 증포(증기로 찌는 것) 과정에서 생삼의 독소들이 제거되고 인체에 유익한 새로운 생리활성 성분들이 생성된다.

② 수삼, 백삼 등 다른 어떤 인삼보다 가장 많은 종류의 사포닌이 들어 있다.

③ 인체에 유효한 성분의 함량이 높고 면역 기능강화에 도움을 준다.

④ 체질 개선에 도움을 준다.

⑤ 정상세포의 왕성한 활동을 돕는다.

⑥ 소화흡수가 잘 되어 남녀노소 누구나 복용해도 부작용이 없으며 효과가 좋다.

⑦ 장기간 보관(10년 이상 장기보관)해도 내용 성분의 변화가 없다.

홍삼의 등급

홍삼 하나하나를 자세히 살펴 홍삼 내부에 흰색 테와 구멍 등의 유무에 따라 천삼(天蔘), 지삼(地蔘), 양삼(良蔘) 등으로 가린다.

삼 뿌리 안에 구멍(내공)이나 나무처럼 단단한 심(내백)이 조금이라도 있으면 '천삼'이 될 수 없

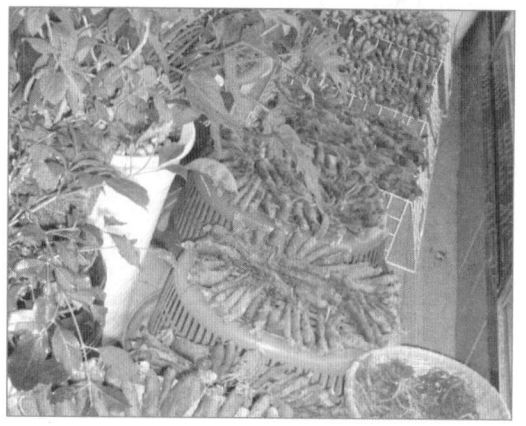

다. '지삼'은 내공이나 내백이 약간 있는 것을 말하며, '양삼'은 내공과 내심이 눈에 보일 정도로 있는 것을 말한다.

같은 무게나 부피의 홍삼이라도 내공이나 내백이 없는 쪽에 약효를 내는 본래의 성분이 많이 포함되어 있으므로 값이 비싸다.

따라서 천삼은 특등품으로 한국인삼공사가 매년 수매하는 전체 인삼 중 0.5%도 나오지 않을 정도로 귀하다.

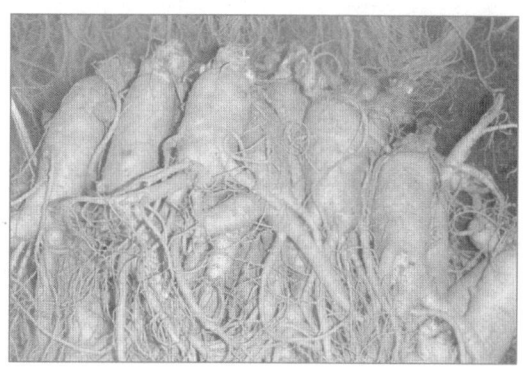

국산과 중국산 홍삼의 판별

수십 년 전부터 사용이 금지된 농약과 발암물질이 그대로 묻어 있는 중국산 인삼이 국산 인삼으로 둔갑해 시장에서 대량으로 판매되고 있다. 그러므로 중국산 인삼을 주의해야 한다.

국산 인삼(고려인삼)과 중국산 인삼의 외형적인 차이는 국산은 머리가 짧고 굵은 반면 중국산은 길다. 또한 인삼의 머리를 손가락으로 퉁겨보면 국산은 붙어 있는 반면 중국산은 떨어져 나가는 경우가 많다. 인삼의 몸통은 국산은 윤기가 나고 색깔이 밝으나 중국산은 윤기가 없고 색깔이 어둡다. 또한 몸통을 잘라보면 국산은 나이테가 선명하다. 인삼의 다리는 국산은 2~3개가 제대로 붙어 있으나, 중국산은 1~2개뿐이거나 없는 경우가 많다. 인삼의 냄새는 국산은 구수한 인삼향이 풍기나 중국산은 풀, 흙냄새가 강하고 가끔 쉰내가 난다.

홍삼의 효능

홍삼에는 백삼에 없는 항산화 작용 성분인 말톨과 다양한 아미노산, 유기지방산 등이 함유되어 있다. 한방에서 인삼은 기허(氣虛) 상태에 빠진 사람의 원기를 북돋우는 보기약이다.

그러나 인삼은 열성이 강해 몸에 열이 많은 사람에겐 좋지 않다.

그러나 홍삼은 찌는 과정에서 열이 완화되므로 체질에 상관없이 누구에게나 어울린다고 일반적으로 알려져 있다.

홍삼 복용시 주의할 점

홍삼이 인삼의 열성을 약화시켰다지만 '홍삼도 인삼'이므로 평소 몸에 열이 많은 사람, 감기에 걸린 사람, 혈압이 지나치게 높은 사람은 삼가는 것이 좋다.

중병을 앓았거나 큰 수술을 받는 사람은 하루 복용량이 20g, 그밖의 경우엔 하루 10g을 넘지 않는 것이 좋다.

홍삼절편, 홍삼액 등 홍삼제품은 홍삼 함유량을 확인하고 과다 섭취를 하지 않도록 주의하여야 한다.

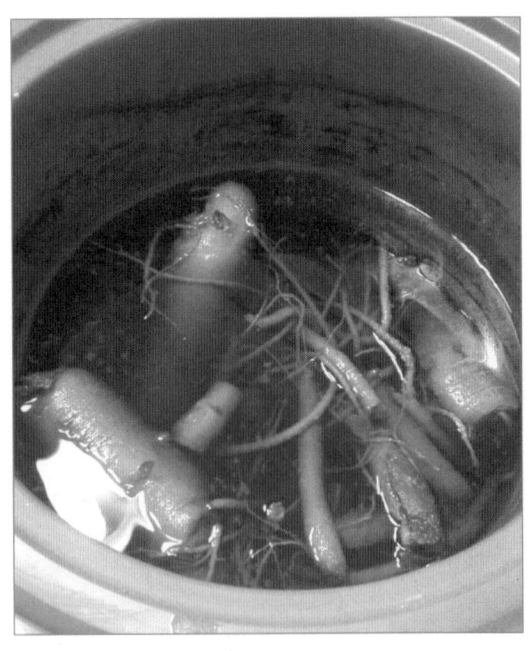

Part 4. 맞춤 건강을 위한 특선요법

구기자요법

젊은 여자가 늙은이를 매질하다니!

어떤 사람이 중국 서하지방을 가는 도중, 길가에서 나이 열대여섯 되어 보이는 여자가 80~90살 됨직한 늙은이를 때리는 것을 보고 이상하여 그 여자에게 "이 늙은이가 누구인가?" 하고 물었더니, 그 여자는 "이 사람은 나의 증손자인데 때리는 것이 무엇이 이상한가? 좋은 약이 있는데 먹지 않아 이같이 늙어서 걸음도 잘 걷지 못하게 되었으므로 벌을 주는 것이다."라고 말하는 것이었다. 그 사람이 "그럼 당신은 나이가 얼마인가?" 하고 물으니, 그 여자는 "내 나이 372살이오."라고 하였다. 젊은 아가씨가 372살이라고 하니, 그 비법이 너무나 궁금하여 묻기를 "그 약이 무엇이며, 몇 가지나 되는지 알려줄 수 없는가?"라고 하니, 그 여자의 말이 "약은 단 한 가지이고, 이름은 5가지인데 봄에는 천정, 여름에는 구기, 가을에는 지골, 겨울에는 선인장 또는 서왕모장이다. 이것을 사철 채취해 먹으면 이렇게 장수한다."고 하였다.

이 이야기는 《본초강목》에 나온 구기자에 대한 재미나는 기록이다. 이는 구기자가 신진대사를 원활히 하여 젊음을 유지시켜 주는 자양강장제임을 보여준다.

구기자는 정말 좋은 약인가?

현대 학자들의 임상보고에 의하면, 구기자는 고혈압, 간장병, 신경통, 류머티즘, 발육촉진, 피로회복, 신체의 활력 등 이외에도 많은 효과가 있다고 한다.

간과 시력에 효과가 좋다고 알려진 구기자는 실험 결과, 베타인이 다량 함유된 것으로 보고되었는데, 이 베타인은 의학적으로 간세포에 지방이 끼는 것을 막아주고 간세포 생성에도 효과가 좋아 지방간을 치유하는 작용이 있다.

구기자의 여러 가지 효능 중, 현재까지 알려진 것 중에서 가장 효과가 있는 것은 피로회복이다. 간의 기능을 도와주므로 피로를 회복시켜 주고

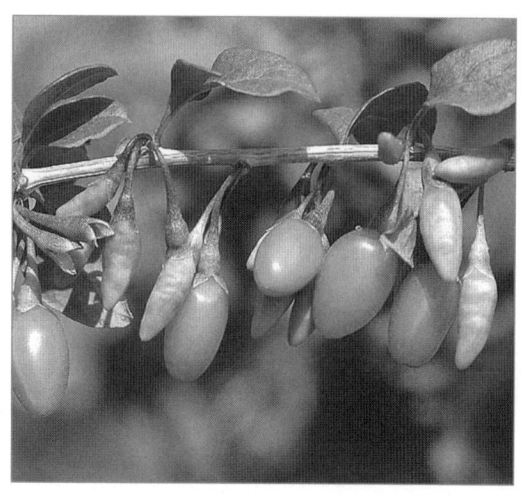

눈의 피로에도 도움이 되며, 술을 많이 마시는 사람들의 숙취에도 좋다. 사람은 피로하지 않으면 활기가 있고 건강이 유지된다.

구기자가 함유하고 있는 베타인, 제아산틴(zeaxanthin)과 리놀렌산(linoleic acid)은 혈관벽을 튼튼하게 해주며 콜레스테롤을 저하시켜 동맥경화, 고혈압, 당뇨병과 같은 성인병을 예방해 준다.

또한, 구기자에는 비타민 C가 레몬보다 21배나 많은 것으로 나타나 피부미용에도 효과가 뛰어나다.

이렇듯 구기자는 간 기능을 도와줘서 성인병을 예방하고, 비타민 C가 풍부하여 '탱탱한 피부'를 갖게 해줘 노화를 방지하여 젊음을 오랫동안 유지시켜 준다고 할 수 있다.

한방에서 구기자가 들어간 처방으로 남성 불임에 대한 대표적 처방인 『오자연종환(五子衍宗丸)』을 들 수 있으니, 그 효능을 가히 짐작할 만하다.

구기자를 어떻게 먹으면 좋을까?

민간에서 쉽게 이용할 수 있는 방법은 구기자차와 구기자술이 있는데, 아래의 방법에 따라 이용하면 된다.

구기자차(枸杞子茶)
▶ 준비할 약재

구기자 20g, 꿀 약간, 물.
중불에서 구기자와 물을 넣고 끓인다. 30분 정

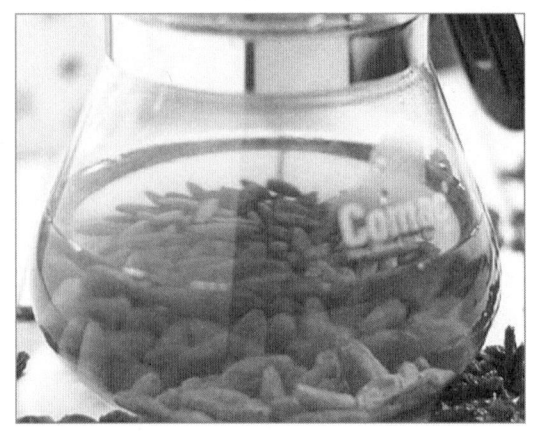

도 끓이면 붉은 빛깔이 우러난다. 구기자는 그 자체에 독특한 향이나 맛이 없어서 생강, 계피, 대추 등을 약간 넣고 끓여 마시면 더욱 좋다. 마시기 전에 꿀을 타서 마시면 더욱 좋다.

구기자주(枸杞子酒)
▶ 준비할 약재

구기자 300g, 생강 200g, 소주 3,600cc, 대추 300g, 설탕 300g의 비율.

구기자는 잘 씻어 꼭지를 따고, 생강은 잘 다듬어 씻고, 대추도 깨끗이 씻어 물기를 빼고 함께 섞어 용기에 넣는다. 설탕은 소주에 녹여 용기에 붓고, 밀폐하여 서늘한 곳에 3~4개월 두면 잘 익는다. 이때 찌꺼기를 건져내고 주둥이가 좁은 병에 다시 옮겨 서늘한 곳에 보관한다.

오래 둘수록 좋은 술이 된다. 구기자의 독특한 냄새와 맛을 생강과 대추로서 없애주므로 맛, 향기, 빛깔이 아주 좋은 약주가 된다.

저녁식사 때 반주로 마시든지, 잠들기 전에 마시면 피로회복에 더욱 좋다.

Part 4. 맞춤 건강을 위한 특선요법

산수유요법

산수유는 어떤 약인가?

산수유나무는 낙엽소관목으로, 홑잎은 마주나는데 잎몸은 타원형 또는 긴 타원형이다. 잎의 겉면은 약간 광택이 있고 극히 가는 털로 덮여 있으며, 뒷면은 백색의 잔털로 덮여 있다.

꽃은 암수한나무로 이른 봄에 노랗게 피고 산형꽃차례로 20~30개의 작은 꽃들이 뭉쳐 퍼지며 핀다. 꽃잎은 4개이고 황색이며 수술은 4개이고 씨방은 밑에 있다.

열매는 8월에 긴 타원형으로 맺힌다. 처음에는 녹색이었다가 빨간 핵과로 익기 시작하여 10월에 완전히 성숙한다. 10월 중순의 상강(霜降) 이후에 열매를 따서 그늘에 말린 것을 육질과 씨앗을 분리하여 육질만 약으로 쓴다.

혹은 술에 담가서 씨를 버리고 약한 불에 쬐어 말려 쓰니 일명 '석조(石棗)'라고 한다.

성분이 약간 따뜻하고, 약간의 단맛과 함께 떫고 강한 신맛이 나고 깔깔하며, 독이 없다.

과육에는 코르닌(cornin)·모로니사이드(Morroniside)·로가닌(Loganin)·타닌(tannin)·사포닌(Saponin) 등의 배당체와 포도주산·사과산·주석산 등의 유기산이 함유되어 있고, 그밖에 비타민 A와 다량의 당(糖)도 함유되어 있다. 종자에는 팔미틴산·올레인산·리놀산 등이 함유되어 있다.

성분 중 코르닌은 부교감신경의 흥분 작용이 있는 것으로 알려져 있다.

산수유는 어떤 효능이 있는가?

① 강음과 익정을 하며 보신기(補身氣)하고 양도(陽道)를 일으키며, 음경을 견장하게 하고 정수(精髓)를 더해준다. 정자수의 부족으로 임신이 안 될 때도 장기간 복용하면 치료 효과가 있다.

② 단백질의 소화를 빠르게 한다.

③ 허리와 무릎을 따뜻하게 하고, 수장(水臟)을 도우며 소변을 이롭게 하고, 방광의 조절 능력을 향상시켜 어린아이들의 야뇨증을 다스리며, 노인들에게서 많이 나타나는 요실금 증세에도 효

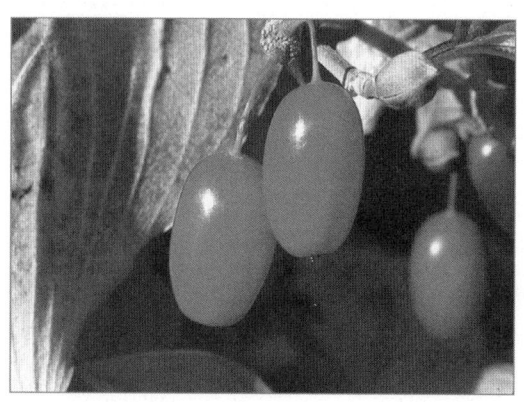

능이 있다.

　④ 두풍(頭風)과 비색(鼻塞) 및 귀먹은 것을 낫게 한다.

　⑤ 과다한 정력 소모로 인한 요통, 무기력증으로 인한 조로·이명 현상, 원기부족 등에도 좋다.

　⑥ 여성의 월경과다 조절 등에 좋다.

　⑦ 항균 작용이 있어서 황색포도상구균 및 장티푸스균, 적리균을 억제하는 작용이 있다.

　⑧ 마취한 개에 액체성 엑스(liquid extract)를 투여한 결과, 혈압을 내리는 작용이 있었다.

　⑨ 산수유 열매의 in vitro 실험에서는 복수암(ascites carcinoma)의 세포를 죽일 수 있었다.

산수유를 어떻게 쓸까?

산수유를 '주산유' 및 '증산유'로 가공해서 쓸 수 있다.

'주산유(酒山萸)'는 깨끗한 산수유육을 황주로 혼합하여 용기 안에 넣고 밀봉한 다음, 물을 담은 냄비에 넣고 물로 차단하여 가열한 후, 약한 불에서 술이 다 흡수될 때까지 끓여서 꺼내어, 통풍이 잘 되는 곳에서 말린 것을 말한다. 산수유육 100근에 황주 20~25근을 쓴다.

'증산유(蒸山萸)'는 산수유육을 시루에 넣고 열을 가하여 검게 될 때까지 쪄서 꺼내어 햇볕에 말린 것을 말한다.

산수유를 어떻게 응용할까?

① 5종의 요통, 하초의 풍냉, 허리와 다리의 무기력한 증세의 치료

어린 싹을 제거한 우슬 1냥, 산수유 1냥, 계심 3푼을 찧어 체로 쳐서 산제를 만든다. 식전마다 더운술로 2돈을 복용한다.

② 원양과 원기를 북돋우고 원정과 원신을 강하게 하는 처방

산수유육(주침한 것) 1근, 파고지(하루 동안 주침했다가 약한 불에 쬐어 말린 것) 0.5근, 당귀 4냥, 사향 1돈을 함께 갈아 부드럽게 가루내고 연밀로 개어 오동자 크기로 환을 지어, 취침시에 81환을 술과 소금을 혼합한 물로 복용한다.

③ 각기가 오르고 소복으로 들어가 감각이 없어지는 증세의 치료

건지황 8냥, 산수유·서여 각 4냥, 택사·복령·목단피 각 3냥, 계지·포부자 각각 1냥을 준비한다. 이상 8미를 가루내어 연밀로 개어 오동자 크기의 환을 짓고, 술로 15환씩 1일 2회 복용한다.

④ 신장이 약해지고 목소리가 나오지 않으며 신기가 부족하고 눈의 흰자가 많아지며 안색이 창백한 증세의 치료

숙지황 8돈, 산수유·건산약 각 4돈, 택사·목단피·백복령(껍질을 벗긴 것) 각 3돈을 가루내고 연밀로 개어 오동자 크기로 환을 지어 빈 속에 더운물로 3환을 복용한다.

⑤ 노인의 소변 조절 불능 또는 소변 실금증의 치료

산수유육 2냥, 익지자 1냥, 인삼·백출 각 8돈을 나누어 10첩으로 만들어 복용한다.

Part 4. 맞춤 건강을 위한 특선요법

약술

건강한 음주 상식

술이 간 질환을 유발시킬 수 있다는 것을 알면서도 술을 끊기는 매우 어렵다. 또 사회생활을 하면서 술을 전혀 안 마실 수는 없는 노릇이다.

술이 동맥경화증을 경감시켜 준다느니, 하루 한 잔의 포도주는 심혈관계 질환 예방에 좋다는 주장도 있으니 주당들은 술을 끊기가 더 어려워진 셈이다.

술을 꼭 마셔야 한다면, 간에 부담을 주지 않고 몸이 상하지 않게 술을 마시는 방법은 없을까? 주당들이 알아야 할 음주 상식을 알아보자.

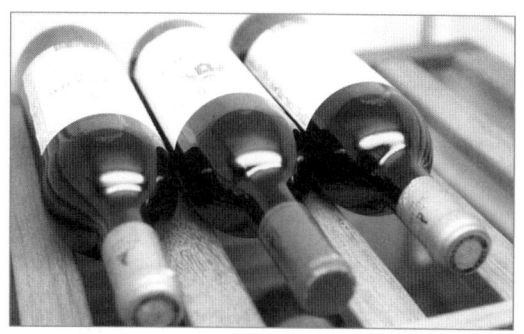

☯ 과음을 삼가라! – 음주 후 3~4일은 휴식을 가져라~

간은 웬만큼 술을 먹어서는 손상되지 않는다. 간이 손상될 정도의 음주란, 적당량 이상의 많은 술을 쉬지 않고 오랜 기간 마시는 경우이다. 하루 80cc의 알코올을 매일같이 3~4년 동안 마시면 간경화의 위험이 몇 배로 높아진다.

간을 손상시키지 않는 적당한 음주란, 다음 날까지 영향을 미칠 정도의 폭음을 피하는 것이다. 그리고 술을 마신 후 최소 3~4일은 휴식을 가져야 한다.

이 기간은 술에 의해 손상된 간세포가 복구되는 최소한의 기간이다.

☯ 하루 총 알코올 섭취량을 줄여라!

조금씩 홀짝홀짝 마시면 취하지는 않지만, 아침부터 저녁까지, 하루 총 마신 양이 적정량을 넘어가면 몸에 해롭다.

특히 술에 강하다고 자신하는 사람들은 조심해야 한다. 이런 사람들은 자신의 간이 망가지는 줄도 모르고 술을 마시기 때문이다.

☯ 안주에 신경을 써라!

술을 마실 때 안주에 신경을 쓰는 것이 좋다. 안주는 위염과 음주자에게서 흔히 볼 수 있는 단백질과 비타민 등의 영양 부족을 막아준다.

그러므로 안주로는 고단백 저지방의 담백한 안주나, 비타민이 많이 함유된 야채와 과일 안주가 좋다. 반면 기름에 튀긴 안주는 지방이 많아 술과 함께 간에 부담을 줄 수 있으므로 피한다.

간 질환 환자는 한 잔 술도 금물이다

이러한 음주 상식에도 불구하고 간 질환을 앓고 있는 사람들은 한 잔의 술도 절대 금해야 한다.

그러므로 주당들은 규칙적으로 간 기능 검사를 해볼 필요가 있다.

건강술 만들기

모과주

모과주는 꾸준히 마시면 기침과 천식에 효과를 발휘한다. 모과주는 12월 초에 담그는 것이 적당하다.

▶ 재료

노랗게 잘 익은 모과 500g, 소주 1,800cc, 설탕 700g.

▶ 만드는 법

깨끗이 소독한 병에 얇게 저민 모과 한 켜를 놓고 설탕을 뿌리는 식으로 겹겹이 넣는다. 1주일 후 모과가 절여져 즙이 생겼을 때 소주를 붓고 잘 밀봉하여 햇빛이 없는 서늘한 곳에 저장한다. 3~4개월이면 잘 익는다.

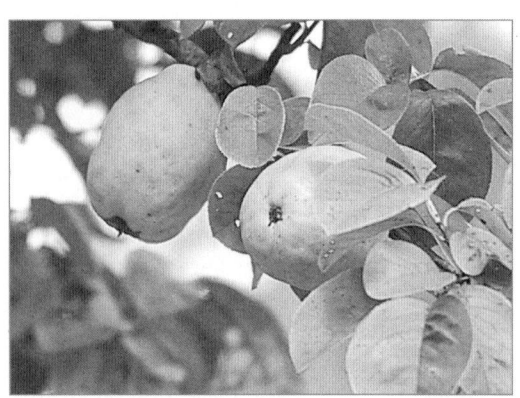

유자주

유자주는 모세혈관을 튼튼하게 하고 혈액순환을 촉진시켜 중풍이나 신경통에 효과를 발휘한다. 유자주는 11월 말에서 12월 초에 담그는 것이 적당하다.

▶ 재료

잘 익은 유자 5~6개, 소주 1,800cc, 설탕 700g.

▶ 만드는 법

적당하게 저민 유자를 설탕과 켜켜이 병에 넣는다. 여기에 소주를 부어 잘 밀봉하여 서늘한 곳에 저장한다. 2개월쯤 지나면 먹을 수 있게 된다.

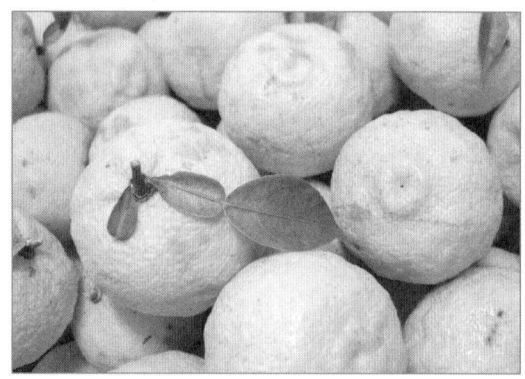

오미자주

오미자는 자양강장제로 알려져 있으며, 눈을 밝게 하고 근육을 튼튼하게 한다. 또한 기침과 천식에도 효과가 좋으며 내분비 계통을 좋게 하기도 한다. 햇오미자를 이용하려면 11월에서 12월 경이 적당하다.

▶ 재료

깨끗이 씻어 물기를 뺀 오미자 300g, 소주 1,800cc.

▶ 만드는 법

병에 오미자를 넣고 소주를 부어 밀봉한 후 서늘한 곳에 저장한다. 3개월 정도 지나 술이 익으면 오미자를 체에 밭쳐 걸러내고 꿀을 조금 섞은 후 서늘한 곳에 보관해 두고 마신다.

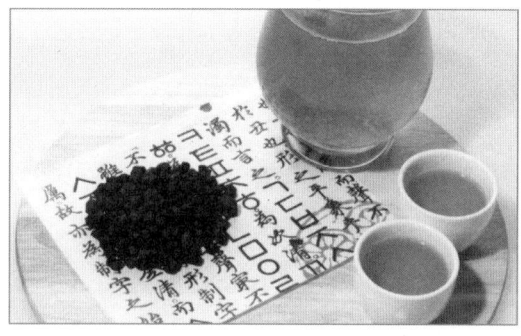

🌀 구기자주

구기자는 피로회복과 건위, 병후 회복, 불면증, 고혈압, 저혈압 등에 효과가 있는 것으로 알려져 있으며, 비타민이 풍부하다.

11월 말이 적당한 시기이다.

▶ 재료

생구기자 400g(마른 구기자 200g), 소주 1,800cc.

▶ 만드는 법

깨끗이 씻어 물기를 뺀 구기자를 병에 넣고 소주를 부어 밀봉한 뒤 서늘한 곳에 저장한다. 6개월쯤 지나 진한 홍색을 띠면 마실 수 있다. 꿀을 넣어 마셔도 좋다.

🌀 송엽주

솔잎은 간을 보하며 고혈압, 소화 불량, 동맥경화, 체질개선, 혈액순환 촉진 외에도 변비를 없애 피부를 투명하게 해준다. 또한 솔잎에는 비타민 A · C · K, 엽록소, 칼슘, 철분 외에도 체내 합성이 불가능한 8가지 필수아미노산 등 다양한 영양 성분이 들어 있다.

송엽주는 하루 1~2번 소주잔으로 한 잔 정도씩 마시면 강장 효과를 얻을 수 있고, 중풍이나 고혈압, 냉증, 하혈은 물론 심장병, 호흡기 질환 개선에도 도움을 준다.

▶ 재료

솔잎 350g, 소주 1,800cc, 설탕 약간.

▶ 만드는 법

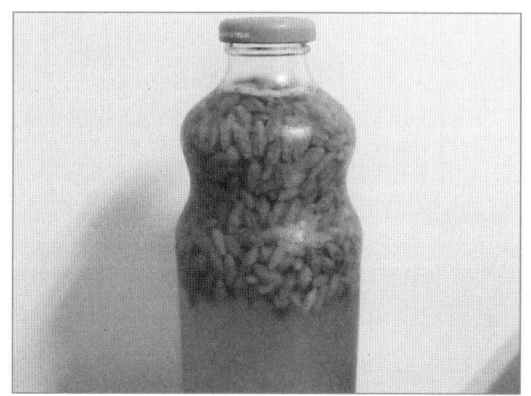

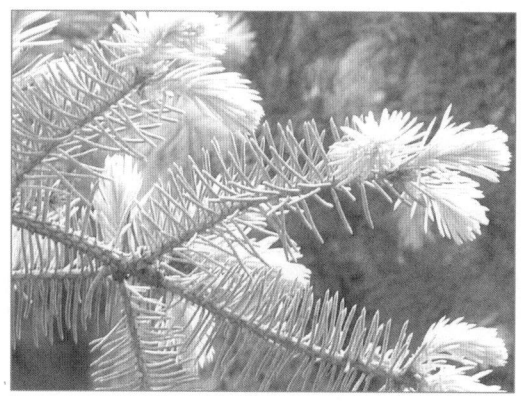

Chapter Ⅱ 손쉽고 효과 좋은 특수요법

잘게 썬 솔잎, 설탕, 술을 병에 넣되 병의 80%만 채운다. 발효되면 넘치기 때문이다. 한 달 정도 밝은 그늘에서 숙성시키면 솔잎이 갈색으로 변한다. 이때 솔잎을 걸러내고 마시면 된다.

오디술

뽕나무 열매인 오디로 담근 술을 꾸준히 마시면 정력이 강해지는 것을 느낄 수 있으며, 갈증도 가라앉고 신경도 안정되는 효과를 얻을 수 있다. 술을 담글 때는 6월경에 딴 오디가 좋다.

▶ 재료

오디 600g, 소주 1,800cc, 설탕 약간.

▶ 만드는 법

오디를 깨끗이 씻어 물기를 뺀 다음 소주를 붓고 2개월 동안 어둡고 서늘한 곳에서 숙성시킨다. 술이 익으면 베보자기나 체를 이용해서 건더기를 건져내고 술만 병에 담은 뒤 술 분량의 1/5 정도 되는 양의 꿀을 섞어 냉장고에 보관해 두고 공복에 소주잔으로 한 잔씩 마시면 된다.

고본주

기운이 떨어지고 혈액이 부족해 정액의 양이 부족할 때 정액을 보충하는 데는 고본주가 좋다.

▶ 재료

천문동·맥문동·숙지황·생지황·백복령 각 80g, 인삼 40g, 소주 4,000~5,000cc, 설탕 약간.

▶ 만드는 법

천문동, 맥문동, 숙지황, 생지황, 백복령, 인삼을 합쳐 가루낸 다음, 여기에 소주를 붓고 100일 정도 밀봉 보관한다. 100일이 지난 후, 술을 냄비에 담고 약한 불과 센 불을 바꾸어가며 술이 검게 변할 때까지 달여 식히면 '고본주'가 완성되는데, 이것을 보관해 두고 하루에 2회, 한 번에 50cc씩 공복에 마시도록 한다.

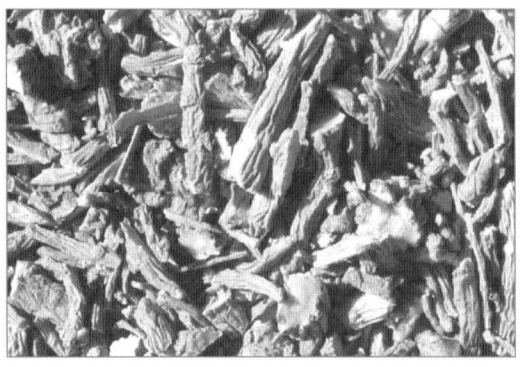

추롱주

《동의보감》에서는 표고버섯이 "풍을 다스리고 가래를 삭인다."고 했지만, 그밖에도 정력을 강화시키고 당뇨와 변비, 비만, 동맥경화에도 효과가 있으며, 피부를 매끄럽게 만들어 주고 항암 작용도 있는 것으로 알려져 있다.

잠자리에 들기 전, 추롱주 한 잔을 따끈하게 마시면 몸이 따뜻해져 숙면을 취하는 데 효과가 있다.

▶ 재료

청주 1잔, 표고버섯 1개.

▶ 만드는 법

청주 한 잔에 표고버섯 한 개를 넣고 따끈하게

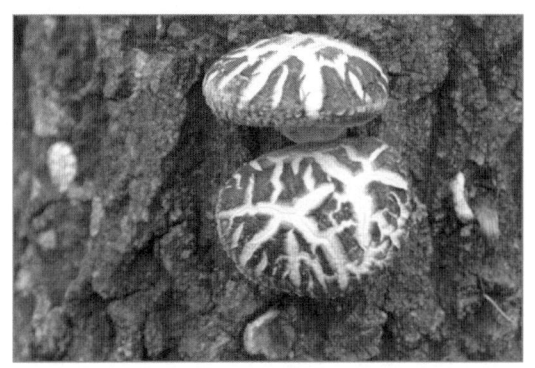
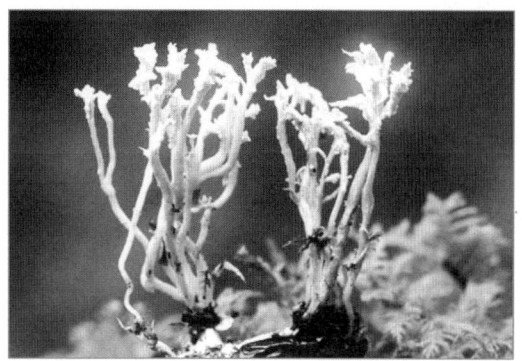

데워 마시는 것이 추룡주로 만드는 방법도 간단하고 효능도 뛰어나서 쉽게 응용할 수 있는 건강술이다.

황정술

황정으로 담근 술은 최음 효과가 있기 때문에 남성의 정력을 강화시키고 여성의 불감증을 치유하는 데 효과가 있다.

또 《동의보감》에서는 "뼈와 근육을 튼튼하게 해주는 묘약"이라고도 했다.

▶ 재료

황정 600g, 소주 1,800cc.

▶ 만드는 법

황정에 소주를 붓고 2~3개월 숙성시킨 뒤, 베보자기에 밭쳐 술만 걸러 마시면 된다.

동충하초술

동충하초는 면역 글로불린 G 등의 항체 생산능력을 높여 면역 기능이 저하됨으로써 발생할 수 있는 각종 감염증을 다스리는 데 효과가 뛰어나다. 따라서 동충하초는 각종 암과 면역력 저하로 인한 질병들, 나아가 에이즈 치료에도 응용할 수 있는 뛰어난 약재라고 할 수 있다. 또 만성적인 편두통이나 기관지 확장증으로 인한 천식과 해소에도 효과가 있다.

동충하초만으로 술을 담가도 좋지만, 부추 씨를 함께 넣어 담그면 정력 감퇴로 고민하는 남성들에게 좋은 약이 된다. 부추 씨는 몽정이나 배뇨 이상을 치료하는 데 효과가 있으므로 이 두 가지를 합쳐 술을 담그면 훌륭한 스태미나주가 되는 것이다.

▶ 재료

동충하초 · 부추 씨, 소주 각각 같은 비율.

▶ 만드는 법

동충하초와 부추 씨를 같은 양으로 배합한 후, 이것과 같은 양의 소주를 부어 20여 일 정도 숙성시킨 후 걸러내면 되는데, 매일 상복하면 확실한 효과를 경험할 수 있다.

하수오술

하수오의 레시틴 성분이 내분비선을 자극해 젊

음을 유지시키고 기운을
북돋우는 역할을 하기
때문에 하수오는 중년
남성의 성기능 강화에
효과적이다.

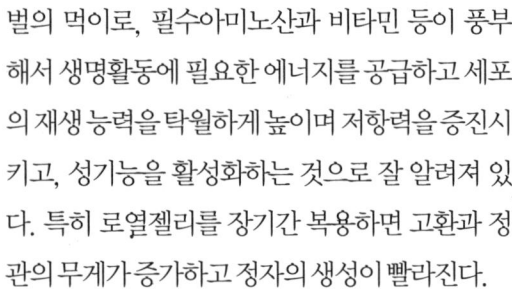

▶ 재료

하수오 150g, 소주 1,000cc.

▶ 만드는 법

하수오 150g에 소주 1,000cc를 붓고 1~2개월 숙성시켰다가 여과해서 마시면 된다.

봉왕장보주

봉왕장보주는 이름은 거창하지만 사과술에 로열젤리를 첨가한 간단한 술로 훌륭한 자양강정주로 알려져 있다.

사과에는 과당, 포도당, 자당, 사과산, 구연산, 주석산 및 방향성 유기산이 풍부해서 피로회복, 장 연동 자극, 장내 이상발효 방지, 장염 치료, 혈압조절, 식욕증진 효과가 뛰어나고 사과만으로 술을 담가 마셔도 정력 강화에 좋다.

로열젤리는 꿀벌의 인두선에서 분비되는 여왕벌의 먹이로, 필수아미노산과 비타민 등이 풍부해서 생명활동에 필요한 에너지를 공급하고 세포의 재생 능력을 탁월하게 높이며 저항력을 증진시키고, 성기능을 활성화하는 것으로 잘 알려져 있다. 특히 로열젤리를 장기간 복용하면 고환과 정관의 무게가 증가하고 정자의 생성이 빨라진다.

▶ 재료

사과, 로열젤리, 소주.

▶ 만드는 법

사과는 단단하고 약간 덜 익은 것으로 준비해 껍질째 조각내서 용기에 담고 소주를 부어 3개월 정도 숙성시킨다. 여기에 로열젤리를 혼합하면 봉왕장보주가 완성된다.

선인주

갱년기 장애나 체력이 쇠약해져 성교 능력이 현저히 떨어질 때는 선인주로 효과를 볼 수 있다. 또 열이 후끈 달아오르거나 늘 미열이 있는 경우, 위장 기능의 저하로 배에 가스가 차고 소화흡수가 잘 안될 때, 머리카락이 많이 빠지고 나이에 비해 새치가 많을 때, 얼굴에 병색이 돌고 피로로 안색이 까맣게 된 경우나 간 기능 저하, 폐활량 부족 등이 나타날 때도 선인주가 좋다.

▶ 재료

황정 · 창출 · 구기자 · 백엽 · 천문동 · 소주 각각 같은 양.

▶ 만드는 법

선인주는 황정, 창출, 구기자, 백엽, 천문동 등을 각각 같은 양으로 배합해서 술을 담그면 된다.

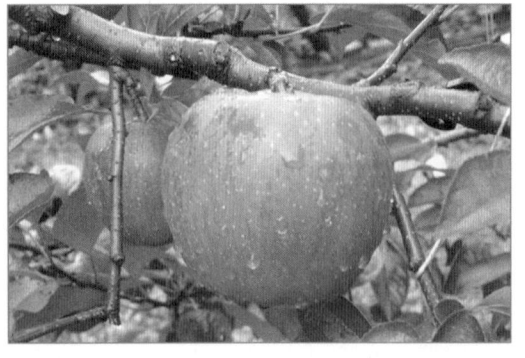

알로에술

한방에서 천 년 이상 약용으로 써 온 알로에는 만성위염, 동맥경화, 중풍 후유증, 관절염, 신경통, 화상 등에 두루 응용되지만, 특히 간 기능 강화에 효과적이다.

▶ 재료

알로에, 소주.

▶ 만드는 법

알로에를 찧어 냉동실에서 3주 정도 냉동시킨 다음, 상온에서 자연 해동시켜 용기에 담고 소주를 부어 밀봉시켜 보관해 두면 알로에술이 완성된다. 20여 일이 지난 후, 알로에 건더기는 건져내고 술만 보관해 두었다가 마시면 된다.

술을 마실 때 알로에 잎 말린 것을 가루내어 1티스푼씩 타서 마시거나 알로에 생즙을 섞어 마시면 더욱 좋다.

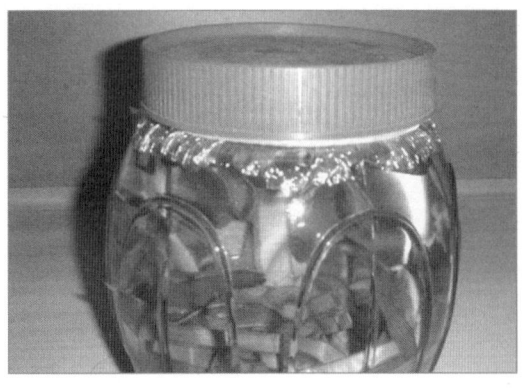

매실주

매실주는 식욕을 증진시키고 타액의 분비를 촉진시키며 메스꺼운 증세를 다스리는 데 효과적이다. 또 뼈와 근육, 혈관의 노화를 방지하므로

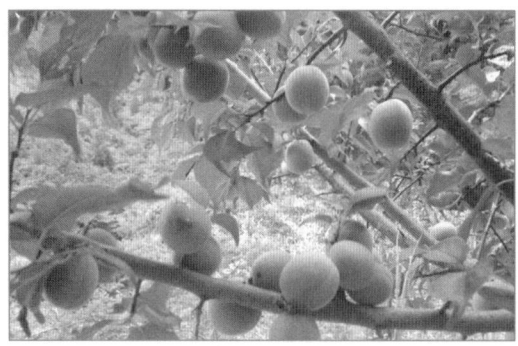

어깨가 자주 결리거나 요통이 있을 때도 좋고, 성호르몬의 분비도 촉진하는 것으로 알려져 있다.

▶ 재료

풋매실, 흑설탕, 소주.

▶ 만드는 법

매실주를 담글 때는 덜 익은 풋매실을 따서 깨끗이 씻어 물기를 제거한 후, 서늘한 곳에서 말려야 한다. 그 다음 매실을 용기에 담고 흑설탕을 켜켜이 넣은 후 소주를 붓고 밀봉 보관해 두면 된다. 3개월 정도면 술이 숙성되는데 이때 매실 건더기는 건져내고 술만 걸러 보관한다.

단, 풋매실을 날것으로 먹으면 청산 중독을 일으키므로 주의해야 한다.

보온인삼주

비장과 위장의 기능은 선천적으로 건강하게 타고 나는 것도 중요하지만 후천적으로 계속 관리하고 기능 강화에 힘쓰는 것이 중요하다. 비장과 위장의 건강을 지키는 데 큰 효력을 지닌 약술로는 보온인삼주가 꼽힌다.

보온인삼주는 비장과 위장이 냉해져서 활동력이 떨어지고, 안색도 나쁘며 원기도 없고 피로가 심하며, 구역질이 나고 식욕이 없을 때 좋은 약이 된다. 또 하복부가 냉해서 자주 복통을 일으키고 손발과 전신이 냉할 때도 이를 보온해 주는 역할을 한다.

▶ 재료

인삼·백출·자감초 각 30g, 생강 10g, 소주 1,000cc.

▶ 만드는 법

인삼과 백출, 자감초 각 30g에 생강 10g을 섞은 후, 소주 1,000cc를 붓고 보관하면서 4~5일 동안 하루에 한 번씩 가볍게 흔들어 준다. 10일이 경과한 후, 약재 건더기를 건져내고 술을 여과하되 약재 건더기 중 20g은 다시 용기에 넣는다. 이때 설탕을 약간 넣어도 좋다. 1개월 후 남은 약재 건더기를 완전히 건져내고 여과하면 연한 황갈색의 담백한 술이 된다.

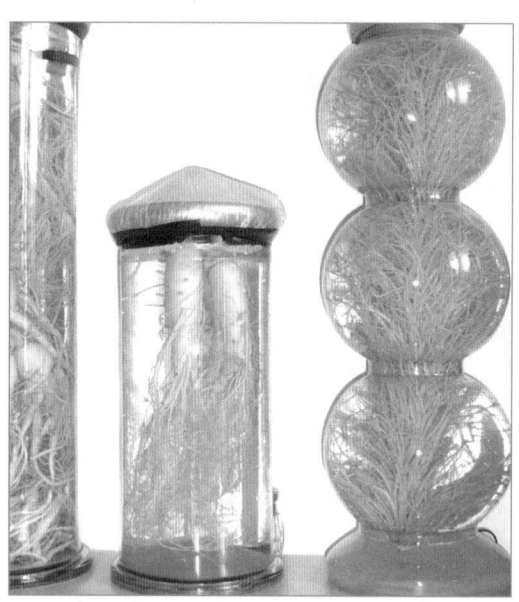

죽엽주

죽엽주는 심장의 화를 내려 심장을 맑게 해줄 뿐 아니라 신경계를 안정시켜 숙면을 유도하는 효능이 있기 때문에 중년층과 노년층에게 좋다.

▶ 재료

대나무 잎, 소주.

▶ 만드는 법

대나무 잎에 소주를 붓고 숙성시킨 후 마신다.

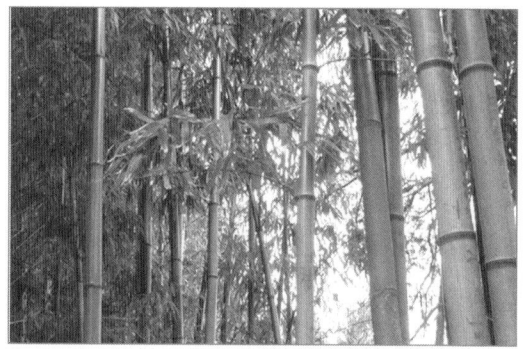

용안육주

용안육으로 담근 술은 비타민 A·B1, 포도당, 타르타르산 등이 다량 함유되어 있어 심장 기능이 쇠약할 때나 저혈압에 마시면 좋다. 또 혈액을 정화시켜 피부를 부드럽고 윤택하게 하며 불면증, 빈혈, 신경불안, 기억력 감퇴 등에도 효과적이다.

▶ 재료

용안육 150g, 소주 1,000cc.

▶ 만드는 법

용안육 150g에 소주 1,000cc를 붓고 서늘한 장소에 보관하면서 4~5일 동안 하루에 한 번씩 가볍게 흔들어 준다. 10일째에 용안육 건더기는 건져내고 술을 여과하되 건더기 중 30g은 다시 용기에 넣고 설탕과 벌꿀을 약간 넣어준다. 그대로 어둡고 서늘한 곳에서 1개월 정도 보관하면 흑갈색이 도는 달콤한 술이 완성된다.

🌀 수오두충주

수오두충주는 심장 기능을 튼튼하게 할 뿐 아니라 콜레스테롤을 제거하고 혈관을 튼튼하게 하며, 성기능 쇠약으로 인한 요통 및 하지무력증을 다스리는 데 효능이 뛰어나다. 말초혈관을 확장시켜 혈압을 떨어뜨리므로 경증의 고혈압에도 효과적이다. 단, 중증 고혈압에는 쓸 수 없다.

▶ 재료

하수오 60g, 두충 40g, 소주 1,000cc.

▶ 만드는 법

하수오 60g과 두충 40g에 소주 1,000cc를 붓고 어둡고 서늘한 곳에 보관하면서 4~5일 동안 하루에 한 번씩 가볍게 흔들어 주다가 10일째에 여과해서 술만 용기에 담아 1개월 동안 익힌다.

1개월 후 한 번 더 여과하면 쓴맛이 도는 갈색 술이 완성된다.

🌀 오가피주

오가피는 쓴맛이 강해 식욕을 돋우고, 성질이 따뜻해서 심장을 튼튼하게 하며 허리와 다리를 강건하게 해줄 뿐 아니라 정력도 강하게 해준다. 또 소변 줄기가 시원치 않거나 소변을 보고 난 후에도 잔뇨감이 남고, 밤에 소변이 잦은 증세를 다스리는 데도 좋다. 《동의보감》에서 "오가피술과 오가피 가루를 복용하고 장수한 사람이 헤아릴 수 없이 많다."고 했으므로 장수에도 좋은 약술이라고 할 수 있다.

▶ 재료

오가피 300g, 소주 1,800cc.

▶ 만드는 법

오가피 300g을 깨끗이 씻어 체에 건져 물기를 뺀 다음, 소주 1,800cc를 붓고 1~2개월 동안 어둡고 서늘한 곳에서 숙성시키면 된다. 숙성된 후에는 베보자기로 건더기를 걸러내고, 술만 보관해 두었다가 한번에 20cc씩, 하루에 2번 공복에 마시면 된다.

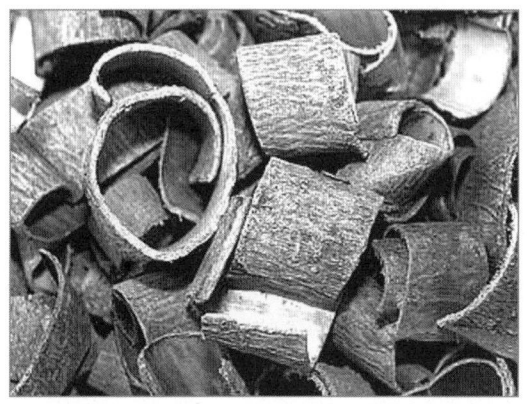
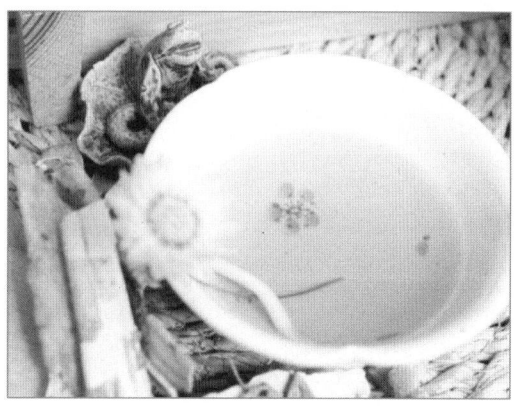

Part 4. 맞춤 건강을 위한 특선요법

'대장금'의 궁중요리 따라하기

충조전압탕

왕자가 충조전압탕을 먹고 전신이 마비되었다고 하여, 장금이를 애타게 만들었던 장면을 기억할 것이다. 실은 충조전압탕이 문제가 아니라 충조전압탕에 들어간 인삼과, 왕자가 상복하였던 육두구 기름이 상승 작용을 해서 마비를 일으켰다고 밝혀진 한바탕의 소동이었다.

하나라 폭군 걸왕은 애첩 매희를 만족시키기 위해 곰 발바닥 요리를 먹었고, 허리가 가는 여인을 유난히 좋아했다는 초나라 장왕은 동물을 잡자마자 간을 빼서 날로 먹었고, 진시황은 아방궁 생활을 위해 밤죽을 먹어 정력을 길렀고, 등소평은 동충하초와 오리로 만든 '충조전압탕'으로 체력을 다졌다고 전해진다. 등소평은 평소에 이 요

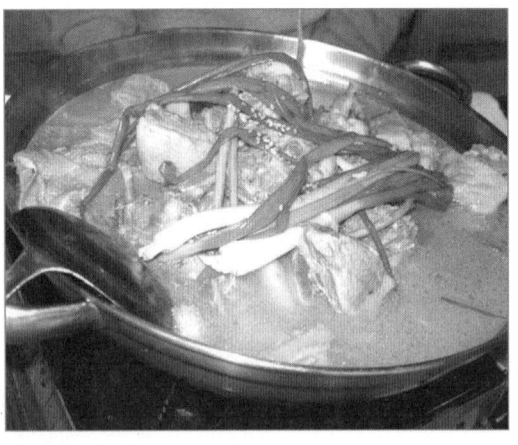

리를 즐겨 먹어 어떤 환경에 처해도 자기 목표를 바꾸거나 포기하는 일이 없었다고 한다.

그만큼 '충조전압탕'은 중국 고유의 음식으로 자양강장의 효과가 좋아 중국 상류층에서 애용하는 음식이다.

▶ 재료

오리 1마리, 말린 동충하초 15개(25g), 인삼 1뿌리, 대추 6개, 생강 3쪽, 양파 1/2개, 정종 1큰술, 후추·소금·정향·육계·초두구 약간씩, 육수(고기뼈를 푹 고아서 만듦).

▶ 요리법

① 오리의 내장과 털을 뽑고 생강과 양파를 크게 썰어 오리 뱃속에 깐다.

② 동충하초를 오리의 몸에 넣는다.

③ 찜통에 오리를 넣고, 후추와 소금으로 간을 맞춘 뒤, 술을 넣어 냄새를 제거한다.

④ 찜통에다 정향(丁香)과 육계(肉桂), 초두구(草頭久), 대추를 넣고 육수를 부어(육수가 없으면, 물이라도 괜찮다.) 한 시간 이상을 찐다.

▶ 효과

① 폐와 신장을 보익하여 기침과 천식을 가라앉힌다.

② 큰 병을 앓고 난 후나, 식욕이 떨어지면서 정신적으로 피로감이 심한 경우에 효과적이다.

③ 동충하초는 만니톨(D-mannitol), 에르고스테롤(ergosterol)과 같은 면역력을 증가시키는 유용 활성물질을 함유하고 있어 강력한 면역증강작용을 한다.

④ 동충하초의 에르고스테롤(ergosterol)은 특히 항피로, 항스트레스 효과가 있다.

⑤ 동충하초는 만니톨(D-mannitol), 다당체(polysaccharide)등과 같은 항암 활성물질이 함유되어 있어 탁월한 항암 작용을 한다.

팔과탕 (빠 꾸와 탕)

대장금에서 최고상궁 자리를 위한 경합을 앞두고 한상궁이 친구인 명희에게 점지를 받은 요리이다. 그러나 한상궁이 납치되어 경합을 치를 수가 없어서 불행하게도 이 요리는 드라마에서 등장하지 못하였다. 임금님을 위한 최고의 요리로 팔과탕이 소개된 이유는 팔과탕의 재료가 거북이이기 때문이다. 십장생 중 하나인 거북은 수명이 300년까지도 살 수 있는 귀한 동물이다.

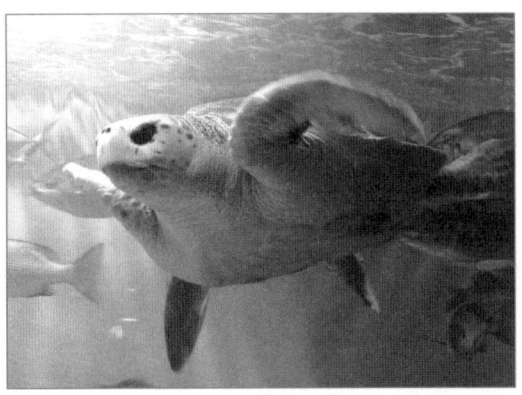

한방에서 거북이는 신장을 보한다고 전해져 오며, 일반인에게는 약이 되는 음식으로서 자양강장에 탁월하다고 알려져 있다.

▶ 재료

살아 있는 거북이 1마리, 파 5g, 생강 3g, 동충하초 10g, 맑은 닭육수 500g.

▶ 요리법

① 거북이를 깨끗이 씻어서 머리와 발을 잘라서 네모나게 썬다.

② 동충하초는 미지근한 물로 깨끗이 씻는다.

③ 냄비에 열을 가한 후, 거북이 살코기와 간(肝), 썰어 놓은 파와 생강을 넣고 소금을 뿌린 후 5분 동안 센 불에서 볶아 냄비에 덜어 놓는다.

④ 동충하초와 닭육수를 넣은 후 센 불에서 뜸을 들인다.

⑤ 두 시간이 지나면, 거북이 알을 넣고 끓여서 국물이 진해지면 돌냄비에 넣고 30분간 찐다.

오자죽

최고상궁의 경합에서 금영이가 처음으로 진상한 음식으로 임금님께서 과찬하여 첫승을 거두게 한 음식이다.

금영은 "오자죽은 음식을 먹기 전 입맛을 돋워줄 뿐 아니라 음식의 소화를 돕고, 더구나 음식을 먹은 후 통변을 이롭게 하여, 진연처럼 많은 음식을 드시기 전에 드시면 좋다."고 했다.

위와 같은 효과로 오자죽은 한방에서도 오래

전부터 소개되었던 음식으로 오자죽이란 복숭아 씨, 호두, 잣, 깨, 살구 씨 등 다섯 가지 씨앗으로 만든 죽이다.

오자에 대하여 자세히 알아보자.

① 복숭아 씨(도인)는 어혈을 제거하고 피를 잘 돌게 하며, 정유를 많이 포함하고 있어 진액이 부족한 변비에 장을 부드럽게 한다.

② 호두는 그 생김새가 뇌와 같아서 건뇌 작용이 있다. 따라서 뇌의 퇴행성 변화가 오는 노인들이나 수험생들에게 매우 좋은 음식이다.

또한 하초를 따뜻하게 하여 양기를 보함으로써 요통과 다리에 힘이 없을 때 효과적이며, 폐를 촉촉하게 해주어 마른기침 등에도 좋다.

③ 깨는 검은깨를 약용으로 많이 사용하는데, 한방에서는 흑임자, 호마인이라고 한다. 간과 신장의 기운을 보하고 진액을 윤택하게 만드는 약재이다.

④ 살구 씨(행인)는 가래를 삭이고 기침을 멎게 하는 작용이 있으며, 정유 성분으로 변을 부드럽게 하는 효과가 있다. 살구 씨는 비누나 팩으로 더욱 유명한데, 이는 여드름이나 종기 등을 삭혀주는 효과가 있고, 미백 효과가 뛰어나기 때문이다. 또한 피를 잘 돌게 하여 어혈을 풀어준다.

⑤ 잣은 해송자라고 하는데, 몸이 허할 때 원기를 보충해 주며, 피부를 윤택하게 하고, 위장을 충실하게 하며 장을 부드럽게 해준다.

위의 다섯 가지 열매로 만든 오자죽은 기혈이 허하고 진액이 부족하여 생긴 변비에 널리 이용되는 한방요리이다.

또한, 다섯 가지 약재들의 특성상 큰 병후 허약한 사람들, 노인들, 아침을 거르기 쉽고 스트레스가 많은 수험생이나 직장인, 소화기가 약한 사람들에게 원기를 회복시켜 주고 기력을 북돋워 주는 훌륭한 영양죽이다.

하지만 오자죽은 어혈을 치료하는 약효가 있으므로 임산부나 출혈이 심한 환자는 피해야 한다. 또 설사를 자주 하는 사람들에게는 원기를 손상시킬 수도 있으므로 주의해야 한다.

▶ 재료

깨 · 잣 · 호도 · 복숭아 씨(볶아서 껍질을 깐 것) · 살구 씨 각 10g, 불린 쌀 100cc, 물 400cc.

▶ 요리법

① 위의 재료를 믹서로 갈아준다.

② 쌀과 위의 재료들을 물에 넣고 끓여서 묽은 죽처럼 만들어 적당량을 아침, 저녁으로 나누어 먹는다.

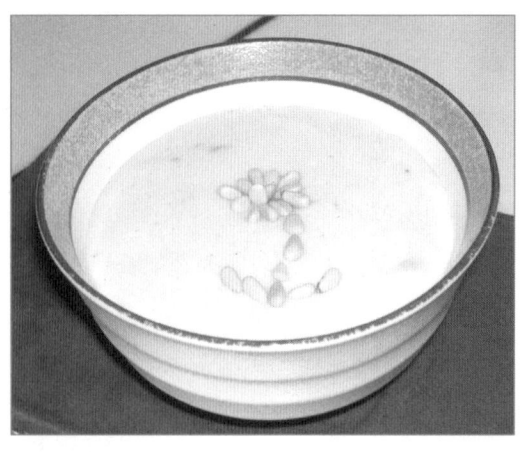

Part 4. 맞춤 건강을 위한 특선요법

물의 효능과 '갈증과 비만'

우리 몸은 다소간의 고난에 적응할 수 있는 능력을 갖고 있어 일시적인 음식 섭취량의 부족이나 체내의 수분 부족은 몸에 적응을 요구한다. 따라서 음식이나 물을 섭취하게 될 때까지는 몸의 필수 기능들이 통제되는데, 이러한 과정에서는 갈증 감각과 배고픔의 느낌이 혼동될 수 있다. 두 가지 감각 모두 체내에 유사한 방식으로 입력되어 있기 때문이다.

사람들은 배고픔과 갈증, 이 두 감각을 배고픔으로 인식하는 경향이 많은 것 같다. 이러한 현상은 갈증이 있는 상황에서 고형의 음식을 먹게 될 때 갈증 감각은 더 강하게 느껴지게 되며 마지막으로 소량의 물을 먹게 되는 경우가 많다. 반복적으로 이러한 상황이 일어나다 보면 작은 정도의 갈증은 음식으로 모두 해결하게 되는데, 몸이 물을 요구하지 않는 것처럼 느껴지게 되기 때문이다.

반대의 경우로 식욕을 억제하고자 한다면 물을 규칙적으로 본인이 느끼는 갈증보다는 많이 섭취하는 것이 필요하다. 처음에는 물을 먹는 것이 힘들게 느껴질 수 있으나 반복적인 복용은 인체의 수분대사를 정상적으로 돌리게 할 수 있다.

물은 칼로리가 제로에 가깝기 때문에 물 자체로는 비만을 일으키지는 않는다. 다만, 몸의 70%가 물로 이루어져 있으므로 체액량의 증가로 체중이 늘어나기는 하지만, 이러한 상태를 비만도 가늘었다고 말할 수는 없다.

신장이나 위장 장애, 부종 등이 있는 경우에는 전문의와 상담이 필요하겠지만, 그렇지 않은 경우에는 충분한 수분 섭취만으로도 식욕을 억제하여 비만을 조절할 수 있다.

중국 속담에 "남편을 일찍 죽게 하려면 물을 주지 마라."는 말이 있다고 한다. 건강하고 날씬한 몸을 위해서는 물을 많이 먹는 것이 필요하다고 하겠다.

물을 어떻게 마실 것인가?

하루에 2,000cc 이상의 물을 마시는 것이 필요하다. 수없이 많은 인체의 모든 세포는 각각 영양을 섭취하는 한편 노폐물을 배출하는데, 이것을 신진대사라고 한다. 그러나 수분이 부족하면 신진대사의 기능이 떨어져 몸속에 노폐물과 독소가 쌓이고 각종 질병을 유발하게 된다.

일반적으로 성인은 땀이나 대소변 등을 통해 하루 2,500cc 정도의 수분을 배출하게 된다. 음식을 통하여 500cc 정도를 섭취하게 되므로 물을 2,000cc 정도는 복용해야 하는 것이다.

컵으로 하면 열 잔 정도가 되는데 식전과 잠자기 30분~1시간 전에 한 잔씩을 마시고 나머지는 식후와 점심과 저녁 사이에 반 잔씩 나누어서 마시면 된다. 그러나 위장 장애나 신장 질환, 부종이 있는 사람들은 전문의와 상담한 후, 물을 먹는 시간과 양을 정하는 것이 필요하다.

비만이 해결되기 위해서는 신진대사가 활발해져야 하기 때문에 비만인 사람이 더 많은 물을 섭취해야 하는 것은 말할 필요가 없다. 커피나 음료수 등을 먹는 경우는 카페인이나 설탕 등의 다른 성분이 미치는 영향이 있으므로 가능하면 깨끗하고 순수한 물을 마시는 것이 좋다.

《동의보감》에 수록된 좋은 물

조선시대의 의성 허준은 《동의보감》에서 물의 종류를 33가지로 나누어 그 성질과 용도에 대해 설명하고 있다. 우리가 물을 일상에서 사용하기 때문에 그 중요성을 인식하지 못하지만, 물이 생명을 키워가는 중요한 근원임을 강조하고 있다.

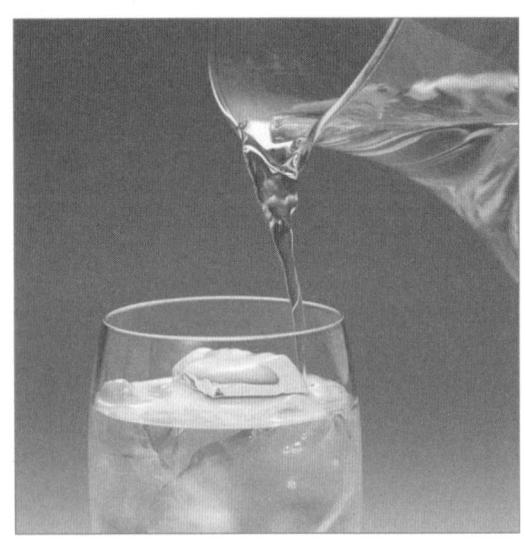

대표적인 물을 몇 가지 소개하면 새벽에 일어나 제일 먼저 길은 물을 정화수라고 하는데, 이 물은 성질이 순할 뿐 아니라 맛이 달고 독이 없어서 입냄새를 없애고 안색을 곱게 하며 음주 후의 복통, 설사를 좋게 한다고 했다.

국화수라고 하여 국화가 많은 수원지나 연못의 물로 어지럼증을 다스리며, 몸의 쇠약함을 보하며 안색을 좋게 하고, 오래 마시면 수명이 길어지고 늙지 않는다고 했다.

섣달 눈 녹인 물을 납설수라고 했는데 감기나 열병, 황달, 음주 후 열이 나는 증세 등을 다스리고 일체의 독을 풀어준다고 했으며, 차가운 시냇물을 냉천이라 하여 편두통과 울화병에 좋다고 했다.

날마다 물을 마셔야 하는 이유

① 물은 DNA의 손상을 예방할 뿐만 아니라, 손상된 DNA의 회복 메커니즘을 보다 효율적으로 작용시킨다. 따라서 DNA의 변형을 줄여준다.
② 물은 골수 내 면역체계의 효능을 크게 증강시키며, 여기에는 암에 저항하는 효능도 포함된다.
③ 물은 폐 속에 산소를 모으는 데에 있어 적혈구의 효능을 증강시킨다.
④ 물은 심장마비와 뇌졸중의 위험을 줄여준다. 심장 동맥과 뇌동맥에 폐색이 생기는 것도 막아준다.

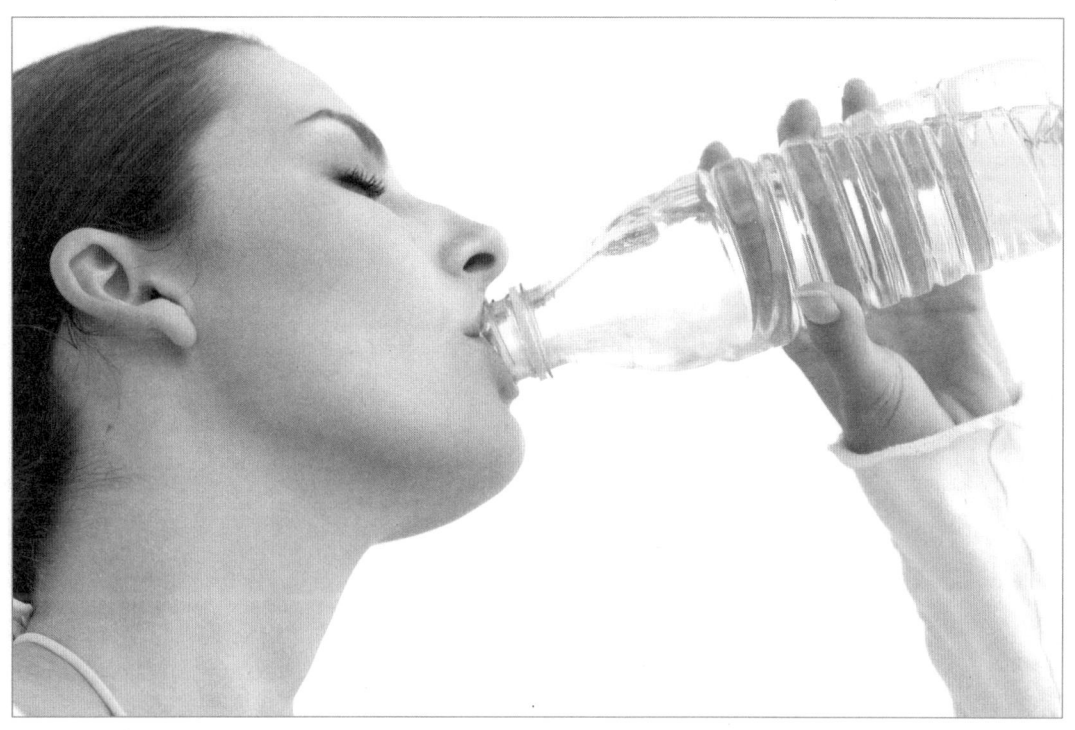

⑤ 물은 몸의 냉방(땀) 및 난방(전기적인) 시스템에 필수적이다.

⑥ 물은 세로토닌(혈청이나 혈소판, 뇌 속의 혈관 수축 물질)을 비롯한 모든 신경전달 물질을 효율적으로 만들어 내는 데에 직접적으로 필요하다.

⑦ 물은 어린이나 어른의 주의력 결핍증을 예방하는 데에 도움이 될 수 있다. 스트레스와 불안, 우울함을 줄이는 데 도움이 되며, 정상적인 수면 리듬을 되찾아 준다.

⑧ 물은 피부를 매끄럽게 해주며, 노화를 늦추는 데에 도움을 준다.

⑨ 물은 녹내장을 예방한다.

⑩ 물은 월경 전의 통증과 폐경기의 열감을 완화시켜 준다. 탈수는 성호르몬의 생성을 방해하며, 조루와 성욕 상실의 주요 원인 가운데 하나이다.

⑪ 물을 마시면 갈증 감각과 공복감이 구분된다. 특히 체중을 줄이는 데에는 물 이상의 방법이 없다. 시간에 맞추어 물을 마시면 대단한 식이요법이 없이도 체중을 줄일 수 있다. 또한, 배고픔을 느끼지만 사실상 단지 목이 마른 것일 뿐인 경우에 과식을 피할 수 있게 된다.

⑫ 물은 카페인이나, 알코올, 일부 약물에 대한 충동 등 중독성 충동을 물리치도록 도와준다.

찾아보기

질병별

ㄱ
기립성 저혈압	48
기미	136
가래	83
간경화증	79
간암	80
갱년기 장애	180, 247
갱년기증후군	186
견갑통	257
고지혈증	55
고혈압	39, 305
골다공증	162, 164, 165, 320
과민성대장증후군	24
관상동맥경화	54
관절염	101, 255, 289, 292
구안와사	264
귀울음	236
급경풍	205
급성대장염	28
급성설사	28
급성위염	14
급성전립선염	69

ㄴ
냉·대하	152, 290
냉증	290
뇌동맥경화	54
녹내장	233
늑간신경통	98, 101, 254

ㄷ
당뇨병	63, 276, 303
동맥경화	52, 54
독감	77
두통	102, 228, 304

ㅁ
만경풍	205
만성 피로	301
만성기관지염	84
만성설사	28
만성위염	15
만성전립선염	69
만성피로	230
만성피로증후군	116

ㅂ
방광염	66, 154, 243
백내장	21, 232
변비	29, 241, 301, 320
복부비만	143, 278
부정맥	51, 260
불면증	109, 273, 304
비만	140, 321

ㅅ
산후풍	178, 179
삼차신경통	98, 101, 253
생리불순	148, 290
생리전 증후군	149, 151
생리통	144, 146, 268, 305
설사	27, 242
성기능 장애	88, 245
소화불량	301
소화성궤양	32, 239
소화 질환	237
숙취 해소	71, 303
스트레스성 질환	270, 301, 320
습진	132, 206
식욕부진	242
신경성 소화장애	18
신경통	97
심장 질환	305

ㅇ
아토피	208, 210, 288
안면신경마비	61
알레르기성 비염	194
알코올중독	73
야경증	200
야뇨증	197, 199
어깨결림	289, 302
여드름	133, 287
요통	156, 256, 302
위궤양	34, 292
위암	21, 240
위염	238
위하수	16, 238
입덧	171, 174

ㅈ
자궁근종	147
자궁출혈	36
저혈압	45, 290
전립선비대증	67, 69
전립선암	69
정력강화	321
조루증	96
좌골신경통	99, 101, 254
주부습진	130
중풍 전조증	261
중풍 후유증	262
중풍	36, 56
지방간	79, 321

ㅊ
천식	85, 87
축농증	191
치질	36

ㅋ
코 질환	235

ㅌ
타박상	321
탈모	125
퇴행성 관절염	101
특발성 부종	66

ㅍ
편도선	195
표층성 위염	15
피로회복	291
피부 건조	285

ㅎ
혈변	36
혈압	258
협심증	50, 51, 261
홧병	166, 170

처방별

ㄱ
가미귀비탕	150
감맥대조탕	168
경옥고	20, 118
계봉백화사고	91
계지복령환	137
고양단	160
고진환	89
교감단	50
궁귀탕	177

ㄷ
단치소요산	150
대금음자	72
대두얼산	97
도인승기탕	137
독성탕	71
동충하초주	93

ㅂ

보양단	91
봉왕장보주	93, 335
부용산	169

ㅅ

사미산	91
산용주	46
삼도탕	85
삼령백출산	137
상심고	120
상심자주	120
생맥산	50, 190
석갈탕	72
소요산	137
쌍화산	71

ㅇ

어풍고	61
염출산	122
오패산	33
오행단	92
완대탕	153
외신환	161
용담사간탕	153, 155
원양환	91
이선탕	40
익모초고	145, 177
인삼고	116
인삼탕	46
인삼합개산	70
인삼호도산	85

ㅈ

점두산	98
조경산	148
주자인진탕	78
지마수오기자환	159

ㅊ

참마탕	67, 70
천궁석고탕	98
총명탕	216
칠보주	46

ㅍ

평위산	137

ㅎ

해마탕	91

향소산	14
회향후박주	46
흑지마환	46, 159

식품별

ㄱ

가시연밥은행죽	153
가지	56
감	27, 90
감잎	39
감잎차	36
감자 전분	32
감자	80, 219
강낭콩	53
검은깨	88
검은콩 메주요리	88
검은콩	45, 53, 56, 61, 158
검은콩식초	67
계란식초	320
계란청주	76
고구마	29
고본주	334
고추냉이	97
곡물식초	319
과실식초	319
곽향차	15
구기자주	47, 328, 333
구기자차	328
굴	67, 78, 157, 162
굴조개	71
귤껍질차	32, 83
금귤	54
금귤즙	195
까치콩	21, 169, 201

ㄴ

난유	49
냉이	52, 63, 79
녹각죽	100
녹두	72, 182
녹두죽	103
녹즙	79
녹차	27, 104, 140
녹황색 채소	56

ㄷ

다시마	39, 53, 140, 163, 213
다시마차	32
달래	109
달팽이	90

닭	158
당귀차	47
당근	17, 22, 29, 120, 198
대추	19, 168, 173
대추감초차	19
대추차	118
댓잎차	75
도라지	196
도토리	27
동규자차	30
동물의 간	119, 122
동아	142
동충하초술	335
돼지고기	97
돼지의 췌장	63
돼지족발	176
된장	221
두릅	58, 64, 182
두릅주	61
두부	140, 220
두충차	118
등푸른 생선	221
땅콩	30, 52
땅콩식초	321

ㄹ

랏교	49
레몬	220

ㅁ

마	67, 70, 90, 159, 183, 198
마늘	22, 45, 90, 157
마늘달걀	97
마늘물엿	85
마늘식초	321
마죽	187
매실	80
매실주	337
매실차	27
맥문동차	76
먹도미	88
메밀	103
메주콩	141
메추리	118
멸치가루	168
멸치된장국	201
모과	19, 79, 99, 100, 172, 307
모과설탕절임	85
모과주	332

모과죽	159	송절주	61	은행	70, 198
모과차	19	수세미 생즙	50	음양곽차	118
모시조개	80	수오두충주	338	익모초차	148
목이버섯	81, 317	숙지황차	149	인삼·대추차	190
무	29, 58, 60, 103	순무즙	196	인삼	16, 23, 46, 72, 116
무꿀절임	83	시금치	36	인삼오미자차	75
무꿀즙	76	식초	72, 117, 319	인삼차	118
무즙	24, 56	식초계란	50	잉어	89, 156, 176, 177
무화과	36	쑥	80, 173, 178, 306		
무후주	118	쑥가루	36	**ㅈ**	
미나리 생즙	203	쑥갓	40	잡곡밥	63
미역	213	쑥국	150	잣	30, 141, 173, 208, 213
밀감 껍질	71	쑥조청	17	장어	89
ㅂ		**ㅇ**		전복	120, 176
밤	58	아욱	163	조개	56
배	60	알로에	30, 310	조개류	89
배꿀즙	83, 85	알로에술	336	죽순	30, 173
배식초	321	양배추	33, 141	죽순즙	196
배식초절임	79	양파	21, 39, 53, 56, 89	죽엽주	338
배중탕	76	양파식초	321	지각차	149
배즙	196	연근	66	지골파식초	321
배추	71	연뿌리	34	지정화주	118
백목련차	75	연수주	93		
버섯류	56	염교	49	**ㅊ**	
보온인삼주	337	염소소주	179	차조기차	75
부추 생즙	50, 179	오가피주	94, 339	참기름	221
부추	19, 24, 28, 32, 7 8, 88, 156	오갈피술	61	참깨	46, 116, 131, 159, 183, 207, 213
부추식초	321	오골계	60	참깨버터	99
부추청주	24	오과차	85	참마	17
		오디술	334	천궁차	149
ㅅ		오렌지	220	청국장	221
사과	27, 29, 56	오미주	333	청주	308
사철쑥	78	오미자차	118	추룡주	334
산수유차	19, 126	오이	72, 126, 206	추어탕	162
산약주	90	오자죽	341	충조전압탕	340
산약죽	90, 159	오향고	91	치자식초	321
산용주	47	옥수수 기름	221	칠보주	47
살구씨죽	103	옥수수 수염	70, 154	칡	97
상심자주	120	옥수수	52	칡차	28, 51 75
상추	110	와우유	90		
새우 껍질	34	용안육차	118	**ㅋ**	
새우	45	우렁이	37, 72, 80	콩	52, 63, 97, 203, 213
생강	17, 22, 172, 307	우유	220	콩나물	71
석결명차	149	우유식초	320	콩식초	320
선인주	93, 336	위유차	142		
셀러리	109	유산균 음료	81	**ㅌ**	
소 쓸개즙	58	유자주	332	토란 줄기	20
소회향차	16	율무	20, 32, 56, 58, 100, 131, 141, 158	토마토	53, 220
송엽주	333			톳	140
		율무차	20	통밀	201

약재별

ㅍ

파 밑둥	103
파된장국	75
파파야	67
팔과탕	341
팥	66, 71, 103, 142
포도	117
표고버섯	40, 157, 315
프로폴리스	312

ㅎ

하수오술	335
합개대보주	93
해구신주	93
해조류	56, 219
향부자차	148
향유차	76
현미	21, 219
호두	85, 109, 157, 213
호두차	127
호박 씨	45, 219
호박	63, 79, 120, 158, 177, 214, 219
홍국	322
홍삼	324
황정술	335
회향차	19, 24

ㄱ

고비	158
고삼	64
골풀	51, 111, 201
과루인	84
곽향	15
관동화	83
괴교	61
괴화	41
괴화나무버섯	318
교밀	103
구기자	21, 41, 58, 121, 185, 190, 215, 327
구릿대 뿌리	193
구자	88
국화	104
굴조개 껍질	32
귤껍질	52, 58, 76, 307
귤핵	161
금모구척	91, 158
금은화	208
길경	196
꿀풀	124

ㄴ

냉이 씨	124
노회	30
녹각	159
녹각교	163
녹용	163
누에나방	92
느릅나무 껍질	23
느릅나무 열매	193

ㄷ

달개비꽃	66
당귀	163
독두산	90
독자산	90
독활	99
두렁허리	92
두우슬	68

ㅁ

마아초	122
마치현	66
맥문동	64, 84
맥아	33
맨드라미꽃	37
머위 꽃	83, 85
머위 줄기	192
모려	15, 89
모시 뿌리	86
목적(속새)	123
몰약식초	321
무 씨	58
무이	193
물푸레나무 껍질	28
민들레	36, 81, 118

ㅂ

박하	34, 60
방풍	41, 58
백리향	86
백모근	22, 33
백반	122, 131
백복령	20, 49, 50, 149, 214
백자인	110
백지	193
백출	16
백합 뿌리	83, 111
백합	169
백화사설초	22, 81
번행초	23
법국파채	23
복분자	91
복숭아 씨	31
복숭아나무 잎	131
부들 꽃	89
비파 잎	78, 131
비해	68
빈랑	118
뽕나무 가지	142
뽕나무	126

ㅅ

사상자(뱀도랏 열매)	91, 131
산나리 뿌리	183
산사	187
산사육	14, 41, 58
산수유	19, 58, 329
산약	28, 81
산조인	110, 149, 215
산초 열매	121
산초	17, 85
살구 씨 기름	83
살구 씨	31
삼백초	37
삼백초즙	192
삼지구엽초	68
삽주 뿌리	58
상백피	86
상심자	110, 120
상황버섯	23, 315
석결명(전복 껍질)	124
석곡	160
석명자	124
석창포	214
석회	61
선모	92, 163
선복화	98
선인장	86
세신	84
소엽	34
소자	86
소힘줄	92
속단	161
솔잎	40, 61, 306
송근유	99
송순	117
송절	99
쇠불알	90

쇠비름	66	이질풀	28	파고지	161
수박 씨	154	익모초	121, 124	피마자(아주까리 씨)	61
수양버들	131	익지인	198		

ㅎ

수채엽	109	인동 꽃(금은화)	131	하고초	121, 124, 183
숙지황	64	인동덩굴	58	하늘타리 씨	84
시삽	90	잇꽃	49	하수오	92, 117, 126
시상	90, 198			한련초	127

ㅈ

시체	90, 198	자소엽	291	합개(뿔도마뱀)	70
쌀겨 기름	131	장명채	66	해금사(실고사리알 씨)	68

ㅇ

		저담(돼지 쓸개)	123	해마	91
아가리쿠스버섯	316	저령버섯	317	해바라기 씨	52
아가위	14, 16, 41, 58	저마근	86	해바라기	56
애저 약중탕	88	저신(돼지 콩팥)	161	해백	49
약쑥	131	저실자(닥나무 열매)	123	해표초	5, 86
어성초	83	적전	60	향부자	215
엉겅퀴	23, 64, 89	정풍초	60	현지초	28
연꽃 씨	58	조구등	184, 202	현초	28
연꽃	117	죽력(참대 기름)	123	형개	58, 61
연씨	24	죽여	111	호랑이뼈	92
연자육(연꽃 열매)	111	쥐참외 뿌리	78	호유	67, 89
연전초	64	지각	98	호장근(범싱아 뿌리)	68
영지버섯	316	지부초(댑싸리)	68	홍화	49, 100
오가피	61, 64, 99, 160	지실	98	황기	47, 183
오동잎	14	지유(오이풀 뿌리)	131	황련	121, 122
오미구기자	126	지황	67, 78, 120	황백(황벽나무)	131
오미자	21, 79, 86, 185, 190, 215	진득찰	41	황벽나무가루	207
오배자(붉나무 열매집)	33, 131	진피(물푸레나무 껍질)	32, 53, 123	황송절(소나무 마디)	61
오이풀	28	질경이	58	황정	81
오적골	15, 86	쪽도리풀	84	홰나무	36
오적어골(오징어 뼈)	124			회향	6, 19, 24, 46

ㅊ

오징어뼈	33	차조기 씨	86	희첨	41
오향	91	차조기 잎	58, 168, 188, 201		

지압법별

ㄱ

옥죽	142	차조기	111		
올눌제	93	창출	122, 149	간사	241, 261
옻	23	천궁	98	간수	232, 233, 235, 272, 274
건칠	23	천마	60, 98		
왕과근	78	청상자(개맨드라미 씨)	123	강압구	258
용안육	110, 215	청피	15, 98	거궐	238, 239
우슬	68, 99, 160	초룡담	78, 122, 154	거료	235
우엉 뿌리기름	127	측백나무 잎	127	격수	240, 274
우황청심환	50	치자	34, 64, 201	견갑통	257
운지버섯	318	칡뿌리	72, 104, 203	견정	231, 257, 282
원잠아	92	칡뿌리즙	18	견중수	231

ㅌ

원지	214			곡골	238, 244, 246
위령선	99	택사	66	곡빈	230
육종용	30, 92, 161	토사자	92, 160	곡지	239, 262
음양곽	40, 68,160, 168, 178, 184			곡택	255

ㅍ

의이인	149	곤륜	257

공손	271	사죽공	231, 232, 235, 278	정명	231, 232, 235, 265
과원	246	삼음교	239, 245, 246, 260, 268, 274, 279	제2요추	242
관료	265			조해	233
관원	242, 243, 244, 247, 269, 277, 279	상성	233	족삼리	232, 238, 239, 240, 247, 261, 262, 264, 277, 280
		상양	232		
관원수	243	소상	238		
광명	232, 235	소장수	242, 243, 264	중극	243, 244, 246, 260, 278
궐음수	263, 282	솔곡	270		
귓불	230	수도	243, 244	중려수	246, 277
규음	261	수분	243	중완	237, 239, 240, 242, 247, 277, 279
기해	260, 272, 274	수삼리	262		
기해수	243	수심	242	지양	274
ㄴ		승부	281	지오회	235
		승산	280	지창	276
내관	229, 238, 261, 271	승읍	230	**ㅊ**	
내슬안	256	신궐	272		
내용천	259	신맥	233	차료	246
노궁	271, 273	신수	232, 243, 247, 254, 256, 260, 262, 269, 277, 280, 282	찬죽	230, 232, 235
ㄷ				척택	255
				천돌	263
담수	240			천유	248
대거	239, 241	실면	274	천장	262
대돈	261	심수	245, 262	천정	258, 281
대릉	255	**ㅇ**		천주	231, 248, 261, 270, 273
대맥	279				
대영	281	안면	273	천추	238, 239, 242, 247, 264, 278
대장수	242, 243, 263	양계	255		
대저	282	양릉천	254, 277	청궁	236
대추	247, 272	양백	264	청회	236
대혁	245, 246	양지	255	**ㅌ**	
동자료	231, 232, 235, 264	어제	271, 276		
		여구	245	태계	255, 262
ㅁ		여태	232, 239	태양	229, 230, 232, 249, 253, 274, 278
명문	233, 235, 256	영향	235, 253		
ㅂ		예풍	249, 253, 263, 265, 273, 276		
				태연	255
방광수	243, 245	외관	254	태충	229, 245, 272
배수혈	249	외슬안	256	통리	233
백회	228, 230, 232, 233, 248, 249, 258, 270, 273	용천	229, 254, 256, 262, 271, 273, 277	**ㅍ**	
				폐수	254, 272, 276
복부 마사지	237	위수	238, 239, 276	포문	269
부류	260, 277	위양	245	포황	245
불용	239	위중	245, 257, 264, 280	풍문	263
비근혈	240	음교	244	풍부	229, 233
비노	262	음릉천	245, 261, 269	풍시	254, 280
비수	239, 240, 276	이문	236	풍지	229, 231, 233, 248, 261
ㅅ		인당	277		
		인중	264, 276, 278	**ㅎ**	
사백	232, 265, 278	임읍	271		
사신총	228	**ㅈ**		함염	263

합곡	232, 233, 239, 259, 260, 270	냉수욕	293	식촛물 좌욕	154
해계	255	**ㅁ**		**ㅇ**	
현추	240	마늘구이찜질	36, 127	약초 목욕	295
혈압 강하점	258	마늘목욕	207	온욕	293
혈해	264, 268, 269	미온욕	293	요구르트 세척	153
협거	281			익모초·쑥 목욕	290
환조	281	**ㅂ**		**ㅈ**	
황수	239	박하 목욕	287	중온욕	293
		ㅅ		저온욕	293
특선요법별		삼백초 목욕	286		
ㄱ		생강 토닉 요법	286	**ㅊ**	
겨자 목욕	289	생강찜질	127	차 목욕	287
고온 목욕	292, 294	소금 목욕	284	청주 목욕	291
국화·쑥 목욕	290	소금찜질	37	**ㅍ**	
귤껍질 목욕	285, 291	솔잎 목욕	289	파·생강 목욕	291
ㄴ		식염수 세척	192		
		식초 목욕	290		

집필진(가나다순)

노도환(생명마루한의원(신림점) 원장, (사)동의난달 학술위원장)
박명윤(보건학 박사, 한국파인트리클럽 총재, (사)동의난달 고문)
박상동(침구과 전문의, (사)동의난달 의료위원)
박영환(신단수한의원 원장, (사)동의난달 의료위원)
박종흠(보한당한의원 원장, (사)동의난달 의료위원)
박준일(정심한의원 원장, (사)동의난달 의료위원)
박지혁((사)동의난달 의료위원)
손원락(숨쉬는한의원 원장, (사)동의난달 의료위원)
송정훈((사)동의난달 의료위원)
신재용(해성한의원 원장, (사)동의난달 명예이사장)
신정식(신정식한의원 원장, (사)동의난달 감사)
왕소진(덕창한의원 원장, (사)동의난달 의료위원)
이계석(우보한의원 원장, (사)동의난달 의료위원)
이광연(이광연한의원 원장, (사)동의난달 이사장)
이정렬(해성한의원 부원장, (사)동의난달 의료위원)
이현영((사)동의난달 의료위원)
장재식(동원美's 한의원 원장, (사)동의난달 의료위원)
주신탁(제생한의원 원장, (사)동의난달 의료위원)

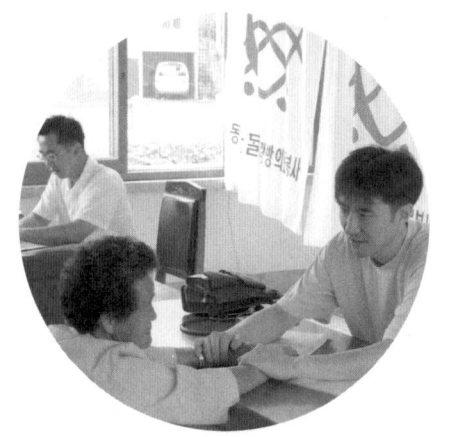